Thieme

Hands-off in der Physiotherapie

Schmerzedukation, Kommunikation, Soft Skills und Behandlungsansätze

Herausgegeben von
Hannu Luomajoki
Christoph Schwertfellner

Unter Mitarbeit von
Thomas Benz
Michael Broecker
Silvia Careddu
Johan Carstens-Söderstrand
Chad E. Cook
Sara Edlund
Leon Cassian Hammer
Christine Heinzmann Stettler
Riikka Holopainen
Mark A. Jones
Julian Kiesele
Dominik Klaes
Thilo Oliver Kromer
Sebastian Löscher
Kerstin Lüdtke
Thomas Messner
Tim Mitchell
Peter O'Sullivan
Fabian Pfeiffer
Daniel Riese
Sven Ringel
Tiina Röning
Alfred M. L. Rucker
Mandy Scheermesser
Kai Semmelhaack
Lutz von Buttlar
Anne Wälchli-Hinderling
Jonas Weber

83 Abbildungen

Georg Thieme Verlag
Stuttgart • New York

Bibliografische Information der Deutschen Nationalbibliothek
Die Deutsche Nationalbibliothek verzeichnet diese Publikation in der Deutschen Nationalbibliografie; detaillierte bibliografische Daten sind im Internet über http://dnb.d-nb.de abrufbar.

Georg Thieme Verlag KG
Oswald-Hesse-Straße 50, 70469 Stuttgart, Germany
www.thieme.com

Printed in Germany

Zeichnungen: WEYOU GmbH, Stuttgart; Susi Schaaf, Bellheim
Covergestaltung: © Thieme
Bildnachweis Cover: WEYOU GmbH, Stuttgart
Satz: Druckhaus Götz GmbH, Ludwigsburg
Druck: Westermann Druck Zwickau GmbH, Zwickau

DOI 10.1055/b000000892

ISBN 978-3-13-245528-3 1 2 3 4 5 6

Auch erhältlich als E-Book:
eISBN (PDF) 978-3-13-245540-5
eISBN (epub) 978-3-13-245541-2

Vorwort

In der Physiotherapie gibt es traditionell verschiedene Methoden, Techniken und Übungen. Viele Physiotherapeutinnen und -therapeuten stützen sich bei der Behandlung auf die Lehren einer bestimmten Schule, etwa der Manuellen Therapie, der myofaszialen Behandlung oder der Bewegungstherapie. Die Grundlagen der Physiotherapie sind dabei vor allem biomedizinisch. Das heißt, man geht davon aus, dass es eine Verletzung oder einen Defekt im Körper gibt, der „repariert" beziehungsweise behoben werden muss. Und man behandelt den Körper entsprechend. Das ist in etwa so, als wäre der Mensch eine Maschine.

Seit Jahren rückt jedoch ein ganzheitlicheres Modell des therapeutischen Umgangs in den Fokus der Therapie, nämlich das biopsychosoziale Modell. Oft wird die Debatte in ein Schwarz-Weiß-Schema gekleidet, nämlich in die Frage, ob man „Hands Off" oder „Hands On" behandeln soll. Optimal ist sicher nicht das extreme Schwarz-Weiß. Wir brauchen Beides.

Allerdings gibt es viel weniger Fortbildungen zu Hands-Off-Methoden. Und es gibt kaum Bücher, die aus einer reinen „Hands-Off-Perspektive" geschrieben sind – zumindest nicht in deutscher Sprache. Deshalb wollten wir eines schreiben – ein Buch, das sich speziell mit diesem „anderen" Aspekt der Therapie beschäftigt: Hands-off.

Was bedeutet also Hands-off im Kontext unseres Buches? Es bedeutet alles, was in der Therapie zwischen Patient*in und Therapeut*in passiert, außerhalb der Manuellen Therapie, der mechanischen Behandlung und von Übungen. Es geht also um Diskussion, Anleitung, Befragung. Aber auch um Einfühlungsvermögen, Zuhören und Interaktion. Und es geht um subtile Phänomene wie Placebo- und Noceboeffekte.

In diesem Buch werden wir viele dieser Phänomene erforschen. Lesende erhalten genaue Informationen darüber, wie man kommuniziert, was und wie man fragt und was man thematisiert.

Das Konzept zu diesem Buch entstand ursprünglich aus einer Idee von Joachim Schwarz vom Thieme Verlag. Er sprach mit Christoph Schwertfellner über seine Idee und konnte ihn als Herausgeber gewinnen. Joachim ist selbst ursprünglich OMT-Physiotherapeut und derzeit bei Thieme unter anderem für die Physiotherapiebücher verantwortlich. Christoph ist Physiotherapeut, studiert Psychologie und hat sich auf Schmerztherapie spezialisiert. Beide beschlossen, Hannu Luomajoki, Professor für Physiotherapie in Zürich, der bereits mehrere Bücher geschrieben und umfangreiche Forschungsarbeiten veröffentlicht hat, zu bitten, ebenfalls Herausgeber zu werden.

Wir als Herausgeber freuen uns sehr und haben das Glück, dass eine große Anzahl von Fachleuten aus verschiedenen Bereichen an der Erstellung dieses Buches mitgewirkt hat. Darunter sind international anerkannte Top-Experten wie Mark Jones, Peter O'Sullivan und Chad E. Cook, weitere sieben Physiotherapie-Professor*innen sowie 23 weitere Menschen, allesamt Expertinnen und Experten in den verschiedensten physiotherapeutischen Bereichen .

Ein Buch wie dieses zu schreiben, ist eine große Herausforderung und erfordert eine große Anzahl von Fachleuten. Wir möchten uns bei allen beteiligten Personen bedanken: Ein großes Dankeschön zunächst an alle Autorinnen und Autoren, die hier wertvolle Beiträge geleistet haben! Ein besonderer Dank geht an Joachim Schwarz vom Thieme Verlag. Joachim war der „primus motor" hinter dieser Idee. Danke an Martin Teichmann, der für die technische Seite der Buchproduktion verantwortlich war. Danke an Markus Vieten, der das Buch lektoriert hat. Er korrigierte das Typoskript, Titel, Abbildungen und Tabellen.

Ein weiterer Dank gilt unseren Lieben und allen Kolleginnen und Kollegen, mit denen wir uns zu den Inhalten des Buches ausgetauscht haben und die uns beratend zur Seite standen.

Hannu Luomajoki (Zürich) und
Christoph Schwertfellner (Erlbach), August 2024

Inhaltsverzeichnis

Autor*innenverzeichnis

Herausgeber

Prof. Dr. phil. Hannu **Luomajoki**
Christoph **Schwertfellner**

Mitarbeiter*innen

Prof. Dr. Thomas **Benz**
Michael **Broecker**
Silvia **Careddu**
Dr. Johan **Carstens-Söderstrand**
Dr. Chad E. **Cook**
Dr. Sara **Edlund**
Leon Cassian **Hammer**
Christine **Heinzmann Stettler**
Dr. Riikka **Holopainen**
Mark A. **Jones**
Julian **Kiesele**
Dominik **Klaes**
Prof. Dr. Thilo Oliver **Kromer**
Sebastian **Löscher**
Prof. Dr. Kerstin **Lüdtke**
Prof. Dr. Thomas **Messner**
Dr. Tim **Mitchell**
Prof. Peter **O'Sullivan**
Fabian **Pfeiffer**
Daniel **Riese**
Sven **Ringel**
Tiina **Röning**
Prof. Dr. Alfred M. L. **Rucker**
Mandy **Scheermesser**
Kai **Semmelhaack**
Lutz **von Buttlar**
Anne **Wälchli-Hinderling**
Jonas **Weber**

Autor*innenvorstellung

Herausgeber

Prof. Dr. phil. Hannu Luomajoki

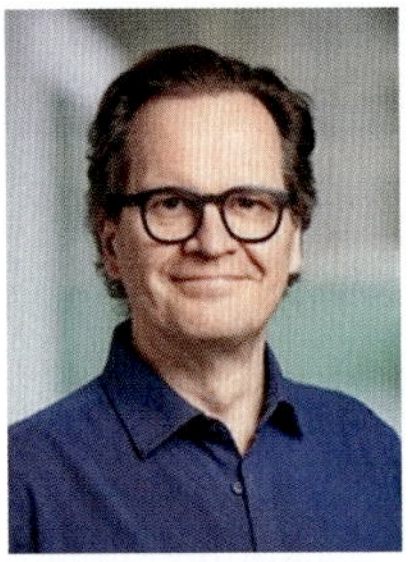

ist Physiotherapeut (OMT) und seit 2007 Professor für die muskuloskelettaler Physiotherapie an der Zürcher Hochschule für Angewandte Wissenschaften (ZHAW). Nach seinem Abschluss als Physiotherapeut in Rovaniemi/Finnland hat er hat während seiner gesamten Karriere im Ausland gelebt und gearbeitet: in Deutschland, der Schweiz und Australien. Hannu Luomajoki hat 1999 einen Master-Abschluss in Physiotherapie von Adelaide, Australien, gemacht und 2010 an der Universität Ostfinnland in Philosophie promoviert. 2016 habilitierte er an der Universität Jyväskylä, Finnland. Er hat bis heute etwa 300 Arbeiten in verschiedenen Sprachen publiziert, darunter Forschungs- und Fachartikel, Kongressbeiträge, 10 Bücher und mehrere Buchkapitel. Hannu wurde 2008 mit dem Titel „Schweizer Physiotherapieforscher des Jahres“ ausgezeichnet, 2014 mit dem Titel „Physiotherapeuten des Jahres“ in Finnland und erhielt 2018 die Goldene Auszeichnung des Finnischen Physiotherapie-Verbandes. Der Schweizerische Orthopädische Verband hat ihn für seine anti-chirurgischen Veröffentlichungen zur negativsten Person des Jahres 2017 erklärt. Hannu unterrichtet, schreibt und recherchiert und empfängt zudem MSK-Klienten in der Praxis. Sein Hauptinteresse liegt in der Verknüpfung von Theorie, Forschung und klinischer Arbeit.

Christoph Schwertfellner

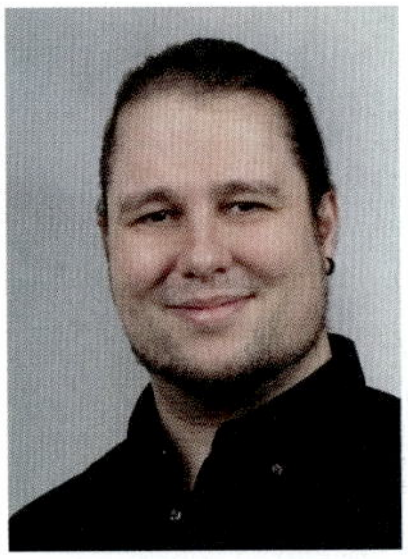

ist Physiotherapeut und studiert nebenberuflich Psychologie. Außerdem ist er seit 2018 Dozent und Gründer bei BEST – Basis effektiver Schmerztherapie GmbH und setzt sich für eine evidenzbasierte und patient*innenzentrierte (Schmerz-)Physiotherapie ein.

Seit 2018 arbeitet er als Physiotherapeut im MOMENTUM im Süden Bayerns ist spezialisiert auf muskuloskelettale Physiotherapie, insbesondere bei Patient*innen mit Schmerzen und Sportverletzungen. Sein besonderes Augenmerk liegt dabei auf einer patientenzentrierten, psychologisch informierten Physiotherapie. Diese Ansätze gibt er dort auch in der Ausbildung an junge Kolleginnen und Kollegen weiter.

Daneben ist Christoph als Themenscout für die Thieme Zeitschrift „physiopraxis“ tätig und hat einen Lehrauftrag im MSc Schmerzphysiotherapie an der Berner Fachhochschule BFH.

Mitarbeiter*innen

Prof. Dr. Thomas Benz

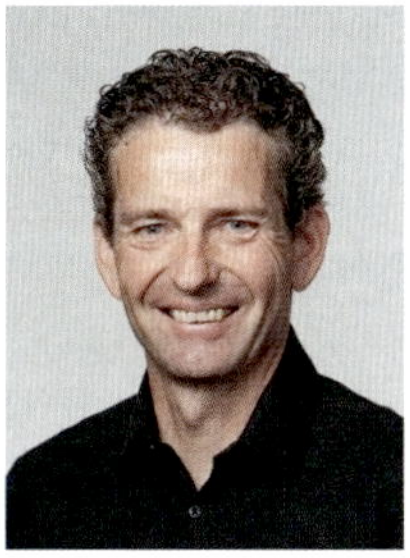

ist Physiotherapeut, hat einen M.Sc. in Bewegungs- und Sportwissenschaften und promovierte zum Thema „Interprofessionelle Versorgung von Menschen mit chronischen Schmerzen“ an der Graduate School for Health Science an der Universität Bern. Den Professorentitel an der ZHAW erhielt Thomas Benz im Jahr 2022 für das Forschungs- und Lehrgebiet „Chronic Care“. Er ist Dozent sowie Projekt- und Forschungsleiter des GLA:D® Schweiz Rücken Programms und Projektleiter in der Forschung. Weiterhin arbeitet er als wissenschaftlicher Mitarbeiter in der Forschungsabteilung der Rehaklinik Bad Zurzach von ZURZACH Care.

Michael Broecker

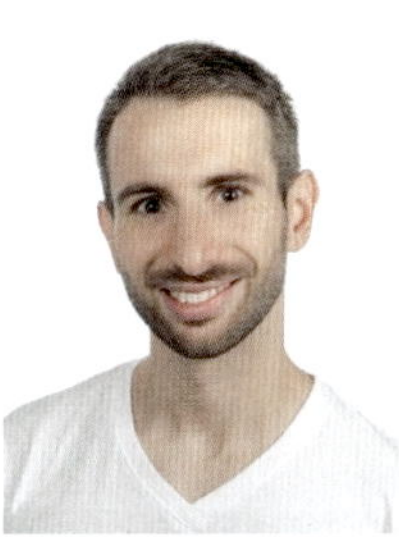

ist Physiotherapeut (M. Sc.) und Kommunikationstrainer. Seine Spezialisierung im Masterstudiengang waren die muskuloskelettale Physiotherapie und die Sportphysiotherapie. Er ist Praxisinhaber der ZielON Physiotherapie Bayreuth und unterrichtet Physiotherapeuten in Kommunikation und KGG.

Silvia Careddu

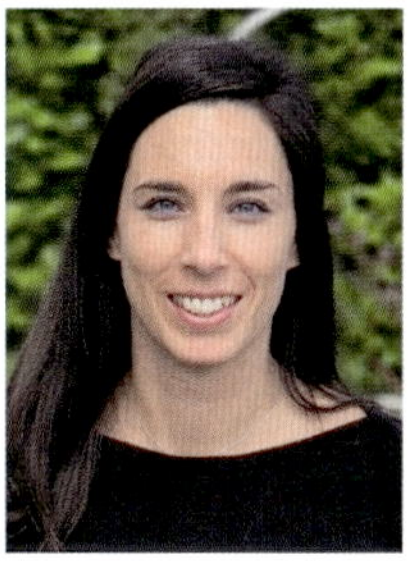

ist Physiotherapeutin (M. Sc., OMT svomp) und Dozentin an der Zürcher Hochschule für Angewandte Wissenschaften (ZHAW) im Fachbereich muskuloskelettale Physiotherapie und interprofessionelles Schmerzmanagement. Daneben leitet sie die Weiterbildungsangebote im Bereich Schmerzmanagement an der ZHAW und arbeitet als Physiotherapeutin in einer Praxis. Ihre Interessen liegen besonders im Low Back Pain, den psychosozialen Faktoren und ihrem Zusammenhang mit muskuloskelettalen Beschwerden und im Bereich akute und chronische Schmerzen.

Dr. Johan Carstens-Söderstrand

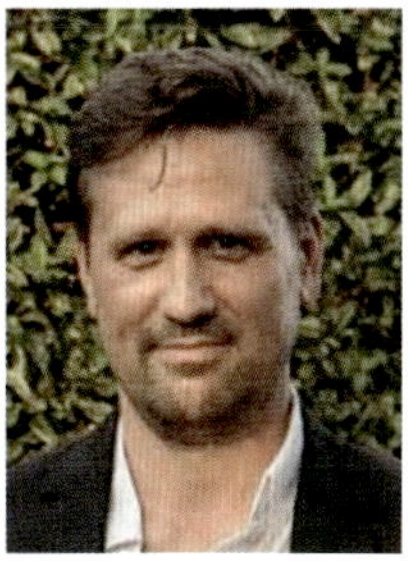

ist klinischer Psychologe (PhD) aus Örebro, Schweden, arbeitet in der betrieblichen Gesundheitsfürsorge und forscht und lehrt auf dem Gebiet der Gesundheitspsychologie, vor allem im Bereich Kommunikation.

Dr. Chad E. Cook

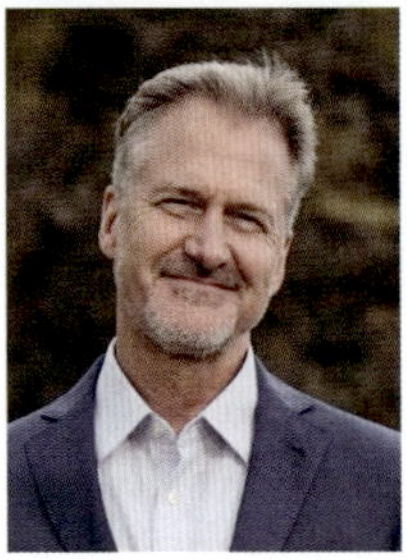

ist Professor für Physiotherapie und Leiter der klinischen Forschung an der Duke University in North-Caroline in den USA. Er hat über 380 Artikel in peer-reviewed Journals veröffentlicht, rund hundert weitere Fachartikel sowie ein Dutzend Bücher. Chad Cook war Hauptredner auf mehr als 100 internationalen Kongressen in 40 verschiedenen Ländern und ist oder war Herausgeber und Gutachter zahlreicher Fachzeitschriften. Zudem hat er über 11 Millionen US-Dollar an Forschungsgeldern erhalten. Chad ist eine der weltweit bekanntesten Persönlichkeiten auf dem Gebiet der Manuellen Therapie und der Muskuloskelettalen Physiotherapie.

Dr. Sara Edlund

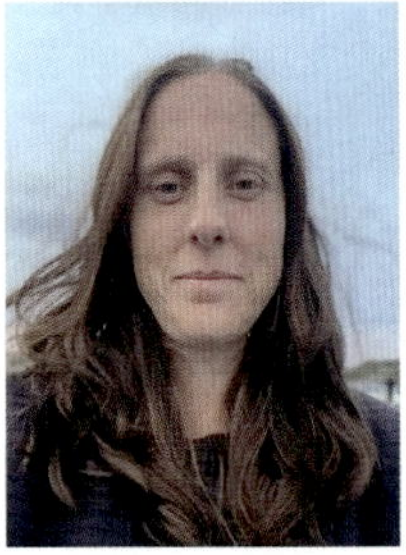

ist Psychologin (PhD), Senior Lecturer an der Örebrö Universität in Schweden und Autorin mehrerer Studien. Ihr Hauptinteresse liegt in der validierenden Kommunikation und in der Gartenarbeit.

Leon Cassian Hammer

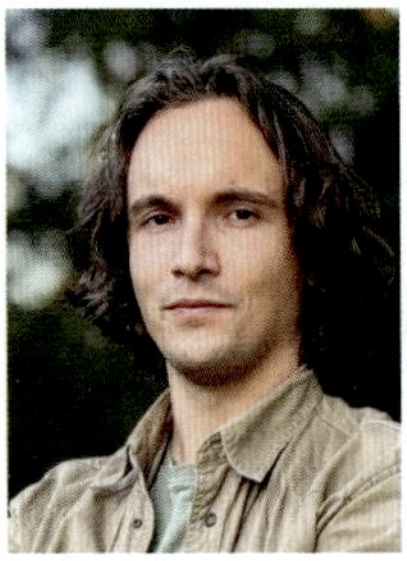

ist Physiotherapeut B. Sc. und wissenschaftlicher Mitarbeiter an der FH Münster im Bereich Wissenschaftskommunikation und Wissenschaftsmanagement. Sein Schwerpunkt liegt in der zielgruppengerechten Aufbereitung gesundheitswissenschaftlicher Informationen. Als Mitgründer der Wissensplattform „Out Of The Box Science" arbeitet er insbesondere daran, komplexe physiotherapeutische Inhalte verständlich und praxisnah zu vermitteln.

Christine Heinzmann Stettler

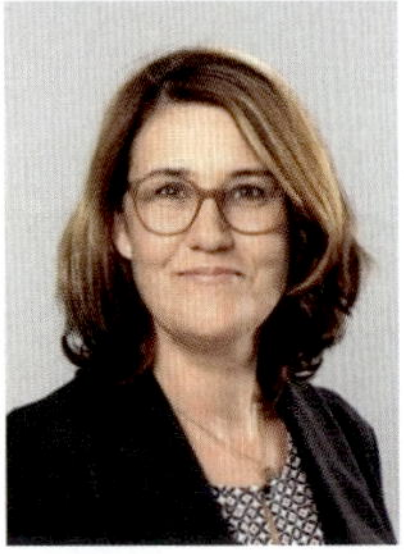

ist Physiotherapeutin und wissenschaftliche Mitarbeiterin Department Gesundheit der Zürcher Hochschule für Angewandte Wissenschaften (ZHAW). Sie leitet die Fachstelle Hindernisfreies Studieren und Arbeiten, unterrichtet unter anderem im Bachelorstudiengang Physiotherapie und hat zudem mehrere planerische Tätigkeiten an der ZHAW.

Dr. Riikka Holopainen

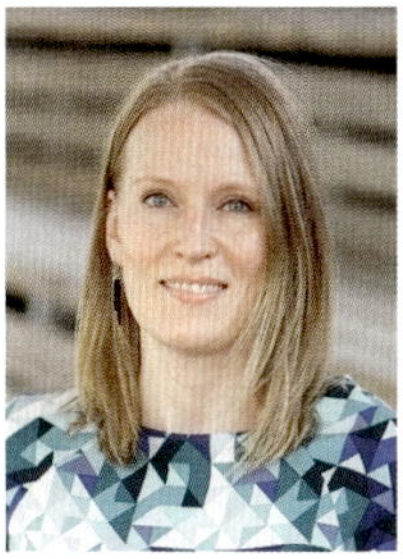

ist Physiotherapeutin – spezialisiert auf das Muskuloskelettale System – sowie Dozentin und Forscherin. Sie promovierte zum Thema „Biopsychosozialer Ansatz bei der Behandlung von Erkrankungen des Bewegungsapparats". Derzeit arbeitet sie als klinische Expertin bei South Savo Wellbeing Services County in Finnland. Darüber hinaus ist sie an mehreren Forschungsprojekten beteiligt, die sich auf muskuloskelettale Erkrankungen, patientenzentrierte Versorgung und Kommunikation sowie die Umsetzung evidenzbasierter Versorgungsleitlinien konzentriert. Sie unterrichtet diese Themen auch in Weiterbildungsworkshops und war schon häufig Sprecherin auf verschiedenen Konferenzen.

Mark A. Jones

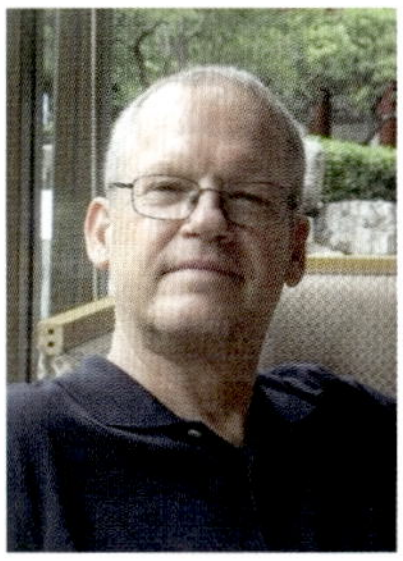

ist Physiotherapeut, B. Sc. (Psych), Grad Dip Advan Manip Ther, MAppSc sowie außerordentlicher Dozent im Fachbereich Allied Health and Human Performance an der University of South Australia.

Mark Jones verfügt über 35 Jahre Erfahrung in der physiotherapeutischen Lehre. Seit seiner Masterarbeit „Facilitating Students' Clinical Reasoning in Physiotherapy Education" aus dem Jahr 1989 hat er ein besonderes Interesse an der biopsychosozialen Gesundheitsversorgung sowie am Clinical Reasoning in der Physiotherapie, zu dem er auch geforscht hat. Mark hat über 90 Publikationen veröffentlicht, darunter die Bücher „Clinical Reasoning in the Health Professions" und „Clinical Reasoning for Musculoskeletal Practice". Zudem hat er 30 Keynote-Vorträge auf Konferenzen gehalten und Weiterbildungskurse in Clinical Reasoning sowie muskuloskelettaler Physiotherapie in 30 Ländern gegeben.

Julian Kiesele

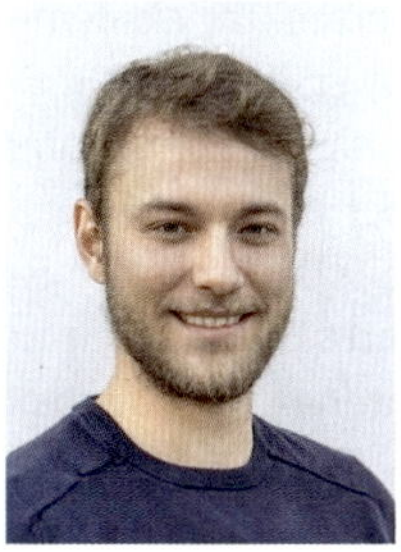

ist Physiotherapeut (B. Sc.) und fachlicher Leiter des RehaZentrums Lahr. Er ist zudem Themenscout der Thieme Zeitschrift *physiopraxis* und Autor in der Rubrik „Internationale Studienergebnisse".

Dominik Klaes

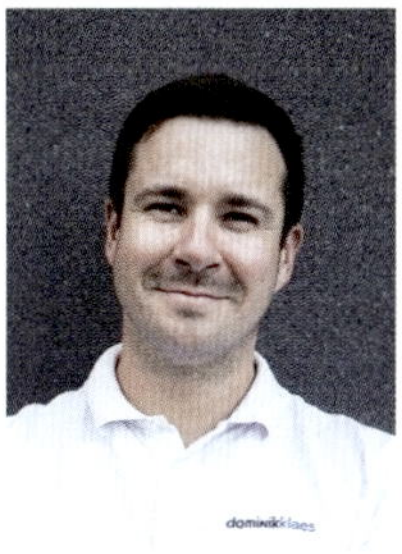

ist Physiotherapeut mit Privatpraxis in Heidelberg. Neben der Arbeit als Physiotherapeut ist er als Praxisberater und Honorardozent für Patientenkommunikation, Verhaltensänderung und Motivational Interviewing tätig.

Prof. Dr. Thilo Oliver Kromer

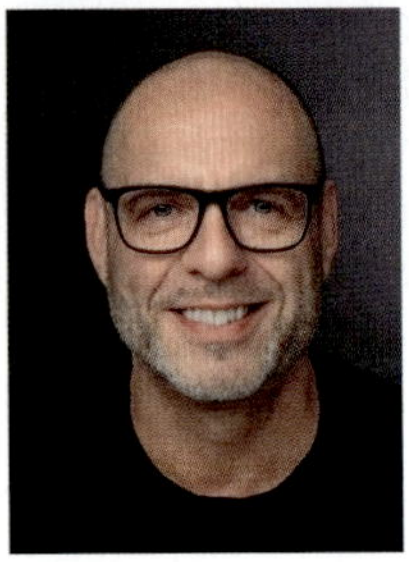

ist Physiotherapeut, PhD und Professor für Physiotherapie an der Hochschule Furtwangen Er hat zudem Masterabschlüsse in Muskuloskelettaler Physiotherapie und Sportphysiotherapie sowie einen OMT-Abschluss. Vor seiner Anstellung in Freiburg war er mehrere Jahre an der SRH Hochschule Heidelberg tätig. Seine Interessenschwerpunkte liegen in der Prävention und Behandlung muskuloskelettaler Beschwerden, dem Theorie-Praxis-Transfer sowie der Bedeutung allgemeiner und kontextueller Wirkfaktoren in der Physiotherapie.

Sebastian Löscher

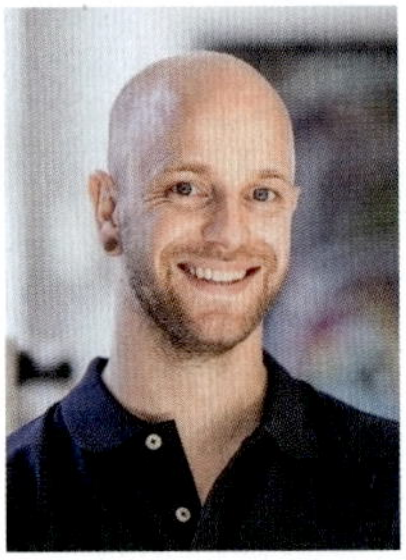

ist Physiotherapeut, Manualtherapeut (OMPT-DVMT), Teacher candidate im Manuelle-Therapie-Konzept nach Maitland (IMTA) sowie Herausgeber der Thieme Fachzeitschrift *MSK – Muskuloskelettale Physiotherapie*. Er unterrichtet international zum Thema Schmerz und ist an der Erstellung eines Schmerz-Curriculums innerhalb der manuellen Therapie im Maitland Konzept beteiligt. Sebastian Löscher arbeitet schwerpunktmäßig mit Menschen mit chronischen Schmerzen in seiner Privatpraxis in Speyer.

Prof. Dr. Kerstin Lüdtke

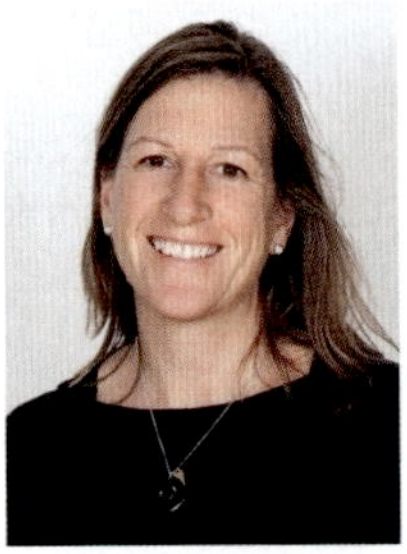

ist Physiotherapeutin und Professorin an der Universität zu Lübeck, wo sie den Bachelor-Studiengang Physiotherapie leitet. Ihr Hauptinteresse liegt im multimodalen Management von Patienten mit chronischen Schmerzen. Ihr akademischer Werdegang (M. Sc. und PhD) wurde maßgeblich von Universitäten in Großbritannien geprägt. In ihrer Doktorarbeit befasste sich Kerstin Lüdtke mit der nicht-invasiven elektrischen Stimulation des Motorkortex bei chronischen Rückenschmerzen. Ihre aktuelle Forschung beschäftigt sich mit Schmerzmechanismen sowie mit primären Kopfschmerzen. Ein Schwerpunkt Ihrer Lehrtätigkeit ist das Screening in der Physiotherapie, wozu sie auch in mehreren europäischen Ländern Fortbildungen gibt.

Prof. Dr. Thomas Messner

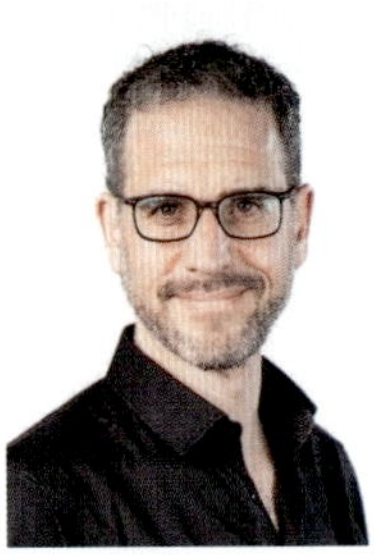

ist Diplom-Sportwissenschaftler, Physiotherapeut und seit 2017 als Professor für Gesundheitswissenschaften an der DHBV Lörrach tätig. In der Lehre, Forschung und Weiterbildung beschäftigt er sich seit vielen Jahren mit den Themenfeldern Adhärenz, Patienten-Edukation, Lebensstiländerung und insbesondere mit dem Therapie-Ansatz „Motivational Interviewing".

Dr. Tim Mitchell

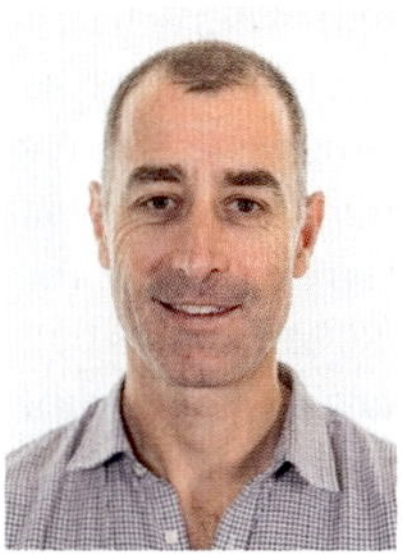

ist Facharzt für Physiotherapie des Bewegungsapparats PhD, FACP sowie Director der Praxis Pain Options in Perth, Australien. Sein klinischer Schwerpunkt liegt auf der Behandlung von komplexen und chronischen Verletzungen und Schmerzproblemen. Sein besonderes Interesse gilt der Umsetzung von logical reasoning in die klinische Praxis.

Prof. Peter O'Sullivan

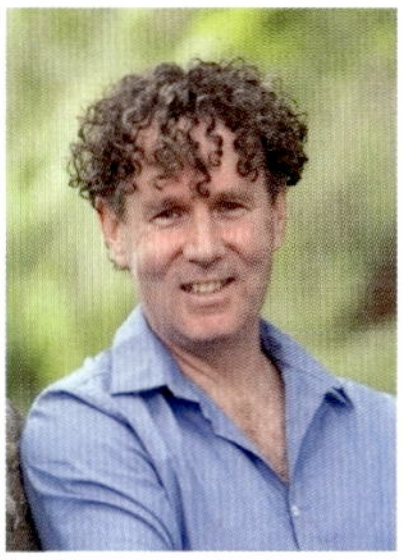

ist John Curtin Distinguished Professor an der School of Allied Health Sciences an der Curtin University und Facharzt für Physiotherapie des Bewegungsapparats. Er ist international als führender Kliniker, Forscher und Ausbilder auf dem Gebiet der muskuloskelettalen Schmerzerkrankungen anerkannt. Gemeinsam mit seinem Team hat er die Cognitive Functional Therapy für Menschen mit Low Back Pain entwickelt und zudem mehr als 350 wissenschaftliche Arbeiten veröffentlicht, unter anderem in dem renommierten Journal „The Lancet". Peter O'Sullivan hat außerdem zahlreiche Buchkapitel geschrieben und war Hauptredner auf über 120 nationalen und internationalen Konferenzen. Daneben ist er als Berater bei bodylogic.physio tätig, wo er Menschen mit behindernden Schmerzzuständen des Bewegungsapparats berät. Peters Leidenschaft ist es, die Kluft zwischen Forschung und Praxis zu überbrücken, um Forschern, Ausbildern und Klinikern die Möglichkeit zu geben, Schmerzpatienten eine personenzentrierte Versorgung zu bieten.

Fabian Pfeiffer

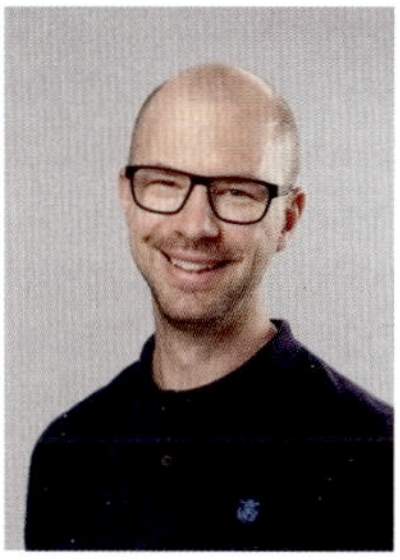

ist Physiotherapeut (M. Sc.), PhD cand. und Leiter des muskuloskelettalen Schwerpunkts im Master of Science (M. Sc) und Master of Advanced Studies (MAS) im Departement Gesundheit, Institut für Physiotherapie, der Zürcher Hochschule für Angewandte Wissenschaften (ZHAW). Zudem unterrichtet er als Dozent für Gesundheitswissenschaften die Studenten des Studiengangs Physiotherapie an der ISBA Freiburg. Fabian Pfeiffer ist Autor mehrerer Studien, Bücher und Buchbeiträge und war Sprecher auf verschiedenen Konferenzen. Seine Arbeits- und Forschungsschwerpunkte sind akute und chronische Schmerzen, Kommunikation, patientenzentrierte Physiotherapie und Patientenedukation.

Daniel Riese

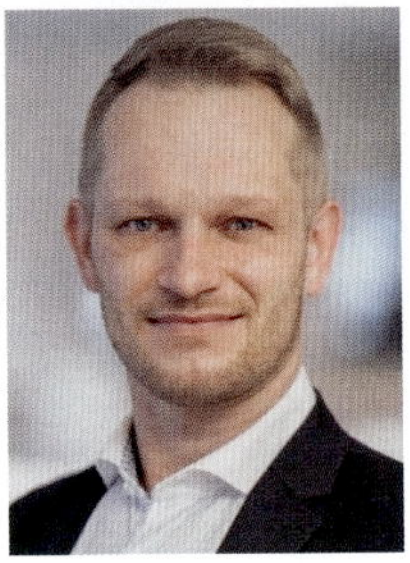

ist Physiotherapeut M. Sc., cand. PhD, und Mitglied der Klinikleitung des Rehazentrums Valens in der Funktion des Leiters der Therapien, verantwortlich für die Bereiche Physio, Sport- und Ergotherapie sowie Logopädie, Neuropsychologie und Ernährungsberatung innerhalb der neurologischen und muskuloskelettalen Rehabilitation. Zudem ist er Teil des übergeordneten Koordinationsgremiums für Forschung der Kliniken Valens, dem Clinical Trial Board. Daniel Riese publiziert außerdem wissenschaftliche Peer-Review-Artikel in internationalen Fachzeitschriften und lehrt als Honorar-Dozent Physiologie im BSc-Studiengang bei Thim van der Laan. Darüber hinaus betreut er BSc- und MSc-Studierende verschiedener Fachhochschulen bei ihren Abschlussarbeiten und bewertet BSc-Arbeiten für die Fachhochschule Südschweiz.

Sven Ringel

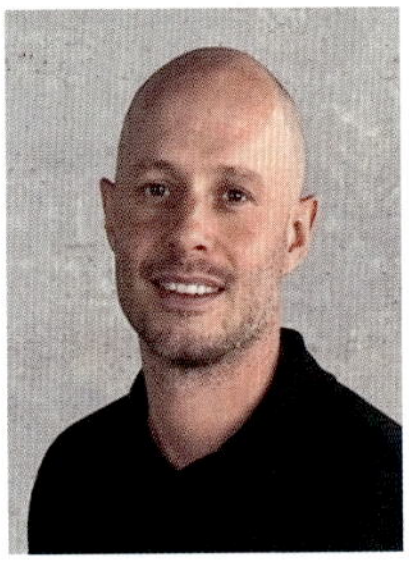

ist Physiotherapeut, M. Sc. Sportphysiotherapie und hat an der Sporthochschule Köln zum Thema „Professionalisierung der deutschen Physiotherapie“ promoviert. Er arbeitet seit 20 Jahren im Therapie- und Trainingszentrum in Friedberg. Neben seiner klinischen Arbeit liegen ihm vor allem die Berufsethik und die Moralisierung der Physiotherapeut*innen sehr am Herzen.

Tiina Röning

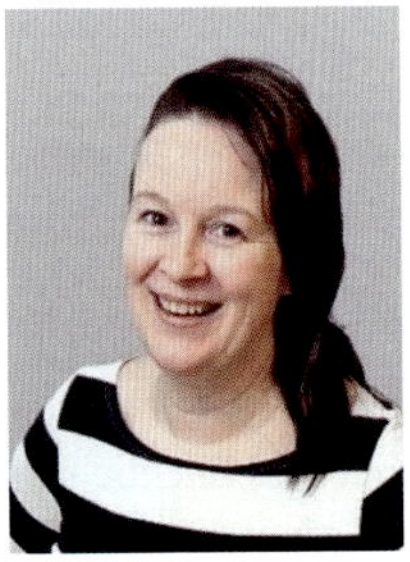

ist Psychologin (M. Sc.) und Psychotherapeutin mit einer Spezialisierung auf Schmerzpsychologie und kognitive Verhaltenstherapie. Sie arbeitete mehr als 15 Jahre in der Jugendpsychiatrie am Tampere University Hospital unter anderem mit jungen Menschen, die Verhaltensauffälligkeiten haben. Darüber hinaus hat Tiina eine umfassende Ausbildung in Motivational Interviewing und Mental Health absolviert und als eine der Expertinnen der Finnish Mental Health Association Lehrmaterialien zur Gesundheitserziehung geschrieben. Derzeit arbeitet Tiina als Sportpsychologin an der Tampere Sports Academy sowie in einer Praxis, in der sie Therapien insbesondere für Menschen mit Angst- und Schmerzzuständen anbietet.

Prof. Dr. Alfred M. L. Rucker

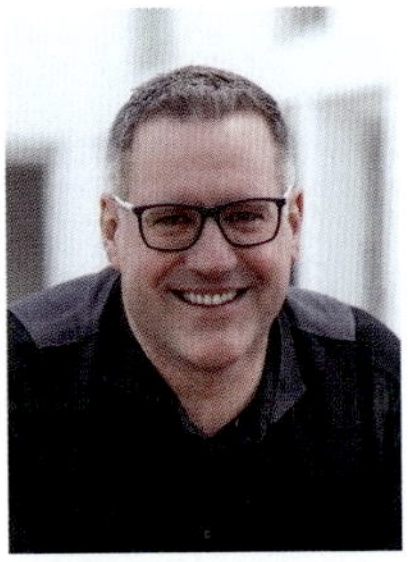

ist praktizierender Physiotherapeut (B. Sc. PT [NL]; M. Sc.) und Professor für Therapiewissenschaften an der HS-Döpfer. Schwerpunkte seiner praktischen Tätigkeit sind die physiotherapeutische Risikobeurteilung und medizinische Trainingsberatung/-steuerung bei Patienten mit komplexen muskuloskelettalen Beschwerdebildern. Sein Lehr- und Forschungsinteresse ist in der Compliance- und Adherenceforschung verortet.

Mandy Scheermesser

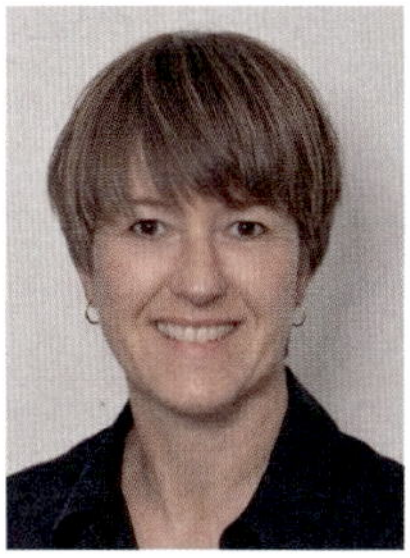

ist promovierte Sozialwissenschaftlerin mit einem Schwerpunkt in Technikfolgenabschätzung. Sie absolvierte ihr Studium an der Humboldt-Universität zu Berlin und promovierte am Karlsruher Institut für Technologie (KIT). Von 2001 bis 2008 war sie wissenschaftliche Mitarbeiterin am Institut für Zukunftsstudien und Technologiebewertung (IZT) in Berlin. Seit 2008 ist sie im Department Gesundheit der Zürcher Hochschule für Angewandte Wissenschaften (ZHAW) am Institut für Physiotherapie in Winterthur in den Bereichen Forschung und Lehre tätig.

Ihre Forschung konzentriert sich auf digitale Gesundheitstechnologien einschließlich des elektronischen Patientendossiers, der Künstlichen Intelligenz, Robotik, Apps, Telemedizin, Virtual und Augmented Reality sowie auf die damit verbundenen Chancen und Herausforderungen für Gesundheitsberufe.

Kai Semmelhaack

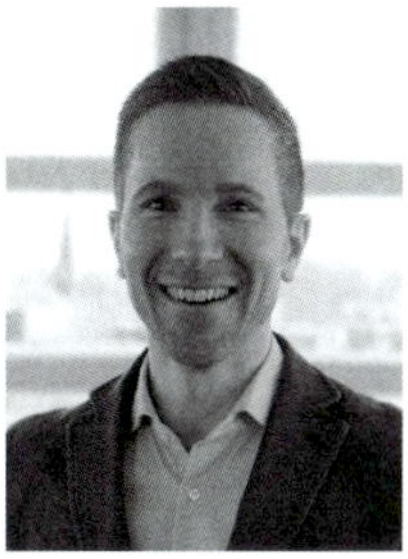

ist Physiotherapeut und hat Medizinmanagement (M. Sc.) studiert. Er arbeitet als Fachreferent für Heilmittel bei einer gesetzlichen Krankenkasse.

Lutz von Buttlar

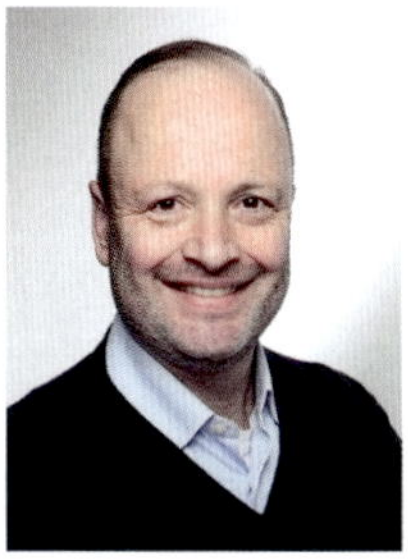

ist Honorardozent, systemischer Coach und Trainer mit dem Schwerpunkt Positive Psychologie. Er studierte zudem internationalen Betriebswirtschaft in Paris, Oxford und Berlin.

Anne Wälchli-Hinderling

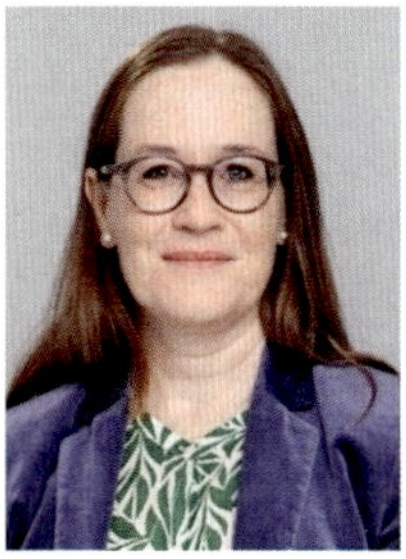

ist Physiotherapeutin und Fachspezialistin Inklusion und Nachteilsausgleich an der UZH Zürich. Zudem unterrichtet sie unter anderem als externe Dozentin an der Zürcher Hochschule für Angewandte Wissenschaften (ZHAW) mit Lehrtätigkeit im Bereich Transkulturalität im Gesundheitswesen (BSc-Studiengänge, Departement Gesundheit, Winterthur) und hat jahrelange Erfahrung als Co-Leiterin der Fachstelle hindernisfreies Studieren sowie als Diversity-Beauftragte (ZHAW, Departements Gesundheit).

Jonas Weber

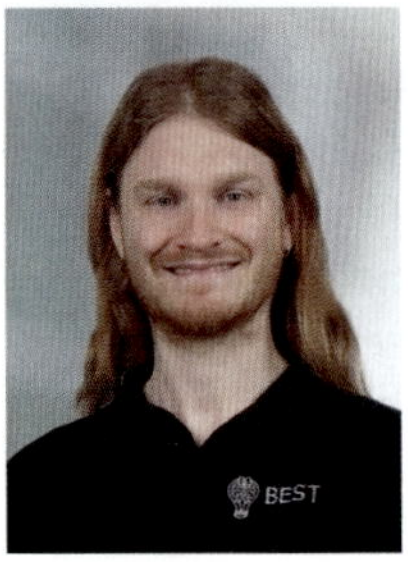

ist Physiotherapeut und M. Sc. in Interdisziplinärer Schmerztherapie. Er arbeitet in der Physioklinik im Aitrachtal, ist Mitbegründer und Geschäftsführer von BEST – Basis effektiver Schmerztherapie GmbH und unterrichtet an diversen Hochschulen. Sein therapeutischer Schwerpunkt liegt auf der Therapie diverser Schmerzzustände. Seit 2023 betreibt er außerdem eine auf Hausbesuche ausgerichtete, mobile Physiotherapiepraxis.

Kapitel 1

Das Warum – psychologische Grundlagen

1 Das Warum – psychologische Grundlagen

1.1 Die unspezifischen Effekte in der Physiotherapie: Placebo, Nocebo und Kontextfaktoren

Hannu Luomajoki, Christoph Schwertfellner und Thilo O. Kromer

1.1.1 Einleitung

Im klassischen biomedizinischen Modell wird der Patient als biologisches Wesen betrachtet, bei dem alle Beschwerden und Krankheiten eindeutig identifizierbar sind. Eine bakterielle Entzündung wird durch Bakterien verursacht und deshalb mit Antibiotika behandelt. Ist eine Sehne gerissen, muss sie wieder zusammengenäht, also operiert werden. Wenn das Knie Symptome mit eingeschränkter Beweglichkeit zeigt und gleichzeitig ein Meniskusriss im MRT zu sehen ist, scheint die Ursache für die Knieschmerzen klar zu sein. Wenn der Rücken schmerzt und das MRT einen Bandscheibenvorfall zeigt, wird angenommen, dass der Bandscheibenvorfall die Ursache für die Rückenschmerzen ist. Das klingt vernünftig und einleuchtend. Wir sind sicher, viele Patient*innen denken so und glauben daran – und viele Ärzt*innen und Physiotherapeut*innen auch.

Neuere Forschungen zeigen jedoch, dass der Mensch keine Maschine ist und dass die Ursache-Wirkungs-Beziehungen nicht so einfach sind. Nicht alle Symptome einer bakteriellen Infektion lassen sich mit Antibiotika heilen. Vergleicht man gesunde Menschen mit Menschen, die unter Rückenschmerzen leiden, findet man in beiden Gruppen gleich viele Bandscheibenvorfälle. Wenn in einer großen Studie alle Personen mit einem Meniskusriss nach dem Zufallsprinzip in zwei verschiedene Gruppen eingeteilt werden, genesen diejenigen mit einer Placebo-Operation genauso gut wie die mit einer „echten" Operation, auch wenn am Meniskus selbst nichts gemacht wurde. Und vergleicht man die Ergebnisse der operierten Sehnenrisse mit denen der konservativ behandelten, bestehen keine Unterschiede zwischen den Gruppen. Selbst wenn bei der konservativen Behandlung die Sehne nicht repariert wurde, sind die Ergebnisse gleich.

Merke M!

Wir sprechen heute also von einem biopsychosozialen Ansatz. Alle drei Teilbereiche sind wichtig.

1.1.2 Spezifisch und unspezifisch

In der Medizin geht man klassischerweise davon aus, dass Wirkungen sehr spezifisch sind. So wird beschädigtes Gewebe repariert, indem es wieder aufgebaut wird. Schmerzen werden durch Medikamente gelindert. Und wenn die Ergebnisse gut sind, dann liegt das scheinbar an der spezifischen Wirkung der jeweiligen Intervention. In der Physiotherapie ist das ähnlich. Wenn nach einer Operation die Kniemuskeln schwach sind und das Knie mit Krafttraining behandelt wird und sich bessert und wieder ganz erholt, wird das einer spezifischen Wirkung des Krafttrainings zugeschrieben. Wenn der Rücken steif und schmerzhaft ist und mit manueller Therapie behandelt wird und es der Person dann besser geht, war das dann eine spezifische Wirkung der manuellen Therapie?

Sie verstehen, worum es geht: Neben den spezifischen Wirkungen einer therapeutischen Intervention gibt es immer auch zahlreiche unspezifische Wirkungen. War die Therapeut*in nett, interessiert, einfühlsam? War sie immer pünktlich? Ist die Praxis hell, neu und schön eingerichtet? Eine freundliche Atmosphäre an der Anmeldung kann sehr viel wert sein. Manche Menschen unterhalten sich lange mit denjenigen, die gerade an der Anmeldung arbeiten – weil sie nett sind, weil sie die Menschen immer mit einem Lächeln und dem richtigen Namen begrüßen.

Die Patient*innenzufriedenheit i

In einem großen ärztlichen Praxisnetz wurde die Zufriedenheit der Patient*innen mit der Behandlung, den Räumlichkeiten und dem Personal abgefragt. Der wichtigste Einzelfaktor dabei war, ob es Parkplätze vor der Praxis gibt.

In der Praxis zeigt sich häufig, dass die beliebtesten Physiotherapeut*innen nicht unbedingt diejenigen sind, die über viel Erfahrung oder eine Zusatzausbildung verfügen. Manchmal erzielen Berufsanfäger*innen sogar bessere Ergebnisse als die Erfahrenen.

In der Therapie geht es also sehr stark um diese unspezifischen Effekte. Andererseits könnte man fragen: Wenn wir uns dieser unspezifischen Effekte bewusst sind, können wir sie dann auch bewusst nutzen? Und wenn wir diese Effekte bewusst nutzen, werden sie dann spezifisch? Zum Teil ja. Aber natürlich spielen immer auch Faktoren eine Rolle, die uns nicht bewusst sind.

Im physiotherapeutischen Alltag gibt es spezifische und unspezifische Effekte. In diesem Abschnitt werden wir uns mit diesen unspezifischen Effekten in der Therapie beschäftigen. Wir sprechen über Placebo, worauf es beruht, was der Placeboeffekt ist. Und vor allem, wie wir uns die unspezifischen Effekte zunutze machen können. Ganz wichtig ist die Frage, in welchem Kontext eine Behandlung stattfindet, also welche Kontextfaktoren gibt es?

1.1.3 Placebo- und Noceboeffekt

Ein interessantes Phänomen nicht nur in Medizin und Therapie, sondern auch im sozialen Bereich (Wahlen, Religion, Werbung usw.) ist der Placeboeffekt – und der gegenteilige Noceboeffekt. Gute, positive Gefühle und Vorstellungen bewirken einen Placeboeffekt bzw. eine Schmerzlinderung, auch wenn nicht direkt etwas Bestimmtes getan wird. Dies kann z. B. die empathische Haltung der Therapeut*in gegenüber der Patient*in sein, die die Patient*in ernst nimmt und ihr zuhört. Erwartungen können sogar die Wirkung von Morphin aufheben [7].

Ein Noceboeffekt kann auftreten, wenn die Informationen zu spärlich sind oder die Patient*in eingeschüchtert wird („Ihr Rücken ist instabil"). Dies kann die Schmerzen verstärken, auch wenn sonst nichts Schädliches getan wurde.

Der Begriff „Placebo"

Die meisten Menschen haben bestimmte Vorstellungen, wenn sie an den Placeboeffekt denken. Manche denken zum Beispiel an Medikamente, die keinen Wirkstoff enthalten. Man könnte auch an die Situation denken, in der eine Mutter ihrem Kind einen Kuss auf das schmerzende Knie gibt und das Kind sich daraufhin beruhigt. Wenn wir von Placebo sprechen, meinen wir in der Regel eine Intervention, die keine klassische medizinische Wirkung hat, z. B. weil das verabreichte Präparat keinen Wirkstoff enthält.

Der Begriff Placebo stammt aus dem Lateinischen und bedeutet wörtlich: „Ich werde gefallen." Das Wort stammt eigentlich aus dem Gesang bei Totenmessen, der mit den Worten „Placebo domino" – „Gott gefallen" – begann. Im Spätmittelalter war es üblich, dass bei solchen Messen bezahlte Sängerinnen und Sänger die Verstorbenen betrauerten. Diese waren jedoch keine echten Trauergäste, sondern kamen vor allem wegen der Bezahlung. Im 13. Jahrhundert erhielt dieser Dienst allmählich den Namen des ersten Wortes, das dabei regelmäßig gesungen wurde: „Placebo". Hier zeigt sich bereits eine Parallele: Die Trauer war nicht echt, sondern nur vorgetäuscht – um zu gefallen. Ab dem 18. Jahrhundert hielt das Wort auch Einzug in die Medizin. Nach und nach bekam es die heutige Bedeutung, bei der man von einer Behandlung oder einem Medikament ausgeht, das keine spezifische Wirkungsweise hat, die Behandlung ist auch hier in gewisser Weise „gespielt" [2].

Placeboeffekt

Placebo hat in den Augen vieler Menschen etwas mit Einbildung zu tun. Schaut man genauer hin, so zeigt sich ein komplexeres Bild. Das, was häufig als „der Placeboeffekt" bezeichnet wird, sind tatsächlich einige unterschiedliche Effekte. So finden sich auch statistische Phänomene und Verzerrungen, die dazu führen, dass Patient*innen von Verbesserungen berichten, nachdem sie beispielsweise eine wirkstofffreie Tablette zu sich genommen haben. Ein Beispiel für diese statistischen Effekte ist die Regression zur Mitte (▸ Abb. 1.1).

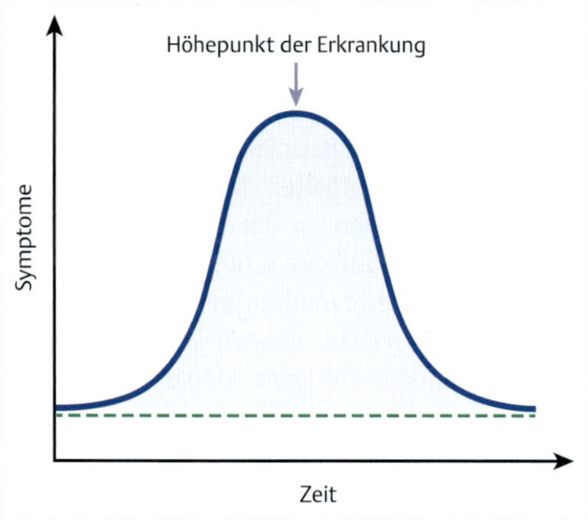

Abb. 1.1 Regression zur Mitte.

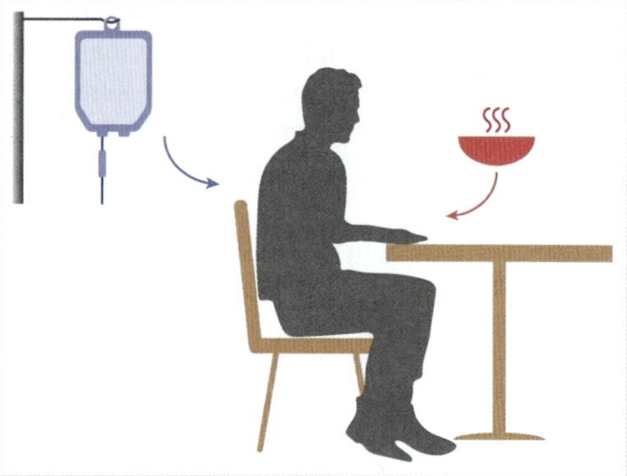

Abb. 1.2 Schema des Versuchsaufbaus [7].

Die Regression zur Mitte ist ein Phänomen, das vor allem durch das entsprechende Timing hervorgerufen wird. Es bedeutet, dass sich Normalzustände immer um eine „Mitte", um einen bestimmten Punkt herum bewegen. In der Grafik wäre dies die blau gestrichelte Linie. Verändert sich ein solcher Zustand in das eine oder andere Extrem, so ist die statistische Wahrscheinlichkeit hoch, dass er bald wieder in den Normalzustand, die „Mitte", zurückkehrt. Für den Verlauf einer Krankheit bedeutet das Folgendes: Wenn jemand Symptome entwickelt, wird wahrscheinlich nicht sofort eine Behandlung gesucht werden. Es wird erst dann ärztliche Hilfe in Anspruch genommen, wenn die Symptome besonders stark geworden sind. Dieser Zeitpunkt liegt mit höherer Wahrscheinlichkeit nahe am Höhepunkt der Erkrankung, nahe an einem Extrempunkt, der sich besonders weit vom Normalzustand entfernt hat. Es ist dann auch relativ wahrscheinlich, dass sich danach durch den natürlichen Verlauf der Erkrankung wieder eine Besserung einstellt. Für diesen Effekt ist es unerheblich, ob tatsächlich eine Behandlung stattgefunden hat oder nicht, die Besserung wäre so oder so eingetreten.

Merke **M!**

Menschen neigen dazu, Beobachtetes miteinander zu verknüpfen, Zusammenhänge herzustellen, wo vielleicht gar keine sind.

Tritt also nach einer Intervention eine Verbesserung ein, so entsteht bei den Betroffenen, aber auch bei den Behandelnden der Eindruck, dass dies auf die Wirksamkeit der Behandlung zurückzuführen ist. Dieses und andere statistische Phänomene erklären einen Teil dessen, was wir als Placeboeffekt bezeichnen.

Mehr als nur Statistik

Der Placeboeffekt ist aber mehr als nur Statistik. So lassen sich statistische Effekte ausschließen, indem man ein Experiment so aufbaut, dass der Beginn der Symptome immer gleich und kontrolliert ist. Die Forschenden um Ulrike Bingel am Universitätsklinikum Essen haben 2011 ein Experiment durchgeführt, bei dem genau dies der Fall war [7]. Dabei wurden die Teilnehmenden einem Schmerzreiz in Form einer heißen Platte auf dem Arm ausgesetzt. Gleichzeitig erhielten die Teilnehmenden vor der Applikation eine Infusion. Die Platte war an allen Testtagen gleich stark erhitzt. Der Versuchsaufbau in ▶ Abb. 1.2 war jeden Tag gleich, jedoch wurden einzelne Parameter variiert.

Am ersten Tag wurde den Teilnehmenden eine Infusion appliziert, die reine Kochsalzlösung enthielt. Dies wurde auch so kommuniziert. Dann wurde der Kontakt zwischen heißer Fläche und Unterarm hergestellt und die Schmerzintensität ermittelt. Wie in ▶ Abb. 1.3 zu sehen, war diese mit einem Wert von 66 von 100 relativ hoch.

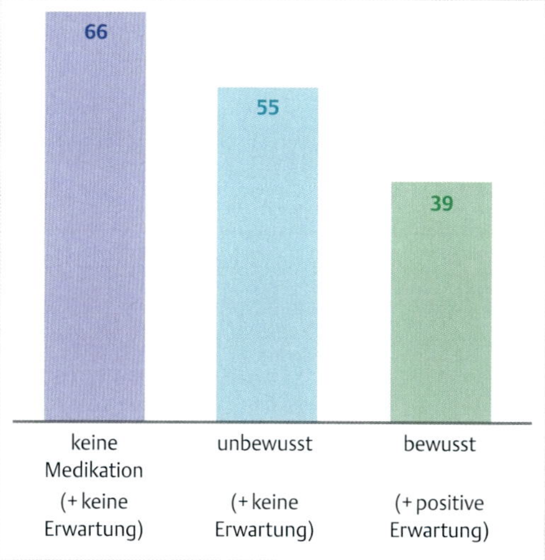

Abb. 1.3 Balkendiagramm zu Tag 1, 2 und 3.

Am 2. Tag wurde der Aufbau wiederholt, eine weitere Infusion angeschlossen und den Proband*innen mitgeteilt, dass es sich wieder um Kochsalzlösung handele. In Wirklichkeit wurde nun eine Infusion mit Remifentanyl, einem sehr starken Schmerzmittel, verabreicht. Das Ergebnis dieser Maßnahme war eine geringere Schmerzintensität – der Wert sank von durchschnittlich 66 auf 55. Dies zeigt, dass auch ohne Erwartung ein Effekt eintritt. Dies ist unter anderem auf die spezifische Wirkung von Remifentanyl zurückzuführen.

Am 3. Tag schließlich wurde der gleiche Aufbau wiederholt. Allerdings wurde jetzt die Kommunikation geändert. Es wurde wieder Remifentanyl verabreicht, aber an diesem Tag auch so kommuniziert. Die Teilnehmenden wussten nun, dass sie ein starkes Schmerzmittel erhielten und hatten entsprechende Erwartungen. Das Ergebnis an Tag 3 zeigt eine mehr als doppelt so starke Reduktion der Schmerzintensität. Der Mittelwert lag nun bei 39. Dies lässt sich nicht durch statistische Effekte des Heilungsverlaufs erklären. Nach Ansicht der Forscher*innen hängt dieser Effekt vor allem mit der Erwartungshaltung der Teilnehmenden zusammen.

Die Teilnehmenden erwarteten an diesem Tag eine deutliche Wirkung des Medikaments, entsprechend potenzierte sich die Wirkung. Die Forschenden konnten beobachten, dass bei einer positiven Erwartungshaltung körpereigene schmerzhemmende Systeme aktiviert werden. Diese Effekte sind also messbar und gehen über die reine Einbildung hinaus. Man geht davon aus, dass jede Form medizinischer Intervention solchen Erwartungseffekten unterliegt. Es kann daher empfohlen werden, auch bei nachweislich wirksamen Methoden diese nachgewiesene Wirkung zu kommunizieren. Die so erzeugte Wirkerwartung kann potenziell auch die Effekte der Physiotherapie erhöhen. Gleichzeitig ist das Wissen über Erwartungseffekte und deren Wahrnehmung in der Physiotherapie sehr heterogen, sodass das volle Potenzial wahrscheinlich nicht ausgeschöpft wird [39]. Für eine bessere Nutzung dieser Effekte in der Physiotherapie empfehlen sich verschiedene Ansätze, die zum Teil auch in diesem Buch beschrieben werden. So können insbesondere über Kommunikation und klassische Konditionierung solche Effekte erzielt werden.

Die Kehrseite der Medaille

Aufgrund der oben beschriebenen Effekte könnte man zu dem Schluss kommen, dass der Anteil an Placeboeffekten groß ist und unbedingt ausgeschöpft werden sollte. Die Optimierung der Wirksamkeit von Therapien ist ein Ziel, das in der Tat verfolgt werden sollte. Gleichzeitig gibt es aber auch eine andere Seite solcher Effekte, die man kennen sollte. Das bereits erwähnte Experiment von Bingel et al. zeigt auch dies sehr eindrucksvoll. Wie bereits erwähnt, hatte sich die Wirkung des Schmerzmittels Remifentanyl an Tag 3 deutlich verstärkt, da die Gabe des Mittels auch kommuniziert wurde.

Nun wurde ein weiterer Versuchstag durchgeführt. An Tag 4 wurde den Teilnehmenden erneut die gleiche heiße Platte appliziert. Erneut erhielten sie eine Infusion. Diesmal mit der Information, dass es sich um normale Kochsalzlösung handelte – aber auch an diesem Tag wurde eine Infusion mit Remifentanyl verabreicht – allerdings unbewusst. Das eindrucksvolle Ergebnis ist in ▶ Abb. 1.4 dargestellt.

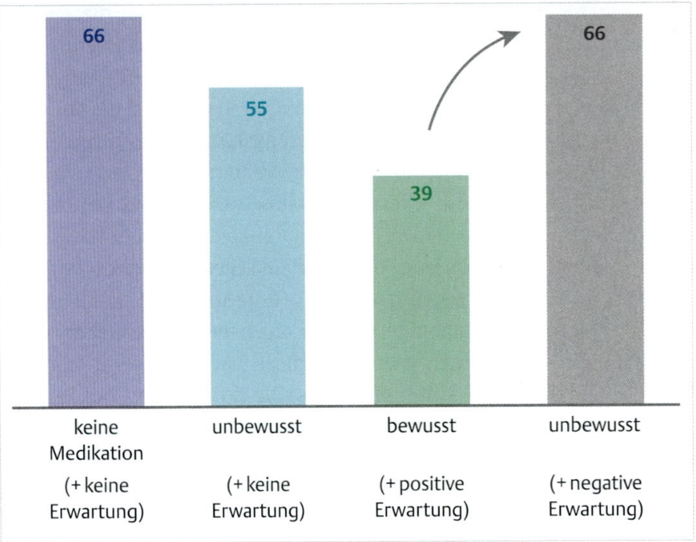

Abb. 1.4 Balkendiagramm zu Tag 1, 2, 3 und 4.

An Tag 4 waren die Schmerzen trotz Schmerzmittelgabe im Durchschnitt wieder genauso stark wie an Tag 1, also an dem Tag, an dem überhaupt keine Schmerzmedikation erfolgte.

Wie lässt sich das erklären? Die Forscher*innen gehen davon aus, dass dies mit einer negativen Erwartungshaltung zu erklären ist, mit der Erwartung einer Verschlechterung.

In diesem Fall springen nicht die körpereigenen Schmerzdämpfungssysteme an, sondern unter anderem Bereiche im Gehirn, die für Angst- und Stressreaktionen zuständig sind [7]. Dieser Effekt kann auch als Noceboeffekt bezeichnet werden. Nocebo ist das Gegenteil von Placebo – also ein negativer Effekt, eine Verschlechterung z. B. durch negative Kommunikation, negative Erwartung oder einen negativ bewerteten Kontext, obwohl sich gar nichts spezifisch Negatives tatsächlich ereignet hat.

Solche Effekte sind auch in der Physiotherapie nachgewiesen. Negative oder verunsichernde Kommunikation in der Therapie kann Symptome verschlimmern, Ängste verstärken und die Prognose, auch im Hinblick auf Behinderung, verschlechtern, daher ist ein Blick auf die Kommunikation in der Praxis empfehlenswert [44].

Placebo ist gut und Nocebo ist schlecht – oder?

Zweifellos ist es eine gute Idee, potenziell negative Kommunikation in der Praxis zu vermeiden. Dennoch sollte Kommunikation immer ehrlich und auf Augenhöhe stattfinden. Wie diese Kommunikation besser gelingen kann, wird in späteren Kapiteln näher erläutert. Als Fazit lässt sich festhalten, dass Placeboeffekte ausschließlich positiv zu bewerten sind und immer genutzt werden sollten. Besonders hoch scheinen diese Effekte zu sein, wenn die Patient*innen bereits positive Erfahrungen mit einer Therapie gemacht haben und dazu eine positive Erwartungshaltung mitbringen. In der Physiotherapie könnte dies bedeuten, dass die Therapie, die sich die Patient*in wünscht, auch den potenziell höchsten Placeboeffekt erzielt. Dies würde bedeuten, dass sich die Physiotherapie vor allem an den Wünschen der Betroffenen orientieren sollte. Unangenehme oder anstrengende Therapieformen wären dann kaum noch gefragt, auch solche, die Nebenwirkungen haben könnten.

Ein Beispiel, warum eine reine Wunschbehandlung problematisch sein kann, zeigt eine Studie an 46 Asthmapatient*innen, die in vier Gruppen eingeteilt wurden. Eine Gruppe erhielt das nachweislich wirksame Inhalationsmittel Albuterol, die 2. und 3. Gruppe wurde mit Placebo (Placebo-Inhalator, Placebo-Akupunktur) behandelt, während Gruppe 4 keine Behandlung erhielt. Alle Teilnehmenden wurden nach ihrer subjektiven Besserung befragt und als objektiver Parameter wurde bei allen die Einsekundenkapazität (FEV1) bestimmt. Die Ergebnisse zeigen, dass die subjektive Verbesserung der Symptome sowohl unter Albuterol als auch unter den beiden Placebointerventionen im Vergleich zu keiner Intervention signifikant war (► Abb. 1.5). Bemerkenswert ist jedoch, dass bei der objektiv gemessenen Lungenfunktion mittels FEV1 eine signifikante Verbesserung nur bei der Anwendung von Albuterol gemessen werden konnte, die Placebointerventionen zeigten hier einen ebenso geringen Effekt wie keine Behandlung (► Abb. 1.6) [52].

Eine wirkliche, nicht nur gefühlte Verbesserung konnte hier nur durch einen spezifisch wirksamen Wirkstoff erreicht werden. Das ist eine Erkenntnis, die wir auch in der Physiotherapie nicht vergessen dürfen. Selbstverständlich ist das Wohlbefinden unserer Patient*innen ein wichtiger Teil dessen, was wir in der Therapie verbessern wollen. Dementsprechend sind subjektiv empfundene Verbesserungen sehr wichtig, z. B. bei Schmerz, Angst, Funktionseinschränkung usw. Auf diese Bedingungen wirken sich Placebo- und Noceboeffekte besonders stark aus. Das Wissen darum kann die Effektivität der Physiotherapie bei diesen Bedingungen erhöhen und mögliche negative Effekte minimieren. Solche Effekte werden als eher „unspezifisch" bezeichnet, weil sie weniger gezielt auf der körperlichen Ebene, sondern eher global und auf den ganzen Menschen wirken. Gleichzeitig sollten sich alle Therapeut*innen bewusst sein, dass eine ausschließliche Orientierung an Placeboeffekten möglicherweise nicht die objektive Verbesserung abdeckt.

Um Menschen optimal und ehrlich helfen zu können, bedarf es daher geeigneter Messinstrumente (Kap. 3.2). Darüber hinaus ist es wichtig, auch spezifisch wirksame Methoden einzusetzen, die ggf. auch größere objektiv messbare Verbesserungen ermöglichen. In der Physiotherapie kann dies konkret bedeuten, nicht nur das Wohlbefinden, sondern auch die objektiv gemessene Muskelkraft zu steigern, um in Zukunft auch die Funktion objektiv zu verbessern.

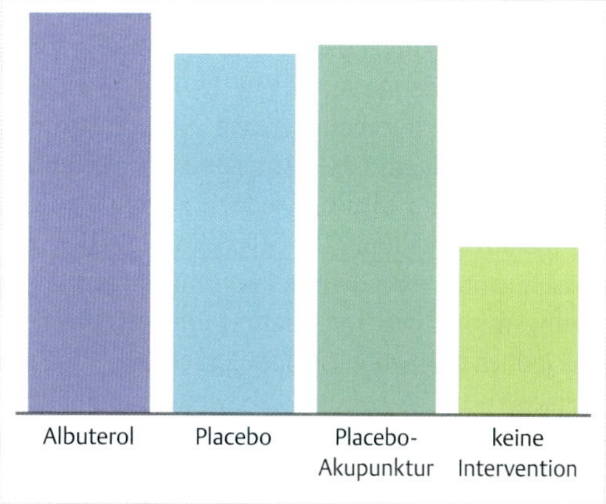

Abb. 1.5 Subjektive Messung (Fragebogen).

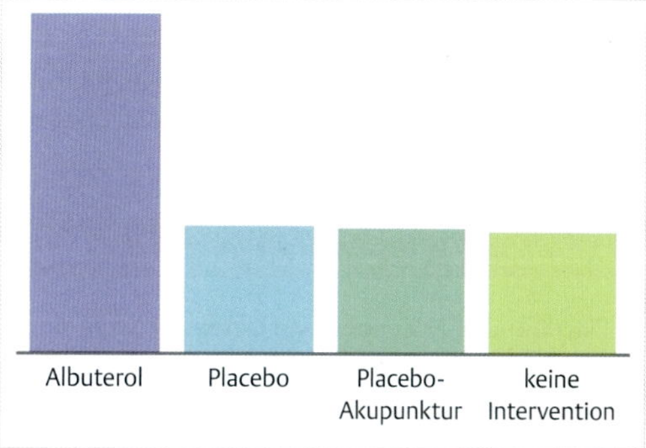

Abb. 1.6 Objektive Messung (FEV1).

Physiologie der Placebo- und Noceboeffekte

Ein Placeboeffekt entsteht, wenn kortikale Areale, der Nucleus accumbens und das limbische System, subhypothalamische Kerne im periaquäduktalen Grau (PAG) aktivieren, die wiederum opioidreiche Bereiche in der rostroventralen Medulla (RVM) aktivieren. Von dort aus werden die absteigenden schmerzlindernden Bahnen aktiviert, die auf das dorsale Hinterhorn des Rückenmarks wirken und die Schmerzbahnen hemmen. Man spricht hier von einem endogenen Opioidsystem [47].

Ganz anders funktioniert der Noceboeffekt. Angst führt zur Ausschüttung von Cholecystokinin (CCK) im Bereich des Hirnstamms. Dies löst zwei unterschiedliche Reaktionen aus: Schmerz und eine Stressreaktion, die interessanterweise über unterschiedliche Wege wirken. Es konnte gezeigt werden, dass noceboinduzierte Schmerzen mit Proglumid, einem CCK-Antagonisten, gelindert werden können. Dies hat jedoch keinen Einfluss auf die Stressreaktion. Die Stressreaktion, d. h. die Ausschüttung von Cortisol, kann mit einem Beruhigungsmittel wie Diazepam reduziert werden, was jedoch den Schmerz nicht lindert [6].

Placebo- und Noceboeffekte entstehen in alltäglichen Therapiesituationen durch Kommunikation und Umgebungsfaktoren. Die Vermittlung von Vertrauen, ein positiver Zugang und die Beruhigung des Patienten führen zu einer Aktivierung des endogenen analgetisch-analgetischen Systems, während die Einschüchterung der Patient*in und ein unsympathisches Verhalten der Therapeut*in eine Noceboreaktion hervorrufen. Gerade bei Personen mit chronischen Schmerzen ist es oft nicht so wichtig, was getan wird, sondern wie darüber gesprochen wird.

Merke **M!**

Placebo- und Noceboeffekte treten im Alltag immer wieder auf. Erwartungen, Ängste und Vorurteile tragen zu ihrer Wirkung bei.

Die erstaunliche Wirkung von Placebos

In den letzten Jahren wurden zahlreiche Studien zum Placeboeffekt veröffentlicht. Wussten Sie, dass viele Operationen nicht wirksamer sind als eine Placebooperation? Dies wurde wiederholt im Zusammenhang mit Kniearthroskopie [30], Meniskusoperationen [42] oder SLAP-Läsionen und Impingement an der Schulter gezeigt [5], [41]. Laut Studien zur Arzneimittelwirkung scheint es schwierig zu sein, den Placeboeffekt zu überwinden; Paracetamol ist bei der Behandlung von akuten Rückenschmerzen nicht wirksamer als Placebo [53].

Aber auch in der Physiotherapie ist Placebo ein Thema. So zeigte eine placebokontrollierte Studie, in der motorische Kontrollübungen mit Ultraschall mit solchen ohne Ultraschall verglichen wurden, einen statistisch, aber nicht klinisch signifikanten Unterschied zwischen den Gruppen [28]. TENS, Ultraschall oder auch manuelle Therapie scheinen nicht unbedingt besser als Placebos zu sein [27]. In einer anderen Studie wurde verglichen, ob die Therapeut*in mit der Patient*in spricht oder nicht [48]. Der große Unterschied zwischen Behandlungen mit und ohne Interaktion zeigt, wie wichtig allein die Interaktion mit der Patient*in ist. Die Liste der Studien zu Placeboeffekten ist sehr lang [27].

Merke **M!**

Es lohnt sich, in die Interaktionsfähigkeiten der Therapeut*innen zu investieren.

Es kommt auf den Kontext an

Viele der oben genannten Effekte werden auch als Kontexteffekte bezeichnet. Kommunikation ist Kontext, die Situation, in der wir uns befinden, ist Kontext – und vieles mehr. Im klinischen Setting ist es wichtig, sich dieser Kontextfaktoren bewusst zu sein, um ihre Wirkung besser einschätzen und für eine erfolgreiche Therapie nutzen zu können. In der Schmerzbehandlung ist das biopsychosoziale Modell ein bekannter Begriff, der aber oft schwer umzusetzen ist. Viele Behandlungen orientieren sich vor allem an biologischen Faktoren, an Kommunikation, psychologischen Faktoren und sozialen Faktoren – der Kontext im weitesten Sinne wird oft vernachlässigt. Dabei wissen wir viel über den Zusammenhang zwischen Kontext und Schmerz. Eine Übersichtsarbeit kam zu einigen wichtigen Kernaussagen [11]:

Schmerz wird durch eine Vielzahl von Kontextfaktoren moduliert.

- Positive Kontexte, wie die Gabe eines Placebos, führen zur Aktivierung einer Reihe von körpereigenen antinozizeptiven Systemen.
- Negative Kontexte, z. B. in Verbindung mit Noceboeffekten, aktivieren körpereigene Systeme, die den Schmerz verstärken können.

- Kontexte mit positiver Bedeutung können Schmerz sogar in eine belohnende Erfahrung umwandeln.
- Wenn eine Therapie keinen positiven Kontext hat, sodass Patient*innen keine positive Wirkung erwarten, ist die Effektivität der Behandlung reduziert.
- Beratungen, diagnostische Verfahren und Behandlungen finden in einem Kontext statt, der die Wahrnehmung der Symptome und den Behandlungserfolg entscheidend beeinflussen kann.

Merke **M!**

Zu einem positiven Kontext tragen etwa die Atmosphäre, aber ganz besonders auch die therapeutische Beziehung bei.

Die Bedeutung dieser Faktoren in der Medizin ist hinreichend bekannt. Auch in der Physiotherapie spielen sie eine große Rolle. Wie die konkrete Umsetzung von besserer Kommunikation, eine gelingende therapeutische Beziehung, das Einbeziehen von Kontextfaktoren funktionieren, wird in den weiteren Kapiteln dieses Buches detailliert erläutert. Außerdem ist eine Auswahl von Assessments zu finden, die subjektive und objektive Messmethoden ermitteln können.

Welche Kontextfaktoren gibt es?

Kontextfaktoren können in 5 Kategorien unterteilt werden [40]:

- Merkmale der Therapeut*innen: Reputation, Erscheinungsbild, Überzeugungen, Verhaltensweisen
- Merkmale der Patient*innen: Erwartungen, Präferenzen, Vorerfahrungen, muskuloskeletaler Zustand, Geschlecht, Alter
- therapeutische Beziehung und Allianz: Kommunikation verbal und nonverbal
- Behandlung: Lernen durch Beobachtung, patient*innenzentrierter Ansatz, globaler Prozess der Versorgung, therapeutische Berührung
- Gebäude und Räumlichkeiten: Umgebung, Architektur, Innenausstattung.

Therapeutische Allianz als kontextueller Wirkfaktor

Faktoren, die den Therapieeffekt beeinflussen, können in unspezifische, allgemeine, kontextuelle und spezifische Faktoren eingeteilt werden. Dabei bezieht sich „unspezifisch“ z. B. auf den natürlichen Verlauf einer Erkrankung, „allgemein“ auf diejenigen Anteile, die in den meisten Therapiekonzepten und -methoden vorkommen, also kein charakteristisches Element einer bestimmten Methode oder eines Behandlungskonzeptes darstellen, wie z. B. eine Zielvereinbarung. Zu den Kontextfaktoren (s. o.) gehören z. B. Aspekte der Therapeut*in, der Patient*in, der Beziehung zwischen beiden sowie der Kontext und das Setting, in dem die Therapie stattfindet. Spezifische Faktoren hingegen sind charakteristisch für eine bestimmte Methode und können dieser daher explizit zugeordnet werden. Da in der Therapie immer beide Faktorengruppen gleichzeitig vorhanden sind, können sie alle auf den therapeutischen Prozess und das Ergebnis einwirken, sich aber auch gegenseitig beeinflussen. Die ▶ Abb. 1.7 zeigt das sog. kontextuelle Metamodell, angelehnt an Wampold, das den Beitrag wichtiger Kontextfaktoren zur Wirkung einer Therapie verdeutlichen soll [50].

Neben einem ersten Zusammenspiel von Patient*innen- und Therapeut*innenmerkmalen und dem daraus resultierenden Verständnis, Vertrauen und der gemeinsamen Expertise stellt das Modell im Wesentlichen 3 Wirkstränge und deren Wechselwirkungen dar.

Der erste Strang adressiert die Wirkung der therapeutischen Arbeitsbeziehung (Kap. 1.4), entsprechend steht hier die Qualität des Beziehungsaspektes im Vordergrund. Diese dient zum einen als direkte Basis für Motivation und Veränderung, zum anderen ermöglicht sie indirekt eine bessere Umsetzung spezifischer Methoden gemeinsam mit der Patient*in. Je höher also die Beziehungsqualität ist, desto wahrscheinlicher ist ein besseres Therapieergebnis, und zwar unabhängig vom theoretisch-konzeptionellen Hintergrund der Intervention.

Im zweiten Strang geht es darum, positive Erwartungen in Bezug auf die angestrebten Veränderungen zu wecken. Als Patient*in zu verstehen,

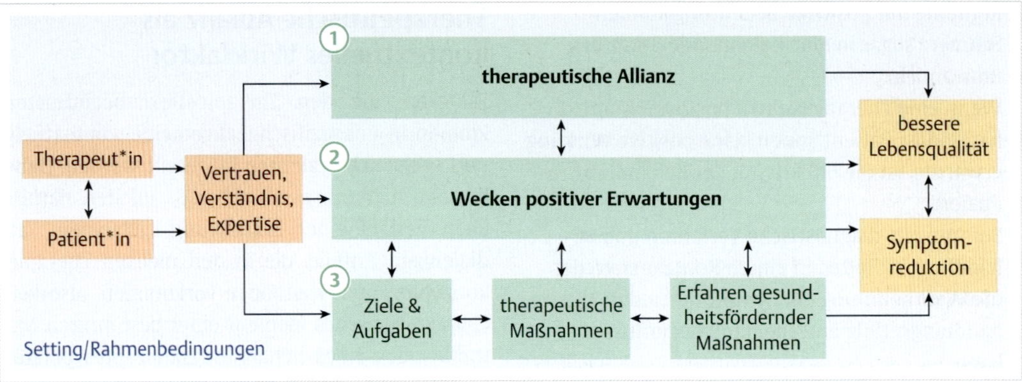

Abb. 1.7 Kontextuelles Metamodell, angelehnt an Wampold [50].

dass es für das bestehende Problem ein Erklärungsmodell und eine damit verbundene, potenziell wirksame Therapie gibt, erhöht die Hoffnung auf Heilung sowie das Gefühl der Kontrolle und die Selbstwirksamkeitserwartung bei Patient*in und Therapeut*in. Wichtig ist dabei vor allem, dass das Erklärungsmodell von der Patient*in akzeptiert wird und die therapeutischen Maßnahmen zum Erklärungsmodell passen. Allein dafür ist ein gewisses Vertrauen in die Therapeut*in notwendig. Dieses ist u. a. Voraussetzung dafür, dass es zu den im 3. Strang genannten einvernehmlichen Ziel- und Maßnahmenvereinbarungen kommen kann. Erlebt die Patient*in dabei die Maßnahmen in ihrer Wirkung als positiv und zielführend, erhöht dies neben der direkten spezifischen Wirkung auch die Erwartungshaltung, die Motivation und damit das Engagement der Patient*in [18].

All diese Wirkstränge beeinflussen allgemeine (z. B. Lebensqualität, Wohlbefinden) und spezifische (z. B. Schmerzintensität, Funktionsniveau) Endpunkte, die wiederum in Wechselwirkung zueinander stehen.

Legt man nun dieses Modell mit seinen intrinsischen Wechselwirkungen und seinen Wechselwirkungen mit den spezifischen Interventionen der Therapie zugrunde, so wird deutlich, dass der Beitrag von kontextuellen und spezifischen Faktoren zur Wirkung einer Therapiemaßnahme kaum getrennt betrachtet werden kann. Ein gutes Clinical Reasoning etwa, in dem die Therapeut*in auf der Basis von Wenn-dann-Überlegungen auf die Patient*in reagiert, ihre Strategie entsprechend individualisiert und den Fortschritt regelmäßig überprüft, fördert nicht nur die Wirkung der spezifischen Interventionen, sondern über die konsistentere und effektivere Arbeitsweise auch die Arbeitsbeziehung zur Patient*in und damit einen kontextuellen Wirkfaktor [34].

So kann z. B. eine Mobilisationstechnik aus der manuellen Therapie als eine spezifische, für die manuelle Therapie charakteristische Intervention mit einem klaren Ziel betrachtet werden. Die Berührung selbst, die bei der Durchführung dieser Technik entsteht, kann hingegen als allgemeiner Wirkfaktor betrachtet werden, da sie zwar Bestandteil dieser Technik ist, aber auch bei anderen Interventionen in der Physiotherapie vorkommt. Wie diese Berührung von der Patient*in empfunden wird, kann von der Kompetenz der Behandler*in, vom Vertrauensverhältnis zwischen Behandler*in und Patient*in oder von der Aufklärung im Vorfeld abhängen. Ebenso stellt sich die Frage, ob das erzielte Ergebnis ausschließlich auf die manuelle Technik zurückzuführen ist, weil sie strukturelle oder reflektorische biologische Mechanismen auslöst, oder eher darauf, dass sie sich logisch in das Erklärungsmodell aus Problem und Ursachendarstellung mit entsprechender Intervention einfügt und damit die Erwartungen der Patient*in erfüllt. Es bleibt die offensichtliche Schwierigkeit, die Wirkungsanteile der einzelnen Faktoren an der wahrgenommenen und/oder gemessenen Wirkung klar zu trennen. Ähnlich verhält es sich mit der Frage, ob die spezifische Heimübung für den Therapieeffekt verantwortlich ist oder die gute Arbeitsbeziehung, aus welcher die Patient*in Hoffnung und Vertrauen in die Therapie schöpft, sich deshalb aus ihrer Komfortzone herausbewegt und die Übungen regelmäßig durchführt. Um ein umfassenderes Bild über die Wirkfaktoren einer „effektiven Therapie" zu erhalten, ist es daher notwendig, möglichst alle Faktoren und ihre Wechselwirkungen in die Analyse einzubeziehen [34], [46].

Therapeutische Beziehung/Allianz als kontextueller Wirkfaktor in der Physiotherapie

An dieser Stelle soll explizit betont werden, dass bei aller Flexibilität und Bereitschaft der Therapeut*in, Maßnahmen an die individuellen Präferenzen der Patient*in anzupassen, die vorhandene Evidenz zu physiotherapeutischen Interventionen angemessen berücksichtigt werden muss und nicht ignoriert werden darf. Umgekehrt darf eine Therapeut*in nicht zu sehr ihrem evidenzbasierten Ansatz folgen, der vielleicht prinzipiell funktioniert, aber nicht bei dieser Patient*in im gegebenen Kontext. Beide Extreme, unbedingte Individualisierung und unbedingte Evidenztreue, können die Wirkung einer Therapie schmälern. Im Sinne einer evidenzbasierten Praxis gilt es daher, eine gute Balance zwischen diesen beiden Polen zu finden [34].

In der Psychotherapie trägt die therapeutische Allianz (TA) unabhängig von der spezifischen Behandlungsmethode oder anderen potenziellen Moderatoren substanziell und konsistent zum Behandlungsergebnis bei [17], [25]. Sie ist für das Ergebnis mindestens ebenso wichtig wie die spezifische Behandlungsmethode selbst [33], [34]. Darüber hinaus wurden unter anderem Faktoren wie Empathie und Wertschätzung als wirksam identifiziert [33].

Merke **M!**

In der Psychotherapie wird die therapeutische Allianz als ebenso wichtig erachtet wie die Inhalte der Therapie. Hier gibt es Parallelen zur Physiotherapie.

So zeigen Patient*innen bessere Ergebnisse, wenn Therapeut*innen als empathisch und verständnisvoll wahrgenommen werden, wobei diese Eigenschaften in der Regel für mehr Ergebnisvarianz verantwortlich sind als die spezifischen Behandlungsmethoden [15]. Gleichzeitig scheint der Einfluss der TA bei verschiedenen Krankheitsbildern zu variieren [45], was darauf hindeutet, dass sich die TA kontextspezifisch verhält. Auch für die Physiotherapie konnte gezeigt werden, dass die TA einen signifikanten Einfluss auf das Behandlungsergebnis haben kann [19].

So scheint eine hohe TA das physiotherapeutische Behandlungsergebnis in Bezug auf Schmerzen bei Personen mit (chronischen) muskuloskeletalen Schmerzen und mit (chronischen) Rückenschmerzen positiv zu beeinflussen [21], [23]. Bei Personen mit lumbalen Rückenschmerzen scheint insbesondere die Kombination von TA und physiotherapeutischen Interventionen wirksam zu sein. Auch Alodaibi et al. (2021) untersuchten die Bedeutung der TA für das Behandlungsergebnis bei Menschen mit lumbalen Rückenschmerzen in einem ambulanten Setting [1]. Die Ausprägung der TA korrelierte mit dem funktionellen Endstatus und der Veränderung des Funktions-Scores über die Zeit, was auf die Bedeutung der TA für das Outcome hinweist. Die Autor*innen interpretieren dies dahingehend, dass ein besseres Verständnis der Kontextfaktoren, wie z. B. der TA, dazu beitragen könnte, den Behandlungseffekt für einen Großteil der spezifischen PT-Interventionen und damit das Gesamtergebnis zu verbessern. Darüber hinaus scheint die TA ein guter Prädiktor für rückenbezogene Einschränkungen bei dieser Diagnosegruppe zu sein, noch vor den Erwartungen der Patient*innen [8]. Ebenso konnte bei Menschen mit Gonarthrose ein Zusammenhang zwischen einer von den Betroffenen positiv wahrgenommenen TA und dem Behandlungsergebnis festgestellt werden [26]. Eine andere Studie zeigte, dass diese Gruppe der Qualität der therapeutischen Beziehung eine hohe Bedeutung beimisst [14].

In einem Review konnten 57 % der Studien einen Zusammenhang zwischen Adhärenz und TA nachweisen, wobei ein autonomieförderndes Umfeld förderlich war [3]. Neuere Studien zeigen auch, dass eine positive TA sowohl die Übungsmotivation als auch die Übungsadhärenz verbessern kann

[29], [49]. Gerade in der aktiven Therapie sind Therapeut*innen in hohem Maße von Patient*innen abhängig. Betrachtet man die Adhärenz z. B. bei der Medikamenteneinnahme, so zeigt sich, dass mindestens 50 % aller Patient*innen sich nicht an die ärztliche Verordnung halten [10].

1.1.4 Aufbau, Erhalt und Wiederherstellung einer tragfähigen therapeutischen Allianz

In diesem Abschnitt werden die wichtigsten Faktoren zu Aufbau, Erhalt und Wiederherstellung einer tragfähigen therapeutischen Allianz nochmals aufgegriffen und beispielhaft dargestellt, wie diese entwickelt und trainiert werden können. Die Strukturierung orientiert sich dabei an der Modellbeschreibung der TA nach Bordin (1979) [9] sowie dem kontextuellen Metamodell nach Wampold (2015) [50].

Beziehungsaspekt

Bevor die eigentliche therapeutische Arbeit beginnen kann, muss eine Basis an Vertrauen und Verbindlichkeit zwischen Therapeut*in und Patient*in aufgebaut werden, damit Patient*innen die Therapie annehmen und weiterführen wollen. Im besten Fall entsteht von Beginn an eine hoffnungsinduzierende therapeutische Beziehung [18], die sich im Sinne der Zielerreichung weiterentwickelt.

Die therapeutische Beziehung basiert vor allem auf folgenden Aspekten:

- einer bewussten professionellen Haltung
- der Empathiefähigkeit
- einer guten Selbstwahrnehmung und der daraus resultierenden Selbstbewusstheit

Professionelle Haltung

Der Begriff der (professionellen) „Haltung“ wird unterschiedlich verwendet und meist nur unzureichend definiert. In der Regel umfasst er verschiedene Aspekte, die der Therapeut*in helfen sollen, ihr therapeutisches Handeln auf der Metaebene zu reflektieren und zu überprüfen.

In Anlehnung an Bartscher (2019) lassen sich folgende Elemente zur Haltung zählen, aus denen sich professionelle Vorgehensweisen, insbesondere in schwierigen Situationen, ableiten lassen [4]:

- Menschenbild: ein grundsätzliches Vertrauen in die Fähigkeiten von Menschen, in ihre Lösungskompetenz und in ihre vorhandenen Ressourcen und Potenziale
- Persönliche Werte und Prinzipien wie Respekt, Wertschätzung oder Ressourcenorientierung. Diese entfalten ihre Wirkung, indem sie nicht nur geäußert, sondern auch durch entsprechendes Verhalten für das Gegenüber erfahrbar werden.
- Ähnliches gilt für Emotionen oder Motive wie das Vertrauen der Therapeut*in in sich als Therapeut*in und in ihr Gegenüber, das Gefühl der Verbundenheit, der Hoffnung oder positiver Erwartungen als wichtige Voraussetzung für eine gelingende Zusammenarbeit.
- Berufsrechtliche Rahmenbedingungen und berufsethische Prinzipien, die den berufs- oder methodenspezifischen Anteil einer professionellen Haltung darstellen.

Empathiefähigkeit

Sich in eine andere Person hineinversetzen und deren Erleben nachvollziehen zu können, ohne dabei den Kontakt und die Grenze zu sich selbst zu verlieren, ist eine wesentliche Voraussetzung für die Entwicklung einer tragfähigen TA. Empathie scheint auch dazu beizutragen, den gemeinsamen Entscheidungsfindungsprozess sowie die Behandlungsergebnisse zu verbessern [15], [37].

> **Merke** M!
>
> Empathie unterstützt eine offene und akzeptierende Haltung und hilft, situationsangepasst zu (re-)agieren.

Entscheidend ist, dass aus dem Einfühlen und „Verstehenwollen“ auch ein Handlungsimpuls des „Helfenwollens“ entsteht. Der Versuch, sich diesem hohen Anspruch anzunähern, kann allerdings schnell an Grenzen stoßen, wenn das Gegenüber andere Ansichten vertritt, therapeutischen Empfehlungen nicht folgen will, die Expertise infrage stellt, gegenargumentiert oder sich gar widersprüchlich dazu verhält. Die Herausforderung besteht also darin, nicht nur in einfachen, sondern vor allem auch in schwierigen Situationen eine verlässliche Beziehung anzubieten und echte, unbedingte Empathie in sich zu bewahren bzw. den Vorsatz dazu immer wieder bewusst zu bekräftigen [20].

Dabei geht es nicht darum, dass die Therapeut*in mit allem einverstanden sein muss oder jedes Verhalten der Person wertschätzt, sondern darum, auch die eigenen Erfahrungen und Empfindungen angemessen in den Kontakt einzubringen, sich also immer wieder der eigenen Assoziationen und Interpretationen bewusst zu werden und wahrzunehmen, welche Empfindungen und Gedankeninhalte im Kontakt mit der Patient*in entstehen, sich aber auch immer wieder in die Situation und den Kontext der Patient*in hineinzuversetzen. Dieses Ausbalancieren bzw. Pendeln zwischen Kongruenz und Empathie, zwischen „bei mir sein" und „beim anderen sein" fördert die empathische Akzeptanz. Gleichzeitig schützt es Therapeut*innen davor, sich zu stark einzufühlen, mitzuleiden und in der Folge nur eingeschränkt unterstützen zu können. Ebenso ist es wichtig, dass Therapeut*innen keine Fassade haben und sich nicht hinter einem Konzept oder einer „professionellen Distanz" verstecken. Diese kann ebenso wie ein „Mitleiden" oder das Gefühl von Mitleid zu einer verminderten Empathiefähigkeit und zu einer verminderten Wirkung der Therapie führen [16].

Selbstwahrnehmung

Wie der berühmte Satz von Paul Watzlawick „Man kann nicht nicht kommunizieren" andeutet, ist es ebenso unmöglich, nicht in Beziehung zu treten [51]. Wir tun dies ständig mit Menschen, Dingen, Situationen und natürlich mit uns selbst. Diese Beziehungen gestalten wir in vielen Fällen unbewusst, geleitet von unseren Erfahrungen, Wertvorstellungen, Überzeugungen, Willensimpulsen und unserem Blick auf den bestehenden Kontext. Wie bereits im vorigen Abschnitt deutlich wurde, ist eine bewusste Reflexion der eigenen Bedürfnisse, Wünsche, Anliegen und Rollenpräferenzen wichtig für eine professionelle Beziehungsgestaltung. Dies erfordert Mut zur Offenheit, Energie und vor allem aber einen akzeptierenden, nicht wertenden und geduldigen Umgang mit sich selbst.

Ziele und Aufgaben

Im Rahmen der Zielvereinbarung ist es wichtig zu klären, welche Voraussetzungen die Chance auf eine Erreichung dieser Ziele erhöhen oder mindern. Hierzu bietet es sich an, beiderseitige Erwartungen, mögliche Aufgabenverteilungen und Verantwortlichkeiten anhand folgender Fragen zu diskutieren und zu klären:

Aus Patient*innensicht:

- Welche Erwartungen habe ich an Sie als Therapeut*in?
- Was brauche ich von Ihnen als Therapeut*in?
- Welche Möglichkeiten sehe ich für mich, zur Therapie beizutragen?
- Welche möglichen Hindernisse oder Schwierigkeiten sehe ich für die Umsetzung?

Aus Therapeut*innensicht:

- Welche Erwartungen habe ich an Sie als Patient*in?
- Welche Möglichkeiten habe ich als Therapeut*in, zur Genesung beizutragen?
- Welche Möglichkeiten sehe ich bei Ihnen als Patient*in, zur Genesung beizutragen?
- Können Rahmenbedingungen optimiert werden?
  - Wer/was kann den Therapieprozess noch unterstützen?
  - Können Verordnungen zieldienlich erweitert oder ergänzt werden?
- Wie lange wird es dauern?
  - Bei optimalen/suboptimalen Voraussetzungen?
- Welche möglichen Hindernisse oder Schwierigkeiten sehe ich?

Im weiteren Verlauf sollten regelmäßig die Zielaktualität, die Therapiemaßnahmen und der Therapiefortschritt im Rahmen eines strukturierten Wiederbefundprozesses überprüft werden.

Positive Erwartungen wecken

Für eine erfolgreiche Therapie ist es wichtig, dass die Patient*in den Prozess als zielführend erlebt, der angebotenen Therapie positiv und hoffnungsvoll gegenübersteht und sich von ihr Fortschritte verspricht. Neben einem nachvollziehbaren und logischen Zusammenhang zwischen Erklärungsmodellen, diagnostischem Vorgehen und daraus abgeleiteter Therapie wird dies vor allem dadurch erreicht, dass die angestrebten Ziele und Maßnahmen für die Patient*in attraktiv sind und im besten Fall eine Sogwirkung entwickeln.

Frühzeitige Symptomverbesserungen und das Gefühl zunehmender Kontrolle und Handlungsfähigkeit bezüglich der Beschwerden verstärken diesen Prozess, wirken sich positiv auf TA und Prognose aus [13] und unterstützen somit direkt und indirekt den Genesungsprozess.

Kommunikationsstrategien und -techniken

Aus der Literatur ergibt sich die Empfehlung, Kommunikationstrainings als wichtiges Werkzeug für Physiotherapeut*innen zu etablieren. Dies soll dazu beitragen, dass Therapeut*innen die Patient*innen besser verstehen, deren Motive und Ziele besser erkennen und somit auch mit schwierigen Situationen besser umgehen können. Diese Empfehlung wird durch entsprechende Evidenz gestützt [23], [43]. Ein Kommunikationstraining kann sich auch auf die Patient*innenzufriedenheit, Schmerzen und Einschränkungen auswirken [36].

Konkret werden Techniken zur angemessenen und adäquaten verbalen und körperlichen Kontaktaufnahme, der Blickkontakt, aktives Zuhören, Fragestrategien sowie die aktive Einbeziehung der Patient*in genannt. Ebenso Strategien zur angemessenen Wissensvermittlung, zur Information über den Therapieprozess und die damit verbundenen therapeutischen Maßnahmen oder zur Rollenklärung (Kap. 2.2). Aber auch eine transparente und offene Kommunikation über Nebenwirkungen von Therapiemaßnahmen wird empfohlen, da dies ebenfalls die Beziehung fördert [31]. Neben den gängigen Kommunikationsstrategien kann es sinnvoll sein, diese durch analytisches Denken, professionstypische Strategien sowie systemische und lösungsfokussierte Ansätze zu ergänzen [18], [38].

Was ist der TA abträglich?

Folgende, häufig von Patient*innen genannte Aspekte wirken sich problematisch auf die Beziehung zu den Therapeut*innen aus und beeinflussen diese negativ [12], [22], [24], [32], [35]:

- mangelnder Augenkontakt, Gesichtsausdruck und Körpersprache
- kein aktives Zuhören, Patient*innen unterbrechen
- unpassendes Feedback, unpassende Wortwahl
- unpassende Quantität und schlechte Qualität der zur Verfügung gestellten Information
- fehlender Respekt und fehlende Empathie
- Zwangskontext z. B. durch eine Überweisung, die ohne Einverständnis der Patient*in stattfindet
- von außen aufgezwungene Ziele
- stark direktives Vorgehen seitens der therapierenden Person
- aggressives, konfrontierendes Verhalten

Literatur

[1] Alodaibi F, Beneciuk J, Holmes R et al. The Relationship of the Therapeutic Alliance to Patient Characteristics and Functional Outcome During an Episode of Physical Therapy Care for Patients With Low Back Pain: An Observational Study. Physical Therapy 2021; 101 (4). DOI: 10.1093/ptj/pzab026

[2] Aronson J. Please, please me. BMJ 1999; 318 (7185): 716. DOI: 10.1136/bmj.318.7185716

[3] Babatunde F, MacDermid J, MacIntyre N. Characteristics of therapeutic alliance in musculoskeletal physiotherapy and occupational therapy practice: a scoping review of the literature. BMC Health Serv Res 2017; 17 (1): 375. DOI: 10.1186/s12913-017-2311-3

[4] Bartscher M. Haltung entwickeln! 3 Aufl. Heidelberg: GK Quest Akademie; 2019

[5] Beard DJ, Rees JL, Cook JA et al. Arthroscopic subacromial decompression for subacromial shoulder pain (CSAW): a multicentre, pragmatic, parallel group, placebo-controlled, three-group, randomised surgical trial. Lancet 2018; 391 (10118): 329–338. DOI: 10.1016/S0140-6736(17)32457-1

[6] Benedetti F, Amanzio M, Vighetti S et al. The biochemical and neuroendocrine bases of the hyperalgesic nocebo effect. J Neurosci 2006; 26 (46): 12014–12022. DOI: 26/46/12014 [pii]

[7] Bingel U, Wanigasekera V, Wiech K et al. The effect of treatment expectation on drug efficacy: imaging the analgesic benefit of the opioid remifentanil. Sci Transl Med 2011; 3 (70): 70ra14. DOI: 3/70/70ra14 [pii]

[8] Bishop F, Al-Abbadey M, Roberts L et al. Direct and mediated effects of treatment context on low back pain outcome: a prospective cohort study. BMJ Open 2021; 11: e044831. DOI: 10.1136/bmjopen-2020-044831

[9] Bordin ES. The generalizability of the psychoanalytic concept of the working alliance. Psychotherapy: Theory, Research Practice 1979; 16 (3): 252–260. DOI: 10.1037/h0085885

[10] Brown MT, Bussell JK. Medication adherence: WHO cares? Mayo Clinic Proceedings 2011; 86 (4): 304–314. DOI: 10.4065/mcp.2010 0575
[11] Carlino E, Frisaldi E, Benedetti F. Pain and the context. Nat Rev Rheumatol 2014; 10 (6): 348–355. DOI: 10.1038/nrrheum.2014.17
[12] Crits-Christoph P, Rieger A, Gaine, A et al. Trust and respect in the patient–clinician relationship: preliminary development of a new scale. BMC Psychology 2019; 7 (1): 91. DOI: 10.1186/s40 359-019-0347-3
[13] DeRubeis RJ, Brotman MA, Gibbons CJ. A Conceptual and Methodological Analysis of the Nonspecifics Argument. Clinical Psychology: Science and Practice 2005; 12 (2): 174–183. DOI: 10.1093/clipsy/bpi022
[14] Ebling C. Muskuloskeletale Therapie im Praxisalltag bei Patienten mit Gonarthrose. Muskuloskeletale Physiotherapie 2021; 25 (1): 25–32. DOI: 10.1055/a-1340-3 074
[15] Elliott R, Bohart AC, Watson JC et al. Therapist empathy and client outcome: An updated meta-analysis. Psychotherapy (Chic) 2018; 55 (4): 399–410. DOI: 10.1037/pst0 000 175
[16] Feldman C. Compassion. Boulder (CO): Rodmell Press; 2005
[17] Flückiger C, Del Re AC, Wampold BE et al. The alliance in adult psychotherapy: A meta-analytic synthesis. Psychotherapy (Chic) 2018; 55 (4): 316–340. DOI: 10.1037/pst0 000 172
[18] Flückiger C, Grosse Holtforth M. Bedürfnisorientierung in der Psychotherapie: Motivorientierte Beziehungsgestaltung und ressourcenorientierte Gesprächsführung. In: Frank R, Flückiger C (Hrsg.). Therapieziel Wohlbefinden. 4. Aufl. Heidelberg: Springer; 2022
[19] Hall AM, Ferreira PH, Maher CG et al. The influence of the therapist-patient relationship on treatment outcome in physical rehabilitation: a systematic review. Physical Therapy 2010; 90 (8): 1099–1110. DOI: 10.2522/ptj.20 090 245
[20] Hellwig C. Wertebasierte Gesprächsführung. 2. Aufl. Wiesbaden: Springer; 2022
[21] Holmes MB, Scott A, Camarinos J et al. Working Alliance Inventory (WAI) and its relationship to patient-reported outcomes in painful musculoskeletal conditions. Disability and Rehabilitation 2023; 45 (8): 1363–1369. DOI: 10.1080/09 638 288.2 022 206 0337
[22] Kee JWY, Khoo HS, Limb I et al. Communication Skills in Patient-Doctor Interactions: Learning from Patient Complaints. Health Professions Education 2018; 4, 97–118. DOI: 10.1016/j.hpe.2017.03.006
[23] Kinney M, Seider J, Beaty AF et al. The impact of therapeutic alliance in physical therapy for chronic musculoskeletal pain: A systematic review of the literature. Physiotherapy Theory and Practice 2020; 36 (8): 886–898. DOI: 10.1080/09 593 985.2 018 151 6 015
[24] Knobloch-Fedders L. The Importance of the Relationship with the Therapist. Clinical Science Insights: Knowledge Families Count On, 1; 2008
[25] Krause M. Lessons from ten years of psychotherapy process research. Psychotherapy Research 2023; 1–15. DOI: 10.1080/10 503 307.2 023 220 0151
[26] Lawford BJ, Bennell KL, Campbell PK et al. Association Between Therapeutic Alliance and Outcomes Following Telephone-delivered Exercise by a Physical Therapist for People With Knee Osteoarthritis: Secondary Analyses From a Randomized Controlled Trial. JMIR Rehabilitation and Assistive Technologies 2021; 8 (1): e23 386. DOI: 10.2196/23 386
[27] Luomajoki H. Die Größe der Placebo-Effekte in klinischen Studien: Konsequenzen für die Praxis. MSK Physiotherapie 2023; 27 (5): 279–284
[28] Maher CG, Latimer J, Hodges PW et al. The effect of motor control exercise versus placebo in patients with chronic low back pain [ACTRN012 605 000 26 2606]. BMC Musculoskelet Disord 2005; 6: 54. DOI: 1471-2474-6-54 [pii]
[29] Moore AJ, Holden MA, Foster NE et al. Therapeutic alliance facilitates adherence to physiotherapy-led exercise and physical activity for older adults with knee pain: a longitudinal qualitative study. Journal of Physiotherapy 2020; 66 (1): 45–53. DOI: 10.1016/j.jphys.2019.11.004
[30] Moseley JB, O'Malley K, Petersen NJ et al. A controlled trial of arthroscopic surgery for osteoarthritis of the knee. N Engl J Med 2002; 347 (2): 81–88. DOI: 10.1056/NEJMoa013 259
[31] Muschalla B, Muller J, Grocholewski A et al. Effects of talking about side effects versus not talking about side effects on the therapeutic alliance: A controlled clinical trial. Acta Psychiatrica Scandinavica 2023; 148 (2): 208–216. DOI: 10.1111/acps.13 543
[32] Myers S. Empathic listening: reports on the experience of being heard. Journal of Humanistic Psychology 2000; 40 (2): 148–173. DOI: 10.1177/002 216 7 800 402 004
[33] Norcross JC, Lambert MJ. Psychotherapy relationships that work III. Psychotherapy (Chic) 2018; 55 (4): 303–315. DOI: 10.1037/pst0 000 193
[34] Norcross JC, Wampold BE. A new therapy for each patient: Evidence-based relationships and responsiveness. Journal of Clinical Psychology 2018; 74, 1889–1906. DOI: 10.1002/jclp.22 678
[35] Noyce R, Simpson J. The Experience of Forming a Therapeutic Relationship from the Client's Perspective: A Metasynthesis (dagger). Psychotherapy Research 2018; 28 (2): 281–296. DOI: 10.1080/10 503 307.2 016 120 8 373
[36] Oliveira VC, Ferreira ML, Pinto RZ et al. Effectiveness of Training Clinicians' Communication Skills on Patients' Clinical Outcomes: A Systematic Review. Journal of Manipulative and Physiological Therapeutics 2015; 38 (8): 601–616. DOI: 10.1016/j.jmpt.2015.08.002
[37] Rodriguez-Nogueira O, Leiros-Rodriguez R, Pinto-Carral A et al. The association between empathy and the physiotherapy-patient therapeutic alliance: A cross-sectional study. Musculoskeletal Science and Practice 2022; 59, 102 557. DOI: 10.1016/j.msksp.2 022 102 557
[38] Rohr D. Der Gesprächsansatz nach C. Rogers. In: Szczyrba B, van Treeck T, Wildt B et al. (Hrsg.) Coaching (in) Diversity an Hochschulen. Springer; 2017. DOI: DOI 10.1007/978-3-658-04 611-8
[39] Rossettini G, Camerone EM, Carlino E et al. Context matters: the psychoneurobiological determinants of placebo, nocebo and context-related effects in physiotherapy. Archives of physiotherapy 2020; 10, 11. DOI: 10.1186/s40 945-020-00 082-y
[40] Rossettini G, Carlino E, Testa M. Clinical relevance of contextual factors as triggers of placebo and nocebo effects in musculoskeletal pain. BMC Musculoskelet Disord 2018; 19 (1): 27. DOI: 10.1186/s12 891-018-1943-8
[41] Schroder CP, Skare O, Reikeras O et al. Sham surgery versus labral repair or biceps tenodesis for type II SLAP lesions of the shoulder: a three-armed randomised clinical trial. Br J Sports Med 2017. DOI: 10.1136/bjsports-2016-097 098
[42] Sihvonen R, Paavola M, Malmivaara A et al. Arthroscopic partial meniscectomy versus sham surgery for a degenerative meniscal tear. N Engl J Med 2013; 369 (26): 2515–2524. DOI: 10.1056/NEJMoa1 305 189
[43] Sondena P, Dalusio-King G, Hebron C. Conceptualisation of the therapeutic alliance in physiotherapy: is it adequate?

Musculoskeletal Science and Practice 2020; 46: 102 131. DOI: 10.1016/j.msksp.2 020 102 131
[44] Stewart M, Loftus S. Sticks and Stones: The Impact of Language in Musculoskeletal Rehabilitation. Journal of Orthopaedic Sports Physical Therapy 2018; 48 (7): 519–522. DOI: 10.2519/jospt.2 018 0610
[45] Strauss AY, Huppert JD, Simpson HB et al. What matters more? Common or specific factors in cognitive behavioral therapy for OCD: Therapeutic alliance and expectations as predictors of treatment outcome. Behaviour Research and Therapy 2018; 105, 43–51. DOI: 10.1016/j.brat.2018.03.007
[46] Tishby O. Developing the Therapeutic Relationship (Integrating Case Studies, Research, and Practice) (O. Tishby H. Wiseman, Hrsg.). American Psychological Association. Kindle-Version; 2018
[47] Tracey I. Getting the pain you expect: mechanisms of placebo, nocebo and reappraisal effects in humans. Nat Med 2010; 16 (11): 1277–1283. DOI: nm.2229 [pii]
[48] Traeger AC, Lee H, Hubscher M et al. Effect of Intensive Patient Education vs Placebo Patient Education on Outcomes in Patients With Acute Low Back Pain: A Randomized Clinical Trial. JAMA Neurol 2018; DOI: 10.1001/jamaneurol.2 018 3 376
[49] Vestol I, Debesay J, Pajalic Z et al. The importance of a good therapeutic alliance in promoting exercise motivation in a group of older Norwegians in the subacute phase of hip fracture; a qualitative study. BMC Geriatrics 2020; 20 (1): 118. DOI: 10.1186/s12 877-020-01 518-7
[50] Wampold BE. The Contextual Model. In: Wampold BE, Imel ZE (Hrsg.). The Great Psychotherapy Debate – The Evidence for What Makes Psychotherapy Work. 2. Aufl. London: Taylor and Francis; 2015
[51] Watzlawick P. Man kann nicht nicht kommunizieren: Das Lesebuch (T. Trunk. Hrsg.). 2. Aufl. Göttingen: Hogrefe; 2015
[52] Wechsler ME, Kelley JM, Boyd IO et al. Active albuterol or placebo, sham acupuncture, or no intervention in asthma. N Engl J Med 2011; 365 (2): 119–126. DOI: 10.1056/NEJMoa1 103 319
[53] Williams CM, Maher CG, Latimer J et al. Efficacy of paracetamol for acute low-back pain: a double-blind, randomised controlled trial. Lancet 2014; 384 (9 954): 1586–1596. DOI: 10.1016/S 0140-6 736(14)60 805-9

1.2 Salutogenese und positive Psychologie

Lutz von Buttlar

Gesund werden und gesund bleiben – beides sollte Ziel einer medizinischen Behandlung sein. Häufig richtet sich der Blick der Behandelnden jedoch nur auf die Krankheit und den Krankheitsverlauf der Patientinnen und Patienten. Dies ist der pathogenetische Ansatz, bei dem ein Patient oder eine Patientin entweder gesund oder krank ist. Im Gegensatz zur Pathogenese beschäftigt sich die Salutogenese mit der Entstehung und Erhaltung von Gesundheit.

1.2.1 Salutogenese – über die Entstehung von Gesundheit

Der Begriff „Salutogenese" setzt sich aus dem lateinischen Wort „salus" (Gesundheit) und dem griechischen Wort „genesis" (Entstehung) zusammen. Er wurde von dem israelisch-amerikanischen Medizinsoziologen Aaron Antonovsky in den 1970er Jahren geprägt. Im Gegensatz zur Pathogenese, die sich mit der Entstehung von Krankheiten beschäftigt, befasst sich die Salutogenese mit den Faktoren und Prozessen, die zur Gesundung, Gesunderhaltung und zum Wohlbefinden führen. Wesentlich ist die ganzheitliche Sichtweise: Der Mensch bewegt sich immer im Gesundheits-Krankheits-Kontinuum ▶ Abb. 1.8 und trägt auch bei Krankheit immer gesunde Anteile in sich.

Gesundheit ist demnach nicht nur die Abwesenheit von Krankheit, sondern stellt ein positives, aktives Wohlbefinden dar. Antonovsky argumentierte, dass jeder Mensch über einen gesunden Anteil und individuelle Ressourcen verfügt, die zur Gesunderhaltung oder zur Genesung beitragen können [1].

> **Merke** **M!**
>
> Jeder Mensch trägt salutogene Ressourcen in sich – es gilt, sie zu identifizieren.

Es findet also ein Perspektivwechsel statt: Nicht nur die pathogenetischen Faktoren von Krankheit werden betrachtet, sondern auch die salutogenen Ressourcen von Gesundheit. Im Vordergrund steht die Frage: „Welchen Beitrag kann das Individuum aufgrund seiner Lebenserfahrung und seiner Widerstandsressourcen zur Bewältigung von Krankheit sowie von Stressoren und Konfliktsituationen leisten, um die Balance im Gesundheits-Krankheits-Kontinuum zu erhalten?" [6]. Salutogene Ressourcen lassen sich identifizieren, z. B. die Bedeutsamkeit der Situation, situative Unterstützer und eventuell bereits vorhandene Erfahrungen aus ähnlichen Situationen.

Aus rein pathogenetischer Sicht ist der Mensch entweder gesund oder krank und es geht um die Aufrechterhaltung der Homöostase, d. h. des Gleichgewichts bzw. der Stabilität. Es werden

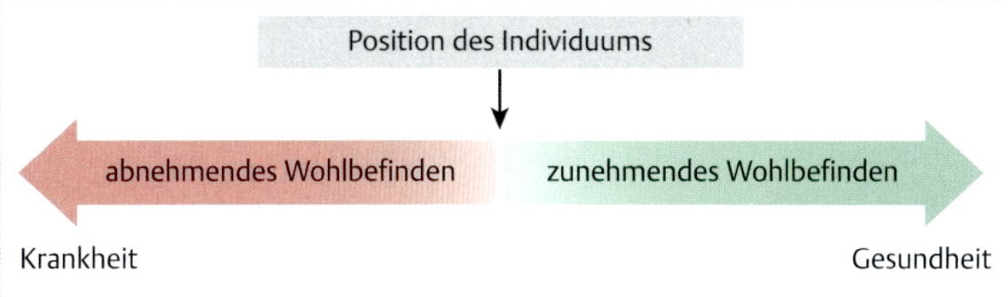

Abb. 1.8 Das Gesundheits-Krankheits-Kontinuum – der Mensch bewegt sich auf der Skala zwischen Gesundheit und Krankheit [5].

krank machende Stressoren und potenziell krankheitsfördernde Risikofaktoren identifiziert. Die Behandlung erfolgt durch Medikamente oder Therapien. Beim salutogenetischen Ansatz hingegen steht die Überwindung der Heterostase, also des Ungleichgewichts und der ständig wechselnden Zustände im Leben, im Vordergrund. Die gesamte Biografie wird betrachtet und Widerstandsressourcen gegen Krankheit werden identifiziert, aktiviert und gestärkt. Dabei werden Stressoren nicht nur als krankheitsfördernd, sondern auch als gesundheitsfördernd betrachtet. Die aktive Anpassung an die Situation, die Reduktion von Risiken und der Aufbau von Ressourcen zur Genesung und Gesunderhaltung sind zentrale Interventionen im Behandlungsprozess [10].

Merke **M!**

Im Gegensatz zur Pathogenese beschäftigt sich die Salutogenese mit der Entstehung und der Erhaltung von Gesundheit.

Im pathogenetischen Handlungsansatz stehen die Krankengeschichte, die Risikofaktoren, die aktuellen Beschwerden, die pathologischen Befunde und der Krankheitsverlauf im Vordergrund und werden medizinisch behandelt. Diese werden im salutogenetischen Ansatz natürlich nicht vernachlässigt, allerdings geht der Blick weit darüber hinaus: Die gesamte Biografie des Menschen und seine Verhaltensmuster werden betrachtet. Auch die aktuelle Lebenssituation spielt eine Rolle und welche Maßnahmen zur Selbsthilfe bereits ergriffen wurden. Darüber hinaus werden gesundheitserhaltende Ressourcen identifiziert. Diese salutogenen Ressourcen werden in die medizinische Therapie einbezogen [10].

1.2.2 Das Konzept der Kohärenz

Das zentrale Konzept in der Salutogenese ist die Kohärenz (Sense of Coherence, SOC). Diese wird von Antonovsky als Ausmaß definiert, wie Menschen ihre Umwelt als verständlich, handhabbar und sinnvoll erachten und als die Fähigkeit, mit Anforderungen und Stressoren umzugehen. Die Widerstandsfähigkeit gegenüber Krankheiten ist bei Patientinnen und Patienten individuell und wird von sozialen und kulturellen Faktoren beeinflusst. Die Kohärenz setzt sich in dem Konzept aus drei Komponenten zusammen [1]:

- **Comprehensibility (Verstehbarkeit)**: Dies bezieht sich darauf, ob eine Person in der Lage ist, die eigene innere Welt und die äußere Welt zu verstehen und zu ordnen. Wenn man Ereignisse, Herausforderungen und die eigene Situation gut verstehen kann, können Stressoren identifiziert und bewältigt werden. Es geht dabei nicht um die Erwünschtheit eines Ereignisses, sondern um seine subjektive Erklärbarkeit.
- **Manageability (Handhabbarkeit)**: Die Handhabbarkeit bezieht sich auf die Überzeugung, dass eine Person über die Fähigkeiten und die persönlichen Ressourcen verfügt, mit einer Situation und den damit verbundenen Stressoren umzugehen. Es geht um das Vertrauen, dass man Probleme bewältigen kann, mit den Stressoren umgehen kann und in der Lage ist, Herausforderungen zu meistern.
- **Meaningfulness (Bedeutsamkeit)**: Bei dieser Komponente wird sich mit der Einordnung der Erfahrung in einem größeren Zusammenhang, dem Sinn, beschäftigt. Die Bedeutsamkeit bezieht sich darauf, ob eine Person das Gefühl hat, in ihrem Leben einen Sinn, Zweck und Wert zu sehen und ob sie in der Lage ist, auch bei Herausforderungen positive Aspekte und eine persönliche Bedeutung zu erkennen.

Menschen, bei denen die Kombination dieser drei Komponenten stark ausgeprägt ist, die also über ein hohes Kohärenzgefühl verfügen, können entsprechend besser mit Stress und Herausforderungen umgehen. Sie sind in der Lage, Gesundheit und Wohlbefinden zu fördern und Krankheiten besser zu bewältigen.

Das Kohärenzgefühl kann bei körperlich erkrankten Menschen durch psychologische Begleitung in Form von Coaching oder Therapie gestärkt werden. Dabei werden salutogene Faktoren und Ressourcen identifiziert und gegebenenfalls gestärkt.

Ressourcen

Eine Ressource im salutogenetischen Ansatz ist die soziale Unterstützung und das soziale Netzwerk, die sich auf die Relevanz der zwischenmenschlichen und sozialen Beziehungen beziehen. Das **soziale Netzwerk** umfasst die Familie, Freunde, Kolleginnen und Kollegen und auch die medizinisch behandelnde Person. Diese soziale Unterstützung kann auf emotionaler oder informativer Basis stattfinden, ebenso in Form von konkreter Hilfe. Ein stabiles soziales Netzwerk kann im Umgang mit Stress hilfreich sein. Ebenso verstärkt es das Verständnis der Sinnhaftigkeit im Leben und trägt dazu bei, das eigene Leben als bedeutsam zu empfinden. Das soziale Netzwerk kann auch bei rein praktischen Aufgaben im Alltag unterstützend wirken. Relevant ist dabei nicht die Quantität, sondern die Qualität der Beziehungen.

Weiterhin spielt die Ressource der **Selbstwirksamkeit** eine wesentliche Rolle im Rahmen der Salutogenese. Sie bezeichnet das Vertrauen in die eigene Kompetenz, eine Herausforderung erfolgreich zu bewältigen und das erwünschte Ergebnis zu erreichen. Unterstützt wird dieses von der Annahme, dass man selbst dazu in der Lage ist, gezielt Einfluss auf die Dinge zu nehmen und etwas bewirken zu können. Unterschieden wird dabei eine generalisierte und eine handlungsspezifische Selbstwirksamkeit. Erstere bezieht sich auf die Überzeugung, gut mit Herausforderungen im Leben umgehen zu können, zweitere hingegen auf einen bestimmten Kontext, wie z. B. beim Eintritt einer Krankheit oder eines körperlichen Leidens. Menschen mit einer hohen Selbstwirksamkeit zeigen bei der Bewältigung der Herausforderung eine höhere Ausdauer und eine niedrigere Anfälligkeit für Depressionen und Angststörungen [2].

> **Merke** M!
>
> Persönliche Ressourcen sind ein wertvoller Beitrag, um gesund zu werden und gesund zu bleiben

Auch die **Resilienz** ist eine wichtige Ressource zur Bewältigung von Herausforderungen und zur Förderung von Gesundheit und Wohlbefinden. Resilienz beschreibt die Fähigkeit, sich von Traumata, Stress, Widrigkeiten oder Krisen, die zu einer geringen Reduktion der psychischen Ressourcen führen, schnell wieder zu erholen. Je schneller die Person in der Lage ist, die ursprüngliche psychische Funktionalität wiederherzustellen, als desto resilienter kann sie bezeichnet werden [9]. Resiliente Personen sind eher in der Lage, ihre eigene Situation zu verstehen und zu akzeptieren und positive Maßnahmen zu ergreifen, um mit einer Belastung umzugehen.

Zur Stärkung des Kohärenzgefühls gehört auch die **Sinnfindung**. Dies kann in einem Zustand von Krankheit oder körperlicher Einschränkung eine der größten Herausforderungen sein. Aber auch die Herausforderung, wieder gesund zu werden oder im schlimmsten Fall den Status quo zu erhalten, kann in einen größeren Sinnzusammenhang gestellt werden. Die Suche nach Sinn trägt wesentlich dazu bei, die Bedeutung des Lebens zu verstehen und seine Herausforderungen und Probleme zu akzeptieren. Damit geht einher, dass diese es wert sind, Energie in ihre Bewältigung zu investieren.

Die Steigerung des Kohärenzgefühls kann also einen positiven Beitrag dazu leisten, gesund zu werden und gesund zu bleiben. In der Medizin ist das Konzept der Salutogenese bereits verbreitet, in der Psychologie allerdings weniger [2]. Dabei bestehen in der Psychologie bereits Therapie- und Coaching-Konzepte, die diverse Gemeinsamkeiten mit dem Konzept der Salutogenese vorweisen und mitunter sogar darüber hinausgehen.

1.2.3 Die Positive Psychologie

An dieser Stelle lohnt sich ein Blick auf die Positive Psychologie. Dabei handelt es sich um eine relativ junge Wissenschaft, die von dem amerikanischen Psychologen Martin Seligman begründet wurde. Er beschäftigte sich nicht nur mit den krankhaften, sondern auch mit den gesunden Anteilen der menschlichen Psyche. Dabei geht es vor allem um die positiven Aspekte wie Emotionen, Stärken, Tugenden und Ressourcen, die zum persönlichen Wohlbefinden und Wachstum beitragen. Zusammenfassend kann die Positive Psychologie als Wissenschaft vom gelingenden Leben bezeichnet werden, die dazu beiträgt, die besten Seiten des Lebens zu fördern. Die Erkenntnisse und Ansätze der Positiven Psychologie finden zunehmend Eingang in die Coaching-Praxis [7].

Zur Positiven Psychologie gehört das PERMA-Modell ▸ Abb. 1.9 mit seinen 5 Faktoren, die für ein gelingendes Leben und mehr Wohlbefinden relevant sind [11]. Das Akronym PERMA steht für:

- Positive Emotions
- Engagement (Nutzung der persönlichen Stärken in allen Lebensbereichen)
- Relations (positive Beziehungen)
- Meaning (der tiefergreifende Sinn)
- Accomplishment (Ziele zu haben und ihr Erreichen emotional zu erleben).

Die 5 Faktoren des PERMA-Modells können als Ressource gesehen werden, die auch bei kranken Menschen zu mehr Wohlbefinden beitragen.

Positive Emotionen

Das bewusste Erleben von Glück, Liebe, Dankbarkeit, Freude und Genuss fördert die Wahrnehmung positiver Emotionen. Meist stehen im menschlichen Gehirn die negativen Emotionen im Vordergrund, deshalb gilt es, die positiven gezielt zu fördern und bewusster wahrzunehmen. Die amerikanische Emotionsforscherin Barbara Fredrickson fand heraus, dass 2,8 positive Emotionen notwendig sind, um eine negative Emotion auszugleichen („Undoing-Effekt"). Die bewusste Wahrnehmung positiver Emotionen führt zu neuen positiven Gedanken, sozialen Beziehungen und mehr Aktivitäten. Dadurch werden dauerhafte persönliche Ressourcen wie soziale Unterstützung aufgebaut, die Resilienz wird gestärkt, Stärken, Fähigkeiten und Wissen werden erweitert. Diese Faktoren stärken die Gesundheit und erzeugen mehr Zufriedenheit und Wohlbefinden im Leben, was wiederum zu mehr positiven Emotionen führt. Fredrickson bezeichnet dieses Modell als Broaden-and-build-Theorie [3], [4].

Nutzung der eigenen Stärken und Fähigkeiten

Die Stärkenforschung beschäftigt sich mit den persönlichen Talenten, Fähigkeiten und Charakterstärken. Dazu gehören Stärken wie Humor, Lernfreude, Freundlichkeit, Spiritualität und Dankbarkeit. Die Stärkenforschung hat 24 Charakterstärken identifiziert, die kulturübergreifend existieren [7]. Die bei jedem Menschen individuell ausgeprägten Stärken bestimmen unser Handeln, Fühlen und Denken. Das Arbeiten in und mit unseren Stärken trägt zum persönlichen Wohlbefinden bei. Darü-

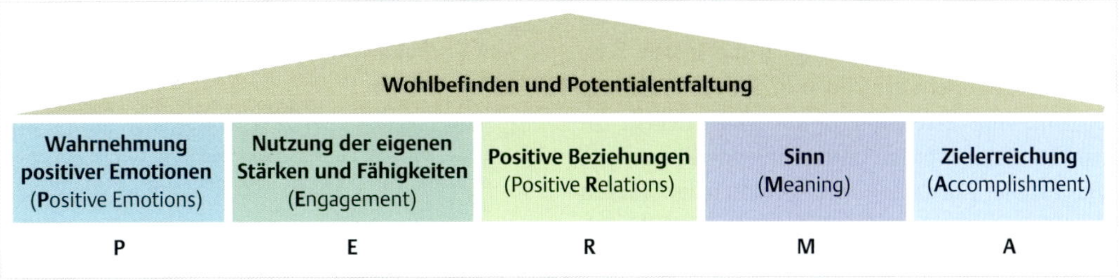

Abb. 1.9 Das PERMA-Modell nach Martin Seligman.

ber hinaus können Stärken auch eine hilfreiche Ressource sein, um eine Krankheit zu bewältigen und gesund zu bleiben. Stärkentests können im Internet durchgeführt werden (z. B. www.charakterstaerken.org, www.gluecksforscher.de).

Positive Beziehungen

Gute zwischenmenschliche Beziehungen tragen zu einem persönlichen Wohlbefinden bei. Diese entstehen im familiären Umkreis, in Vereinen, in der Nachbarschaft, bei der Arbeit oder in der Gemeinde. Es ist förderlich, die Beziehungen zu pflegen, die energetisierend sind [10]. Während eines Krankheitsverlaufes können positive Beziehungen eine unterstützende Ressource sein, sei es aktiv für den Genesungsprozess oder zur Steigerung des Wohlbefindens durch das soziale Leben.

Sinnerleben

Unter dem Sinn (in diesem Falle: Lebenssinn) wird das Streben nach der Erkenntnis der eigenen Existenz verstanden. Dieses umfasst die Erfüllung des Lebens, ein tieferes Verständnis für das eigene Sein und das Leben der eigenen Stärken und Ziele. Unser Sinnerleben prägt unser Denken, Handeln und Streben [2]. Im Krankheitsfall kann das Sinnerleben als Ressource positiv zum Genesungsprozess beitragen, indem es die Erkenntnis befördert, dass ein gesunder Geist und Körper zur Erfüllung des Lebens wichtig sind.

Persönliche Ziele setzen und emotional erlebbar machen

Unsere persönlichen Ziele bestimmen unser tägliches Handeln, Denken und Wirken. Dies können die kleinen Ziele des Alltags sein, die beruflichen Ziele oder auch das erfüllte Leben, also das große Lebensziel. Diese Ziele und auch die vielen Zwischenziele auf dem Weg dorthin gilt es zu definieren und ihre Erreichung emotional erlebbar zu machen. Dabei werden unterstützende Ressourcen wie soziale Kontakte oder persönliche Stärken identifiziert, die bei der Zielerreichung hilfreich sind. Auch Barrieren, die der Zielerreichung entgegenstehen, und der Umgang mit diesen werden betrachtet [7]. Fortschritte im Genesungsprozess oder auch die vollständige Wiederherstellung und anschließende Erhaltung der Gesundheit sind Ziele, die sichtbar und emotional erlebbar gemacht werden.

Merke **M!**

Das PERMA-Modell ist die Basis für ein gelingendes Leben und mehr Wohlbefinden.

Weitere ergänzende Faktoren zum PERMA-Modell sind etwa körperliche Gesundheit und Vitalität, die Umwelt und das Umfeld, finanzielle Sicherheit und das persönliche Mindset. Diese Punkte können zusätzliche Ressourcen für die Erlangung des persönlichen Wohlbefindens bedeuten [12].

Die Positive Psychologie bietet wertvolle Ansätze für die Realisierung des Konzepts der Salutogenese. Die enthaltenen 3 Faktoren Verstehbarkeit, Handhabbarkeit und Sinnhaftigkeit sind in ihrer Korrelation bisher nicht wissenschaftlich bestätigt [5]. Die Überschneidungen des salutogenetischen Konzepts mit den Erkenntnissen aus der Positiven Psychologie sind jedoch offensichtlich. In der Vereinigung von Salutogenese und Positiver Psychologie liegt eine kraftvolle Botschaft: Gesundheit ist nicht nur die Abwesenheit von Krankheit, sondern ein dynamischer Prozess, den wir aktiv gestalten können. Durch die Betonung von Stärken, Ressourcen und der Fähigkeit zur Anpassung an Herausforderungen schaffen wir nicht nur Widerstandsfähigkeit, sondern auch ein erfülltes, gesundes Leben voller Bedeutung und Lebensfreude.

Literatur

[1] Antonovsky A. Health, stress, and coping: New perspectives on mental and physical well-being. Jossey-Bass; 1979

[2] Blickhan D. Positive Psychologie – ein Handbuch für die Praxis. Junfermann; 2018

[3] Fredrickson B. Positivity: Top-notch research reveals the 3-to-1 ratio that will change your life. Crown Publishers; 2009

[4] Fredrickson B et al. Open hearts build lives: positive emotions, induced through loving-kindness meditation, build consequential personal resources. 2008. DOI: 10.1037/a0013262

[5] Hurrelmann K, Richter M. Gesundheits- und Medizinsoziologie: Eine Einführung in sozialwissenschaftliche Gesundheitsforschung. Weinheim: Beltz Juventa; 2013

[6] Jork K. Salutogenese und positive Psychotherapie: gesund werden – gesund bleiben. Bern: Huber; 2006

[7] Keller T. Persönliche Stärken entdecken und trainieren: Hinweise zur Anwendung und Interpretation des Charakterstärken-Tests. Wiesbaden: Springer; 2016
[8] Mangelsdorf J. Positive Psychologie im Coaching: Positive Coaching für Coaches, Berater und Therapeuten. Wiesbaden: Springer; 2019
[9] Mangelsdorf J. Posttraumatisches Wachstum. Zeitschrift für Psychodrama und Soziometrie 2020:21–33. DOI: 10.1007/s11 620-020-00 525-5
[10] Noack RH. Salutogenese: Ein neues Paradigma in der Medizin? Salutogenese in der Onkologie 1997: 88–105. DOI: 10.1159/000 425 725.
[11] Schmitz B et al. Psychologie der Lebenskunst: Positive Psychologie eines gelingenden Lebens – Forschungsstand und Praxishinweise. Berlin: Springer; 2017
[12] Seligman M. Flourish: A visionary new understanding of happiness and well-being. Simon and Schuster; 2011
[13] Stewart D et al. Examining building blocks of well-being beyond PERMA and self-report bias. Journal of Positive Psychology 2021: 811–818. DOI: 10.1080/17 439 760.2 020 181 8 813.

1.3 Psychologisch informierte Physiotherapie

Riikka Holopainen

1.3.1 Einleitung

Das Interesse an einem psychologisch orientierten Schmerzmanagement ist in den letzten 3 bis 4 Dekaden gestiegen. Die psychologisch informierte Praxis in der Physiotherapie (PiP) wurde 2011 von Main und George als Rahmen für die Behandlung anhaltender und wiederkehrender Schmerzen eingeführt [4]. Sie stellt ein Bindeglied zwischen der traditionellen biomedizinischen, auf körperliche Beeinträchtigungen ausgerichteten muskuloskeletalen Praxis und kognitiv-verhaltenstherapeutischen Ansätzen dar, die ursprünglich zur Behandlung psychischer Erkrankungen entwickelt wurden. Heute bereichert sie die muskuloskeletale Praxis. Der Schwerpunkt liegt dabei auf der patient*innenzentrierten Beratung mit guter Kommunikation und gemeinsamen Entscheidungsfindungen, auf dem Selbstmanagement, um die Patient*innen bei der Wiederaufnahme ihrer gewohnten Aktivitäten zu unterstützen, und auf der Identifizierung und Bewältigung psychosozialer Heilungshindernisse [1], [3], [4]. Das Ziel ist die Wiederherstellung der Funktion und die Wiederaufnahme von Aktivitäten und nicht allein der Fokus auf der Schmerzlinderung.

Die PiP umfasst eine Reihe von Interventionen, die ein unterschiedliches Maß an klinischem Fachwissen erfordern [1]. Das Ziel von PiP-Interventionen ist die sekundäre Prävention von Behinderungen durch ein besseres Verständnis der Schmerzen einer Person, maßgeschneiderte Verhaltensinterventionen und Methoden, die sich auf die Wiederaufnahme von Aktivitäten und nicht auf die Schmerzlinderung konzentrieren [1], [2]. Anstatt sich auf Psychopathologie und psychische Erkrankungen zu konzentrieren, liegt der Schwerpunkt auf der normalen Psychologie der Erwartungen, Überzeugungen, Bewältigungsstrategien und emotionalen Reaktionen von Menschen [5], und es besteht ein zunehmendes Interesse am sozialen Kontext von Schmerzen [2]. Die PiP hat die Entwicklung einer stratifizierten Versorgung unterstützt, bei der die Identifizierung von Risiken als Grundlage für die Individualisierung der Versorgung dient. Screening-Fragebogen wie das STarTBack-Tool und der Örebro-Fragebogen zu muskuloskeletalen Schmerzen werden eingesetzt, um die Identifizierung und Priorisierung potenzieller Behandlungsziele zu unterstützen, und sie können auch als Maß für Veränderungen verwendet werden [2].

Die PiP beschreitet einen anderen Weg als z. B. der neurowissenschaftliche Erklärungsansatz des Schmerzes. Denn auch wenn eine Klärung über das Wesen anhaltender Schmerzen und die Korrektur von Missverständnissen notwendig sein kann, wird bei der PiP die Aufmerksamkeit vom Schmerz selbst auf seine Folgen für die Reaktivierung und die daraus resultierenden Herausforderungen gelenkt. Die PiP bietet einen flexiblen Behandlungsansatz, der auf nicht manuelle Weise angewendet werden kann. Er kann jedoch auch den Einsatz z. B. einer Akzeptanz- und Commitment-Therapie oder von Schmerzbewältigungstraining beinhalten [6]. Techniken, die in der PiP häufig eingesetzt werden, sind etwa das Entspannungstraining, geführte Imagination, Problemlösungsstrategien und Zielsetzungen [1].

Eine effektive Kommunikation zwischen Patient*innen und Therapeut*innen wirkt sich positiv auf die Versorgung der Betroffenen aus und stellt einen Eckpfeiler der PiP dar. Die Ziele des klinischen Gesprächs sind die Erleichterung der Kommunikation und die Schaffung einer effektiven Arbeitsbeziehung. In der PiP werden kognitive, affektive und verhaltensbezogene Komponenten der Empathie genutzt, um die Perspektive einer anderen Person einnehmen zu können, ohne sie mit eigenen Interessen zu verwechseln. Kommunikation bedeutet hier nicht passive einseitige Aufklärung, sondern dynamische wechselseitige Kommunikation, bei der die ärztliche Fachkraft beginnt, die individuelle Schmerzerfahrung eines Menschen zu verstehen, um den Plan zur Reaktivierung einzuleiten. Eine gute Kommunikation kann dazu beitragen, die Emotionen der Betroffenen zu regulieren, eine Offenlegung zu ermöglichen und ihre Erwartungen, Wahrnehmungen und Bedürfnisse besser zu erkennen. So können etwa Ängste, Befürchtungen und auch unrealistische Erwartungen aufseiten der Patient*innen oder die Arbeitsbelastung des Klinikpersonals einer gelungenen Kommunikation im Wege stehen und beseitigt werden müssen. Bei der Reaktivierung liegt der Schwerpunkt auf der Verhaltensänderung und ihren Determinanten sowie auf potenziell beeinflussbaren Hindernissen für eine Veränderung. Die Strategien hierfür können flexibel gewählt werden [3].

1.3.2 Die 7 PiP-Phasen

Main et al. stellen einen 7- Phasen-Plan zur Umsetzung der PiP. Es handelt sich um einen allgemeinen Leitfaden, der mit einer gewissen Flexibilität betrachtet werden sollte, um genügend Raum für individuelle Bedürfnisse zu lassen, wenngleich es für die Abfolge der Phasen klare Empfehlungen gibt. Der Plan bedient sich der Metapher des Fahrunterrichtes, wobei Patient*innen die lernende Rolle einnehmen und die Therapeut*innen die lehrende [3].

Phase 1: Einleitung des Gesprächs

In Phase 1 geht es darum, der Patient*in den Grundsatz der PiP zu vermitteln, wonach die Reaktivierung und Wiederherstellung der Funktion von Anfang an im Mittelpunkt steht. Die Therapeut*in versichert der Patient*in auch, dass sie mit chronischen Schmerzen und ihren Auswirkungen vertraut ist. Dies geschieht, bevor sie eine detaillierte Anamnese erhebt. Die Rolle der Therapeut*in besteht darin, als Coach eines Teams durch Detektivarbeit ein gemeinsames Verständnis für die Situation der Patient*in zu schaffen und sie dazu anzuleiten, Schmerzbewältigungsstrategien wirksam umzusetzen. Die Patient*in ist dann für den Veränderungsprozess und die Maßnahmen zur Förderung der Reaktivierung selbst verantwortlich. Es ist wichtig, sich an den Hauptzweck des Erstkontakts zu erinnern: den Aufbau einer therapeutischen Beziehung. Es geht dabei darum, schnellstmöglich Schmerzaufklärungs- und -bewältigungsstrategien einzuführen. Die Therapeut*in sollte sich vergewissern, dass sie die Aussagen der Patient*in richtig verstanden hat, z. B. indem sie das Gesagte mit eigenen Worten wiedergibt [3].

Phase 2: Ausgangssituation

In der 2. Phase erklärt die Therapeut*in, was sie anbieten kann und was nicht, und warum verschiedene Möglichkeiten der Schmerzbewältigung in Betracht gezogen werden sollten. Das ist wichtig, weil viele Patient*innen mit unrealistischen Erwartungen an Schmerzlinderungsstrategien kommen. Das Ziel dieser 2. Phase besteht darin, den Kontext der Konsultation zu klären, bevor ein patient*innenzentriertes Management ermöglicht wird. Die Patient*in wird ermutigt, so umfassend wie möglich über ihre Situation zu berichten. Dabei geht es nicht nur um die körperlichen Symptome, sondern auch um die eigene Darstellung der Schmerzen, ihre Behandlung und andere Krankheiten, die sie betreffen. Manchmal wurden bei früheren Begegnungen einer Patient*in mit Physiotherapeut*innen Ängste und Missverständnisse erzeugt. Auf solche Dinge sollte die Therapeut*in eingehen. Es kann auch notwendig sein, der Patient*in vorher zu versichern, dass sie nach dem einleitenden Gespräch noch untersucht werden wird.

In Verbindung mit einem angemessenen Maß an Empathie sollte das Hauptziel der Therapeut*in darin bestehen, der Patient*in zu helfen, sich auf die Entwicklung adaptiver Bewältigungsstrategien zu konzentrieren. Es ist auch wichtig, die Ziele und Präferenzen der Patient*in anzuerkennen. Nicht alle Ziele können sofort erreicht werden, und alle, selbst bescheidene Fortschritte müssen anerkannt werden, um die Patient*in auf ihrem Weg zu ermutigen.

Es wird eine sorgfältige biomedizinische Bewertung durchgeführt, aber gleichzeitig liegt ein besonderer Schwerpunkt der PiP auf der Schmerzwahrnehmung und ihren Auswirkungen auf die Funktion, das Wohlbefinden sowie die berufliche und soziale Teilhabe.

Das Ziel ist eine evidenzbasierte Behandlung, aber die Patient*in hat möglicherweise positive Erfahrungen mit früheren, passiven Behandlungen, die eine kurzfristige Schmerzlinderung bewirken konnten. Es sollte jedoch ein langfristiger Nutzen angestrebt werden. Wann immer möglich, sollte versucht werden, die Schmerzen zu beseitigen, was jedoch für manche Menschen mit schon lange bestehenden Dauerschmerzen unrealistisch sein kann [3].

Phase 3: Wegfindung

Um die Situation einer Patient*in zu verstehen, muss ein patient*innenzentrierter Ansatz verfolgt werden. Durch die gemeinsame Entscheidungsfindung sollte die Patient*in schrittweise selbstständig werden. Es wird eine Zusammenfassung der anfänglichen Einschätzung der Therapeut*in angeboten, es wird um Korrekturen gebeten und es wird Klärung angeboten. Individuelle Ziele und mögliche Hindernisse bei ihrer Verwirklichung werden besprochen. Manchmal sind die Ziele der Patient*in zu ehrgeizig, zu unrealistisch oder zu allgemein, und sie müssen in erreichbare, spezifische Ziele für die Verhaltensänderung heruntergebrochen werden. Wichtig ist, dass die Patient*in an der Entwicklung eines anfänglichen Plans mitwirkt. Oft ist später dann eine Feinabstimmung und Anpassung erforderlich.

Die Therapeut*in fungiert als Coach, der der Patient*in hilft, einen flexiblen, aber zielgerichteten Plan zur Verwirklichung der von ihr angestrebten Ziele zu entwickeln, indem sie Vorschläge macht und keine Rezepte ausstellt. Jede mögliche Managementstrategie hat ihre Stärken und Schwächen, die besprochen werden müssen. Ein Plan zur Überwindung von Hindernissen ist oft nützlich. Die Bemühungen der Patient*in müssen anerkannt werden, und es wird eine angemessene Unterstützung in Form von Auffrischungssitzungen angeboten, wenn die Finanzierung der Behandlung dies ermöglicht und dies zur Unterstützung des Selbstmanagements für notwendig erachtet wird. Es sollte auch besprochen werden, wann es an der Zeit ist, die Intervention zu beenden [3].

Phase 4: Fahrzeugkontrolle

Mit Unterstützung der Therapeut*in sollte die Patient*in in dieser Phase Ideen entwickelt haben, wie sie die von ihr geschätzten Verhaltensergebnisse erreichen kann. Mögliche Vorgehensweisen werden diskutiert, mögliche Hindernisse, die einer Verhaltensänderung im Wege stehen, werden identifiziert und es wird erörtert, wie mit ihnen umgegangen werden kann. Es ist wichtig, die Überzeugungen der Patient*in zu Schmerzen, ihren Auswirkungen auf Funktion, Teilhabe und Wohlbefinden, ihre Erwartungen an die Ergebnisse und ihre Schmerzbewältigungsstrategien sowie die sozialen Einflüsse von Schmerzen zu ermitteln. Während des Behandlungsprozesses können Hindernisse auftreten, und der Plan muss flexibel sein, damit er geändert werden kann, wenn neue Informationen oder Veränderungen im Umfeld der Patient*in auftreten. Das Ausmaß der Unterstützung durch nahestehende Personen und die Auswirkungen der chronischen Schmerzen auf diese Menschen müssen erörtert werden. Wenn die Patient*in es wünscht, kann sie an der Suche nach einem Weg nach vorn beteiligt werden. Der Austausch mit anderen Personen über ihre Erfahrungen mit dem PiP-Ansatz ist oft hilfreich. In diesem Stadium sollte ein gemeinsam erstellter Plan vorliegen. Der Prozess kann eingeleitet werden, wenn die Patient*in sich bereit fühlt, sich auf den Weg zu machen. Sie wird dabei ermutigt und es wird der weitere Weg, der oft mit Rückschlägen verbunden ist [3] besprochen.

Phase 5: Überprüfung der Fahrtauglichkeit

In Phase 5 entwickelt sich die Rolle der Therapeut*in weiter und sie wird mehr zum Coach oder Fahrlehrer als zu einem Therapeuten. Es können unvorhergesehene Hindernisse auftauchen, und es ist wichtig, die Patient*in bei dem Versuch, diese zu überwinden, zu führen. Das Erfahrungswissen der Patient*in über die Art und Weise, wie sie von den anhaltenden Schmerzen betroffen ist, und das Fachwissen der Therapeut*in über die Schmerzrehabilitation werden in diesem Prozess kombiniert. Die Therapeut*in muss ein therapeutisches Klima schaffen, das es der Patient*in ermöglicht, ihre Hoffnungen und Sorgen vollständig mitzuteilen. Ein einfaches Schmerztagebuch kann verwendet werden, um die Diskussion über die von der Patient*in identifizierten Herausforderungen zu leiten und ihr ein Feedback über das weitere Vorgehen zu geben. Nach und nach kann die „Fahrschüler*in" die Verantwortung für das Fahrzeug übernehmen [3].

Phase 6: Übergabe

Die Bemühungen der Patient*in sollten nun dazu führen, dass sie erste Ergebnisse sieht. Dies sollte ihr mehr Selbstvertrauen geben, um weitere Änderungen vorzunehmen, und ein Verständnis dafür schaffen, wie sie in Zukunft Änderungen und Anpassungen umsetzen kann. Der Verdienst für die Veränderung sollte den Fähigkeiten zugeschrieben werden, die die Patient*in gelernt und angewandt hat. Die Übergabe der Verantwortung an die Patient*in ist ein schrittweiser Prozess, der durch die patient*innenzentrierte Agenda eingeleitet wird. Die Aufgabe der Therapeut*in als Coach besteht darin, die Pläne und das Selbstmanagement der Patient*in zu unterstützen. Obwohl die Verantwortung der Patient*in liegt, ist es wichtig, ihr auf Wunsch weitere Unterstützung anzubieten.

Jede Sitzung sollte mit einer Bewertung der Fortschritte durch die Patient*in und der Erörterung weiterer Vorschläge ebenfalls durch die Patient*in beginnen. Wenn der Veränderungsprozess an Fahrt gewinnt, muss der Patient*in dabei geholfen werden, sich auf ihre Selbsteinschätzung zu verlassen, anstatt auf die Ermutigung der Therapeut*in. Die Patient*in ist nun bereit, das Auto selbst zu steuern [3].

Phase 7: Fortführung oder Beendigung der Reise

In der letzten Phase ist es für die Therapeut*in wichtig, den Fortschritt der Patient*in zu fördern und ihr Vertrauen in ihre Fähigkeit zum Selbstmanagement zu vermitteln, da sich die Arbeit der Therapeut*in als Coach dem Ende nähert. Viele Patient*innen werden von den Therapeut*innen abhängig, und es können Auffrischungssitzungen angeboten werden, um die Abhängigkeit von der Therapeut*in abzubauen. Die Patient*in sollte sich auf ihrer Reise zunehmend sicher und kompetent fühlen. Vor dem Verlassen des Fahrzeugs sollte eine abschließende Gegenprobe aller Themen durchgeführt werden, die die Patient*in besprechen möchte. Sie kann gebeten werden, über die Veränderungen nachzudenken, die sie vorgenommen hat, welche Auswirkungen der Prozess auf sie hatte und welche Botschaften sie mit nach Hause nehmen kann. Manchmal ist die 7. Phase nicht das Ende des Weges, sondern es kann eine weitere spezialisierte Betreuung erforderlich sein [3].

Für weitere praktische Details zur Durchführung der Intervention wird die Lektüre der Artikel von Main et al. (2023) empfohlen [3], [4].

1.3.3 PiP-Forschung und deren Umsetzung

Studien zur PiP konnten im Vergleich zur üblichen Versorgung klinische und wirtschaftliche Vorteile aufzeigen. Pragmatische Studien, in denen der Ansatz in verschiedenen klinischen Settings umgesetzt wurde, waren jedoch weniger erfolgreich. Es gab große Schwierigkeiten bei der Umsetzung, sowohl auf Systemebene als auch beim individuellen klinischen Management [4]. Qualitativen Studien zufolge neigen Physiotherapeut*innen dazu, sich lieber mit eher mechanischen Aspekten der Pflege zu befassen, und haben Probleme mit der Kompetenz und dem Selbstvertrauen bei der Bewältigung der psychosozialen Aspekte der Pflege [3]. Eine angemessene Schulung verbessert das Selbstvertrauen, aber es ist nicht bekannt, wie sich dies in der klinischen Praxis niederschlägt. Um das besser zu verstehen, müssen Behandlungstreue und Adhärenz überwacht werden. Es besteht auch kein

Konsens darüber, wie eine Schulung durchgeführt werden sollte [4]

Bei entsprechender Schulung kann die PiP von Physiotherapeut*innen durchgeführt werden, die nicht auf psychiatrische Dienste spezialisiert sind (da bei der Behandlung von muskuloskeletalen Erkrankungen der Schwerpunkt der PiP in erster Linie auf der Reaktivierung liegt) [4].

Literatur

[1] Keefe F, Main C, George S. Advancing Psychologically Informed Practice for Patients With Persistent Musculoskeletal Pain: Promise, Pitfalls, and Solutions. Physical Therapy 2018;98 (5): 398–407. DOI: 10.1093/ptj/pzy024

[2] Main C, Ballengee L, George S et al. Psychologically Informed Practice: The Importance of Communication in Clinical Implementation. Physical Therapy 2023; 103 (7): pzad047. DOI: 10.1093/ptj/pzad047

[3] Main C, Beneciuk J, George S. The Psychologically Informed Practice Consultation Roadmap: A Clinical Implementation Strategy. Physical Therapy 2023; 103 (7), pzad048. DOI: 10.1093/ptj/pzad048

[4] Main C, George S. Psychologically informed practice for management of low back pain: future directions in practice and research. Physical Therapy 2011; 91 (5): 820–834. DOI: 10.2522/ptj.20110060

[5] Main C. Backs in the Future: A Journey Through the Spinal Landscape. J Occup Rehabil 2020; 30: 497–504. DOI: 10.1007/s10926-020-09913-y

[6] McCracken LM, Yu L, Vowles KE. New generation psychological treatments in chronic pain. BMJ. 2022;376: e057212. DOI: 10.1136/bmj-2021-057212

1.4 Therapeutische Allianz

Thilo O. Kromer

1.4.1 Einleitung

Grundsätzlich suchen Menschen wegen körperlicher Beschwerden oder Einschränkungen nach physiotherapeutischer Hilfe, in der Hoffnung, durch Beratung, Behandlung, Übungen oder Ähnliches eine Besserung oder gar Lösung des Problems zu erreichen. Der staatlich anerkannte Gesundheitsfachberuf der Physiotherapie bietet entsprechende Leistungen in der Überzeugung, damit einen sinnvollen Beitrag zur Genesung der Menschen leisten zu können. Unter diesen oder ähnlichen Voraussetzungen gehen Physiotherapeut*innen und Hilfesuchende eine Zusammenarbeit ein. Wenn sich beide Seiten darüber einig sind, worum es in der Zusammenarbeit gehen soll, welches Ergebnis angestrebt wird, wer wofür verantwortlich ist und welche Rolle die jeweiligen Beteiligten einnehmen, kann sich daraus eine tragfähige Arbeitsbeziehung für das gemeinsame Vorhaben entwickeln.

Allerdings sind diese Voraussetzungen in den meisten Fällen nicht einfach von Natur aus gegeben. Da beide Personen ihre persönliche Geschichte, ihre Erfahrungen, Sichtweisen und Erwartungen mitbringen, bedarf es in der Regel einer aktiven Klärung dieser Aspekte. Für diesen Klärungsprozess, der einen offenen Informationsaustausch voraussetzt, sind in erster Linie die Therapeut*innen verantwortlich. Gleiches gilt für die Klärung des größeren Rahmens, in dem die Therapie stattfindet, wie z. B. Praxisrahmen, Vertragsgrundlagen und -vereinbarungen, Abrechnung, ärztliche Verordnung usw.

Fehlen hingegen auf einer der beiden Seiten oder auf beiden wichtige Informationen über das Gegenüber, seinen Hintergrund, seine Sichtweisen, seinen Informationsstand, sind Ziele unklar oder divergierend usw., kann dies den Arbeitsprozess nachhaltig behindern, das gegenseitige Verständnis, die Motivation und die Compliance mindern und damit schnell zu Frustration führen.

Auch mangelndes Vertrauen kann dazu führen, dass Personen wichtige Informationen zurückhalten, Ziele nicht benannt und Therapieempfehlungen nicht akzeptiert oder umgesetzt werden. Die Betroffenen werden dann häufig als unmotiviert wahrgenommen, da ihr Verhalten nicht den offiziell vereinbarten Zielen entspricht.

Im Zentrum dieses Kapitels steht die Frage, welche Bedeutung die therapeutische Arbeitsbeziehung – oder die therapeutische Allianz (TA) – für die Physiotherapie haben kann, wie sie in und für diesen Kontext förderlich und zielführend gestaltet werden kann und welchen Beitrag sie zur Wirksamkeit der Physiotherapie zu leisten imstande ist. Nachdem die TA in der Psychotherapie bereits seit vielen Jahren diskutiert und wissenschaftlich untersucht wird [17], rückt die TA auch in der Physiotherapie zunehmend ins Zentrum des Interesses. Beziehungsgestaltung, Kommunikation sowie das Informieren, Schulen und Beraten von Patient*innen sind laut dem Weltverband für Physiotherapie wesentliche Bestandteile der Physiotherapie, um Lebensqualität und Wohlbefinden zu fördern [28]. Gleichzeitig wird die Förderung der Autonomie der Menschen, ihre Beteiligung an der Planung und Durchführung der Therapie sowie ihre Freiheit, aufgeklärte und nicht von Physiotherapeut*innen beeinflusste Entscheidungen zu treffen, betont.

Die hierfür geforderten Kompetenzen, wie z. B. die Priorisierung der Probleme und Ziele der erkrankten Personen oder die Vereinbarung realistischer und messbarer Ziele, die Berücksichtigung familiärer Umstände oder systemischer Barrieren in der Versorgung, unterstreichen die Bedeutung der aktiven Beziehungsgestaltung für Physiotherapeut*innen [29].

Diese Notwendigkeit zeigt sich auch in der Beschreibung der verschiedenen Rollen im CanMEDS Physician Competency Framework, aus denen heraus Therapeut*innen flexibel agieren können sollen und für deren Erfüllung die oben genannten Kompetenzen der Beziehungsgestaltung und zielgerichteten Kommunikation hilfreich sind [8]. Die klassische Aufgabe der Fachexpertise wird um die Rollen des Kommunikator, Health Advocate, Teamworker, Leader, Professionsangehöriger und Scholar erweitert [6].

Diese Hinwendung zu einer biopsychosozialen Sichtweise und einem biopsychosozialen Berufsverständnis bricht mit der lange Zeit vorherrschenden biomedizinisch begründeten Vorstellung, dass Physiotherapeut*innen mit ihrem Fachwissen über den Erkrankten stehen und die Diagnose stellen. Sie erkennen die Probleme der Menschen und geben somit den Weg zur Lösung vor, indem eine spezifische Therapie passend zur biomedizinischen Diagnose verordnet wird. Dieses Modell führt gleichzeitig dazu, dass Physiotherapeut*innen ein hoher Rede-, Arbeits- und Verantwortungsanteil zufällt, während die Patient*innen in eine eher passive und abwartende Position gedrängt werden. Im schlimmsten Fall führt dieses Vorgehen zu einem aktiven, aber berechtigten Widerstand der Betroffenen.

Demgegenüber geraten Therapeut*innen aufgrund der aktuellen Anforderungen im Gesundheitswesen immer häufiger z. B. auch in eine beratende oder coachende Rolle, um das Gesundheitsverhalten der Menschen zu beeinflussen oder die Selbstständigkeit und Mobilität in ihrem gewohnten Umfeld zu erhalten. Damit verschiebt sich neben dem Arbeits- und Verantwortungsanteil auch die Expertise ein Stück mehr auf die Seite der Erkrankten, während die Verantwortung der Physiotherapeut*innen zunehmend in der Prozessgestaltung, Ressourcenarbeit und in der interdisziplinären Koordination liegt und weniger in der inhaltlichen Gestaltung.

Gerade vor dem Hintergrund der aktuellen Evidenzlage zur aktivierenden Therapie [13] sind Therapeut*innen in hohem Maße auf die Mitarbeit der Betroffenen und deren Überzeugung angewiesen, dass die angebotene Therapie eine lohnende Aussicht auf Erfolg bietet. Beides sind Voraussetzungen für den Therapieerfolg. Die Physiotherapeut*innen müssen dafür offener und neugieriger auf die Sichtweisen der Erkrankten sein und die Beziehung eher komplementär als hierarchisch gestalten, um eine Zusammenarbeit auf Augenhöhe anzustreben. Neben den dafür erforderlichen zusätzlichen Kompetenzen wird also auch die Rolle der Therapeut*innen breiter und flexibler. Dieser Wandel hin zu einer neuen Identität und einem neuen Selbstverständnis bedeutet für alle Therapeut*innen und auch für den gesamten Berufsstand der Physiotherapie eine große Herausforderung.

Ob und wie diese Herausforderungen gemeistert werden, hängt wesentlich von der zugrunde liegenden professionellen Haltung, den damit verbundenen Sichtweisen auf den Gesamtkontext, auf das Gegenüber sowie auf das therapeutische Konzept ab. Kommunikationsmethoden und -techniken stellen dabei wichtige (technische) Instrumente dar, um diese Haltung zu befördern.

1.4.2 Definition der therapeutischen Allianz

Vor dem Versuch, den Kern der TA zu beschreiben und zu definieren, ist es wichtig zu verstehen, dass die TA nur einen Teil der therapeutischen Beziehung darstellt. In diesem größeren Rahmen werden neben der therapeutischen Arbeitsbeziehung im engeren Sinn weitere Rahmenbedingungen definiert, welche die Zusammenarbeit zwischen Physiotherapeut*innen und Hilfesuchenden sowohl in der Therapie als auch in der Prävention oder Gesundheitsförderung regeln. Dazu gehören u. a. berufsrechtliche Aspekte (Berufsgesetz), gesetzliche Regelungen (SGB, BGB), Schweigepflicht, vertragliche Vereinbarungen zwischen Versicherungen und Leistungserbringenden oder direkt zwischen den Physiotherapeut*innen und den Patient*innen, Ausfallregelungen und Sicherheitsaspekte (BG).

Diese Regelungen bestimmen in hohem Maße den Handlungsspielraum von Therapeut*innen und beeinflussen damit auch die Arbeit mit und die Beziehung zu den Betroffenen. Besteht hier trotz transparenter Kommunikation über diese Rahmenbedingungen Diskussions- oder Klärungsbedarf, kann dieser im besten Fall klar von der Rolle der Therapeut*innen im engeren Sinn getrennt und an eine dafür zuständige Person delegiert werden, z. B. an eine Verwaltungskraft, eine geschäftsführende Person, eine Inhaber*in usw. In der Praxis ist dies oft nur bedingt möglich, da den Physiotherapeut*innen oft gleichzeitig die Praxis gehört und sie organisatorische Aufgaben wahrnehmen, Rechnungen schreiben oder Termine vergeben müssen und somit neben der rein therapeutischen Rolle noch einige weitere einnehmen. Sich z. B. in der Therapiesitzung für Verordnungsfehler oder eine Fehlberechnung rechtfertigen zu müssen, kann schnell zu einem Beziehungsabbruch führen und die Therapie negativ beeinflussen.

Der Begriff der therapeutischen Allianz beschreibt im engeren Sinne die Art und Weise, wie Physiotherapeut*innen und Erkrankte miteinander umgehen und kooperieren, d. h. welche Qualität, Ausprägung bzw. welches Unterstützungspotenzial diese Kooperation entwickelt. Davon zu unterscheiden sind sog. beziehungsfördernde Haltungen, Eigenschaften oder Interventionen, die das Ziel haben, eine TA aufzubauen, zu fördern oder wiederherzustellen. Wie wir später sehen werden, können aber auch Strategien, Methoden und Maßnahmen auf der therapeutischen Inhaltsebene die TA beeinflussen, obwohl sie nicht direkt auf sie ausgerichtet sind, wie z. B. eine Technik zur Schmerzlinderung oder Beweglichkeitsförderung.

Je nach Quelle gibt es unterschiedliche (Arbeits-) Definitionen bzw. Beziehungsmodelle der TA. Die meisten folgen im Kern der Beschreibung nach Bordin, für den folgende TA-Elemente charakteristisch sind [2]:

- Eine vertrauensvolle und respektvolle Beziehung oder Verbindung (bond), in der sich die Person verstanden, wertgeschätzt und unterstützt fühlt und die gleichzeitig ihre Zuversicht stärkt, dass das bestehende Problem gelöst werden kann.
- Einvernehmen über die Ziele zwischen beiden Seiten
- Einvernehmen über die Maßnahmen und Aufgaben zur Erreichung der Ziele

Demnach ist die qualitative Ausprägung dieser Kernfaktoren wesentlich dafür verantwortlich, wie gut und erfolgreich ein therapeutischer Prozess verläuft. Dies wiederum hängt davon ab, wie gut diese Anforderungen mit den persönlichen Eigenschaften der beteiligten Personen in Einklang gebracht werden können. Im Bereich der Psychotherapie unterstreichen entsprechende Forschungsergebnisse bereits die Bedeutung der TA für das Behandlungsergebnis [11]. In anderen Gesundheitsberufen zeichnen sich ähnliche Tendenzen ab, allerdings sind die Forschungsergebnisse noch nicht umfangreich genug, um eine ähnlich starke und stabile Aussage treffen zu können (S. 29).

Bordin betonte weiter, dass jede Therapie im Kern einen Beziehungsaspekt beinhaltet. Dies erscheint insofern nachvollziehbar, als jede Begegnung, sei es mit uns selbst, mit anderen Menschen, Dingen oder Sachverhalten, sei es im privaten oder beruflichen Kontext, unter dem Aspekt der Beziehung betrachtet werden kann. Beziehung entsteht unmittelbar mit dem Kontakt und unabhängig davon, ob wir es wollen oder nicht. Zumindest im beruflichen Kontext stellt sich daher die Frage, wie die Beziehung, wenn sie denn besteht, zwischen den beteiligten Personen so gestaltet werden kann, dass sie die Zusammenarbeit und die effektive Umsetzung von Maßnahmen fördert und damit die Chance auf die gewünschte Veränderung erhöht.

Auch wenn man Bordins Beschreibung berufs- und methodenübergreifend betrachtet, kann die Ausgestaltung von TA in verschiedenen Kontexten (z. B. Physiotherapie, Logopädie, Ergotherapie) und in Abhängigkeit von den dort angewandten Konzepten und Methoden unterschiedlich sein, um unter den dort gegebenen Rahmenbedingungen (z. B. Berufsgesetze) unterstützend wirken zu können (Kap. 1.4.3) [18]. Eine einfache Übertragung dieser Beschreibung auf die Physiotherapie ist daher nicht möglich. Gerade auch deshalb nicht, weil physiotherapeutische Kernaspekte wie z. B. der Hands-on-Anteil, mit seinen Voraussetzungen und Auswirkungen darin nicht berücksichtigt werden [24].

Darüber hinaus werden im Zusammenhang mit der TA Komponenten wie Empathie, Authentizität, therapeutische Haltung, Bindungsstile usw. genannt. Hier bleibt abschließend zu klären, wo diese Aspekte zu verorten sind, ob und wie sie sich überschneiden oder ergänzen und wie sie zur TA und zum Therapieergebnis beitragen.

Neben den 3 Kernaspekten nach Bordin ist die TA weiterhin gekennzeichnet durch folgende Faktoren [12]:

- Definierte Rollen: Die Patient*in mit ihren Bedürfnissen ist Anlass und Mittelpunkt der Zusammenarbeit. Die/der Therapeut*in bringt ihre/seine Expertise ein und ist für den Therapieprozess verantwortlich. Daraus ergibt sich ein Machtgefälle, die Annäherung an eine Zusammenarbeit auf Augenhöhe bleibt in jedem Fall wünschens- und erstrebenswert.
- eine klare Struktur in der Zusammenarbeit
- ein systematisiertes Vorgehen
- Zielorientierung
- Eine zeitlich begrenzte Zusammenarbeit, die mit dem Erreichen der Ziele oder mit der Beendigung der Zusammenarbeit durch eine der beiden Seiten endet.

Wie wir aus unserem Alltag wissen, entwickeln und verändern sich Beziehungen im Laufe der Zeit und werden von verschiedenen Umständen beeinflusst. Ob und wie sich eine TA im Verlauf der Therapie verändert, wurde bisher nur in wenigen Studien und mit unterschiedlichen Ergebnissen untersucht. So scheint etwa die kognitive Verhaltenstherapie zu einer frühzeitigen Veränderung der Symptome mit sowohl besseren Therapieergebnissen als auch einer Stärkung der TA zu führen [4]. Ein anfänglicher Fortschritt kann zu einer positiveren Sicht beider Personen auf die Therapie und damit zu einer stärkeren Bindung führen. Besonders zu Beginn einer Therapie nimmt die TA zu und zeigt dann im weiteren Verlauf einen langsameren, aber stetig linearen Anstieg [16]. Vor allem die erste Sitzung scheint für die Entwicklung einer TA wesentlich zu sein [19]. Eine starke TA zu Beginn der Therapie scheint eine gute und nachhaltige Basis für die Entwicklung der Intervention zu bieten und in den darauffolgenden Sitzungen stabil und unabhängig vom Therapieverlauf zu bleiben [19].

1.4.3 Bedeutung der therapeutischen Allianz in verschiedenen Kontexten

Grundsätzlich ist es für die meisten therapeutischen Situationen von Vorteil, neben den bestehenden Rahmenbedingungen, den expliziten Rollen (Therapeut*in, Patient*in/Klient*in), dem zu lösenden Problem und dem zu erreichenden Ziel auch die Sichtweisen, Erwartungen und die Art und Weise der Zusammenarbeit zu klären. Diese Klärung führt zu einer der Situation angepassten TA. Dabei können einzelne Aspekte oder Elemente unterschiedlich stark ausgeprägt sein oder mehr oder weniger im Vordergrund stehen. Die TA selbst kann eine unterschiedliche Rolle oder Bedeutung für das Erreichen des angestrebten Ziels haben [25].

Die therapeutische Allianz unter verschiedenen Blickwinkeln

In der personenzentrierten Sicht- und Arbeitsweise nach Carl Rogers beispielsweise, die bis heute die Haltung vieler Therapeut*innen prägt, stellt der Beziehungsaspekt der TA eine wesentliche Quelle der Veränderung dar. Indem die Therapeut*in der Patient*in eine ehrliche und empathische zwischenmenschliche Beziehung anbietet, kann sich die Patient*in sicher, akzeptiert und als die Person wertgeschätzt fühlen, die sie ist [25]. Die Therapeut*in interagiert auf Augenhöhe mit der Patient*in und verhält sich dabei autonomieerhaltend und -unterstützend, ermächtigend und somit nicht direktiv. Die Person und ihre Entwicklung stehen im Mittelpunkt, nicht das Problem [21]. Auf dieser Basis können Menschen ihre vorhandenen Ressourcen und Potenziale entfalten und entwickeln und somit sich selbst, ihre Sichtweisen und ihr Verhalten konstruktiv verändern.

Die Motivation dazu, die überwiegend auf unbewussten Prozessen beruht, bezeichnete Rogers als Aktualisierungstendenz.

Je besser Menschen diese Prozesse erkennen und verstehen, desto harmonischer und kongruenter können sie sich entwickeln. Es wird leichter, das bewusste, willensgesteuerte und das unterbewusste somatische System aufeinander abzustimmen und zu erkennen, ob diese Abstimmung kongruent ist und Gefühle wie Motivation, Energie, Offenheit, Flexibilität und Interesse auslöst, oder ob sie eher inkongruent ist und Gefühle wie Anspannung, Angst, Irritation oder Unsicherheit erzeugt [14]. Diese von Empathie geprägte Grundhaltung und die damit verbundene Präsenz der Therapeut*in tragen dazu bei, einen „sicheren Raum" zu schaffen, in dem Veränderung stattfinden kann [3], [5], [23].

Eine positive Beziehung kann auch als Grundlage zur Förderung des Vertrauens in die Therapeut*in und damit zur Stärkung des Glaubens an die Therapie gesehen werden. Sie hilft Patient*innen, therapeutische Empfehlungen anzunehmen und sich aktiv an der Planung und Durchführung der Therapie zu beteiligen. Sie kann es Patienten auch ermöglichen, mit neuen, zielführenden Verhaltensweisen zu experimentieren. Der geschützte Raum bietet dafür den notwendigen Rahmen, in dem Patienten den Mut finden, sich selbst und neue Möglichkeiten auszuprobieren. Die Beziehung begünstigt somit Veränderungen und kann als indirekter Wirkfaktor für Veränderung gesehen werden.

Betrachtet man dagegen den Stellenwert der TA im Coaching, also einem nicht therapeutischen Bereich, so ist auch hier die Ausprägung der TA eng mit dem Ergebnis verknüpft [15]. Allerdings stehen die Aspekte „Aufgaben" und „Ziele" etwas stärker im Vordergrund als der Beziehungsaspekt selbst. Sie haben damit auch einen stärkeren Einfluss auf das Ergebnis, wobei Ziele und Aufgaben im Wesentlichen vom Auftraggeber bestimmt werden sollten. Hieraus kann geschlossen werden, dass die Personen nicht zwingend gut zusammenpassen müssen, sondern v. a. gut zusammenarbeiten können müssen [15].

Aus diesen unterschiedlichen Sichtweisen lassen sich zunächst 2 Kriterien ableiten, die helfen können, eine TA für einen spezifischen Therapiekontext zu definieren:

- Kriterium 1: Rolle der Beziehung für die Zielerreichung
  - Ist die Beziehung direktes (Therapie-)Mittel und aktiver Bestandteil der Zielerreichung und spielt somit eine zentrale therapeutische Rolle?
  - Ist die Beziehung ein rahmensetzender und ermöglichender Faktor, der die eigentlichen therapeutischen Interventionen erst ermöglicht und/oder deren Wirkung verstärkt?
  - Treffen beide Kriterien zu, um die Ziele einer Therapie zu erreichen?
- Kriterium 2: Zielgerichtetheit der therapeutischen Interventionen
  - Sind die therapeutischen Interventionen primär auf den Aufbau, die Gestaltung und die Verbesserung der Beziehung ausgerichtet? Es handelt sich also um sogenannte beziehungsfokussierte Interventionen.
  - Konzentrieren sich die therapeutischen Interventionen hauptsächlich auf spezifische Aspekte der Therapie, wie z. B. die Korrektur von Bewegungsmustern oder die Verbesserung von Schmerzen? Diese Interventionen können die Beziehung indirekt beeinflussen, adressieren sie aber nicht direkt und werden daher als nicht beziehungsfokussierte Interventionen bezeichnet.

Aufgrund der Möglichkeiten, die sich daraus ergeben können, muss die Beziehung nicht nur als „alllgemeiner oder kontextueller Wirkfaktor", sondern eher als „übergreifendes Thema" über viele Therapieformen hinweg betrachtet werden und kann unter Umständen auch als spezifischer Wirkfaktor fungieren [25].

Warmherzigkeit, Empathie, Respekt und Wertschätzung werden als weitere wichtige Eigenschaften für die Ausbildung der TA genannt [3], [17], [18]. Physiotherapeut*innen sollten die Patient*in in den Mittelpunkt ihrer Arbeit stellen, sie zur Selbsthilfe befähigen und sie ermutigen, sich aktiv an der Zielfindung und der Therapie zu beteiligen. Den Patient*innen sollten ausreichend Raum gegeben werden, ihre Überlegungen dazu aktiv zu formulieren und anschließend informiert zu entscheiden, welche Therapieoptionen und -anregungen sie annehmen möchten und in welchem Tempo eine Umsetzung erfolgen soll [12], [15], [20], [22].

1.4.4 Die therapeutische Allianz in der Physiotherapie

Wie sieht nun die Beschreibung einer TA für die Physiotherapie aus und wie kann sie an unterschiedliche physiotherapeutische Handlungsfelder und Rollen angepasst werden? In einer systematischen Übersichtsarbeit zeigte sich, dass die in den eingeschlossenen Studien verwendeten Definitionen der TA im Wesentlichen die Kernaspekte nach Bordin enthielten [10]. Wie in der Psychotherapie und im Coaching wurden Empathie, eine nicht wertende Haltung, positive Wertschätzung, kommunikative Kompetenz und Reflexionsfähigkeit als wichtige Eigenschaften der Therapeut*innen für die Beziehungsgestaltung hervorgehoben.

Eine Übersichtsarbeit identifizierte für den Bereich der muskuloskeletalen Rehabilitation verschiedene Modelle, die mit der TA in Verbindung stehen oder in der Zusammenarbeit von Patient*in und Therapeut*in ihre Anwendung finden, wie z. B. das Health Beliefs Model oder das transtheoretische Modell [1]. Darüber hinaus konnten neben den Themen Kongruenz, Therapie- und Ergebniserwartungen, Therapieindividualisierung, Einflussfaktoren sowie Rollen und Verantwortlichkeiten folgende wichtige Themen aus Sicht der Betroffenen identifiziert werden (▶ Tab. 1.1).

Gleichzeitig tragen andere Studienergebnisse weiter dazu bei, das Bild für die Physiotherapie zu konkretisieren [24]. Sie machen folgende Themen bzgl. der TA aus (▶ Tab. 1.2).

Ergänzend hierzu sind auch die Themen einer systematischen Übersichtsarbeit zum Thema „Patientenzentrierung“ interessant (▶ Tab. 1.3) [27].

1.4.5 Zusammengefasst

Viele dieser Punkte decken sich mit Befunden aus der Psychotherapie, wenn auch in unterschiedlicher Gewichtung [12], [17], [18], [20], [22], [26]. Die vor allem aus Sicht der Patient*innen wichtigen Attribute lassen sich in Anlehnung an Bordin stichwortartig unter den Überschriften „Beziehung“ und „Ziele und Maßnahmen“ zusammenfassen – auch wenn die einzelnen Aspekte zum Teil eng miteinander verknüpft und nur schwer voneinander abgrenzbar sind. Ergänzt werden sie durch die Kategorie der „beziehungsfördernden Therapeut*innenmerkmale und Interventionen“.

- Beziehung:
  - interessiert, offen, verstehen wollend, Patient*innenbedürfnisse im Mittelpunkt
  - freundlich, offen, empathisch, mitfühlend, echt
  - nicht urteilend, verständnisvoll, akzeptierend
  - respektvoll, auf Augenhöhe, gleichberechtigt, individualisiert
  - fürsorglich, hilfsbereit, unterstützend, verbindlich, die Autonomie fördernd
  - professionell bzgl. Nähe und Distanz, v. a. im körperlichen Kontakt

Tab. 1.1 Wichtige Themen für eine therapeutische Zusammenarbeit aus Sicht der Betroffenen [1].

Thema	Beschreibung
Verbundenheit	empathische, gute Verbindung spüren, geprägt von Freundlichkeit, Mitgefühl und Fürsorge; ernst genommen werden
Partnerschaftlichkeit	unterstützend, aktiv beteiligt werden an der Ziel- und Maßnahmenplanung sowie anderen Therapieentscheidungen; Vertrauen, Gleichberechtigung, Respekt und gegenseitiges Verständnis
Rollen und Verantwortlichkeiten	Therapeut*in soll Patient*in schulen und motivieren können, deren Ressourcen aktivieren und Autonomie fördern können sowie aktiv nachfassen und die Entwicklung aufzeigen.
Kommunikation	klare Informationen, effektive Kommunikation sowie nonverbale Fähigkeiten und aktives Zuhören seitens der Therapeut*in, gegenseitiges Feedback und visuelle Hilfsmittel

Tab. 1.2 Beziehungsfördernde Aspekte im physiotherapeutischen Setting [24].

Thema	Beschreibung
der Person begegnen	Verbindung herstellen und Person in ihrer Gesamtheit kennen und verstehen wollen und akzeptieren, eine Zusammenarbeit auf Augenhöhe anstreben.
den Weg begleiten	Unabhängigkeit fördern, dabei im Therapieverlauf mehr und mehr Verantwortung, Kompetenz und Kontrolle auf die Patient*in übertragen.
therapeutischer Raum	genug Zeit, räumliche Sicherheit und Diskretion sowie die Therapeut*inneneigenschaften Alter, Kompetenz, persönliche Erscheinung, soziokultureller Hintergrund, Hilfsbereitschaft, Empathie, Freundlichkeit und Echtheit
Autonomie fördern	Verbesserung der Selbstwahrnehmung bis hin zu verbessertem Selbstmanagement und Unabhängigkeit der Patient*in; eine Zusammenarbeit, die geprägt ist von Vertrauen in die TA und die Physiotherapeut*in, wodurch Änderungsmotivation und die Qualität der gemeinsamen Zielübereinkunft gefördert wird.
therapeutische Berührung	zur Bestätigung der Beschwerden und der damit verbundenen Erfahrungen der/des Patient*in, sowie zum Aufbau einer physischen und emotionalen Verbindung
Kommunikation	empathische Aufmerksamkeit für die Patient*in und ihre Geschichte, aktives Zuhören

- Ziele und Maßnahmen:
  - aktiv einbeziehend, unterstützend und ermutigend bei der Zielformulierung
  - fachkompetent und bedarfsspezifisch informierend und aufklärend
  - Ziele und Maßnahmen gemeinsam und autonomiewahrend erarbeiten
  - gemeinsam und konkret planend, unterstützend bei der Umsetzung
- beziehungsfördernde Eigenschaften und -kompetenzen der Physiotherapeut*innen sowie beziehungsfördernde Interventionen:
  - offene, interessierte, empathische, wertschätzende und nicht urteilende Haltung
  - positive Sichtweise auf Patient*innen und Vertrauen in deren Ressourcen und Fähigkeiten
  - Vertrauen in die eigenen Fähigkeiten, den therapeutischen Prozess bei gleichzeitiger Bewusstheit über die persönlichen und beruflichen Grenzen
  - störungsfreies Setting mit entsprechender Atmosphäre anbieten, ausreichend Zeit, räumliche Sicherheit und Diskretion
  - Rapport herstellen, um eine TA anzubahnen und aufzubauen
  - Motivation, Selbstständigkeit und Selbsteffektivität fördern und Ressourcen aktivieren
  - situationsangepasst und relevant zum Problem und über den therapeutischen Prozess informieren, beraten und schulen
  - bestehende körperliche Beschwerden fachlich versiert untersuchen, Interventionen individuell und zielführend planen, im Verlauf anpassen sowie Fortschritte überwachen und verdeutlichen
  - professionell verbal und nonverbal kommunizieren, u. a. über offene, persönliche Ansprache, angepasste, klare Sprache, aktives Zuhören, Feedback geben und annehmen und Augenkontakt

Diese hohen Anforderungen decken sich zwar mit dem eingangs erwähnten Rollenmodell der Physiotherapie, machen aber auch deutlich, dass diese verschiedenen Kompetenzen explizit trainiert werden müssen. Aufgrund der hohen Relevanz dieser Aspekte für die Patient*innen müssen neben den berufsspezifischen Interventionen, die vom Weltverband deutlich in den Vordergrund gestellt werden, vor allem diejenigen, die sich direkt auf die TA beziehen, einen höheren Stellenwert erhalten [28].

Betrachtet man das Spektrum von der Psychotherapie über die Physiotherapie bis hin zur Bera-

Tab. 1.3 Relevante Themen für eine patient*innenzentrierte Arbeitsweise aus Sicht der Betroffenen [27].

Thema	Beschreibung
Patient*in als ganze Person sehen	Ihre Geschichte, Bedürfnisse, Erwartungen, Sichtweisen und Umstände kennen, um die Therapie individuell gestalten zu können.
Physiotherapeut*innen: soziale Merkmale	Respektvoll, nicht urteilend, nicht egoistisch, offen und interessiert, der eigenen Grenzen bewusst persönlich und beruflich. Die Bedürfnisse der Betroffenen stehen im Vordergrund, Rapport und Beziehung werden aufgebaut. Die Therapeut*in verhält sich gegenüber der/dem Patient*in unterstützend, echt, freundlich, fürsorglich verbindlich und engagiert. Sie wahrt dabei eine professionelle Distanz. Im Kern beschreibt das die Fähigkeit der Therapeut*in, die/den Patient*in in den Mittelpunkt des Geschehens zu stellen.
Vertrautheit	Vertrauen der Therapeut*in in die Patient*in, den therapeutischen Prozess sowie die eigenen Fähigkeiten
Physiotherapeut*innen: Wissen und Fertigkeiten	Dieses sollte krankheitsspezifisch sein, einschließlich der damit einhergehenden strukturellen körperlichen Dysfunktionen sowie dem Verständnis für die Perspektive der Betroffenen. Diese schätzen dabei den klaren Input der Physiotherapeut*innen, möchten gleichzeitig aber auch ihre eigenen informierten Entscheidungen treffen.
Edukation	Das verständliche Vermitteln von hilfreichen Informationen zu Symptomen und zum Problem, zu Diagnostik, Behandlung, Verlauf und Prognose der Pathologie. Die Informationen sollten dabei zur Lebensrealität und Wahrnehmung passen und bedeutsam für die Bedürfnisse und Ziele des erkrankten Menschen sein.
Zielsetzung	Die Therapeut*in sollte die Patient*in dazu ermutigen und anleiten, ihre Ziele zu formulieren und zu bestimmen.
Unterstützung	Die Unterstützung durch die Physiotherapeut*in erfolgt durch individuell angepasste Verantwortungsteilung, Bestärkung und Empowerment.
Empowerment	hauptsächlich gefördert durch therapeutische Berührung, Edukation, Aufzeigen von Fortschritten in Symptomen und Funktion; weiterhin Beratung und zeitnahe Terminplanung
individuelle Therapie	einschließlich Trainingsplan mit Übungen, Informationen und Anleitungen, die zusammen mit der Patient*in diskutiert und erstellt werden; Anpassung an die sich entwickelnden Umstände der Patient*in und deren Feedback zu den Übungen
verbale Kommunikation	Beständiger Dialog in adressatengerechter, klarer Sprache, um einen sicheren Raum zu schaffen, in dem Patient*innen sich öffnen können; Aufgeschlossenheit gegenüber der kranken Person, persönliche Ansprache und kommunikative Fähigkeiten waren weit wichtiger als die Bereitstellung wissenschaftlicher Fakten. Durch die persönliche Kommunikation entsteht eine Verbindung und die Therapie kann somit von einer therapeut*innen- zu einer patient*innenzentrierten werden.
nonverbale Kommunikation	Augenkontakt, Nicken und der Gesichtsausdruck tragen dazu bei, dass die Patient*in sich gesehen fühlt.

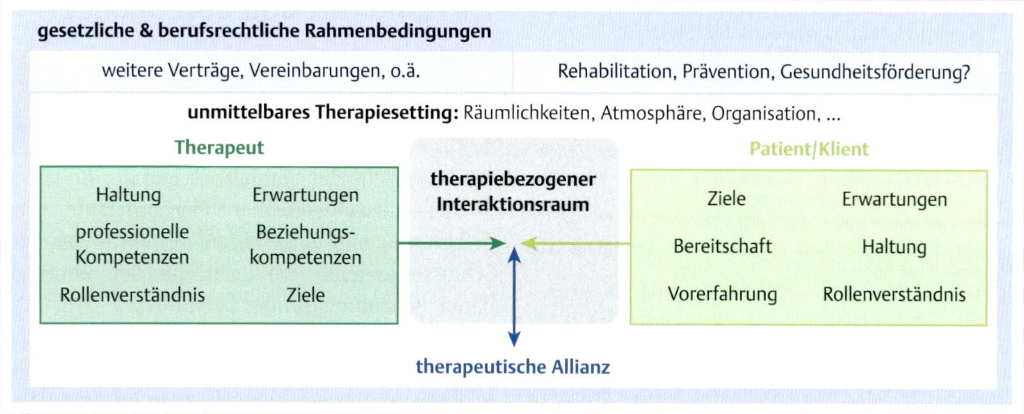

Abb. 1.10 Therapeutische Allianz in der Physiotherapie.

tung von Menschen ohne psychische oder körperliche Probleme oder Einschränkungen, so erscheint grundsätzlich Folgendes denkbar: Die Beziehung selbst mit all ihren Anforderungen rückt in den Vordergrund und gewinnt an Bedeutung, je komplexer die Ausgangslage ist, d. h. in einer Situation, in der es nicht nur um die Optimierung von Alltags- oder Arbeitsprozessen oder die Wiederherstellung körperlicher Beschwerden geht, sondern um die Bewältigung und Kompensation von Alltagseinschränkungen, wie dies z. B. nach einem Schlaganfall oder bei chronischen Schmerzen der Fall ist [9]. Das heißt, je größer die psychischen und sozialen Anforderungen sind, desto wichtiger wird der Beziehungsaspekt.

Angelehnt an Ross et al. (2008) [22] stellt die ▶ Abb. 1.10 die Interaktion zwischen Physiotherapeut*innen und Patient*innen vor dem Hintergrund unterschiedlicher Rahmenbedingungen und Kontexte dar. Beide Personen bringen ihre individuellen Voraussetzungen und Charakteristika in die Zusammenarbeit mit ein, woraus sich die Qualität der therapeutischen Allianz ergibt. Diese beeinflusst wiederum das Potenzial sowie die Art und Weise der Zusammenarbeit.

Beispiele und Vorschläge dafür, wie die einzelnen Kompetenzen zur Beziehungsgestaltung entwickelt werden können, sind im Kap. Therapeutische Allianz als kontextueller Wirkfaktor beschrieben.

Literatur

[1] Babatunde F et al. Characteristics of therapeutic alliance in musculoskeletal physiotherapy and occupational therapy practice: a scoping review of the literature. BMC Health Serv Res 2017; 17(1): 375

[2] Bordin ES. The generalizability of the psychoanalytic concept of the working alliance. Psychotherapy: Theory, Research & Practice 1979; 16(3): 252–260

[3] Bundschuh-Müller K. The Awakened Heart: Mindfulness as a Bridge Between the Person-centered Approach and Eastern Philosophies. In: Cornelius-White J, Motschnig-Pitrik R, Lux M. (Hrsg.) Interdisciplinary Handbook of the Person-centered Approach. Heidelberg: Springer; 2013

[4] DeRubeis RJ et al. A Conceptual and Methodological Analysis of the Nonspecifics Argument. Clinical Psychology: Science and Practice 2005; 12(2): 174–183

[5] Dixon L et al. The Sacred Space: Using Stages of Change Model With Motivational Interviewing to Promote Patient-centered Healing. Journal of the American Psychiatric Nurses Association 2023; 10783903231154607

[6] FKG, FGdFdS (2021). Professionsspezifische Kompetenzen. Im Internet: https://fkg-css.ch/de/

[7] Flückiger C, Grosse-Holtforth M. Bedürfnisorientierung in der Psychotherapie: Motivorientierte Beziehungsgestaltung und ressourcenorientierte Gesprächsführung. In: Frank R, Flückiger C. (Hrsg.) Therapieziel Wohlbefinden. Heidelberg: Springer; 2022

[8] Frank JR et al. CanMEDS 2015 Physician Competency Framework. Ottawa, Royal College of Physicians and Surgeons of Canada; 2015

[9] Heredia-Callejon A et al. Influence of the Therapeutic Alliance on the Rehabilitation of Stroke: A Systematic Review of Qualitative Studies. J Clin Med 2023; 12(13): 4266. DOI: 10.3390/jcm12134266

[10] Kinney M et al. The impact of therapeutic alliance in physical therapy for chronic musculoskeletal pain: A systematic review of the literature. Physiotherapy Theory and Practice 2020; 36(8): 886–898

[11] Krause M. Lessons from ten years of psychotherapy process research. Psychotherapy Research 2023; 1–15
[12] Lammers CH. Therapeutische Beziehung und Gesprächsführung. Weinheim: Verlagsgruppe Beltz; 2017
[13] Lin I et al. What does best practice care for musculoskeletal pain look like? Eleven consistent recommendations from high-quality clinical practice guidelines: systematic review. British Journal of Sports Medicine 2020; 54(2): 79–86
[14] Lux M et al. The Essence of the Person-centered Approach. In: Cornelius-White J, Motschnig-Pitrik R, Lux M. (Hrsg.) Interdisciplinary Handbook of the Person-centered Approach. Heidelberg: Springer; 2013
[15] Mannhardt SM, de Haan E. The Coaching Relationship. In: Greif S, Möller H, Scholl W et al. (Hrsg.) International Handbook of Evidence-based Coaching Theory, Research and Practice. Cham: Springer; 2022
[16] Meier D et al. Growth curves of common factors in psychotherapy: Multilevel growth modelling and outcome analysis. Clinical Psychology & Psychotherapy; 2023. DOI: 10.1002/cpp.2864
[17] Norcross JC, Lambert MJ. Psychotherapy relationships that work III. Psychotherapy (Chic) 2018; 55(4): 303–315
[18] Norcross JC, Wampold BE. A new therapy for each patient: Evidence-based relationships and responsiveness. Journal of Clinical Psychology 2018; 74: 1889–1906
[19] Rio Olvera FJ del et al. The first session is the one that counts: An exploratory study of therapeutic alliance. Frontiers in Psychology 2022; 13: 1 016 963
[20] Rodriguez-Nogueira O et al. The psychometric properties of the person-centered therapeutic relationship in physiotherapy scale. PLoS One 2020; 15(11): e0 241 010
[21] Rohr D. Der Gesprächsansatz nach C. Rogers. In: Szczyrba B, Treeck T van, Wildt B et al. Coaching (in) Diversity an Hochschulen. Wiesbaden: Springer; 2017
[22] Ross EC et al. The therapeutic alliance: A theoretical revision for offender rehabilitation. Aggression and Violent Behavior 2008; 13: 462–480
[23] Schmock BN et al. Effect of sacred space environment on surgical patient outcomes: a pilot study. International Journal for Human Caring 2009; 13(1): 49–59
[24] Sondena P et al. Conceptualisation of the therapeutic alliance in physiotherapy: is it adequate? Musculoskeletal Science and Practice 2020; 46: 102 131
[25] Tishby O. Developing the Therapeutic Relationship (Integrating Case Studies, Research, and Practice). Washington DC, American Psychological Association. Kindle-Version; 2018
[26] Wampold BE. Contextual Model. In: Wampold BE, Imel ZE. (Hrsg.) The Great Psychotherapy Debate – The Evidence for What Makes Psychotherapy Work. New York: Taylor and Francis; 2015
[27] Wijma AJ et al. Patient-centeredness in physiotherapy: What does it entail? A systematic review of qualitative studies. Physiotherapy Theory and Practice 2017; 33(11): 825–840
[28] World Physiotherapy Description of physical therapy – Policy statement; 2019. Im Internet: https://www.royalcollege.ca/rcsite/canmeds/framework/canmeds-role-professional-e
[29] World Physiotherapy. Physiotherapist education framework. London: World Physiotherapy; 2021

1.5 Adhärenz und Compliance

Daniel Riese

1.5.1 Einleitung

Die Bedeutung der Compliance und der Adhärenz in der muskuloskeletalen Physiotherapie kann nicht hoch genug eingeschätzt werden. Sie sind die Schlüsselelemente, die nicht nur den unmittelbaren Behandlungserfolg beeinflussen [20], [41], sondern auch die langfristige Gesundheit und das Wohlbefinden der Patient*innen. In diesem Kapitel widmen wir uns einer eingehenden Analyse dieser beiden Konzepte und ihrer unverzichtbaren Rolle im therapeutischen Prozess.

Die Compliance wird häufig als das Ausmaß definiert, in dem eine Person die Anweisungen der Therapeut*innen befolgt. Sie ist ein kritischer Faktor, der den Behandlungserfolg maßgeblich beeinflussen kann.

Adhärenz hingegen geht über die bloße Befolgung von Anweisungen hinaus und umfasst das aktive Engagement und die Eigenverantwortung der Person im gesamten Behandlungsprozess [11]. Diese Unterscheidung ist wichtig, da sie die Notwendigkeit eines ganzheitlichen Ansatzes in der Physiotherapie unterstreicht, der über reine Instruktionen hinausgeht und die aktive Beteiligung der erkrankten Person einschließt.

In diesem Kapitel werden die zentralen Aspekte von Compliance und Adhärenz diskutiert, beginnend mit Definitionen und Abgrenzungen der Begriffe. Darüber hinaus wird untersucht, wie verschiedene Faktoren – von der Persönlichkeit der Patient*innen über das Behandlungsumfeld bis hin zu sozioökonomischen Bedingungen – die Adhärenz beeinflussen können. Die Rolle der Therapeut*innen bei der Förderung von Compliance und Adhärenz, einschließlich der Entwicklung effektiver Kommunikationsstrategien und der Anpassung der Behandlung an die individuellen Bedürfnisse einer erkrankten Person, wird ebenfalls ausführlich diskutiert.

Wir werden uns schließlich auch mit den Herausforderungen und Methoden zur Messung der Adhärenz befassen. Ein weiterer Schwerpunkt ist die Identifizierung wirksamer Strategien zur Verbesserung der Adhärenz, einschließlich des Einsatzes von Technologien und der Anwendung von Best Practices aus der Forschung. Diese Konzepte werden anhand praktischer Beispiele und konkreter Studien veranschaulicht, um ein besseres Verständnis für ihre Anwendung in der Praxis zu fördern.

Abschließend wird ein Ausblick auf die zukünftige Bedeutung von Compliance und Adhärenz in der Physiotherapie gegeben, mit besonderem Fokus auf sich entwickelnde Technologien und Veränderungen im Patientenverhalten.

1.5.2 Grundlagen zu Compliance und Adhärenz

Definition und Unterschiede von Compliance und Adhärenz

Die Bedeutung von Compliance und Adhärenz in der muskuloskeletalen Physiotherapie kann nicht genug betont werden. Sie sind die Schlüsselelemente, die nicht nur den unmittelbaren Behandlungserfolg [19], [21], sondern auch die langfristige Gesundheit und das Wohlbefinden der Patient*innen beeinflussen. In diesem Kapitel widmen wir uns einer eingehenden Analyse dieser beiden Konzepte und ihrer unverzichtbaren Rolle im therapeutischen Prozess.

Compliance bezeichnet das Ausmaß, in dem eine Person den Anweisungen und Empfehlungen von Physiotherapeut*innen folgt [10], [38]. Historisch gesehen impliziert der Begriff eine eher passive Rolle der erkrankten Person im Behandlungsprozess, wobei der Schwerpunkt auf der Befolgung vorgegebener Anweisungen liegt [20]. Wenn z. B. eine Physiotherapeut*in einer Patient*in ein bestimmtes Übungsprogramm verordnet und die Patient*in dieses genau nach Anweisung durchführt, gilt dies als hohe Compliance.

Adhärenz hingegen ist ein umfassenderes Konzept, das die aktive Beteiligung und Eigenverantwortung der Person im Behandlungsprozess betont [10], [30]. Die Adhärenz geht über eine einfache Compliance hinaus und beinhaltet ein Engagement für den gesamten Behandlungsplan, einschließlich Medikamenteneinnahme, Diät- und Übungsanweisungen [11]. Eine adhärente Patient*in arbeitet etwa aktiv mit der Therapeut*in zusammen, passt Übungen an ihre Bedürfnisse an und kommuniziert offen über Herausforderungen oder Bedenken (▶ Abb. 1.11) [16].

Diese Unterscheidung ist besonders in der Physiotherapie relevant, wo die aktive Beteiligung der erkrankten Person für den Erfolg entscheidend ist. Wenn eine Patient*in beispielsweise die empfohlenen Übungen nicht nur ausführt, sondern sie auch selbstständig anpasst, um Schmerzen zu minimieren oder die Wirksamkeit zu erhöhen, zeigt dies ein hohes Maß an Adhärenz an.

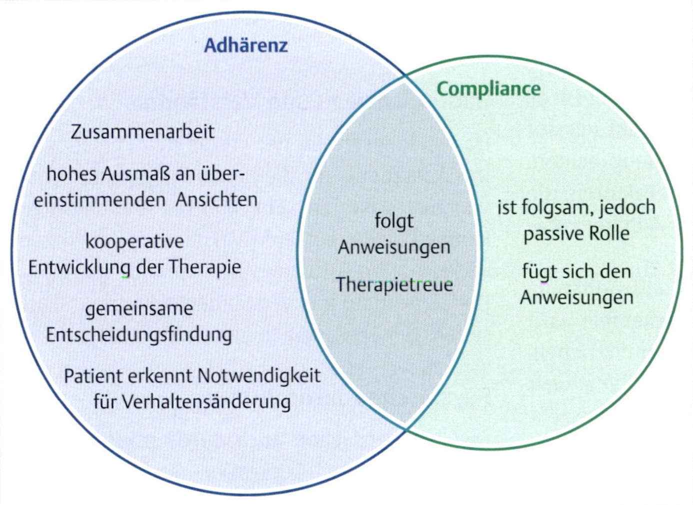

Abb. 1.11 Venn-Diagramm mit den Begriffen „Adhärenz“ und „Compliance“ in der Physiotherapie. „Adhärenz“ betont die aktive Rolle einer Person und die Zusammenarbeit, während „Compliance“ das Befolgen von Anweisungen und eine passive Rolle bedeutet. Im überlappenden Bereich wird die passive Rolle der Person hervorgehoben, was darauf hinweist, dass eine vorhandene Compliance noch keine Adhärenz beschreibt.

Bedeutung für den Therapieerfolg

Die Bedeutung von Compliance und Adhärenz für den Therapieerfolg in der Physiotherapie ist allgemein anerkannt. Eine hohe Adhärenz führt zu besseren Behandlungsergebnissen und kann das Risiko langfristiger Gesundheitsprobleme signifikant reduzieren [11].

Zunächst ist es wichtig zu verstehen, dass eine erfolgreiche Behandlung von muskuloskeletalen Erkrankungen häufig eine Kombination aus professioneller Anleitung und aktiver Mitarbeit der betroffenen Person erfordert. Menschen, die sich aktiv am Behandlungsprozess beteiligen, zeigen in der Regel eine schnellere und nachhaltigere Verbesserung ihres Zustands [41]. Dies gilt insbesondere für körperliche Übungen und Verhaltensänderungen, die außerhalb der Therapiesitzungen durchgeführt werden müssen.

Darüber hinaus spielen die Compliance und die Adhärenz eine entscheidende Rolle in der Rückfallprävention und bei der Vermeidung einer Chronifizierung. Personen, die ihre Übungen regelmäßig und in der richtigen Art und Weise durchführen, werden mit einer geringeren Wahrscheinlichkeit erneut mit den damit verbundenen Problemen konfrontiert [20]. Dies verbessert nicht nur die individuelle Lebensqualität, sondern reduziert langfristig auch die Kosten für das Gesundheitssystem.

Ein weiterer wichtiger Aspekt ist die Beziehung zwischen Physiotherapeut*innen und Erkrankten. Eine gute Kommunikation und ein Verständnis für die Bedürfnisse und Anliegen einer Patient*in können die Adhärenz und damit den Therapieerfolg verbessern [11]. In diesem Zusammenhang ist es wichtig, dass Physiotherapeut*innen nicht nur auf die physischen Aspekte der Behandlung achten, sondern auch auf die psychosozialen Faktoren, die einen Einfluss auf Compliance und Adhärenz haben können.

Die Bedeutung von Compliance und Adhärenz für den Therapieerfolg in der Physiotherapie wird durch die hier dargestellten Punkte unterstrichen. Sie zeigen, dass eine effektive Behandlung weit über die physiotherapeutische Sitzung hinausgeht und die aktive Mitarbeit der Betroffenen erfordert.

Einflussfaktoren auf die Adhärenz

In der Physiotherapie wird die Adhärenz von verschiedenen Faktoren beeinflusst. Eine Studie von Shahidi et al. hebt hervor, dass die Diagnose der Patient*in ein wichtiger Prädiktor für die Adhärenz ist [37]. Personen mit der Diagnose einer Bandscheibenerkrankung zeigten beispielsweise eine höhere Adhärenz an ein Übungsprogramm. Wichtige Barrieren, die zur Nichtadhärenz führen, sind persönliche Probleme, unzureichende Versicherungsleistungen und schlecht überbrückbare Entfernungen zur Therapie.

Patientenbezogene Faktoren

Motivation

Die Motivation einer Person spielt eine entscheidende Rolle für die Adhärenz in der Physiotherapie [31], [35]. Sie wird häufig durch persönliche Gesundheitsziele und den Wunsch nach Verbesserung angetrieben. Positive Erfahrungen und Erfolgserlebnisse können die Motivation weiter stärken und die Einhaltung des Behandlungsplans fördern.

Überzeugungen und Einstellungen

Persönliche Überzeugungen und Einstellungen haben einen großen Einfluss darauf [22], wie die Menschen ihre Behandlung wahrnehmen und umsetzen. Optimistische Einstellungen können die Adhärenz verbessern, während pessimistische Einstellungen die Adhärenz auch untergraben können [9].

Bildungsniveau und Verständnis

Das Bildungsniveau der erkrankten Personen und ihr Verständnis für die Behandlung sind ebenfalls wichtige Faktoren. Ein höheres Bildungsniveau kann zu einem besseren Verständnis der Notwendigkeit und des Nutzens der Therapie führen [14] [24]. Eine klare und verständliche Kommunikation seitens der Therapeut*innen ist hier entscheidend.

Psychische Faktoren

Die Adhärenz kann auch durch psychische Faktoren wie Angst, Depression oder Stress beeinträchtigt werden. Ein bewusster Umgang mit diesen Faktoren und die Umsetzung unterstützender Strategien sind entscheidend für die Förderung der Adhärenz (▶ Abb. 1.12).

Therapiebezogene Faktoren

Therapiebezogene Faktoren und ihre Bedeutung für die Adhärenz in der Physiotherapie umfassen mehrere Schlüsselaspekte (▶ Abb. 1.13):

- Beziehung zwischen Physiotherapeut*in und Patient*in: Die Bedeutung dieser Beziehung ist entscheidend. Eine gute therapeutische Partnerschaft, die durch Empathie, Verständnis und Respekt gekennzeichnet ist, fördert die Adhärenz [1], [26]. Die Patient*in sollte sich verstanden und unterstützt fühlen.

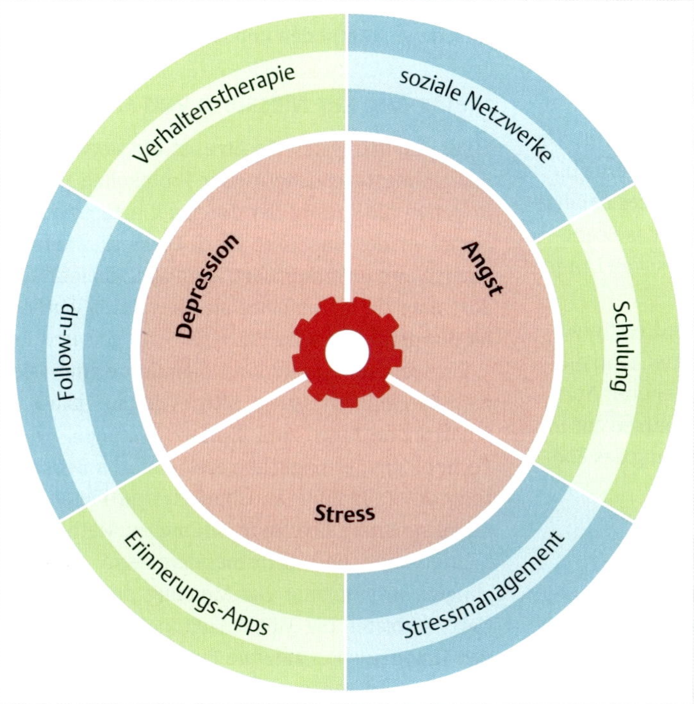

Abb. 1.12 Schema psychischer Determinanten der Adhärenz und zugehöriger Interventionsstrategien. Das Diagramm visualisiert in einem kreisförmigen Layout die Kernbereiche Angst, Depression und Stress, die sich auf die Einhaltung medizinischer Behandlungsempfehlungen auswirken können. Jeder Bereich ist mit entsprechenden Ansätzen zur Verbesserung der Adhärenz verknüpft: kognitive Verhaltenstherapie und kontinuierliche Nachsorgetermine für Depression, Bildungsinitiativen und Unterstützung durch soziale Netzwerke für Angst sowie Erinnerungshilfen durch Apps und gezieltes Stressmanagement für den Umgang mit Stress.

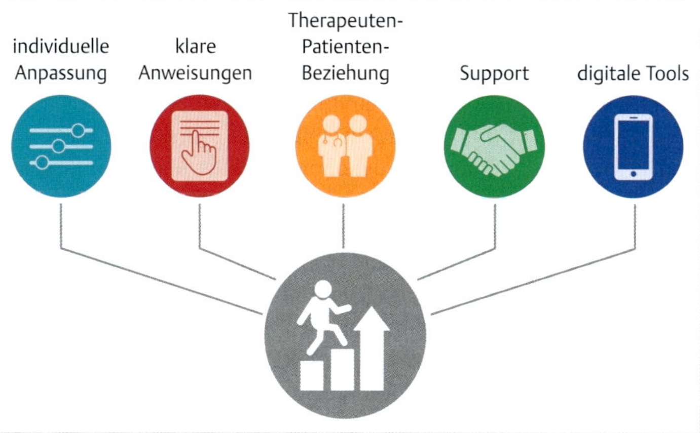

Abb. 1.13 Darstellung therapiebezogener Faktoren zur Förderung der Adhärenz. Im Zentrum symbolisiert eine Figur, die Stufen emporsteigt, den therapeutischen Fortschritt. Sie wird umgeben von Schlüsselkomponenten: einer starken Therapeut*innen-Patient*innen-Beziehung, unterstützenden Maßnahmen, dem Einsatz digitaler Hilfsmittel und der Bereitstellung klarer Anweisungen, ergänzt durch die individuelle Anpassung der Therapie.

- Anpassung der Therapie an die individuellen Bedürfnisse: Eine individuell angepasste Therapie, die auf die spezifischen Bedürfnisse und Fähigkeiten der Patient*in zugeschnitten ist, erhöht die Wahrscheinlichkeit der Adhärenz [2]. Die Berücksichtigung persönlicher Ziele und körperlicher Ressourcen ist dabei von entscheidender Bedeutung.
- Klarheit und Verständlichkeit von Handlungsanweisungen: Es ist wichtig, dass Anweisungen und Informationen zur Therapie für Patient*innen klar und leicht verständlich sind [4]. Dazu gehört auch die Aufklärung über den Zweck und den erwarteten Nutzen der Therapie.
- Unterstützung durch die Physiotherapeut*in: Die aktive Unterstützung und Motivation durch die Therapeut*in ist entscheidend [29]. Dies beinhaltet das Aufzeigen von Fortschritten, das Beantworten von Fragen und das Anbieten von Unterstützungsmöglichkeiten.
- Integration digitaler Werkzeuge und Technologien: Der Einsatz digitaler Hilfsmittel kann die Adhärenz unterstützen [1]. Dazu gehören Apps zur Übungsanleitung, Online-Ressourcen zur Information und Tools zur Überwachung des Therapiefortschritts.

Kontextfaktoren

Kontextfaktoren spielen ebenfalls eine wichtige Rolle für die Adhärenz in der Physiotherapie. Die wichtigsten sind:

- Soziales Umfeld und Unterstützung: Die Unterstützung durch Familie, Freunde und das soziale Umfeld kann die Adhärenz positiv beeinflussen [13], [28]. Die soziale Unterstützung kann in Form von Ermutigung, Begleitung zu Terminen oder als Hilfe bei häuslichen Übungen erfolgen.
- Ökonomische und finanzielle Faktoren: Therapiekosten und Versicherungsschutz können die Adhärenz beeinflussen. Wirtschaftliche Hürden können eine Barriere für die kontinuierliche Teilnahme an einer Therapie darstellen [18].
- Arbeits- und Lebensbedingungen: Die Arbeitsbedingungen und das allgemeine Lebensumfeld einer Person können die Möglichkeit beeinflussen, regelmäßig an der Therapie teilzunehmen und Übungen durchzuführen [39].
- Gesundheitspolitik und Ressourcen: Politische Entscheidungen und die Verfügbarkeit von Ressourcen im Gesundheitssystem spielen ebenfalls eine Rolle. Förderungen und Programme können die Adhärenz unterstützen.

Messung und Bewertung von Adhärenz

Die Messung und Bewertung der Adhärenz in der Physiotherapie ist ein komplexes Thema mit verschiedenen Methoden und Herausforderungen.

Methoden zur Messung von Adhärenz

Einer der häufigsten Ansätze ist die Verwendung von Übungstagebüchern oder Protokollen [3], [5], in denen die Anzahl der durchgeführten Übungseinheiten dokumentiert wird. Diese Methode ist einfach und unkompliziert, kann aber dazu führen, dass eher die Compliance als die tatsächliche Adhärenz gemessen wird [1].

Ein weiterer Ansatz sind digitale Technologien zur Aktivitätserfassung [40], wie sie etwa in Smartphone-Apps zum Einsatz kommen. Diese Technologien ermöglichen eine einfache Beobachtung der Teilnahme an Übungen und bieten eine moderne Alternative zu traditionellen Methoden.

Interviews und Selbstberichte sind ebenfalls gängige Instrumente zur Messung der Adhärenz [34]. Sie bieten die Möglichkeit, neben quantitativen Daten auch qualitative Einblicke in die Adhärenz einer Person zu gewinnen, wie z. B. ihre Motivation und Zufriedenheit mit der Therapie.

Ein umfassenderer Ansatz kombiniert verschiedene Messmethoden, um ein breiteres Spektrum möglicher Einflussfaktoren auf die Adhärenz zu erfassen. Dazu gehören psychosoziale Einflüsse wie die Qualität der Beziehung zwischen Patient*innen und Therapeut*innen, die Verständlichkeit von Trainingsprogrammen und der Abbau von Ängsten oder Widerständen gegenüber der Therapie.

Ein mögliches Assessment zur Erfassung der Adhärenz ist die Sports Injury Rehabilitation Adherence Scale (SIRAS) [8]. Die SIRAS kann ein wichtiges Instrument in der Physiotherapie sein, insbesondere in der Rehabilitation nach Sportverletzungen. Dieser Fragebogen misst nicht nur die Einhaltung von Übungsprogrammen, sondern berücksichtigt auch die Einstellung und das Engagement der Betroffenen. SIRAS hat sich im klinischen Setting als reliabel und valide erwiesen [8], [23]. Die Originalversion ist in englischer Sprache, validierte Übersetzungen in andere Sprachen fehlen leider noch. Zudem ist sie nicht als Selbstberichtsinstrument validiert. Diese Einschränkungen bedeuten, dass die SIRAS nicht geeignet ist, um die Adhärenz bei Heimübungen zu beurteilen. Eine weitere Einschränkung der SIRAS ist eine mögliche Beeinflussung durch den Hawthorne-Effekt, da eine Beobachtung durch Physiotherapeut*innen erforderlich ist [17], was zu einem veränderten Verhalten der beobachteten Person während der Rehabilitationssitzungen und damit zu einer verzerrten Einschätzung der tatsächlichen Adhärenz führen kann [24]. Trotz dieser leichten Einschränkungen bleibt die SIRAS ein wichtiges Instrument, das jedoch weiterentwickelt werden muss, um ein umfassenderes Bild der Patientenadhärenz zu liefern.

Herausforderungen bei der Evaluation

Die Bewertung der Adhärenz in der Physiotherapie muss verschiedene Herausforderungen bewältigen. Eine große Schwierigkeit ist die Subjektivität und mögliche Verzerrung der Selbsteinschätzung, bei der die Betroffenen ihre Adhärenz entweder über- oder unterschätzen können. Ein weiteres Problem ist die Bewertung der Qualität der Übungsausführung. Während viele Instrumente die quantitative Menge der Übungen erfassen, bleibt die Qualität, die für den Therapieerfolg entscheidend ist, oft unberücksichtigt. Auch der Hawthorne-Effekt [36] beeinflusst die Messung der Adhärenz, wenn Menschen ihr Verhalten anpassen, weil sie wissen, dass sie beobachtet werden. Hinzu kommt der Mangel an standardisierten Messinstrumenten [1], der eine einheitliche Beurteilung der Adhärenz in unterschiedlichen klinischen Kontexten erschwert. Diese Faktoren verdeutlichen die Komplexität und die Notwendigkeit einer sorgfältigen Auswahl von Messinstrumenten und Evaluationsmethoden in der Physiotherapie.

Strategien zur Verbesserung der Adhärenz

Die Strategien zur Verbesserung der Adhärenz in der Physiotherapie umfassen 3 Schlüsselbereiche. Zunächst wird die Bedeutung der Aufklärung und der Kommunikation mit den Betroffenen hervorgehoben, da ein besseres Verständnis für die Behandlung und eine klare Kommunikation entscheidende Faktoren für die Motivation der Patient*innen sind. Zweitens wird der Einsatz digitaler Hilfsmittel untersucht, die durch Erinnerungen und interaktives Feedback die Therapietreue fördern können. Schließlich wird die Anpassung der Therapie an die individuellen Bedürfnisse als entscheidend für eine hohe Adhärenz dargestellt. Jeder dieser Bereiche bietet wirksame Ansätze, um die Therapietreue zu unterstützen und den Therapieerfolg zu maximieren.

Patient*innenedukation und -kommunikation

Eine effektive Patient*innenedukation und -kommunikation in der Physiotherapie beginnt mit dem Verständnis der individuellen Bedürfnisse und Hintergründe jedes einzelnen Betroffenen. Es ist wichtig, Informationen über die spezifische Erkrankung und den Behandlungsverlauf klar und verständlich zu vermitteln. Dazu gehört die Erläuterung der Wirkungsweise von Therapien, möglicher Nebenwirkungen und des zu erwartenden Heilungsverlaufs. Darüber hinaus ist es wichtig, die Menschen über ihre aktive Rolle im Heilungsprozess zu informieren. Sie sollten ermutigt werden, Fragen zu stellen und Bedenken zu äußern, um ein besseres Verständnis und eine höhere Motivation zur Therapietreue zu erreichen [6]. Durch eine individuelle Kommunikation, die auf den persönlichen Erfahrungen und dem Wissen der Menschen aufbaut, kann die Adhärenz deutlich verbessert werden.

Eine einfühlsame und respektvolle Kommunikation ist in der Physiotherapie unerlässlich. Das aktive Zuhören ermöglicht es, die Bedürfnisse und Anliegen der Personen wirklich zu verstehen [6].

Feedback und Bestätigung sind wichtige Instrumente, um Menschen zu motivieren und ihre Fortschritte anzuerkennen. Dies verstärkt die Bindung zu der Person und fördert die Adhärenz. Der Einsatz von Multimedia-Techniken kann die Edukation der Menschen ansprechender und interaktiver machen [15], [33]. Dies kann die Informationsaufnahme und das Engagement der Personen erhöhen, was wiederum zu einer besseren Therapietreue beiträgt.

Eine effektive Patient*innenedukation und -kommunikation zielt darauf ab, das Verständnis und die Beteiligung der Betroffenen zu verbessern. Durch die Vermittlung klarer Informationen und die aktive Einbeziehung der Menschen in den Therapieprozess wird die Basis für eine bessere Therapietreue geschaffen. Dies fördert nicht nur das Vertrauen in die Behandlung, sondern hilft auch, Ängste und Unsicherheiten abzubauen. Wenn die Erkrankten die Bedeutung ihrer aktiven Rolle im Heilungsprozess verstehen, sind sie eher motiviert, die vorgeschlagenen Behandlungspläne auch umzusetzen. Dies führt letztlich zu besseren Adhärenzraten und damit zu effektiveren Behandlungsergebnissen.

Das „Stay-with-it"-Programm

Das Valenser „Stay-with-it"-Programm (Schweizerdeutsch: „Bliib-dra"-Programm) ist ein umfassendes Rehabilitationsangebot [27], das von einem interprofessionellen Team aus Ärzt*innen, Physio- und Ergotherapeut*innen des Rehazentrums Valens entwickelt wurde. Eine Besonderheit des Programms ist das begleitende Arbeitsbuch, das mit Techniken des Motivational Interviewings erstellt wurde, um die Selbstreflexion und Motivation der Teilnehmenden zu fördern. Dieses Arbeitsbuch, kombiniert mit einer modernen Trainings-App, bietet den Teilnehmenden umfassende Unterstützung durch interaktive Inhalte und praktische Anleitungen.

Inhalt des Begleitheftes zu den Modulen

Einführendes Modul

Das Begleitheft beginnt mit dem Einführungsmodul, in dem die Teilnehmenden dazu angeregt werden, über ihr bisheriges Bewegungs- und Sportverhalten nachzudenken. Es enthält offene Fragen zu Präferenzen für bestimmte körperliche Aktivitäten während der Rehabilitation und Ideen für Übungen, die zu Hause durchgeführt werden können. Beispiele für Fragen sind:

- „Welche körperlichen Aktivitäten haben Ihnen während der Rehabilitation Spaß gemacht?"
- „Wie könnten Sie ähnliche Aktivitäten in Ihren Alltag zu Hause integrieren?"

Zusätzlich gibt es Anregungen, wie die Teilnehmenden ihre persönlichen Vor- und Nachteile von mehr Bewegung reflektieren und sich realistische Ziele für zu Hause setzen können.

Modul „Körperliche Stärke"

In diesem Modul werden die Teilnehmenden dazu angeregt, über verschiedene körperliche Aktivitäten nachzudenken und zu überlegen, wie sie diese in ihren Alltag integrieren können. Es bietet Ideen für konkrete Aktivitäten wie Spaziergänge, Hausarbeit oder Gartenarbeit und wie diese in den Tagesablauf integriert werden können. Es werden Fragen gestellt wie:

- „Welche körperlichen Aktivitäten könnten Sie regelmäßig durchführen?"
- „Welche Hindernisse könnte es dafür geben und wie könnten Sie diese überwinden?"

Modul Ausdauer

Das Modul Ausdauer vertieft die Inhalte rund um die Steigerung der körperlichen Ausdauer. Neben der Anwendung der Borg-Skala zur Bewertung der Intensität von Aktivitäten beinhaltet dieses Modul folgende Punkte:

- detaillierte Anleitungen und Beispiele zur Anwendung der Borg-Skala zur Selbsteinschätzung der Belastung

- Planungshilfen und Strategien zur schrittweisen Steigerung der wöchentlichen Aktivität, einschließlich Tipps zur Festlegung realistischer Ausdauerziele und zur Anpassung der Trainingsintensität
- Vorlagen zur Selbstkontrolle und Reflexionsfragen, die dazu anregen, Fortschritte zu bewerten und Ziele anzupassen.

Modul „Anwendung im Alltag“

Im abschließenden Modul „Anwendung im Alltag“ werden die Teilnehmenden darin angeleitet, sich konkrete, realistische und messbare Ziele (SMART-Kriterien) für ihre Zeit zu Hause zu setzen und einen detaillierten Wochenplan für ihre Aktivitäten zu erstellen:

- „Welche konkreten Ziele möchten Sie erreichen?“
- „Wie zuversichtlich sind Sie, dass Sie diese Ziele erreichen können?“

Das Arbeitsheft des „Stay-with-it“-Programms unterstützt die Teilnehmenden nicht nur durch motivierende Inhalte und praktische Anleitungen, sondern fördert auch durch gezielte Selbstreflexion und Planung einen aktiven und gesundheitsfördernden Lebensstil. Die Kombination aus Begleitheft und Trainings-App ermöglicht den Teilnehmenden eine umfassende Begleitung und Unterstützung bei der Integration von Bewegung in den Alltag nach der Rehabilitation.

Insgesamt zielt das Programm darauf ab, Rehabilitanden durch gezielte Module, interaktive Diskussionen, persönliche Zielsetzungen und konkrete Planung zu ermutigen und zu befähigen, ihre körperliche Aktivität nach der Rehabilitation fortzusetzen und in ihren Alltag zu integrieren.

Einsatz digitaler Hilfsmittel

Mobile Apps und Online-Plattformen bieten detaillierte Übungsprogramme und Anleitungen, die die Patient*innen Schritt für Schritt durch die Therapie führen. Mithilfe dieser digitalen Hilfsmittel können sie sich bei der Durchführung der Übungen orientieren und die richtigen Bewegungen ausführen. Durch die klare visuelle Darstellung und Anleitung werden Unsicherheiten abgebaut und die Motivation gesteigert, die Übungen regelmäßig durchzuführen.

Das Erreichen von Meilensteinen, das Sammeln von Punkten oder das Freischalten von Belohnungen (Gamification) kann zusätzlich motivieren. Der kontinuierliche Überblick über die eigenen Fortschritte ermutigt die Erkrankten, konsequent an ihrer Therapie zu arbeiten.

Digitale Tools können Erinnerungs- und Zeitmanagementfunktionen in die Therapie integrieren. Apps können Benachrichtigungen versenden [32], um an Übungen oder Behandlungstermine zu erinnern. Möglichkeiten, den Tagesablauf in der App zu organisieren und die Therapie in den Alltag zu integrieren, machen es leichter, die Übungen nicht zu vergessen und zeitlich zu planen.

Die direkte Kommunikation mit den Physiotherapeut*innen über digitale Plattformen schafft eine Verbindung zwischen der erkrankten Person und der Therapeut*in. Die Betroffenen können Fragen stellen, Bedenken äußern und Feedback zu ihren Fortschritten erhalten [12], [25]. Diese Interaktion fördert das Gefühl der Unterstützung und des Engagements und kann dazu beitragen, Unsicherheiten oder Bedenken auszuräumen.

Insgesamt bieten digitale Hilfsmittel in der muskuloskeletalen Physiotherapie eine umfassende Lösung zur Verbesserung der Adhärenz.

Fallbeispiel Karl, 40, Schreiner

B

Der 40-jährige Karl ist Vater von 3 Kindern und von Beruf Schreiner. Er leidet seit Jahren unter chronischen Rückenschmerzen, die ihn zuletzt sogar arbeitsunfähig gemacht haben. Trotz der Empfehlung seiner Physiotherapeutin, regelmäßig spezielle Eigenübungen zu Hause durchzuführen, blieb er zunächst skeptisch. Er gab an, die Übungen oft zu vergessen oder keine Zeit dafür zu finden. Außerdem ließ er indirekt Zweifel an der Wirksamkeit der Maßnahmen erkennen.

Um die Situation zu verbessern, entwickelte seine Therapeutin eine individuell auf Karl zugeschnittene Strategie, die mehr Aufklärung, eine verbesserte Kommunikation und den Einsatz digitaler Trainingshilfen vorsah. In einem ersten Schritt wurde Karl ausführlich über die Bedeutung der Therapietreue für den Rehabilitationsprozess informiert. Ihm wurde verdeutlicht, wie regelmäßige Bewegung, insbesondere bei chronischen Rückenschmerzen, dazu beitragen kann, Schmerzen zu lindern und die Arbeitsfähigkeit wiederherzustellen.

Zur Stärkung der Kommunikation setzte die Therapeutin auf regelmäßige Nachsorgegespräche, in denen Karl seine Erfahrungen und Anliegen äußern konnte. Diese Gespräche dienten auch dazu, das Training anzupassen und realistische Ziele zu setzen, was ihn zusätzlich motivierte.

Um seine Therapietreue weiter zu verbessern, führte seine Therapeutin eine zusätzliche Maßnahme ein, um gemeinsam mit ihm die beste und realistischste wöchentliche Übungsdosierung festzulegen. In einem gemeinsamen Gespräch entwickelten sie einen detaillierten Wochenplan, der nicht nur Karls berufliche und familiäre Verpflichtungen, sondern auch seine körperliche Belastbarkeit und seine persönlichen Vorlieben berücksichtigte. Dieser personalisierte Wochenplan sah vor, dass Karl seine Übungen in kürzere Einheiten aufteilt, die sich leichter in seinen Alltag integrieren lassen. So wurden etwa kurze Übungssequenzen morgens vor der Arbeit und zusätzliche Einheiten abends nach dem Essen eingeplant. Besonderes Augenmerk wurde auf die Tage gelegt, an denen er besonders unter Zeitdruck stand. Für diese Tage wurden besonders effektive Übungen ausgewählt.

Ein entscheidender Wendepunkt war die Einführung einer digitalen Trainings-App. Diese App bot nicht nur eine visuelle Anleitung für die Übungen, sondern erinnerte Karl auch an seine Trainingsroutine und die zuvor vereinbarten Zeiten für das Trainingsprogramm. Die Möglichkeit, seine Fortschritte zu verfolgen und sichtbare Verbesserungen seiner Schmerzsymptome zu sehen, stärkte sein Vertrauen in die Wirksamkeit des Programms. Die App enthielt auch spielerische Elemente, die ihn zusätzlich motivierten, seine täglichen Übungen nicht zu vergessen und sich die nötige Zeit dafür zu nehmen.

Dieser Ansatz stellte sicher, dass Karl nicht nur die Bedeutung regelmäßiger körperlicher Aktivität erkannte, sondern auch einen realistischen und praktikablen Weg fand, diese in seinen Alltag zu integrieren. Dieser maßgeschneiderte Ansatz führte zu einer deutlichen Steigerung seiner Adhärenz und trug wesentlich zur Verbesserung seines Gesundheitszustands bei.

Fallbeispiel Anna, 58, Kniearthrose **B**

Die 58-jährige Anna litt unter einer fortgeschrittenen Kniearthrose. Sie suchte physiotherapeutische Unterstützung mit dem klaren Ziel, eine Operation zu vermeiden und die Schmerzen beim Gehen zu reduzieren. Zunächst bevorzugte sie passive Behandlungsmethoden wie Massagen und manuelle Therapie, da sie davon überzeugt war, dass diese Ansätze in ihrer speziellen Situation am hilfreichsten sein würden. Das von dem Physiotherapeuten vorgeschlagene Übungsprogramm für zu Hause wurde dagegen vernachlässigt. Darüber hinaus bestand Unsicherheit darüber, ob Anna die Übungen überhaupt durchführte oder sich an die richtige Ausführungstechnik erinnerte.

Um die Adhärenz zur aktiven Therapie zu fördern und die Patientin zu motivieren, den Schwerpunkt ihrer Behandlung auf aktive Übungen zu legen, setzte der Physiotherapeut Techniken des Motivational Interviewings ein. Das Ziel bestand darin, die Patientin durch gezielte Fragen und einfühlsames Zuhören dazu zu bringen, selbst zu erkennen, dass aktive Übungen die effektivste Methode sind, um ihre Therapieziele zu erreichen.

In den Therapiesitzungen wurde Anna verdeutlicht, dass die aktive Therapie die Hauptrolle in ihrem Behandlungsplan spielen sollte und manuelle Techniken nur als unterstützende Maßnahmen dienen. Durch Aufklärungsgespräche und den Einsatz speziell entwickelter Aufklärungsvideos, welche die Vorteile aktiver Übungen demonstrieren, vertiefte sich ihr Verständnis dafür, wie wichtig ihre aktive Beteiligung am Genesungsprozess war.

Durch reflektierende Fragen und aktives Zuhören seitens des Physiotherapeuten erkannte sie, dass die regelmäßige Durchführung der aktiven Übungen der Schlüssel zum Erfolg war. Danach steigerten sich ihre Motivation und ihre Therapietreue noch einmal deutlich.

Durch diesen maßgeschneiderten Ansatz, der Aufklärung, Motivational Interviewing und visuelle Hilfsmittel kombinierte, verbesserte sich Annas Compliance für die aktive Therapie deutlich. Sie begann, die empfohlenen Übungen mit größerem Engagement durchzuführen, was ihre Schmerzen spürbar zurückgehen ließ und sie wieder mobiler machte. Die Erfahrung, durch aktive Mitarbeit einen direkten Einfluss auf den Genesungsprozess zu haben, stärkte ihr Vertrauen in die aktivierende Therapie und trug wesentlich dazu bei, dass sie ihre Therapieziele erreichen konnte.

1.5.3 Zusammengefasst

Die Bedeutung der Compliance und der Adhärenz in der Physiotherapie ist unumstritten und dient als Grundpfeiler für den Therapieerfolg. Adhärenz umfasst dabei nicht nur die kontinuierliche Teilnahme an den Therapiesitzungen, sondern auch die aktive Beteiligung einer Person an verordneten Heimübungsprogrammen und die Umsetzung gesundheitsfördernder Verhaltensweisen im Alltag. Es gibt zahlreiche Faktoren, welche die Adhärenz beeinflussen. Dabei geht es um patient*innenbezogene Aspekte wie Motivation und Überzeugungen, therapiebezogene Faktoren wie die Beziehung zur Therapeut*innen und die Verständlichkeit der Instruktionen sowie um umweltbezogene Faktoren wie das soziale Umfeld und die räumliche Erreichbarkeit der Therapieeinrichtung. Es gibt verschiedene Methoden zur Messung und Bewertung der Adhärenz, die jedoch Herausforderungen hinsichtlich Genauigkeit und Praktikabilität mit sich bringen. Die Strategien zur Verbesserung der Adhärenz reichen von der Patient*innenedukation und einer verbesserten Kommunikation über den Einsatz digitaler Hilfsmittel bis hin zur Anpassung der Therapie an die individuellen Bedürfnisse einer erkrankten Person.

Literatur

[1] Alt A, Luomajoki H, Lüdtke K. Strategies to facilitate and tools to measure non-specific low back pain patients' adherence to physiotherapy – A two-stage systematic review. Journal of Bodywork and Movement Therapies 2023; 35: 208–219. DOI: 10.1016/j.jbmt.2023.04.060

[2] Alt A, Luomajoki H, Luedtke K. Which aspects facilitate the adherence of patients with low back pain to physiotherapy? A Delphi study. BMC Musculoskeletal Disorders 2023; 24(1): 615. DOI: 10.1186/s12 891-023-06 724-z

[3] Azevedo DC, Ferreira PH, Oliveira Santos H de et al. Association between patient independence in performing an exercise program and adherence to home exercise program in people with chronic low back pain. Musculoskeletal Science Practice 2021; 51: 102 285. DOI: 10.1016/j.msksp.2 020 102 285

[4] Bachmann C, Oesch P, Bachmann S et al. Recommendations for Improving Adherence to Home-based Exercise: A Systematic Review. Physikalische Medizin, Rehabilitationsmedizin, Kurortmedizin, 2018; 28(01): 20–31. DOI: 10.1055/s-0043-120 527

[5] Basler HD, Bertalanffy H, Quint S et al. Ttm-based counselling in physiotherapy does not contribute to an increase of adherence to activity recommendations in older adults with chronic low back pain – a randomised controlled trial. European Journal of Pain 2007; 11(1): 31–37. DOI: 10.1016/j.ejpain.2005.12.009

[6] Bischof G, Bischof A, Rumpf HJ. Motivational Interviewing: An Evidence-based Approach for Use in Medical Practice. Deutsches Ärzteblatt International 2021; 118(7): 109–115. DOI: 10.3 238/arztebl.m2 021 0014

[7] Brewer BW, Avondoglio JB, Cornelius AE. Construct Validity and Interrater Agreement of the Sport Injury Rehabilitation Adherence Scale. Journal of Sport Rehabilitation 2002; 11(3): 170–178. DOI: 10.1123/jsr.11.3.170

[8] Brewer BW, van Raalte JL, Petitpas AJ et al. Preliminary psychometric evaluation of a measure of adherence to clinic-based sport injury rehabilitation. Physical Therapy in Sport 2000; 1(3): 68–74. DOI: 10.1054/ptsp.2 000 0019

[9] Celano CM, Beale EE, Freedman ME. Positive psychological constructs and health behavior adherence in heart failure: A qualitative research study. Nursing Health Sciences 2020; 22 (3): 620–628. DOI: 10.1111/nhs.12 704

[10] Chakrabarti S. What's in a name? Compliance, adherence, and concordance in chronic psychiatric disorders. World Journal of Psychiatry 2014; 4(2): 30–36. DOI: 10.5 498/wjp.v4.i2.30

[11] Chaudri NA. Adherence to Long-term Therapies Evidence for Action World Health Organization (WHO) 2003. Annals of Saudi Medicine 2004; 24(3): 221–222. DOI: 10.5 144/0256-4 947 2004.221

[12] Christiansen S, Gupta A. Can mobile technology improve treatment of chronic pain? Pain Medicine 2014; 15(8): 1434–1435. DOI: 10.1111/pme.12 479

[13] Collado-Mateo D, Lavín-Pérez AM, Peñacoba C et al. Key Factors Associated with Adherence to Physical Exercise in Patients with Chronic Diseases and Older Adults: An Umbrella Review. International Journal of Environmental Research and Public Health 2021; 18(4). DOI: 10.3 390/ijerph18 042 023

[14] Damiani G, Basso D, Acampora A et al. The impact of level of education on adherence to breast and cervical cancer screening: Evidence from a systematic review and meta-analysis. Preventive Medicine 2015; 81: 281–289. DOI: 10.1016/j.ypmed.2015.09.011

[15] Dendere R, Slade C, Burton-Jones A et al. Patient Portals Facilitating Engagement With Inpatient Electronic Medical Records: A Systematic Review. Journal of Medical Internet Research 2019; 21(4): e12 779. DOI: 10.2196/12 779

[16] Fernandez-Lazaro CI, García-González JM, Adams DP et al. Adherence to treatment and related factors among patients with chronic conditions in primary care: A cross-sectional study. BMC Family Practice 2019; 20(1): 132. DOI: 10.1186/s12 875-019-1019-3

[17] Furlong B, Hall A. Clinimetrics: The Sport Injury Rehabilitation Adherence Scale. Journal of Physiotherapy 2014; 70(1): 70. DOI: 10.1016/j.jphys.2023.10.014

[18] Gellad WF, Grenard JL, Marcum ZA. A systematic review of barriers to medication adherence in the elderly: Looking beyond cost and regimen complexity. The American Journal of Geriatric Pharmacotherapy 2011; 9(1): 11–23. DOI: 10.1016/j.amjopharm.2011.02.004

[19] Hayden JA, van Tulder MW, Tomlinson G. Systematic review: strategies for using exercise therapy to improve outcomes in chronic low back pain. Ann Intern Med 2005 May 3; 142 (9): 776–85. DOI: 10.7 326/0003-4 819-142-9-200 505 030-00 014. PMID: 15 867 410

[20] Haynes RB, Ackloo E, Sahota N et al. Interventions for enhancing medication adherence. The Cochrane Database of Systematic Reviews 2008; (2): CD000 011. DOI: 10.1002/14 651 858.CD000 011.pub3

[21] Jack K, McLean SM, Moffett JK et al. Barriers to treatment adherence in physiotherapy outpatient clinics: a systematic review. Man Ther 2010 Jun; 15(3): 220–228. DOI: 10.1016/j.math.2009.12.004. Epub 2010 Feb 16. PMID: 20 163 979; PMCID: PMC2 923 776

[22] Jones CJ, Smith H, Llewellyn C. Evaluating the effectiveness of health belief model interventions in improving adherence: A systematic review. Health Psychology Review 2014; 8(3): 253–269. DOI: 10.1080/17 437 199.2 013 802 623

[23] Kolt GS, Brewer BW, Pizzari T. The Sport Injury Rehabilitation Adherence Scale: a reliable scale for use in clinical physiotherapy. Physiotherapy 2007; 93(1): 17–22. DOI: 10.1016/j.physio.2006.07.002

[24] Kripalani S, Risser J, Gatti ME et al. Development and evaluation of the Adherence to Refills and Medications Scale (ARMS) among low-literacy patients with chronic disease. Value in Health: The Journal of the International Society for Pharmacoeconomics and Outcomes Research 2009; 12(1): 118–123. DOI: 10.1111/j.1524-4 733 2008.00 400.x

[25] Kristjánsdóttir OB, Fors EA, Eide E et al. A smartphone-based intervention with diaries and therapist-feedback to reduce catastrophizing and increase functioning in women with chronic widespread pain: Randomized controlled trial. Journal of Medical Internet Research 2013; 15(1): e5. DOI: 10.2196/jmir.2249

[26] Lonsdale C, Hall AM, Murray A et al. Communication Skills Training for Practitioners to Increase Patient Adherence to Home-based Rehabilitation for Chronic Low Back Pain: Results of a Cluster Randomized Controlled Trial. Archives of Physical Medicine and Rehabilitation 2017; 98(9): 1732–1743.e7. DOI: 10.1016/j.apmr.2017.02.025

[27] Lu Z, Signer T, Sylvester R et al. Implementation of Remote Activity Sensing to Support a Rehabilitation Aftercare Program: Observational Mixed Methods Study With Patients and Health Care Professionals. JMIR MHealth and UHealth 2023; 11, e50 729. DOI: 10.2196/50 729

[28] Magrin ME, D'Addario M, Greco A et al. Social support and adherence to treatment in hypertensive patients: A meta-analysis. Annals of Behavioral Medicine: A Publication of the Society of Behavioral Medicine 2015; 49(3): 307–318. DOI: 10.1007/s12 160-014-9 663-2
[29] Martin LR, Williams SL, Haskard KB et al. The challenge of patient adherenceTherapeutics and Clinical Risk Management 2005; 1(3): 189–199
[30] McDonald HP, Garg AX, Haynes RB. Interventions to enhance patient adherence to medication prescriptions: Scientific review. JAMA 2002; 88(22): 2868–2879. DOI: 10.1001/jama.288.22.2868
[31] Parwati NM, Bakta IM, Januraga PP et al. A Health Belief Model-based Motivational Interviewing for Medication Adherence and Treatment Success in Pulmonary Tuberculosis Patients. International Journal of Environmental Research and Public Health 2021; 18(24). DOI: 10.3 390/ijerph182 413 238
[32] Patten RK, Tacey A, Pile R et al. Digital self-management interventions for osteoarthritis: A systematic scoping review of intervention characteristics, adherence and attrition. Archives of Public Health = Archives Belges De Sante Publique 2022; 80(1): 103. DOI: 10.1186/s13 690-022-00 854-x
[33] Ranney ML, Duarte C, Baird J et al. Correlation of digital health use and chronic pain coping strategies. MHealth 2016; 2, 35. DOI: 10.21 037/mhealth.2016.08.05
[34] Ris I, Broholm D, Hartvigsen J et al. Adherence and characteristics of participants enrolled in a standardised programme of patient education and exercises for low back pain, GLA:D® Back – a prospective observational study. BMC Musculoskeletal Disorders 2021; 22(1): 473. DOI: 10.1186/s12 891-021-04 329-y
[35] Schootemeijer S, van der Kolk NM, Ellis T et al. Barriers and Motivators to Engage in Exercise for Persons with Parkinson's Disease. Journal of Parkinson's Disease 2020;10(4): 1293–1299. DOI: 10.3 233/JPD-202 247
[36] Sedgwick P, Greenwood N. Understanding the Hawthorne effect. BMJ (Clinical Research Ed.) 2015; 351: h4 672. DOI: 10.1136/bmj.h4 672
[37] Shahidi B, Padwal J, Lee E et al. Factors impacting adherence to an exercise-based physical therapy program for individuals with low back pain. PloS One 2022; 17(10): e0 276 326. DOI: 10.1371/journal.pone.0 276 326
[38] Sluijs EM, Knibbe JJ. Patient compliance with exercise: Different theoretical approaches to short-term and long-term compliance. Patient Education and Counseling 1991; 17(3): 191–204. DOI: 10.1016/0738-3 991(91)90 060-I
[39] Tore NG, Oskay D, Haznedaroglu S. The quality of physiotherapy and rehabilitation program and the effect of telerehabilitation on patients with knee osteoarthritis. Clinical Rheumatology 2023; 42(3): 903–915. DOI: 10.1007/s10 067-022-06 417-3
[40] Wälti P, Kool J, Luomajoki H. Short-term effect on pain and function of neurophysiological education and sensorimotor retraining compared to usual physiotherapy in patients with chronic or recurrent non-specific low back pain, a pilot randomized controlled trial. BMC Musculoskeletal Disorders 2015; 16: 83. DOI: 10.1186/s12 891-015-0533-2
[41] Zolnierek KBH, Dimatteo MR. Physician communication and patient adherence to treatment: A meta-analysis. Medical Care 2009; 47(8): 826–834. DOI: 10.1097/MLR.0b013e31 819a5acc

1.6 Antifragilität – Was dich nicht umbringt, macht dich stärker

Julian Kiesele

Sei wie ein Fels, an dem sich beständig die Wellen brechen: Er steht fest und dämpft die Wut der ihn umbrausenden Wogen.

Marcus Aurelius

1.6.1 Einleitung

Schon für den römischen Kaiser Marcus Aurelius (2. Jh. n. Chr.) war körperliche und geistige Belastbarkeit eine der obersten Maximen.

Knapp 18 Jahrhunderte später haben sich zwar die Anforderungen des Lebens verändert, nicht aber der Wunsch des Menschen nach eben dieser Widerstandsfähigkeit. Themen wie Resilienz rücken immer mehr in den Vordergrund.

Im Gegensatz zu Marcus Aurelius hat der Mensch des 21. Jahrhunderts den Vorteil (oder vielleicht auch den Nachteil, wie wir im Laufe dieses Kapitels sehen werden), ein (objektiv gesehen) relativ komfortables Leben führen zu können. Gegen die meisten Krankheiten gibt es Medikamente. Marcus Aurelius selbst starb vermutlich noch an der Antoninischen Pest, einer Variante der Pocken, die heute dank Impfung als ausgerottet gilt [11]. Es gibt Autos, Lieferservices und höhenverstellbare Schreibtische. Der römische Kaiser muss sein Buch größtenteils in Feldlagern geschrieben haben. Wie es um seinen Rücken bestellt war, ist leider nicht überliefert.

Trotz dieser scheinbaren Annehmlichkeiten strömen mehr Menschen denn je wegen (eher subjektiven als objektiven) Verschleißerscheinungen oder Überlastungen in die ärztlichen und therapeutischen Praxen. Marcus Aurelius hingegen litt, obwohl er bis zu seinem Tod die Feldzüge seiner Soldaten begleitete, an keinem überlieferten orthopädischen Leiden.

Wie kommt es nun, dass die Menschen trotz aller medizinischen Fortschritte in mancher Hinsicht gebrechlicher sind als der römische Kaiser, der an einer Krankheit starb, die heute nicht einmal mehr eine untergeordnete Rolle spielt? Ist es möglich, dass die Reduktion von Stressoren eher zu einer Fragilisierung der Bevölkerung führt, anstatt zu ihrer Robustheit (Resilienz) beizutragen?

Die Antwort liegt möglicherweise in dem Konzept der „Antifragilität" [9]. Im Kern geht es dabei um die Fähigkeit von Systemen, aus Stresssituationen gestärkt hervorzugehen ▶ Abb. 1.14 .

Die Antifragilität ergänzt die Begriffe „Robustheit (Resilienz)" und „Fragilität" zu einer Triade [9]:

- Fragilität: wird unter Belastung schwächer, nutzt sich ab
- Robustheit (Resilienz): hält Belastungen unverändert stand
- Antifragilität: wird unter Belastung stärker

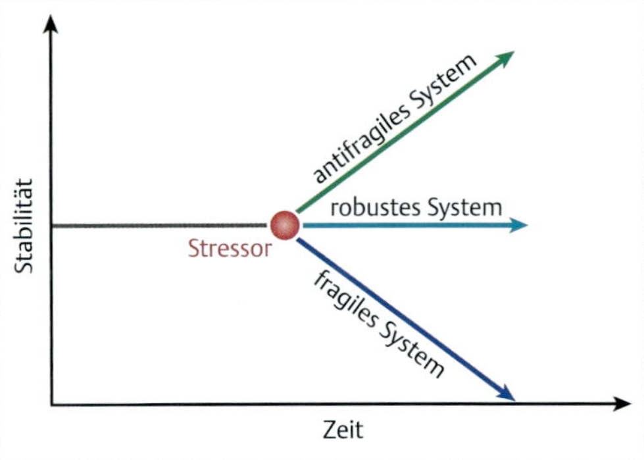

Abb. 1.14 Formen der Stabilität und Instabilität.

Zur Klärung der Begrifflichkeiten – ein Ausflug in die Antike und die Mythologie

Resilienz versus Antifragilität

Der Unterschied zwischen Antifragilität und Resilienz/Robustheit lässt sich sehr gut anhand zweier mythologischer Wesen veranschaulichen: Der Phönix ist ein Vogel, der vermutlich aus der ägyptischen Mythologie stammt. Der Legende nach ist er in der Lage, jede Verletzung an seinem Körper sofort zu regenerieren. Am Ende seines Lebens verbrennt der Phönix und wird aus seiner Asche wiedergeboren. Damit ist er ein Paradebeispiel für Resilienz, denn kein noch so starker Stressfaktor kann ihm etwas anhaben.

Als antifragile Entsprechung zum Phönix kann die Hydra gesehen werden. Sie ist ein vielköpfiges Wesen, das Herakles nach der griechischen Sage töten musste. Die Schwierigkeit, mit der Herakles bei dieser Aufgabe konfrontiert wurde, ist eng mit der Antifragilität verbunden: Sobald der Hydra ein Kopf abgeschlagen wird, wachsen an derselben Stelle zwei neue Köpfe nach [5].

Der Versuch, die Hydra durch Abschlagen eines Kopfes zu schwächen, macht sie jedes Mal stärker. Der Unterschied besteht also darin, dass der Phönix (der Resiliente) jedem Stressor unbeweglich standhält. Er wird weder stärker noch verbraucht er sich. Die Hydra hingegen (die Antifragile) wird mit jedem Stressor stärker.

Obwohl „antifragil" ein Neologismus von Taleb ist, ist das zugrunde liegende Konzept seit der Antike bekannt.

Mithridatisation

Eine der frühesten Überlieferungen über die Nutzung der Antifragilität geht auf Mithridates VI. zurück. Dieser war von ca. 120 v. Chr. bis zu seinem Tod König von Pontos, einem Königreich in Kleinasien. Neben seiner Hauptaufgabe, der militärischen Herausforderung der römischen Republik, war er ein begabter Botaniker und Toxikologe.

Da sein Vater einem Giftanschlag zum Opfer gefallen war, fürchtete Mithridates, dass ihn das gleiche Schicksal ereilen könnte. Deshalb entwickelte er das Verfahren der „Mithridatisierung". Dabei wurden täglich nicht tödliche Dosen von Giften eingenommen. Mit zunehmender Toleranz des Körpers gegenüber den Giften steigerte Mithridates die Dosis und immunisierte sich so gegen den gefürchteten Giftanschlag.

Ironischerweise scheiterte dadurch auch sein Suizidversuch, durch den er einer Gefangenschaft entgehen wollte, da er zu diesem Zeitpunkt gegen alle bekannten Gifte immun war [4], [9].

Auch wenn Mithridates für sein System keinen expliziten Namen hatte (zumindest ist keiner überliefert), so nutzte er doch bereits das Konzept der Antifragilität, indem er seinen Körper durch kontinuierliche, niedrig dosierte Stressoren (in Form von Giften) widerstandsfähiger machte.

Hormesis

Die Mithridatisierung wird heute nur noch sehr selten angewendet. Das Risiko eines Giftanschlags ist für die meisten Menschen überschaubar. Stattdessen wird häufiger der etwas allgemeinere (nicht explizit auf Gift bezogene) Begriff der Hormesis verwendet.

Hormesis (gr. Anregung) bedeutet, dass (wie bei Mithridates) geringe Dosen einer schädlichen Substanz oder eines schädlichen Einflusses paradoxerweise eine positive Wirkung auf einen Organismus haben können [1].

Der Schweizer Arzt Paracelsus sagte dazu: „Alle Dinge sind Gift, und nichts ist ohne Gift. „Allein die Dosis macht, dass ein Ding kein Gift ist" [5]. Heute sagen wir kurz: „Die Dosis macht das Gift."

Ein anschauliches Beispiel hierfür ist Opium, das in geringen Dosen seit Menschengedenken ein bewährtes Schmerz- und Beruhigungsmittel ist. In hohen Dosen wird es jedoch zu einem gefährlichen, hochpotenten Rauschmittel [6].

Nun zurück zur Physiotherapie.

1.6.2 Schädigung durch Nichtschädigung

Warum das Konzept der Antifragilität auch für physiotherapeutische Interventionen relevant ist, lässt sich anhand zweier medizinischer Gesetze verdeutlichen, die antifragile Prozesse im menschlichen Körper beschreiben.

Der deutsche Anatom Julius Wolff beobachtete bereits Anfang des 19. Jahrhunderts, dass Knochen unter kontinuierlicher mechanischer Belastung an Dichte und Festigkeit gewinnen (Wolff-Transformationsgesetz). Bei fehlender oder zu geringer Belastung ist das Gegenteil der Fall und der Knochen baut sich ab [2]. Fast zeitgleich stellte der amerikanische Chirurg Henry Gassett Davis ein ähnliches Verhalten bei Bindegewebsstrukturen fest (Davis-Gesetz) [7].

Diese beiden Gesetzmäßigkeiten zeigen sehr deutlich, dass der menschliche Körper nach antifragilen Regeln funktioniert. Die Reduktion des Stressors „mechanische Belastung" wäre in einem fragilen Organismus etwas Positives, da eine geringere Belastung eine geringere Chance auf Verschleiß bedeutet.

In einem antifragilen System wie dem menschlichen Körper ist die Beseitigung dieses Stressors etwas Negatives, da er unter Belastung stärker und unter Entlastung schwächer zu werden scheint. Paradoxerweise führt also die Vermeidung von Stress, um den Körper nicht zu schädigen oder zu verschleißen, dazu, dass Stress entsteht.

Ausgehend von diesen Erkenntnissen wird im folgenden Abschnitt beschrieben, wie sich Interventionen ohne das Wissen um die Antifragilität negativ auswirken können.

1.6.3 Naiver Interventionismus, versteckte Iatrogenität und die Kunst des Nichtstuns

Der Begriff „iatrogen" (gr. „durch den Arzt verursacht") bezeichnet in der Medizin eine Erkrankung oder Schädigung, die durch einen medizinischen oder therapeutischen Eingriff verursacht oder verschlimmert wurde.

In der Regel wird der Begriff für konkrete Behandlungsfehler verwendet, wie z. B. falsche Medikamentenverordnungen oder Komplikationen bei einer Operation.

In den vorangegangenen Abschnitten dieses Kapitels wurde jedoch gezeigt, dass auch das Vorenthalten von Stressoren einen sekundären Schaden verursachen kann, indem dem System die Möglichkeit genommen wird, seine Antifragilität zu entfalten.

Es gibt also auch eine zweite, subtilere Form der Iatrogenität, die darin besteht, einem Organismus einen für die Selbstheilung notwendigen Stressor vorzuenthalten.

Ein Beispiel aus der Welt der Physiotherapie für eine solche Form der Iatrogenität ist die (leider) immer noch weit verbreitete strikte Ruhigstellung bei Schmerzen oder nach Operationen.

In der wissenschaftlichen Literatur gibt es Hinweise darauf, dass Personen, die sich nach einer Operation *nicht* an die verordneten Bewegungs- und Belastungseinschränkungen hielten, ein funktionell besseres Outcome hatten [8].

Eine mögliche Interpretation dieser Beobachtung ist, dass das eigenverantwortliche Handeln von Patient*innen durch „Versuch und Irrtum" näher an die optimale Belastung heranführt als ein fiktiver Rahmen, der von ärztlichen Fachkräften oder Therapeut*innen vorgegeben wird.

Ein Beispiel aus der Welt des Verkehrs

Ein weiteres Beispiel für diese paradox anmutende Beobachtung ist das „Shared-Space"-Programm der EU. Ziel dieses Programms ist es, in den Städten so weit wie möglich auf Verkehrszeichen und Fahrbahnmarkierungen zu verzichten. Diese (sozusagen) „Intervention zur Nicht-Intervention" hat in den teilnehmenden Städten zu einer massiven Reduktion der Verkehrsunfälle geführt [3].

Diese beiden Beispiele verdeutlichen, dass eine starke Intervention häufig zu einem deutlich schlechteren Ergebnis führt als eine schwache (oder gar keine) Intervention. Um es in der Terminologie dieses Kapitels auszudrücken: Zu starke Interventionen können ein System fragilisieren, da die Möglichkeiten der Selbstregulierung und Eigenverantwortung eingeschränkt werden. Die Antifragilität des Systems kann sich also nur bei minimalen Interventionen von außen entfalten.

Es gibt aber auch eine andere, noch verborgenere Form der Iatrogenität, die auf einer kognitiven Verzerrung beruht.

1.6.4 Umgekehrtes russisches Roulette

Die oben erwähnte kognitive Verzerrung ist die irrtümliche Annahme, dass ein bestimmtes Ereignis wahrscheinlicher ist als ein allgemeines Ereignis. Diese Verzerrung ist besonders stark, wenn dieser spezifische Fall erst kürzlich eingetreten ist.

Dies fanden Forschende in den USA heraus, als sie nach den Anschlägen des 11. September 2001 Menschen befragten, ob sie lieber eine Lebensversicherung für den Fall des Todes durch einen Terroranschlag oder eine allgemeine Lebensversicherung abschließen würden. Überraschenderweise entschieden sich mehr Menschen für die erste Option (die spezifische), obwohl die zweite Option (die allgemeine) auch den zweiten Fall abdeckte [10]. In diesem Fall sichern sich die Menschen also gegen Terrorismus ab, machen sich aber anfälliger für alles andere und Wahrscheinlichere.

Dieses Beispiel zeigt, dass die Vorbereitung auf einen spezifischen Fall (der vielleicht nie eintritt) auf Kosten des allgemeinen Falles einem „umgekehrten russischen Roulette" gleicht, bei dem alle Kammern der Revolvertrommel, bis auf eine, geladen sind.

Um auf das Beispiel des Königs Mithridates zurückzukommen: Seine Immunität gegen Gift hinderte seine Gefolgsleute nicht daran, ihm die Kehle durchzuschneiden. Um sich die Antifragilität zunutze zu machen, muss man sich also mehr auf das Allgemeine konzentrieren, das die spezifischen Fälle einschließt.

Um das Beispiel auf physiotherapeutische/medizinische Begriffe herunterzubrechen: Spezifische Interventionen (spezifische Übungen, Behandlung einzelner Gelenke, Training einzelner Muskeln, Medikamente zur Symptomreduktion usw.) können einzelne Bereiche resilienter machen, während andere Bereiche fragiler werden, da nur ein Transfer in eng definierte Situationen möglich ist. Allgemeine Interventionen (Training, Bewegung, Ernährung, Schlaf usw.) fördern die Antifragilität, da sie unabhängig von der konkreten Situation positive Effekte haben.

Antifragilität bedeutet...		
das Allgemeine	vor	*dem Spezifischen*
nicht- oder wenig-handeln	vor	*naivem Interventionismus*
Belastung	vor	*Entlastung*
Exposition	vor	*Vermeidung*
„Trial-and-error“	vor	*strikten Protokollen*

Abb. 1.15 Antifragilität bedeutet …

1.6.5 Zusammengefasst

„Wenn das Leben dir Zitronen gibt, mache daraus Limonade.“ – In diesem Kapitel ging es darum, warum Antifragilität eine so wichtige Eigenschaft ist. Sie hilft einem System, gestärkt aus Stresssituationen hervorzugehen, unabhängig davon, ob es speziell auf diese Situation vorbereitet war.

Aber wie wird man antifragil? Die erste Grundannahme der Antifragilität ist, dass Systeme wie der menschliche Körper ein gewisses Maß an Belastung und Stressoren benötigen, um sich kontinuierlich zu verbessern. Die zweite Grundannahme ist, dass das Vorenthalten dieser Stressoren zu einer Schwächung dieser Systeme führt. Antifragilität ist keine Handlungsempfehlung, sondern ein Appell an das Vertrauen in Selbstheilung, Selbstregulation und Selbstwirksamkeit (▶ Abb. 1.15).

Literatur

[1] Bondy SC. The Hormesis Concept: Strengths and Shortcomings. Biomolecules 2023 Oct 12; 13(10): 1512. DOI: 10.3390/biom13101512. PMID: 37892194; PMCID: PMC10604602

[2] Frost HM. Wolff's Law and bone's structural adaptations to mechanical usage: an overview for clinicians. Angle Orthod 1994; 64(3): 175–188. DOI: 10.1043/0003-3219(1994)064<0175:WLABSA>2.0.CO;2. PMID: 8060014

[3] Hamilton-Baillie B. Towards shared space. Urban Des Int 2008; 13: 130–138. DOI: 10.1057/udi.2008.13

[4] Hojte JM (Hrsg.) Mithridates VI and the Pontic kingdom. Vol. 9. Aarhus: Universitetsforlag; 2009

[5] Philippus Theophrastus Aureolus Bombastus von Hohenheim („Paracelsus“): Labyrintus und Irrgang der vermeinten Artzet: Item, Siben defensiones, oder Schirmreden. Basel: Petrus Perna; 1574

[6] Presley CC, Lindsley CW. DARK Classics in Chemical Neuroscience: Opium, a Historical Perspective. ACS Chem Neurosci 2018 Oct 17; 9(10): 2503–2518. DOI: 10.1021/acschemneuro.8b00459. Epub 2018 Oct 8. PMID: 30247870

[7] Shands AR jr. Henry Gasset Davis, a founder of American orthopaedic surgery (1807–1896). Current practice in orthopaedic surgery 1969; 4: 3–21

[8] Shelbourne KD, Patel DV, Adsit WS, Porter DA. Rehabilitation after meniscal repair. Clin Sports Med 1996 Jul; 15(3): 595–612. PMID: 8800538

[9] Taleb NN. Antifragile. Things That Gain from Disorder. New York: Random House; 2012

[10] Taleb NN. The Black Swan. The Impact of the Highly Improbable, 3. Aufl. New York: Random House; 2007

[11] Winkle S. Kulturgeschichte der Seuchen. Düsseldorf 1997:434

1.7 Professionelles Handeln in der Physiotherapie

Sven Ringel

1.7.1 Einleitung

Die Frage nach der Professionalisierung der Physiotherapie in Deutschland hat sich insbesondere in den letzten 20 Jahren zu einem zentralen berufspolitischen Anliegen entwickelt. Neben den systembedingten Faktoren stellt sich natürlich auch die berechtigte Frage, wie diese Entwicklung mit dem Konzept einer gelingenden Kommunikation zusammenhängt und welche Grenzen diesbezüglich gesetzt werden müssen, um das eigene berufliche Handlungsspektrum nicht aus den Augen zu verlieren. Aus diesem Grund ist es notwendig, zunächst über den eigenen professionellen Handlungskern zu sprechen bzw. diesen neu zu definieren, um dann aus einer eigenen professionellen Funktion heraus therapeutische Kommunikationsansätze gezielt einzusetzen. Dabei sollte man berücksichtigen, dass sich gerade die Physiotherapie durch die intensive Interaktion zwischen Physiotherapeut*innen und Patient*innen in einer zweifellos bedeutsamen Position befindet und eine Logik des „Sprechens als Modell für Handeln" vertiefen muss [14], welche die Hilfesuchenden in ihrem Verhalten und Denken tiefgreifend beeinflusst.

In diesem Kapitel wird daher aufgezeigt, wie eine professionelle Handlungsstruktur in der Physiotherapie aussehen sollte, welche Voraussetzungen gegeben sein müssen, damit die Physiotherapie tatsächlich professionalisiert werden kann, und welche Funktion diese angestrebte Profession im Gesundheitssystem und in der Gesellschaft einnehmen kann. Dazu werden die aufbereiteten Ergebnisse der Analysen genutzt, um darzulegen, warum gerade die Kommunikation eine der wichtigsten Kompetenzen für eine physiotherapeutische Professionalität darstellt und warum gerade sie im Mittelpunkt dieses Buches und einer beruflichen Neuorientierung steht.

Nachdem gezeigt werden konnte, dass sich die Physiotherapie hierzulande aufgrund ihrer persönlichen Interaktionstypik zwischen Physiotherapeut*innen und den erkrankten Personen sowie einer unzureichenden wissenschaftlichen Praxis als ein professionalisierbarer, aber auch professionalisierungsbedürftiger Beruf darstellt [39], sollen die Merkmale einer idealtypischen professionalisierten Handlungsstruktur für Physiotherapeut*innen stichpunktartig beschrieben und näher erläutert werden. Dies bedeutet, dass erst dann von einem professionalisierten Handlungsmuster gesprochen werden kann, wenn sich die folgenden Punkte flächendeckend in der Praxis darstellen, was einerseits auf die individuelle Anwendung durch die Therapeut*innen, andererseits aber auch auf das Systemgeschehen zurückzuführen ist [39].

1.7.2 Patienten mit einer bewegungszentrierten Lebenskrise, um eine Therapie zu begründen

Dieser Punkt legt überhaupt erst die fachlich-therapeutische Basis für eine adäquate Intervention [39]. Dabei muss eine Patient*in von sich aus verstanden haben, dass die eingetretenen körperbezogenen Funktionsprobleme bzw. Einschränkungen der Lebensqualität eine drastische Beeinträchtigung ihrer Autonomie darstellen, die nur therapeutisch aufgelöst werden kann, um eine autonome Lebensführung wiederherzustellen. Solange dies nicht der Fall ist, kann die Physiotherapie überhaupt nicht professionell wirksam werden, was zur Folge hat, dass sich die Physiotherapie durch unnötige Interventionen selbst entprofessionalisiert. Aus diesem Grund sollten Kompetenzen, die es der Physiotherapie ermöglichen, autonomer zu handeln und zu erkennen, wann, wie und wo Therapie notwendig ist, umfassend geschult werden.

1.7.3 Stellvertretende Deutung durch den Prozess des Clinical Reasonings

Die stellvertretende Deutung ist insbesondere in der Professionalisierungsforschung zu einem prägenden Begriff geworden [17], [31], [39]. Speziell in der Physiotherapie geht es darum, dass durch die zentrale Handlungskompetenz mittels Clinical Reasoning lebenspraktische Probleme oder eben bestimmte Funktionseinschränkungen der Menschen inventarisiert, analysiert, interpretiert und individuelle Lösungsansätze vorgeschlagen werden, aus denen sich schließlich die Therapiestrategie herauskristallisiert, um dann eine Krisenbewältigung sowie eine Re-Autonomisierung auf Seiten der Betroffenen einzuleiten. Dazu gehört auch, dass die Therapievorschläge einsichtig, nachvollziehbar, anschlussfähig und dem aktuellen Wissensstand angepasst sind.

1.7.4 Die Beziehung zwischen Physiotherapeut*innen und Patient*innen im Arbeitsbündnis

Aufgrund der besonderen Interaktionstiefe der Beziehung zwischen Physiotherapeut*innen und Patient*innen und der daraus resultierenden Ko-Abhängigkeit beider Seiten in einem gemeinsamen Setting ist das Arbeitsbündnis oder auch die therapeutische Allianz ein konstitutiver Bestandteil eines professionellen Handlungsmusters [39]. Die gemeinsame Interaktionskultur wird dabei wesentlich durch eine angemessene, positive und zielorientierte Kommunikation gestaltet, die den Erfolg oder Misserfolg der Therapie beeinflussen kann [5], [11], [23]. Aus diesem Grund ist die klare

Gestaltung der Arbeitsbeziehung zu Beginn ein wegweisender Indikator für den weiteren Therapieverlauf.

1.7.5 Autonome Auftragsklärung des individuellen Falls

Ein weiteres Kernelement einer professionellen Physiotherapie in Deutschland wäre die autonome Therapiehoheit bzw. Entscheidungskompetenz, die nur durch einen Direktzugang gewährleistet wäre. Dies würde Physiotherapeut*innen in die Lage versetzen, die Untersuchung, die Behandlung und auch das Management der erkrankten Personen eigenverantwortlich und ohne ärztliche Weisung zu bestimmen [46]. Mit den zukünftigen Unsicherheiten des demografischen Wandels und dem steigenden sozioökonomischen Druck innerhalb des Gesundheitssystems wird auch der Bedarf an professionellen Gesundheitsdienstleistungen steigen, um diesen Herausforderungen begegnen zu können. Wissenschaftliche Untersuchungen konnten zeigen, dass Gesundheitskosten eingespart, eine höhere Patientenzufriedenheit generiert und unnötig lange Wartezeiten vermieden werden können [33], [36]. Die Autonomisierung der Handlungskompetenz ist auch für die Entwicklung eines eigenen professionellen Handlungssystems für die Physiotherapie entscheidend, da die überweisenden ärztlichen Fachkräfte häufig ein für die professionelle Physiotherapie potenziell destruktives Praxismodell nutzen, wobei der Fokus der beiden Berufsgruppen häufig nicht auf die gleichen Ziele der Patient*innen ausgerichtet ist. Die resultierenden Spannungen können auch den Therapieerfolg beeinflussen [39].

1.7.6 Kooperativ erarbeitete spezifische Ziele

Nach der stellvertretenden Interpretation und dem zu schließenden Arbeitsbündnis sind die kooperativ erarbeiteten spezifischen Ziele der Patient*in ein weiterer grundlegender Bereich, in dem es auf eine gekonnte Kommunikation ankommt. Hier ist es wichtig, dass die Physiotherapeut*in den Dialog so gestaltet, dass funktionsbezogene bzw. bewegungsorientierte Vorstellungen den individuellen Verlauf prägen und nicht nur der Schmerz in seiner allgemeinen Form beseitigt werden soll. Um die funktionelle Handlungstypik zu erhalten, muss das Endziel, das in seiner Variation in verschiedene Teilziele unterteilt werden kann, die Wiedereingliederung in den normalen Alltag beinhalten [39].

1.7.7 Ganzheitliches Praxismodell

Ein nicht unerheblicher Teil der physiotherapeutischen Behandlung orientiert sich immer noch zu stark am strukturell-anatomisch-biomechanischen Praxismodell [39], was auch Nicholls mit dem „Steckenbleiben der Physiotherapie im letzten Jahrhundert“ unterstreicht [29]. Dieses „veraltete“ Modell wurde mittlerweile durch zahlreiche Studien stark kritisiert, da biomechanische Gegebenheiten oder pathologische Gewebeveränderungen nicht die Relevanz für die Schmerzmodulation haben, wie einst angenommen [3], [4], [18], [22], [27]. Diesbezüglich muss in der deutschen Physiotherapie zwingend ein Umdenken stattfinden, um die Multidimensionalität der individuellen Beschwerden, Prognosen sowie Interpretationen erfassen zu können und die Aufklärung und Therapie möglichst im eigenen Funktionskreis der Physiotherapie zu belassen, was eine klare Struktur der eigenen Berufsidentität schafft [39].

1.7.8 Wissenschaftlich reflektierte Praxis

Eine weitere Voraussetzung für den Idealtypus professionalisierten Handelns in der Physiotherapie ist die praxisrelevante Anwendung wissenschaftlicher Ergebnisse mit der dem Fall angemessenen Reflexion [39]. Da sich das wissenschaftliche Wissen relativ schnell erweitert, neue Therapieansätze entwickelt oder überholte Grundgedanken revidiert werden, ist es für das physiotherapeutische Handlungssystem wichtig, dass alle Berufsangehörigen über die Fähigkeit verfügen, neueste Erkenntnisse in die Therapie einfließen zu lassen. Studien weisen darauf hin, dass vor allem gut ausgebildete Physiotherapeut*innen in der Lage sind, die Versorgung der Menschen durch evidenzbasierte Therapien grundlegend zu verbessern

[24], [38]. Leider zeigt sich in Deutschland ein anderes Bild, da die Ausbildung an den Berufsfachschulen diesen Anforderungen nicht gerecht wird [39].

1.7.9 Stärkung der Verantwortung der Patienten und Patientinnen

In diesem Punkt rückt auch die bewegungs- und gesundheitsorientierte Vermittlungskompetenz in den Vordergrund der Therapie. Im Kern geht es darum, die eigenen Kompetenzen so einzusetzen, dass sie im Laufe der Zeit entbehrlich werden und somit ein autonomes Selbstwertgefühl auf Seiten der Betroffenen aufgebaut und eine selbstbestimmte Lebensführung hergestellt wird. Stichweh schrieb: „Wo diese Vermittlungsleistung nicht stattfindet und auch nicht intendiert ist, wo die vom Professionellen angebotene Problemlösung vielmehr die Form von Technologien hat, die als Problemlösung funktionieren soll, ohne vom Anwender in irgendeiner Weise ‚verstanden' werden zu müssen, dort entfällt auch der Bezug auf Strukturveränderung, Strukturaufbau und Identitätserhaltung der Person" [43]. Auch Oevermann sieht eine korrumpierende Tendenz, wenn standardisierte Maßnahmen des stellvertretenden Krisenmanagements technisch erfolgreich sind, da hier die Gefahr einer hilfsbedürftigen Abhängigkeit entsteht, welche die Wiederherstellung der Autonomie der Person untergraben kann [32].

1.7.10 Rückerlangung der Mobilität zur sozialen Teilhabe

An dieser Stelle stellt sich die konkrete Frage nach der berufstypischen Funktion der Physiotherapie im Gesundheitswesen. Als wesentlicher Anhaltspunkt kann hier die Movement Continuum Theory herangezogen werden [9]. In diesem Modell wird explizit von der Bewegungsfähigkeit gesprochen, die durch Physiotherapie wiederhergestellt werden soll. Andere unspezifische Ziele wie „Schmerzfreiheit" oder „Entspannung" sind aus dieser Perspektive zu diffus, da sie nicht dem klassischen Kern (professional purity) der physiotherapeutischen Funktion entsprechen [39]. Zu dieser systemdefinierenden Funktion gehören auch die Bewegungsmotivation, die Bewegungsförderung, die Bewegungserziehung sowie die Entwicklung neuer Konzepte zur Bewegungsförderung in urbanen Regionen [39].

1.7.11 Verhaltensänderung und Vermittlung therapierelevanter Themen

Eine zeitgemäße und zutreffende Beschreibung der Physiotherapie findet sich bei Alt, Herbst und Reis [1]: „Physiotherapie ist die Expertise zur funktionell orientierten Verhaltensänderung durch psychologische Strategien, die alle das gemeinsame Ziel einer Belastungsoptimierung auf individueller Ebene darstellen. Die psychologischen und motorischen Inhalte prägen das Bild der Physiotherapeut*in und machen sie zur Expert*in für funktionelle, motorische und damit verbundene psychologische Indikatoren." Die professionelle Physiotherapie entwickelt sich dabei folgerichtig von einer rein technischen Anwendung hin zu einer „psychologically informed physiotherapy" [8], [37]. Aus dieser Perspektive kann dem hilfebedürftigen Menschen mit einem ganzheitlicheren Ansatz begegnet werden, um sein Verhalten in Bezug auf seine Bewegungsfähigkeit langfristig positiv zu verändern. Darüber hinaus zeigt sich aus systemtheoretischer Perspektive, dass dem eigenen Handlungssystem eine höhere Relevanz zugesprochen wird, was sich perspektivisch auch auf die Professionalisierungsperspektiven auswirkt [44].

Diese kurz beschriebenen Merkmale verkörpern den „Idealtypus professionalisierten physiotherapeutischen Handelns" im Funktionssystem „menschliche Bewegung" [39] und zeigen damit auf, dass Physiotherapie nicht mehr nur eine handwerkliche Dienstleistung darstellen sollte, sondern als „bewegungszentrierte Wiedergewinnung verloren gegangener Lebenspraxis mit dem Anspruch einer kreativen Verhaltensoptimierung personenbezogener Zukunftsrealitäten" zu verstehen ist [39]. Die ▶ Tab. 1.4 zeigt abschließend in einer zusammenfassenden Übersicht die Unterschiede einer aktuellen Strukturlogik sowie die Merkmale einer professionalisierten Handlungspraxis der deutschen Physiotherapie [39].

Tab. 1.4 Strukturmerkmale physiotherapeutischen Handelns.

Aktuelle Strukturlogik physiotherapeutischen Handelns	Professionalisierte Strukturlogik physiotherapeutischen Handelns
Menschen mit/ohne Lebenskrise	Menschen mit Lebenskrise
stellvertretende Deutung/Krisenbewältigung	stellvertretende Deutung/Krisenbewältigung
Arbeitsbündnis	Arbeitsbündnis
heteronome Auftragsklärung (ärztliche Überweisung)	autonome Auftragsklärung (Direktzugang)
diffuse Ziele	bewegungsspezifische Ziele
strukturell-anatomisch-biomechanisches Modell	biopsychosoziale Modelle/MDBB/MCT
unwissenschaftlich-unreflektierte Praxis	wissenschaftlich-reflektierte Praxis
Abhängigkeit der Menschen	Empowerment der Menschen
kurzfristige Rehabilitation (primär Technikanwendung)	Verhaltensänderung und Prävention (Vermittlung)
Service-Dienstleistung	Re-Autonomisierungsleistung

1.7.12 Professionalität in der Physiotherapie

Während professionelles Handeln explizit den Handlungsvollzug in einem bestimmten (beruflichen) Kontext akzentuiert, bezieht sich Professionalität auf die Organisationsstruktur, aber auch auf die Kompetenzebene der Berufsinhaber, die durch eine spezifische Berufskultur, eine bestimmte berufsfeldtypische Wahrnehmung, wissenschaftlich-anwendungspraktisches Wissen, Authentizität und insbesondere eine eigene Kommunikationsform gebündelt wird [40]. Damit steht im Mittelpunkt des Geschehens die Physiotherapeut*in, die durch ihre soziale, moralische und theoretisch-praktische Expertise eine qualitativ hochwertige Arbeit leistet [30], die sich durch eine internalisiert-professionelle Sichtweise sowie eine wissenschaftlich-reflexive Handlungsstruktur von einer alltäglichen Berufslogik abgrenzt [13]. Mit den spezifischen Attributen des wissenschaftlichen Wissens, des praktischen Könnens sowie deren reflexiver Relationierung sollen die Fachkompetenzen mittels des „knowing that“ und des „knowing how“ fallbezogen interpretiert und in professionelles Handeln überführt werden [13], was zu einer „Transformation des Wissens im Handeln“ führt, aber auch „eine Erweiterung der Handlungsoptionen, eine Vervielfältigung der Chancen und eine Erhöhung der Partizipations- und Zugangsmöglichkeiten auf Seiten der Klient*innen“ zum Ziel hat [15]. Professionalität stellt darüber hinaus eine besondere Form habitueller Aneignung dar, die durch Solidarität unter Fremden gekennzeichnet ist [6].

1.7.13 Wie lassen sich diese allgemeinen berufssoziologischen Befunde nun für die Physiotherapie in Deutschland einordnen?

Da die systembedingten Gegebenheiten der Physiotherapie in Deutschland gar nicht darauf ausgelegt sind, professionalisiertes Handeln zu ermöglichen, liegt es derzeit allein in der Eigenverantwortung der Physiotherapeut*innen, eine reflexive Professionalität in den Berufsalltag zu integrieren, die jedoch aufgrund der unzureichenden berufsfachschulischen Ausbildung kaum umsetzbar ist [39]. Erst ein grundständiges Hochschulstudium mit ausreichenden Praxisanteilen schafft eine ausgewogene Verteilung von wissenschaftlichem Wissen mit dessen adäquater Anwendung unter dem reflektierten Umgang mit Wissen bzw. Nichtwissen [16], [39]. Gerade diese Differenziertheit bedeutet für die Praxis eine besondere rhetorische Kompetenz der Therapeut*innen, die durch eine zielorientierte Kommunikation reflexiv in das professionelle Handeln integriert werden muss, um den Prozess des Clinical Reasonings und einer evidenzbasierten, patient*innenzentrierten Aufklärung zu optimieren, da das Ziel nicht nur in einer kurzfristigen Symptomlinderung besteht, sondern eine langfristige Verhaltensoptimierung mit einer Autonomisierung der Patient*in [39]. Physiotherapeutische Professionalität konzentriert sich hier auf die Vermittlung der richtigen Informationen zur richtigen Zeit in einem wahrheitsgemäßen Kontext, um Menschen zu motivieren, sich positiv verändern zu wollen [26]. Der oben vorgeschlagene Idealtyp professionalisierten physiotherapeutischen Handelns bezieht sich explizit auf die Informationsverarbeitung mit therapiekonformer Kommunikation als Grundlage für eine optimale therapeutische Allianz, um wichtige Informationen zu erfassen, zu interpretieren und eine langfristige Verhaltensänderung auf Seiten der Adressaten vorzuschlagen.

Ebenso wie ein klares physiotherapeutisches Praxismodell ist auch eine optimale Kommunikation kein eigenständiger Lehrinhalt der berufsfachschulischen Ausbildung und muss sich nach Möglichkeit nach der Schule selbst angeeignet werden. Das bisherige therapeutische Handlungsverständnis basiert überwiegend auf der strukturell-anatomisch-biomechanischen Sichtweise, die sich auch als berufstypischer Habitus manifestiert [39], [40]. Es sind nun diese „veralteten" Ansichten oder Überzeugungen, die im schlimmsten Fall auf die Patient*innen übertragen werden können und Angst vor „falschen" Bewegungen und Belastungen schüren [2], [7], [10], [11], [23], [28]. Gelingt es der Physiotherapeut*in nicht, die Patient*in zu einer eigenverantwortlichen und aktiven Lebensführung zu motivieren, können handwerklich orientierte therapeutische Interventionen (Hands-on-Techniken) hingegen nachweislich die Selbstwirksamkeit untergraben sowie einen negativ wahrgenommenen Gesundheits- oder Krankheitszustand fördern, Schmerzen verstärken sowie eine Chronifizierung von Beschwerden begünstigen, was langfristig die funktionale Teilhabe im Alltag und die Autonomisierung der Patient*in verhindert [12], [19], [21], [25], [34], [35], [45]. Dabei fördert das grundständige Studium genau diese wissenschaftlichen, methodischen, reflexiven und kommunikativen Kompetenzen, um die aktuelle Kontroverse der berufsinternen Entwicklung hin zu mehr Professionalität im Berufsalltag zu gewährleisten, was auch der gesamten Professionalisierung der Physiotherapie in Deutschland helfen würde [39]. Einen weiteren Weg aus diesem Spannungsfeld soll dieses Buch mit seinen vielfältigen Kapiteln über Praxismodelle, Kommunikationsstrategien aber auch über ethische Verantwortung aufzeigen.

1.7.14 Die besondere Form der Interaktion

Ein weiterer Dreh- und Angelpunkt einer Professionalisierung der deutschen Physiotherapie stellt die besondere Interaktion der beteiligten Akteure dar: „Eine Profession ist ein – von der alltäglichen Laienwelt, aber auch von anderen Expertensinnwelten – relativ abgegrenzter Orientierungs- und Handlungsbereich, in welchem sowohl wissenschaftlich als auch praktisch ausgebildete Berufsexperten gesellschaftlich lizenzierte Dienstleistungen für ihnen per gesellschaftlichem Mandat anbefohlene Klient*innen bzw. Abnehmer*innen vollbringen" [42]. Bei dieser Handlungsweise spielt insbesondere das wissenschaftliche, praktische, ethische und kommunikative Wissen eine hervorgehobene Rolle, um diese asymmetrischen Macht- und Wissensverhältnisse aufzufangen und mit einem professionellen Interaktionsverfahren die entstandenen bewegungszentrierten Beschwerden der Patient*in aufzulösen, die eine konkrete problematische Lebenssituation mit einem Wegfall der normalen Lebensumstände zur Folge haben. Dabei entsteht in diesem Interaktionsraum der beteiligten Rollen ein großes Potenzial an Störanfälligkeiten, wie z. B. unterschiedliche Therapievorstellungen, laienhaftes Vorwissen, aber auch die Abhängigkeitsstruktur der Personen, die durch den sinnvollen Einsatz einer zielorientierten Kommunikation sowie eines sozialwissenschaftlichen Rollenverständnisses aufgelöst werden müssen. Das Wohl der Patient*in bleibt dabei oberstes Gebot. Besondere Paradoxien, die durch die Interaktionsgestaltung, eine ethische, wissenschaftlich-praktische und reflexive Berufsausübung zu überwinden sind, sind die Diagnose- oder Prognosestellung auf der Basis sozialer und biografischer Ereignisse, eine sich verändernde empirische Basis, die kommunikative Weitergabe oder in bestimmten Situationen auch das Verschweigen wichtiger Informationen, die mögliche Einschränkung der Klient*innenautonomie, die ausgeprägte Macht- und Wissensasymmetrie oder gar die Gefahr, die Patient*innen von den therapeutischen Maßnahmen abhängig zu machen, was ebenfalls die Patient*innenselbstständigkeit verhindern würde. Deshalb ist es von Bedeutung, diese therapierelevanten Diskrepanzen von Erwartungen zu reflektieren und mit einer strategischen Kommunikation aufzulösen, wobei auch hier dieses Buch die Berufspraxis der Physiotherapeut*innen entlasten soll.

1.7.15 Eine Verortung des eigenen physiotherapeutischen Funktionssystems

Betrachtet man Berufsgruppen bzw. eigene Funktions- oder Handlungssysteme mit ihren spezifischen Aufgaben, so müssen diese dementsprechend auch in einen gesamtgesellschaftlichen Kontext eingebettet werden, da unterschiedliche Systeme voneinander getrennt sind, aber auch Teilsysteme in unterschiedlicher Weise miteinander kommunizieren bzw. interagieren können. Durch die Diversifizierung unterschiedlicher Aufgaben in einer sich schnell entwickelnden Gesellschaft ist es naheliegend, dass es im Laufe der Zeit auch zu einer Spezialisierung von Berufsgruppen kommen musste, die sich im Laufe der Zeit aus unterschiedlichen gesellschaftlichen Herausforderungen herausdifferenziert haben. Im Gesundheitswesen, in dem die Medizin die Leitprofession darstellt, kam es in Deutschland im 19. Jahrhundert zu genau dieser Situation. Krisensituationen wie Seuchen oder Kriege führten dazu, dass bestimmte Maßnahmen nicht mehr von ärztlichen Fachkräften allein bewältigt werden konnten, sondern stellvertretende Akteure bestimmte Aufgaben übernehmen mussten. Daraus entwickelte sich die Physiotherapie [41]. Leider sieht es auch heute noch so aus, dass die Physiotherapie in Deutschland eher ein Randdasein in der Gesellschaft fristet und als vermittelnde Profession oder Semiprofession angesehen werden muss [39]. Dies liegt unter anderem daran, dass es keine universitären Ausbildungsstrukturen wie in anderen Ländern gibt, die eine wissenschaftliche Praxis und einen eigenen Wissensbestand fördern [39].

Zudem wird die klare Berufsfunktion durch eine „Allzuständigkeit" aufgeweicht, die durch eine diffuse Zuschreibung von Seiten der Ärzteschaft noch gefördert wird. Es stellt sich nun die Frage, was genau eine Profession ausmacht und wie sich die Physiotherapie vor dem Hintergrund dieser Diagnose explizit als solche im gesellschaftlichen System positionieren könnte.

Was bei dieser professionssoziologischen Perspektive als Erstes ins Auge fällt, ist der noch unklare Gegenstandsbereich der Berufsidentität sowie der therapeutischen Praxis mit einer noch kaum vorhandenen eigenständigen Wissensproduktion, um sich klarer von anderen Berufsgruppen abzugrenzen oder ein eigenes Subsystem im Gesundheitssystem herauszuarbeiten. Aus diesem Grund sind die Hochschulen nicht nur als Produzenten von Fachpersonen zu verstehen, sondern auch als Entwickelnde eines eigenen theoretischen Wissensbestandes, der dann das praxisrelevante Handeln, aber auch die gesamtberuflichen Modalitäten strukturieren soll. Diesen eigenen, aus der Medizin ausdifferenzierten Wissensgegenstand selbst zu definieren und an seiner Weiterentwicklung zu arbeiten bzw. damit therapeutische Maßnahmen auf ihre Evidenz zu überprüfen und ggf. auszusortieren, um sich auf das Wesentliche zu beschränken, ist die Anforderung an eine solche Akademisierung der Physiotherapie. Denn gerade in der Isolierung von Wissen, einer funktionalen Spezifikation und professionellen Handlungsstrukturen liegt das Wesen eines eigenen, operational geschlossenen Funktionssystems, das interne Organisationsprobleme eigenständig lösen kann. Ein weiterer Punkt, der eine geschlossene Berufstransformation erschwert, ist die noch zu unklare Berufsidentität.

Das immer noch zu handwerklich orientierte Selbstbild sowie die strukturell-anatomisch-biomechanische Sichtweise erschweren zunehmend eine professionelle Habitusbildung und verstärken damit ein „antizipiertes Fremdbild in der Bevölkerung und in der ärztlichen Berufsgruppe“ [40]. Dieses konstruierte Bild sieht Physiotherapeut*innen primär als Handwerkende, die manuelle Techniken anwenden, um Menschen zu „heilen“. Aus einer berufspraktischen Perspektive soll der „Idealtyp professionalisierten physiotherapeutischen Handelns“ im dafür entwickelten Funktionssystem „menschliche Bewegung“ eine Hilfestellung bieten, um das Handlungsfeld Physiotherapie mit seinen professionellen Strukturen gezielter zu beschreiben [39]. Mit den darin enthaltenen Merkmalen können ein modernes Selbstverständnis sowie eine professionelle Therapie der diesen Beruf Ausübenden auf einer praxisorientierten Grundlage gefördert werden. Mit dieser Architektur kann eine zeitgemäße berufssystemische Neugestaltung aus dem Handlungskern heraus evoziert und auf gesellschaftliche Herausforderungen, wie den demografischen Wandel und die weiter zunehmende Bewegungsarmut mit steigenden Gesundheitskosten, Einfluss genommen werden [20], [39]. Somit kann der Physiotherapie auch eine besondere Gemeinwesenorientierung zugeschrieben werden, die nicht nur für das Individuum als Patient*in einen Mehrwert bietet, sondern auch die Gesellschaft als Ganzes unterstützt.

So lässt sich übersichtlich zusammenfassen, dass eine professionelle Handlungslogik, eine funktionale Reduktion auf selbstinitiierte spezifische Sachthemen, eine geschlossene Identität (Leitbilder/Berufsethik), eine eigene Wissensproduktion sowie eine autonome professionelle Problemlösungsorganisation die prominenten Strukturbildungsprinzipien für die Physiotherapie in Deutschland darstellen, um ein eigenes professionelles Funktionssystem entstehen zu lassen, das neben der Medizin im Gesundheitssystem verortet werden kann [39].

Literatur

[1] Alt A, Herbst M, Reis J. Physiotherapie Grundlagen (Best Practice) (2. Aufl.). Amazon Deutschland: Independently published; 2018

[2] Alyousef B, Cicuttini FM, Davis SR et al. Negative beliefs about back pain are associated with persistence, high levels of low back disability in community-based women. Menopause 2018; 25 (9): 977–984

[3] Barreto RP, Braman JP, Ludewig PM et al. Bilateral magnetic resonance imaging findings in individuals with unilateral shoulder pain. Journal of Shoulder and Elbow Surgery 2019; 28 (9): 1699–1706

[4] Brinjikji W, Luetmer PH, Comstock B et al. Systematic Literature Review of Imaging Features of Spinal Degeneration in Asymptomatic Populations. American Journal of Neuroradiology 2015; 36 (4): 811–816

[5] Bromme R, Jucks R. Experten-Laien-Kommunikation. In: Dick M, Marotzki W, Mieg HA (Hrsg.). Handbuch Professionsentwicklung. Bad Heilbrunn: Julius Klinkhardt; 2016:164–173

[6] Brunkhorst H. Professionalität, Kollektivitätsorientierung und formale Wertrationalität. Zum Strukturproblem professionellen Handelns aus kommunikationstheoretischer Perspektive. In: Dewe B, Ferchhoff W, Radtke FO (Hrsg.). Erziehen als Profession: Zur Logik professionellen Handelns in pädagogischen Feldern. Opladen: Leske u. Budrich; 1992:49–69

[7] Caneiro JP, Bunzli S, O'Sullivan P. Beliefs about the body and pain: the critical role in musculoskeletal pain management. Brazilian Journal of Physical Therapy 2021; 25 (1): 17–29

[8] Coronado RA, Patel AM, McKernan LC et al. Preoperative and postoperative psychologically informed physical therapy: A systematic review of randomized trials among patients with degenerative spine, hip, and knee conditions. Journal of Applied Biobehavioral Research 2019; 24 (1). DOI: 10.1111/jabr.12 159

[9] Cott CA, Finch E, Gasner D et al. The Movement Continuum Theory of Physical Therapy. Physiotherapy Canada 1995; 47 (2): 87–95

[10] Darlow B, Dowell A, Baxter GD et al. The enduring impact of what clinicians say to people with low back pain. Annals of Family Medicine 2013; 11 (6): 527–534

[11] Darlow B, Fullen BM, Dean S et al. The association between health care professional attitudes and beliefs and the attitudes and beliefs, clinical management, and outcomes of patients with low back pain: a systematic review. European Journal of Pain 2012; 16 (1): 3–17

[12] Degerstedt A, Alinaghizadeh H, Thorstensson CA et al. High self-efficacy – a predictor of reduced pain and higher levels of physical activity among patients with osteoarthritis: an observational study. BMC Musculoskeletal Disorders 2020; 21 (1): 380. DOI: 10.1186/s12 891-020-03 407-x

[13] Dewe B, Feistel K. Reflexive Professionalität in der Erwachsenenbildung. In: Hof C, Ludwig J. Schäffer B (Hrsg.). Professionalität zwischen Praxis, Politik und Disziplin. Baltmannsweiler: Schneider; 2010; 86–98

[14] Dewe B, Ferchhoff W, Radtke FO. Das „Professionswissen“ von Pädagogen. Ein wissenschaftstheoretischer Rekonstruktionsversuch. In: Dewe B, Ferchhoff W, Radtke FO (Hrsg.). Erziehen als Profession: Zur Logik professionellen Handelns in pädagogischen Feldern. Opladen: Leske u. Budrich; 1992: 70–91

[15] Dewe B, Ferchhoff W, Scherr A et al. Professionelles soziales Handeln – Soziale Arbeit im Spannungsfeld zwischen Theorie und Praxis. 3. Aufl. Weinheim: Juventa; 2001

[16] Dewe B, Otto HU. Reflexive Sozialpädagogik – Grundstrukturen eines neuen dienstleistungsorientierten Professionshandelns. In: Thole W (Hrsg.) Grundriss Soziale Arbeit – Ein einführendes Handbuch. Wiesbaden: VS Verlag; 2012: 197–218

[17] Dewe B, Stüwe G. Basiswissen Profession – Zur Aktualität und kritischen Substanz des Professionalisierungskonzeptes für die Soziale Arbeit. Weinheim und Basel: Beltz Juventa; 2016

[18] Frank JM, Harris JD, Erickson BJ et al. Prevalence of Femoroacetabular Impingement Imaging Findings in Asymptomatic Volunteers: A Systematic Review. Arthroscopy: The Journal of Arthroscopic Related Surgery 2015; 31 (6): 1199–1204

[19] Grinberg K, Granot M, Lowenstein L et al. Negative Illness Perceptions are Associated With a Pronociceptive Modulation Profile and Augment Pelvic Pain. The Clinical Journal of Pain 2018; 34 (12): 1141–1148
[20] Guthold R, Stevens GA, Riley LM et al. Worldwide trends in insufficient physical activity from 2001 to 2016: a pooled analysis of 358 population-based surveys with 1.9 million participants. The Lancet 2018; 6 (10). DOI: https://doi.org/10.1016/S 2214–109X(18)30 357–7
[21] Keedy NH, Keffala VJ, Altmaier EM et al. Health locus of control and self-efficacy predict back pain Rehabilitation outcomes. Iowa Orthopedic Journal 2014; 34: 158–165
[22] Lee CS, Goldhaber NH, Davis SM et al. Shoulder MRI in asymptomatic elite volleyball athletes shows extensive pathology. International Society of Arthroscopy, Knee Surgery and Orthopaedic Sports Medicine 2020; 5: 10–14
[23] Linskens FG, van der Scheer ES, Stortenbeker I et al. Negative language use of the physiotherapist in low back pain education impacts anxiety and illness beliefs: A randomized controlled trial in healthy respondents. Pat Ed Couns 2023; 110: 107 649
[24] Mikhail C, Korner-Bitensky N, Rossignol M et al. Physical therapists use of interventions with high evidence of effectiveness in the management of a hypothetical typical patient with acute low back pain. Physical Therapy 2005; 85 (11): 1151–1167
[25] Miller J, MacDermid JC, Walton DM. Chronic Pain Self-Management Support With Pain Science Education and Exercise (COMMENCE) for People With Chronic Pain and Multiple Comorbidities: A Randomized Controlled Trial. Archives of Physical Medicine and Rehabilitation 2020; 101 (5): 750–761
[26] Miller WR, Rollnick S. Motivational Interviewing (3. Aufl.). New York: Guildord; 2013
[27] Nakashima H, Yukawa Y, Suda K et al. Abnormal Findings on Magnetic Resonance Images of the Cervical Spines in 1211 Asymptomatic Subjects. Spine 2015; 40 (6): 392–398
[28] Ng SK, Cicuttini FM, Wang Y et al. Negative beliefs about low back pain are associated with persistent high intensity low back pain. Psychological Health Medicine 2017; 22 (7): 790–799
[29] Nicholls DA. The End of Physiotherapy. Abingdon: Routledge; 2018
[30] Nittel D. Von der Mission zur Profession? Stand und Perspektiven der Verberuflichung in der Erwachsenenbildung. Bielefeld: Bertelsmann; 2000
[31] Oevermann U. Die Problematik der Strukturlogik des Arbeitsbündnisses und der Dynamik von Übertragung und Gegenübertragung in einer professionalisierten Praxis von Sozialarbeit. In: Becker-Lenz R, Busse S, Ehlert G et al. Müller-Hermann (Hrsg.). Professionalität in der Sozialen Arbeit. Standpunkte, Kontroversen, Perspektiven. 3. Aufl. Wiesbaden: Springer VS; 2013: 119–147
[32] Oevermann U. Wissenschaft als Beruf – Die Professionalisierung wissenschaftlichen Handelns und die gegenwärtige Universitätsentwicklung; 2005. Im Internet: https://www.pedocs.de/volltexte/2019/16 464/pdf/t1246.pdf
[33] Ojha HA, Snyder RS, Davenport TE. Direct Access Compared with Referred Physical Therapy Episodes of Care: A Systematic Review. Physical Therapy 2014; 94 (1): 14–30
[34] Opseth G, Wahl AK, Björke G. Negative perceptions of illness and health are associated with frequent use of physiotherapy in primary healthcare. Musculoskeletal Care 2018; 16 (1): 133–138
[35] Owen PJ, Miller CT, Mundell NL et al. Which specific modes of exercise training are most effective for treating low back pain? Network meta-analysis. British Journal of Sports Medicine 2019; DOI: 10.1136/bjsports-2019-100 886
[36] Patterson KC, Patterson RA. Direct Access to Physical Therapy in Michigan is Overdue. Medical Student Research Journal 2013; 3: 14–16
[37] Porter S. Psychologically informed Physiotherapy – Embedding psychosocial perspectives within clinical management. Edinburgh: Elsevier; 2017
[38] Ring N, Malcom C, Coull A et al. Nursing best practice statements: An exploration of their implementation in clinical practice. Journal of Clinical Nursing 2005; 14 (9): 1048–1058
[39] Ringel S. Professionalisierung der deutschen Physiotherapie aus einer ethischen und moralischen Perspektive: eine explorative Studie. München: GRIN; 2021
[40] Schämann A. Akademisierung und Professionalisierung der Physiotherapie – Der studentische Blick auf die Profession. Idstein: Schulz-Kirchner; 2016
[41] Schewior-Popp S. Krankengymnastik und Ergotherapie. Eine exemplarische Studie zur Entwicklung von Professionalisierungsprozessen und Ausbildung in den Berufen des Gesundheitswesens. Idstein: Schulz-Kirchner; 1994
[42] Schütze F. Sozialarbeit als „bescheidene" Profession. In: Dewe B, Ferchhoff W, Radtke FO (Hrsg.). Erziehen als Profession: Zur Logik professionellen Handelns in pädagogischen Feldern. Opladen: Leske u. Budrich; 1992: 132–170
[43] Stichweh R. Professionalisierung, Ausdifferenzierung von Funktionssystemen, Inklusion. In: Dewe B, Ferchhoff W, Radtke FO (Hrsg.). Erziehen als Profession: Zur Logik professionellen Handelns in pädagogischen Feldern. Opladen: Leske u. Budrich; 1992: 36–48
[44] Stichweh R. Professionen in einer funktional differenzierten Gesellschaft. In: Combe A, Helsper W (Hrsg.). Pädagogische Professionalität. Untersuchungen zum Typus pädagogischen Handelns. Frankfurt am Main: Suhrkamp; 1996: 49–69
[45] Wahl AK, Opseth G, Nolte S et al. Is regular use of physiotherapy treatment associated with health locus of control and self-management competency? A study of patients with musculoskeletal disorders undergoing physiotherapy in primary health care. Musculoskeletal Science Practice 2018; 27 (36): 43–47
[46] Zalpour C. Der First-Contact-Practitioner in Deutschland: Eine Frage der Qualität und Qualifikation. pt_Zeitschrift für Physiotherapeuten 2008; 60 (1): 105–111

1.8 Relevanz physiotherapeutischer Modelle

Sven Ringel

1.8.1 Einleitung

Bevor auf die verschiedenen Modelle der Physiotherapie eingegangen wird, stellt sich zunächst die Frage, warum dies überhaupt ein Thema für dieses Buch ist, geht es doch in erster Linie um die richtige Kommunikation zwischen den Physiotherapeut*innen und den Patient*innen.

Modelle sind in dieser Hinsicht abstrakte Bezugspunkte, die keine direkten und offensichtlichen Lösungen für bestimmte Probleme anbieten, sondern durch induktive und deduktive Denkprozesse zwischen Theorie und Praxis vermitteln und diese verbinden, um durch einen hermeneutischen Zirkel genau diesen pragmatisch zu begegnen [16]. Zum einen bieten solche elaborierten Gedankengebäude einen therapeutischen roten Faden, um bestimmte Phänomene wahrzunehmen, Informationen für die Therapie zu bündeln, bestimmte Sachverhalte zu antizipieren oder das professionelle Handeln und Denken zu strukturieren, was eine physiotherapeutische Berufsidentität fördert. Zum anderen sind sie insbesondere für den Professionalisierungsprozess von enormer Bedeutung, da ein gemeinsamer Bezugsrahmen geschaffen wird. Vor allem die einheitliche Berufsidentität und therapeutische Sichtweise im praktischen Alltag ist für Physiotherapeut*innen und Erkrankte gleichermaßen hilfreich. Es werden gleiche Denkprozesse und Vorgehensweisen für den therapeutischen Rahmen genutzt und ähnlich interpretierte Informationen an die Patient*innen weitergegeben, was Unsicherheiten, stark divergierende Auffassungen über Deutungen, Therapien und Prognosen reduziert und einen einheitlichen Sprachgebrauch sicherstellt. Darüber hinaus zeigt die Forschung, dass veraltete Therapiemodelle wie die strukturell-anatomisch-biomechanische Sichtweise nicht mehr zeitgemäß erscheinen, da pathologischen Gewebeveränderungen eine geringere Relevanz für Schmerzen oder Funktionseinschränkungen zugeschrieben wird [1], [3], [5], [14], [18], [20].

Auch Placebo-Operationen zeigen die gleiche Wirkung wie reale Interventionen [17], [19]. Leider herrscht das nicht mehr zeitgemäße Bild vom „Menschen als Maschine" in der Physiotherapie noch zu häufig vor [22]. Folgende weitere Kritikpunkte bestehen an dem biomedizinischen Modell:

- Den psychosozialen Faktoren, die einen weitaus größeren Einfluss auf Schmerz und Funktion haben, wird zu wenig Platz eingeräumt.
- Die betroffenen Personen werden stärker pathologisiert bzw. fühlen sich „krank".
- Viele biomedizinisch-therapeutische Maßnahmen reichen nicht über den Placeboeffekt hinaus.
- Es steht eher das Krankheitsbild als der Mensch im Mittelpunkt der Therapie.
- Das Modell würdigt zu wenig die therapeutische Allianz, die einen entscheidenden Einfluss auf den Krankheitsverlauf hat [4], [24].

So kann die Person mit ihrem spezifischen Problem nicht vollständig erfasst werden, was jedoch für eine vollständige Integrität im Alltag notwendig wäre, aber so eine langfristige Verhaltensänderung unmöglich macht. Neuere Modelle, die speziell für die Physiotherapie entwickelt wurden, konzentrieren sich hingegen auf die Umweltfaktoren, die mit dem Leben und der psychoemotionalen Konstitution des Individuums zusammenhängen, um sich auf dieser Grundlage die Funktionsfähigkeit, die Bewegungsfähigkeit oder die schmerzauslösenden Faktoren genauer anzusehen.

1.8.2 Integration eines Modells in die Praxis

Wie können nun solche Modelle in die Praxis integriert werden, um eine konsensfähige und bestmögliche therapeutische Versorgung der Betroffenen zu gewährleisten?

Der erste und wichtigste Punkt dabei ist es, dass zunächst ein Grundwissen über Modelle vorhanden sein muss, warum sie für die eigene Disziplin Physiotherapie und insbesondere für die Professionalisierung so wichtig sind. Damit kann sich der Beruf bzw. die angestrebte Profession Physiotherapie selbst strukturieren und das eigene Handeln gegenüber anderen Berufen klarer behaupten und abgrenzen. Auf der Basis solcher Modelle können dann organisierte Konzepte, Therapiemethoden und neue Behandlungstechniken entwickelt werden, die zumindest einen eigenen Bezugsrahmen haben und weiterhin auf ihre wissenschaftliche Tauglichkeit überprüft, aber auch verortet werden können.

Darüber hinaus ist es wichtig, dass die verschiedenen Modelle bekannt sind und somit in den praktischen Alltag integriert werden. Unterschiedliche Fokussierungen der Physiotherapeut*innen können auch differenzierte Sichtweisen deutlich und damit unterschiedliche Praxismodelle nutzbar machen, die unter Umständen auch kombiniert werden können. Sobald diese Therapiemodelle internalisiert sind und ein einheitlicher Bezugsrahmen für die Therapeut*innen besteht, können die Therapie anhand dieser Prinzipien strukturiert und die konkreten Informationen an die erkrankten Menschen und Mitarbeitenden sowie an andere Leistungserbringer kommuniziert werden, ohne dass falsche oder veraltete Inhalte weitergegeben werden.

1.8.3 Biopsychosoziales Modell

An dieser Stelle sei explizit auf die Arbeiten von Josef W. Egger verwiesen, der sich in den letzten Jahren mit seinen Publikationen ganz der Erweiterung des biopsychosozialen Modells gewidmet und Erklärungsansätze zusammengefasst hat, um die Überführung des Modells in die therapeutische Praxis zu gewährleisten. Zur weiteren Vertiefung der Thematik werden diese Quellen ausdrücklich empfohlen [7], [10], [8], [9], [11], [12].

Aufgrund des medizinisch-technischen Fortschritts, der disziplinären Diversifizierung sowie der ständig neuen wissenschaftlichen Erkenntnisse sollte die Medizin nicht mehr als reine Naturwissenschaft verstanden werden. Auch die einfache Reduktion des Menschen auf eine Maschine, die wie ein biomechanisches Konstrukt funktioniert, ist viel zu einfach gedacht und konnte durch den Einzug der Systemtheorie bereits in den 1970er Jahren revidiert und mit sozial- bzw. geisteswissenschaftlichen Überlegungen angereichert werden. Dennoch stößt das biopsychosoziale Verständnis nach wie vor auf erhebliche Widerstände, die sich zum einen daraus erklären lassen, dass sich dieses Modell als deutlich komplexer erweist als das Mensch-Maschine-Konzept und die praktische Anwendbarkeit für viele Gesundheitsdienstleister*innen noch unklar ist. Denn das Grundprinzip des biopsychosozialen Modells besteht nicht darin, dass, wie in der Psychosomatik, psychische oder soziale Faktoren die Ursache für bestimmte Erkrankungen oder Einschränkungen sind, sondern dass bei jedem Krankheitsgeschehen auch psychische und soziale Faktoren als ein wesentlicher Einfluss zu bewerten sind, der in diesem Gesamtprozess der Regeneration oder Verstärkung berücksichtigt werden muss.

Mit Engel (1977) wurde das weite Netz an unterschiedlichen Forschungsergebnissen erstmals im biopsychosozialen Modell kanalisiert und strukturiert. Egger betont weiter, dass diese „Theorie der Körper-Geist-Einheit“ das derzeit kohärenteste, bedeutendste und kompakteste Konzept zur Darstellung von Gesundheit und Krankheit beim Menschen darstellt [12]. Im Mittelpunkt dieses Modells steht eine hierarchische Ordnung komplexerer und größerer Systeme, die auf weniger komplexen und kleineren Einheiten aufbauen. „Das biopsychosoziale Modell beschreibt die Natur also als eine hierarchische Ordnung von Systemen.“ Diese weisen zwar organisationstypische Eigenheiten auf, sind aber auch miteinander vernetzt und beeinflussen sich gegenseitig. Diese Teilsysteme existieren also in einem Gesamtsystem und sind nie isoliert zu betrachten; die Veränderung eines Teilsystems kann sich auf andere Teilsysteme auswirken (▶ Abb. 1.16).

Insofern spielt sich ein Erlebnis durch die systemische Vernetzung „gleichzeitig in verschiedenen Dimensionen ab“ [12], was jedoch nicht auf gleichzeitige Wirkungen schließen lässt, da auch unterschiedliche zeitliche Abläufe diese Systemebenen beeinflussen oder verzögert auftreten können. Es handelt sich also nicht um ein Modell, das darauf beruht, dass bestimmte Symptome entweder auf der körperlichen oder auf der psychosozialen Ebene feststellbar sind, sondern um ein ganzheitliches Modell, das prozesshaft alle Wirkebenen gleichzeitig beeinflusst. Egger spricht auch von einer „Wechselwirkung innerhalb und zwischen den Systemebenen“, da sie jeweils Teil eines einheitlichen organischen Geschehens sind [12].

Das Immunsystem, das endokrine System, das autonome Nervensystem und das ZNS sind miteinander verbunden und beeinflussen sich in bestimmten Situationen gegenseitig, was sich auch auf das muskuloskeletale System oder die Schmerzwahrnehmung auswirkt [12]. Physiologische und psychologische Aspekte von Gesundheit bzw. Krankheit sind daher nicht als „entweder-oder“, sondern als „sowohl-als-auch“ zu verstehen. Aus dem biopsychosozialen Verständnis heraus

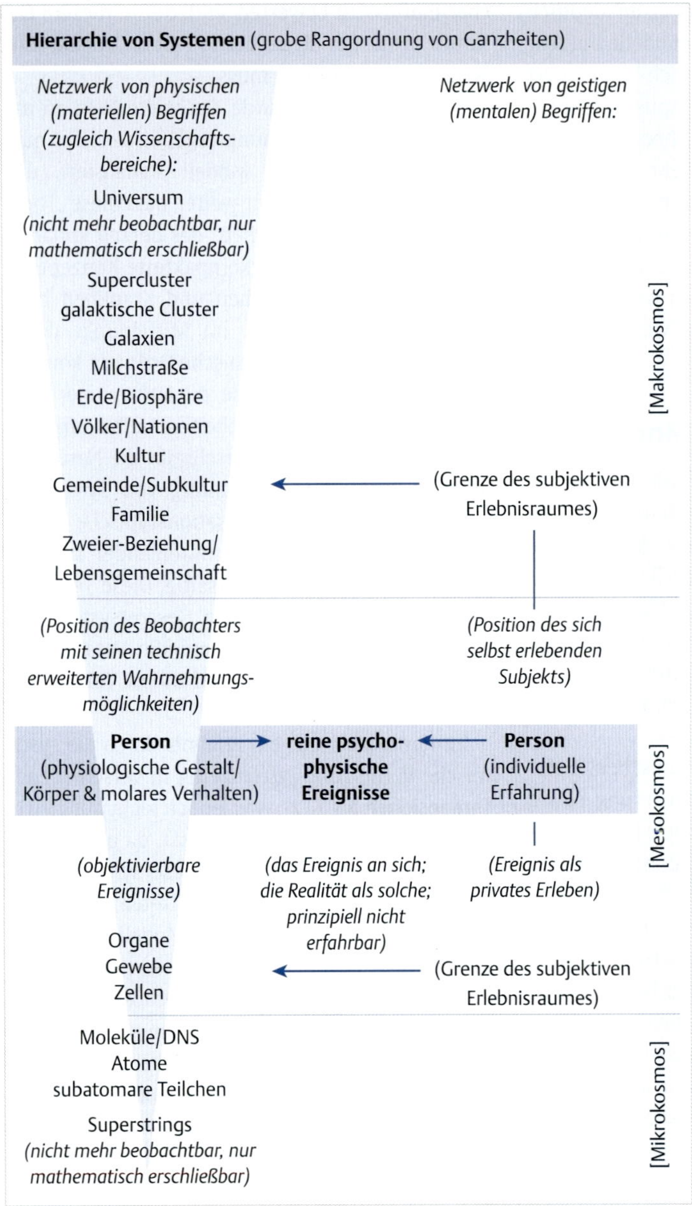

Abb. 1.16 Das erweiterte biopsychosoziale Modell [10].

definiert Egger Gesundheit als „die ausreichende Kompetenz des Systems Mensch, beliebige Störungen auf beliebigen Systemebenen selbstregulativ zu bewältigen. Nicht die Abwesenheit pathogener Keime (Viren, Bakterien usw.) oder gar die aktuelle Abwesenheit von Störungen auf der psychosozialen Ebene bedeutet demnach Gesundheit, sondern die Fähigkeit, diese pathogenen Faktoren ausreichend effektiv kontrollieren zu können“ [12].

Krankheit entsteht demnach, wenn der Organismus diese Selbstregulationskompetenz nicht mehr aufrechterhalten kann oder überfordert ist. Es kommt also nicht darauf an, auf welcher Systemebene eine Störung vorliegt, sondern welchen Schaden sie in anderen Systemen anrichten kann.

Krankheit und Gesundheit sind demnach keine Zustände, sondern dynamische Prozesse, wobei Gesundheit in jeder Sekunde des Lebens hergestellt werden muss. Eine der wichtigsten Konsequenzen dieser Unterscheidung – im Vergleich zum biomedizinischen Modell – ist der größere Spielraum für Diagnostik und Intervention, der insbesondere die Bedeutung der Kommunikation und der Beziehung zwischen Therapeut*innen und Patient*innen hervorhebt (▶ Tab. 1.5).

Genau hier setzt der entscheidende Faktor – die Kommunikation – in diesem biopsychosozialen Verständnis beim einzelnen Menschen an. Denn in einer immer komplexer werdenden Welt wird diese adaptive Fähigkeit zunehmend bedeutsam [12]. „Kommunizieren, Anteil nehmen und Beziehungen gestalten zu können, ist nicht nur Mittel zum Zweck, sondern Kern dessen, was psychische Gesundheit bedeutet" [12].

Vor allem der Lebensstil und das eigene Gesundheitsverhalten mit seinen differenzierten Risiko- und Schutzfaktoren muss bei den Patient*innen identifiziert und mittels eines gesundheitspsychologischen Ansatzes beeinflusst werden. Aspekte wie regelmäßige Bewegung oder ausreichende Bewegung, Stressregulation, Nikotin- oder Alkoholkonsum, aber auch die ausgewogene Pflege sozialer Kontakte stellen wesentliche Einflüsse auf Krankheit und Gesundheit dar. Grundsätzlich geht es darum, „die allgemeine Risikotoleranzschwelle zu senken, ohne dass die Betroffenen überängstlich werden. Es kommt darauf an, notwendige von

Tab. 1.5 Unterschied zwischen biomedizinischem und biopsychosozialem Modell [12].

	Biomedizinisches Modell	Biopsychosoziales Modell
Verständnis vom Menschen	Mensch als Maschine	Mensch als lebendes, dynamisches System mit autoregulativer Heilungskompetenz
Eingriffsmodell	Reparaturmodell auf organischer Ebene	multimodale Eingriffsmöglichkeiten (physisch/psychisch)
Interventionsfokus	Störung, Krankheit, Defektreparatur	Schaffung von externen wie internen protektiven Faktoren
Diagnose	primär erstellt auf Basis von klinischen Prüfungen, Bildgebung	umfassende (biopsychosoziale) Anamnese mit genauer physischer Untersuchung
Prognose	auf Basis materieller Gegebenheiten	Mitberücksichtigung psychosozialer Gegebenheiten: Patient*inneninformationen sind für Prognose wertvoller als medizinische Parameter
Therapie	erfolgt primär durch medizinische Fachkräfte	Mitarbeit der Betroffenen notwendig
Rollenaufteilung	Behandlungsergebnisse werden primär von Entscheidungen und Aktionen der Fachleute beeinflusst; Physiotherapeut*innen als Problemlösende	Behandlungsergebnisse werden sowohl von Fachleuten als auch von den Betroffenen und ihrer Umgebung bestimmt; Physiotherapeut*innen als Reparierende, Katalysatoren, Begleitende
Krankheit	Organdefekt, Störung	unzureichende autoregulative Kompetenz des Organismus (Risikofaktoren)
Gesundheit	Ausschluss von Krankheit	ausreichend autoregulative Kompetenz des Organismus (Schutzfaktoren)
generelle Sichtweise	menschlicher Organismus als Objekt des medizinischen Interesses	Mensch interessiert als Objekt und Subjekt

Tab. 1.6 Kompetenzbereiche von Gesundheitsdienstleistenden [10].

Psychosoziale Kompetenz (erweiterte Kompetenz)	Psychotherapeutische Kompetenz (Spezialkompetenz)	Naturwissenschaftliche Kompetenz (Pflichtkompetenz)
• für professionelle Kommunikation zwischen Therapeut*innen und Patient*innen (Dialogförderer) • Förderung eines biopsychoökosozialen Krankheitsverständnisses	• Wissen und psychologische Fertigkeiten im Umgang mit Verhaltensrisikofaktoren • Aktivierung und Förderung der Hilfe zur Selbsthilfe auf Seiten der Betroffenen	Wissen und Fertigkeiten der biomedizinischen Eingriffsmöglichkeiten bzw. technischen Möglichkeiten der Therapie

unnötigen Risiken zu unterscheiden und sich den Lebensrisiken wohldosiert auszusetzen" [12]. Dabei sollen die inneren Ressourcen der Erkrankten aktiviert werden, um die Physiotherapeut*innen, die als Begleitende, Katalysatoren und auch als Problemlösende fungieren, überflüssig zu machen [12], [22]. Auf Seiten der Patient*innen soll ein eigenes Gesundheitsverständnis aktiviert werden, das von ihnen selbst (mit-)produziert werden muss. Dies in der Praxis umzusetzen, erfordert 3 wichtige Kompetenzen (▶ Tab. 1.6).

Entsprechende Publikationen legen nahe, dass der Weg des biopsychosozialen Modells in der deutschen Physiotherapie bereits in die richtige Richtung geht, doch ist das Wissen über diese Modelle noch nicht ausreichend oder es wird nicht genau erkannt, wie solche Modelle in der Praxis angewendet werden können [22]. Dieses biopsychosoziale Modell mit den entsprechenden kommunikativen Fähigkeiten stellt die Grundlage einer professionellen Physiotherapie dar und muss deutlich intensiver im Curriculum verankert werden, um die Physiotherapie in Deutschland weiter aufzuwerten.

1.8.4 Movement-Continuum-Theorie

Im Jahr 1995 entwickelten Cott et al. ein eigenes physiotherapeutisches Gedankenkonstrukt, um der inkonsistenten Wissenschaftlichkeit, der fehlenden Definition des eigenen Handelns sowie dem unzureichenden Bezugsrahmen entgegenzuwirken [6]. Mit der Movement Continuum Theory of Physical Therapy (MCT) konnte eine strukturierte Basis für die eigene professionelle Kompetenz geschaffen werden, die alle Aspekte des physiotherapeutischen Handlungssinnes in Forschung, Lehre und therapeutischer Praxis vereint und sich konzeptionell an das biopsychosoziale Modell anlehnt [6]. Das Forscherteam benennt ein multimodales Bewegungskontinuum, das sich von der molekularen Mikroebene des Menschen bis zur sozialen Partizipation auf der Makroebene erstreckt, wobei die verschiedenen Zwischenebenen in wechselseitiger Beziehung zueinander stehen.

Diese verschiedenen Ebenen werden durch Bewegung grundsätzlich in ihren eigenen Anteilen beeinflusst, was wiederum eine Veränderung auf anderen Ebenen bewirkt. Bewegung beeinflusst also alle Ebenen des Menschen und ist abhängig von inneren, äußeren und individuellen Faktoren.

Der Grundpfeiler dieser Theorie ist demnach die Bewegung, die sich in 9 verschiedene Prinzipien gliedert, von denen einige sehr allgemein gehalten sind, während andere speziell in der Physiotherapie ihre Anwendung finden und besonders in der Praxis ihre Relevanz entfalten [21]:

- Prinzip I: Bewegung ist unverzichtbar für das menschliche Leben.
- Prinzip II: Bewegung findet in einem Kontinuum von der mikroskopischen Ebene bis zur Ebene des Individuums in der Gesellschaft statt.
- Prinzip III: Physiologische, psychologische, soziale und umweltbedingte Faktoren beeinflussen die Bewegungsebenen.
- Prinzip IV: Die Bewegungsebenen sind voneinander abhängig.
- Prinzip V: Jede Ebene des Kontinuums hat ein maximal erreichbares Bewegungspotenzial (maximum achievable movement potential = MAMP), das von den MAMP der anderen Ebenen sowie von physiologischen, sozialen und umweltbezogenen Faktoren beeinflusst wird.

- Prinzip VI: Unterhalb der oberen Grenze des MAMP verfügt jeder Mensch über eine bevorzugte Bewegungsfähigkeit (preferred movement capability, PMC) und eine aktuell verfügbare Bewegungsfähigkeit (current movement capability, CMC), die unter normalen Umständen gleich sind.
- Prinzip VII: Pathologische und entwicklungsbedingte Faktoren haben das Potenzial, die MAMP zu verändern und/oder eine Differenz zwischen PMC und CMC zu verursachen.
- Prinzip VIII: Ziel der Physiotherapie ist es, das Potenzial für eine PMC-CMC-Differenz und/oder eine bestehende Differenz zu minimieren.
- Prinzip IX: Die Praxis der Physiotherapie integriert therapeutische Bewegung, den Beitrag der Person, Ausbildung/Training und Technologie sowie Anpassungen der Umwelt.

Bewegung vollzieht sich innerhalb des Körpers bis hin zur sozialen Teilhabe und ermöglicht so die Kommunikation mit der Umwelt. Qualität und Quantität dieser Bewegungen können durch innere und äußere Faktoren beeinflusst werden und wirken in wechselseitiger Abhängigkeit aufeinander ein.

Dies geschieht auf zellulärer Ebene durch biochemische Prozesse, welche die Zellregeneration beeinflussen, bis hin zu spezifischen Motivationsmustern, kognitiven Prozessen oder Emotionen, die durch Bewegung geprägt werden.

Liegt nun eine Bewegungsstörung auf mindestens einer dieser Ebenen vor, so hat dies auch Auswirkungen auf andere Ebenen, die dann eine Folgekette auslösen und somit die gesamte Bewegungsfähigkeit stören können, was zu einer verminderten Teilhabe des Menschen an seiner Umwelt führen kann. An diesem Punkt setzt die Physiotherapie an und kann in diesem speziellen Setting produktiv auf bestimmte Krankheitsbilder oder individuelle Gegebenheiten einwirken und die pathologischen Prozesse durch Bewegung positiv beeinflussen, um die verloren gegangene Integrität einer Person wiederherzustellen.

In der spezifischen Rehabilitation sind 3 Begriffe entscheidend:

- Das maximal erreichbare Bewegungspotenzial (MAMP), das je nach Geschlecht, Alter oder individueller Entwicklungsphase variiert,
- die bevorzugte Bewegungsfähigkeit (PMC), die den normalen Anforderungen des Alltags dient und durch das persönliche Lebensumfeld geprägt ist und
- die aktuell verfügbare Bewegungsfähigkeit (CMC), die durch Schädigungen auf körperlicher oder psychisch-emotionaler Ebene eingeschränkt sein kann.

In der Praxis kann dies wie in ▸ Abb. 1.17 aussehen. Die alters-, verletzungs-, krankheits- oder überlastungsbedingten Veränderungen der Bewegungsfähigkeit auf den verschiedenen Ebenen gilt es, durch eine biopsychosoziale Befunderhebung und den Clinical-Reasoning-Prozess herauszufiltern und durch eine Optimierung von Bewegung und Belastung patient*innenzentriert zu beheben. Dies geschieht auch durch eine zielorientierte und differenzierte Kommunikation, um alle Risikofaktoren zu minimieren.

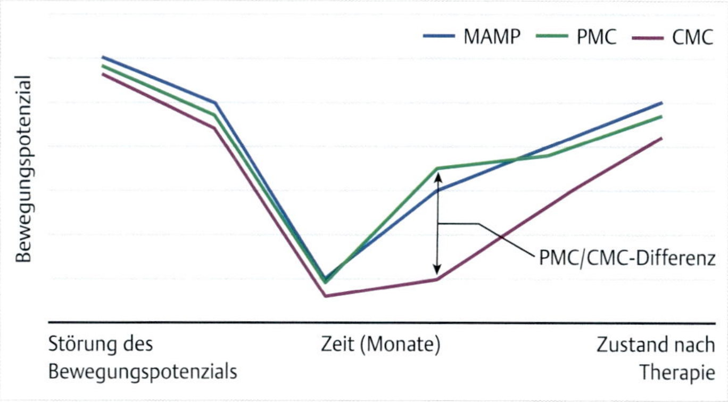

Abb. 1.17 Beispiel des Bewegungspotenzials bei einer Rehabilitation [21].

Erst wenn eine Störung des maximal erreichbaren Bewegungspotenzials (MAMP) oder eine starke Diskrepanz zwischen präferierter und aktueller Bewegungsfähigkeit vorliegt oder absehbar ist, sodass die Teilhabe im Alltag nicht mehr gewährleistet ist, kann die Physiotherapie präventiv oder kurativ eingreifen [6], [21]. Daraus ergibt sich, dass nur nach genauer Analyse der Ursachen, Risiken und individuellen Ziele einer Person eine effektive Strategie entwickelt werden kann, die sich möglichst auf allen Bewegungsebenen positiv auswirkt [21]. Dabei ist es wichtig, die „Einstiegsebene in das Bewegungskontinuum“, das „Ausmaß der Beeinträchtigung des Bewegungskontinuums“ und die „Beeinflussung des Bewegungskontinuums durch interne und externe Faktoren“ zu reflektieren [21]. Gerade vor dem Hintergrund der Professionalisierungsperspektiven mit einem professionellen Handlungsmodell erscheint diese Theorie daher für die Physiotherapie äußerst gewinnbringend [22].

1.8.5 Mehrdimensionales Belastungs-Belastbarkeits-Modell (MDBB)

Dieses auch für die Physiotherapie eingeführte Modell wurde in den 1990er Jahren in den Niederlanden entwickelt und sieht Gesundheit als ein dynamisches Gleichgewicht zwischen körperlichem, psychischem und sozialem Wohlbefinden [2], [23]. Gerade deshalb kann das MDBB-Modell als biopsychosoziales Gesundheitsmodell bezeichnet werden [15]. Der Mensch als Einheit von Körper und Seele steht im Mittelpunkt aller Interaktionen und verfügt über die besondere Eigenschaft der Adaptation, d. h. er kann sich an bestimmte neue Umweltbedingungen anpassen. Wird dieses Gleichgewicht zwischen Umweltfaktoren und Anpassung gestört, können Gesundheitsprobleme entstehen, die therapeutische Maßnahmen zur Wiederherstellung der Gesundheit erforderlich machen. Genau diese Gesundheitsprobleme sollen biopsychosozial betrachtet werden, um hemmende und fördernde Situationen für die Problemursache zu analysieren, die sich auch aus dem psychosozialen Umfeld ergeben können. Aus diesen personen- und krankheitsbezogenen Faktoren wird die Grundlage für eine physiotherapeutische Intervention gestrickt, die insbesondere die Beeinflussbarkeit von hemmenden oder fördernden Verhaltensweisen einer Person in den Vordergrund stellt [23]. Damit bietet dieses Modell viele Möglichkeiten, das praktische Handeln in der Therapie zu strukturieren und insbesondere mit kommunikativen Mitteln zu bestimmen. Auch diesem Modell liegen verschiedene Ideen zugrunde [15]:

- **Mehrdimensional** bedeutet das Zusammenwirken der physischen, psychischen und sozialen Ebene, welche die verschiedenen Ebenen des Menschseins darstellen. Diese ganzheitliche Sichtweise soll die Zusammenhänge zwischen den verschiedenen Subsystemen verdeutlichen.
- **Belastung/Belastbarkeit** zeigt die funktionellen Auswirkungen auf ein Gesundheitsproblem aus einer multidimensionalen Perspektive. Es werden spezifische Faktoren analysiert, die eine Rolle bei der Erhöhung oder Verringerung der allgemeinen oder lokalen Belastung oder Belastbarkeit spielen. Lokale Belastungen wären demnach mechanische, thermische oder chemische Einwirkungen auf regionale Strukturen, während die lokale Belastbarkeit die Fähigkeit des Gewebes charakterisiert, entsprechenden Belastungen am Ort der Erkrankung standzuhalten und diese funktionell zu verarbeiten. Die allgemeine Belastbarkeit wird durch eine überregionale Belastung definiert, die mehrere Strukturen, aber auch die menschliche Psyche betreffen kann. Die allgemeine Belastbarkeit versucht, die gesamtsystemischen Bedingungen der Körperstrukturen bzw. der psychischen Belastbarkeit abzubilden.
- **Modell** soll den Zusammenhang zwischen Belastung und Resilienz beschreiben. Das Modell erläutert den theoretischen Bezugsrahmen des zu interpretierenden Gegenstandes, in dem ein Ausschnitt der Realität schematisch dargestellt wird. Das Praxismodell beschreibt verschiedene Faktoren, die für Gesundheit und Krankheit im menschlichen Körper verantwortlich sein können.

- Die **Gesundheit oder Krankheit** des Menschen wird als Beeinflussung des dynamischen Gleichgewichts von Belastung und Belastbarkeit gesehen, das auf der gesamten biopsychosozialen Ebene abgebildet wird. Das Kernelement des mehrdimensionalen Modells von Belastung und Belastbarkeit ist die aktive Mitwirkung und Selbstverantwortung einer Person für ihre Gesundheit bzw. biopsychische Anpassungsfähigkeit, die durch konkrete Kommunikation der Physiotherapeut*innen vermittelt werden soll. Gesundheit ist demnach kein feststehender Zustand oder die Abwesenheit von Krankheit, sondern ein Zustand des körperlichen, seelischen und sozialen Wohlbefindens, der unabhängig von medizinischen Diagnosen bestehen kann. Insbesondere therapeutische Berufe können den Prozess der körperlichen und psychischen Anpassung beeinflussen.
- Das **Menschenbild** des MDBB-Modells sieht den Menschen als Einheit von Körper und Seele, der mit seiner Umwelt bzw. mit anderen Menschen interagiert. Ein Hauptkriterium dieses Modells ist die Fähigkeit des Menschen, sich an körperliche und verhaltensbezogene Anforderungen anzupassen, um sich an veränderte Situationen anpassen zu können.
- **Strategie**: ist die Methode, mit der das Gesundheitsproblem einer Person analytisch gelöst oder zumindest positiv beeinflusst wird.
- Das **Adaptationsvermögen** ist die funktionelle Fähigkeit des Individuums, sich in Zeit, Form und Funktion an bestimmte Veränderungen der Lebensumstände anzupassen, die sich funktionell in einer physischen oder psychischen Belastung niederschlagen. Dieser Prozess ist eine Abstimmung zwischen den Belastungsanforderungen und der Belastungsfähigkeit. Diese Anpassungsfähigkeit des Individuums besteht sowohl auf physischer als auch auf psychischer Ebene.

Das physiotherapeutische Handeln wird somit in der direkten Begegnung zwischen Therapeut*innen und Erkrankten gesteuert und in einem zyklischen Prozess von Fragen zur lokalen/allgemeinen Adaptation, deren Risikofaktoren sowie dem bisherigen zeitlichen Verlauf gestellt. Dabei wird ein anatomisch-medizinischer, psychologischer und psychophysiologischer Begriffsrahmen verwendet. Der anatomisch-medizinische Rahmen interpretiert dabei die Lokalisation und Art der Schädigung sowie die körpereigene Fähigkeit, diese Gewebeschädigung adaptiv zu regenerieren. Kenntnisse der Anatomie und der Gewebeheilung mit einer kommunikativen Vermittlungskompetenz sind hier entscheidend. Der psychologische Begriffsrahmen umfasst die Bedingungen, die das individuelle Erleben einer Person in ihrer eigenen Wahrnehmung beeinflussen. Dabei spielen Ängste, kognitive Überzeugungen, psychische Erkrankungen oder Alltagssorgen, die direkt oder indirekt die soziale Teilhabe oder Schmerzen beeinflussen, eine wesentliche Rolle. Solche „illness beliefs“ [15] basieren auf der Interpretation des Gesundheitsproblems durch die Person selbst und können eine Heilung mit beeinflussen. Faktoren, wie die eigene Wahrnehmung des Gesundheitsproblems, Faktoren, die für die Entstehung der Probleme verantwortlich sind, wie lange die Probleme bestehen könnten, welche Erwartungen eine Person hat, wie sich die Einschränkung auswirken könnte oder welche Chancen bestehen, dass sich die Situation wieder verändert, dies muss die Physiotherapie anhand bestimmter Informationen feststellen sowie patient*innenzentriert mittels gekonnter Kommunikation weitergeben, um langfristig ein Verständnis der individuellen Problematik zu erzielen.

Manche Fragen müssen kooperativ erarbeitet und abgehandelt werden, wie z. B. [15]:

- Was habe ich?
- Was ist die Ursache?
- Wie lange wird es dauern?
- Was sind die Folgen für mich?
- Geht es wieder vorbei und was kann ich dagegen tun?

Das psychophysiologische Rahmenkonzept interpretiert explizit die Faktoren, die für die Chronifizierung von Schmerzen verantwortlich sind, und analysiert die anatomischen und psychosozialen Bedingungen. Dabei spielt die Schmerzphysiologie eine entscheidende Rolle. Das Clinical Reasoning mit seinen bewussten Denk- und Entscheidungsprozessen wird hier über die Faktoren „Verstehen“ und „Erklären“ kanalisiert, um einen direkten Einfluss auf die Situation der Betroffenen zu nehmen und deren Eigenverantwortung für das Gesundheitsproblem zu wecken. Die Geschichte einer Person und ihre Wahrnehmung des Problems können so genauer vorhergesagt, aber auch beeinflusst werden. Das MDBB-Modell ist insbesondere in den Niederlanden durch die eigene berufsinterne Professionalisierung sowie durch neue gesellschaftliche Anforderungen entstanden bzw. weiterentwickelt worden. Mithilfe dieses konzeptionellen Rahmens können therapeutische Einschätzungen hinsichtlich des physiologischen und psychologischen Belastungs- bzw. Belastbarkeitsverhaltens vorgenommen werden, um sowohl die biologische als auch die psychologische Adaptation zu berücksichtigen. Die daraus abgeleiteten Behandlungsstrategien helfen, eine ganzheitliche Sichtweise auf das individuelle Erleben der erkrankten Menschen zu berücksichtigen, Chronifizierungen oder Multimorbiditäten nicht nur auf der Mikroebene zu analysieren, sondern den gesamten Menschen mit seinen Illness Beliefs zu erfassen. Gesundheit wird damit zunehmend zu einem individuellen Gegenstand, der interdisziplinär zu rekonstruieren ist. Gerade dieses Modell eignet sich hervorragend für den Professionalisierungsprozess der Physiotherapie in Deutschland, da gerade die Bewegung und Belastbarkeit der Menschen – unter einer biopsychosozialen Perspektive -- eine wesentliche Rolle spielt, die es wiederherzustellen gilt. Diesen Themenkomplex differenziert und auch für die Menschen verständlich zu vermitteln, ist ein weiterer bedeutsamer Punkt in einer professionell agierenden physiotherapeutischen Praxis.

Literatur

[1] Barreto RP, Braman JP, Ludewig PM et al. Bilateral magnetic resonance imaging findings in individuals with unilateral shoulder pain. Journal of Shoulder and Elbow Surgery 2019; 28 (9): 1699–1706

[2] Bernards AT, Hagenaars LH, Oostendorp RA et al. Het meerdimensionale belasting-belastbaarheidsmodel: een conceptueel model voor de fysiotherapie. Nederlands Tijdschrift voor Fysiotherapie 1999; 109 (3): 58–65

[3] Boden SD, Davis DO, Dina TS et al. A prospective and blinded investigation of magnetic resonance imaging of the knee. Abnormal findings in asymptomatic subjects. Clinical Orthopaedics and Related Research 1992; 282: 177–185

[4] Borrell-Carrio F, Suchman AL, Epstein RM. The Biopsychosocial Model 25 Years Later: Principles, Practice, and Scientific Inquiry. Annals of Family Medicine 2004; 2 (6): 576–582

[5] Brinjikji W, Luetmer PH, Comstock B et al. Systematic Literature Review of Imaging Features of Spinal Degeneration in Asymptomatic Populations. American Journal of Neuroradiology 2015; 36 (4): 811–816

[6] Cott CA, Finch E, Gasner D et al. The Movement Continuum Theory of Physical Therapy. Physiotherapy Canada 1995; 47 (2): 87–95

[7] Egger JW. Das biopsychosoziale Krankheitsmodell: Grundzüge eines wissenschaftlich begründeten ganzheitlichen Verständnisses von Krankheit. Psychologische Medizin 2005; 16 (2): 3–12

[8] Egger JW. Das Phänomen der Emergenz im Verständnis von Gesundheit und Krankheit. Psychologische Medizin 2009; 20 (4): 10–16

[9] Egger JW. Gesundheit: Aspekte eines komplexen biopsychosozialen Konstrukts und seine Korrelation zu Optimismus und Glückserleben. Psychologische Medizin 2010; 21(1): 38–48

[10] Egger JW. Grundlagen der „Psychosomatik“: Zur Anwendung des biopsychosozialen Krankheitsmodells in der Praxis. Psychologische Medizin 2008; 19(2): 12–22

[11] Egger JW. Theorie der Körper-Seele-Einheit: Folgerung für die biopsychosozial orientierte Forschung. Psychologische Medizin 2012; 23(1): 24–30

[12] Egger JW. Theorie und Praxis der biopsychosozialen Medizin: Körper-Seele-Einheit und sprechende Medizin. Wien: Facultas; 2017

[13] Engel GL. The Need for a New Medical Model: A Challenge for Biomedicine. Science 1977; 196 (4286): 129–136

[14] Frank JM, Harris JD, Erickson BJ et al. Prevalence of Femoroacetabular Impingement Imaging Findings in Asymptomatic Volunteers: A Systematic Review. Arthroscopy: The Journal of Arthroscopic Related Surgery 2015; 31 (6): 1199–1204

[15] Handgraaf M, Grüneberg C. Mehrdimensionales Belastungs- und Belastbarkeitsmodell. In H. Höppner, R. Richter (Hrsg.). Theorien und Modelle der Physiotherapie. Bern: Hogrefe; 2018: 81–96

[16] Höppner H, Richter R. Denkwerkzeuge: Theorien und Modelle. In H. Höppner, R. Richter (Hrsg.). Theorien und Modelle der Physiotherapie. Bern: Hogrefe; 2018: 19–29

[17] Lähdeoja T, Karjalainen T, Jokihaara J et al. Subacromial decompression surgery for adults with shoulder pain: a systematic review with meta-analysis. British Journal of Sports Medicine 2020; 54 (11): 665– 673

[18] Lee CS, Goldhaber NH, Davis SM et al. Shoulder MRI in asymptomatic elite volleyball athletes shows extensive pathology. International Society of Arthroscopy, Knee Surgery and Orthopaedic Sports Medicine 2020; 5: 10–14

[19] Moseley JB, O'Malley K, Petersen NJ et al. A Controlled Trial of Arthroscopic Surgery for Osteoarthritis of the Knee. The New England Journal of Medicine 2020; 347 (2): 81–88

[20] Nakashima H, Yukawa Y, Suda K et al. Abnormal Findings on Magnetic Resonance Images of the Cervical Spines in 1211 Asymptomatic Subjects. Spine 2015; 40 (6): 392–398

[21] Richter R, Thierfelder I. The Movement Continuum Theory of Physical Therapy. In: Höppner H, Richter R (Hrsg.). Theorien und Modelle der Physiotherapie. Bern: Hogrefe; 2018:31–67

[22] Ringel S. Professionalisierung der deutschen Physiotherapie aus einer ethischen und moralischen Perspektive: eine explorative Studie. München: GRIN; 2021

[23] Vonderen A van. Mehrdimensionales Belastungs-Belastbarkeits-Modell: Ein konzeptuelles Modell für die Physiotherapie. Manuelletherapie 2005; 9(5): 230–236

[24] Zusman M. Structure-oriented beliefs and disability due to back pain. Australian Journal of Physiotherapy 1998; 44 (1): 13–20

1.9 Ethik in der Physiotherapie

Sven Ringel

Stellt man sich die Frage nach der Professionalisierung bzw. der „richtigen" Praxis in der Physiotherapie, so kommt man an den Themen der Ethik sowie verschiedener moralischer Kompetenzen nicht vorbei. Leider scheint es im therapeutischen Setting noch zu wenig Verständnis dafür zu geben, was zum einen darauf hindeutet, dass noch zu wenig Interesse daran besteht, dies als zu „theoretisch" oder zu „abstrakt" abgetan wird und die Ausbildungsinstitute diesen Gegenstand nur als peripheres Beiwerk betrachten [30]. Es konnte jedoch gezeigt werden, dass das professionelle physiotherapeutische Handeln von der Qualität der moralischen Urteilsfähigkeit abhängt bzw. diese positiv beeinflusst [19], [34].

Wenn deutsche Physiotherapeut*innen eines Tages den Direktzugang erhalten wollen, müssen sie entsprechende moralische Situationen erkennen und bestmöglich mit ihnen umgehen, um überhaupt autonom und damit auch professionell handeln zu können. Dabei ist neben einer moralischen Sensibilität auch eine offene und faire Kommunikation entscheidend, um die jeweiligen Gedankengänge transparent mit den Patient*innen zu diskutieren. Ethik ist grundsätzlich eine philosophische Disziplin des menschlichen Handelns, die Zeugnis darüber ablegen soll, wie der Mensch richtig handeln soll. Es geht darum, „das Gute immer besser zu tun und sich dadurch immer mehr als guter Mensch zu erweisen" [28]. Sie ist sozusagen die Wissenschaft vom moralischen Handeln und reflektiert damit die eigene Grundhaltung, um tugendhaftes Verhalten hervorzurufen.

„Die Ethik ist eine Theorie der Praxis um der Moralität dieser Praxis willen. Ausgehend vom Begriff der Moral, entwickelt sie den Sinn eines Handelns, das nicht Folge eines unmittelbaren, beliebigen, willkürlichen, unverbindlichen, subjektiv-privaten Wollens ist, sondern Folge eines aus kritischer Distanz sich selbst frei bestimmenden und im Hinblick auf andere Freiheit einschränkenden Willens." [28]

Es geht also darum, die Struktur einer Handlung zu analysieren und damit Rückschlüsse auf die moralische Qualität anhand bestimmter Prinzipien zu ziehen. Diese Prinzipien beschreiben verschiedene Grundsätze und zeigen sich in der Physiotherapie als Freiheit, die eine Selbstbestimmung in der Physiotherapie für Therapeut*innen und Patient*innen verankert, Verantwortung, die in eine Rechenschaftspflicht gegenüber sich selbst und der Mit- bzw. Umwelt mündet, Mündigkeit, wonach therapeutische Handlungen das Ziel der Autonomie der Patient*innen zur Folge haben sollen und Mäßigung, welche die Bewegungsfähigkeit der Patient*innen berücksichtigt und somit eine Über- oder Unterforderung der therapeutischen Intervention vermeidet [31].

Beauchamp und Childress haben weitere Prinzipien für die Gesundheitsberufe herausgearbeitet, die auf Patient*innenautonomie, Fürsorge und Gerechtigkeit abzielen [2]. Die Ethik kann also keine direkten Handlungsvorschläge machen, sondern nur die Einsicht vermitteln, wie gehandelt werden muss, damit eine Handlung als moralisch gelten kann [28]. Sie funktioniert eher wie eine Art Kompass, der die Richtung angibt, aber nicht den direkten Weg vorschreibt, und soll moralisches Handeln durch den freien Willen umsetzen.

Merke **M!**

Ziel der Ethik ist es, menschliches Handeln anhand bestimmter Argumente zu hinterfragen und Begründungen für bestimmte Handlungen zu liefern, die nicht der reinen subjektiven Willkür unterliegen [28].

Aufgrund der Komplexität alltäglicher oder beruflicher Situationen ist ein allgemeiner Konsens über moralische Urteile oder Verhaltensweisen nicht mehr selbstverständlich und sollte entsprechend strukturiert werden, sodass bestehende Konflikte gewaltfrei, ohne Hinterlist und Tücke, sondern durch Vernunft und faire Verständigung gelöst werden. Die normative Ethik, die explizit menschliches Handeln bewertet, gliedert sich in verschiedene Ethiktheorien, die sich aufgrund unterschiedlicher Sichtweisen und Argumente ausdifferenziert haben.

1.9.1 Die Pflichtenethik

Diese von Kant argumentierte Ethik sieht Moral als eine innere Einstellung zu bestimmten Pflichten, die das richtige Handeln umsetzen soll [15]. Dabei stehen vor allem die Gesinnung, das Motiv, aber auch die Einsicht in das Gute mit ihrer Verpflichtung zum moralischen Handeln im Vordergrund und nicht die Konsequenzen, die sich daraus ergeben. Durch Vernunft und freien Willen soll sich der Mensch an bestimmte Prinzipien halten, die als Maximen beschrieben werden, um sein Eigeninteresse zu überwinden und sich an die moralischen Gesetze zu halten [15].

Nach Kant ist der Mensch nicht von Natur aus gut, sondern er muss durch Einübung in die Ethik zum richtigen Handeln angeleitet werden und aus eigenem Pflichtbewusstsein das Richtige tun. Pflicht bedeutet „die Notwendigkeit einer Handlung aus Achtung vor dem Gesetz" [15] und soll im Alltag immer wieder angewendet werden, um Gutes zu tun und sich für ein glückliches Leben zu empfehlen [1]. Kant definiert ein oberstes moralisches Gesetz, das für alle Menschen in allen Situationen gelten soll und erklärt damit den kategorischen Imperativ. „Handle nur nach derjenigen Maxime, durch die du zugleich wollen kannst, dass sie ein allgemeines Gesetz werde" [15]. Demnach ist eine Handlung nur dann moralisch gut, wenn alle Menschen diesem Gesetz vorbehaltlos zustimmen können. Weiter erläutert Kant die Selbstzweckformel jedes Menschen. Diese besagt, dass das Subjekt nicht bloß Mittel zum Zweck ist, sondern als letztes Ziel jeder Handlung angesehen werden muss: „Handle so, dass du die Menschheit sowohl in deiner Person als auch in der Person eines jeden anderen jederzeit zugleich als Zweck, niemals bloß als Mittel brauchst" [15].

In diesem Zusammenhang ergeben sich in der täglichen physiotherapeutischen Praxis einige Fragen, die nicht immer ausreichend reflektiert werden (können). Möchte ich, dass eine Patient*in mit einer therapeutischen Maßnahme behandelt wird, die nicht wirksam oder wissenschaftlich widerlegt ist? Was wäre, wenn ich selbst gesundheitliche Probleme hätte und dringend einer Therapie bedürfte und mit Interventionen behandelt würde, die als erwiesenermaßen unwirksam gelten, könnte ich das selbst wollen? Was wäre, wenn ich als Laie falsche Informationen über meinen Krankheitsverlauf bekäme und mir dadurch möglicherweise chronische Schmerzen drohen oder ich mich dadurch besonders krank fühle? Dürfen bei mir deutlich mehr Therapien durchgeführt werden, damit die Therapieeinrichtung einen höheren wirtschaftlichen Gewinn erzielt, obwohl die Maßnahmen wissenschaftlich nicht sinnvoll sind? Diese und andere Fragen müssen täglich reflektiert und ausgehandelt werden, um Patient*innen nicht zu schaden, aber auch um das eigene wirtschaftliche Überleben zu sichern.

1.9.2 Utilitarismus

Diese ethische Theorie beschreibt einen konsequentialistischen Ansatz und stellt die Folgen von Handlungen in den Mittelpunkt der Argumentation. Dementsprechend wird sie auch als „Nützlichkeitsmoral" bezeichnet [12]. Dabei geht es um die Förderung des größtmöglichen Glücks für die größtmögliche Zahl von Menschen und die Minimierung negativer Folgen, die durch ein Nutzenkalkül hinsichtlich Intensität, Dauer, Gewissheit, Nähe, Folgeträchtigkeit und Reinheit abzuwägen sind [1], [28]. Es werden die nützlichsten Folgen für alle Betroffenen bemessen, da das „Nutzenprinzip als Moralprinzip" angewendet wird [28]. Diesem Nutzen werden die Prinzipien der Handlungsfolgen, den Nutzen für alle Beteiligten, die Erfüllung der menschlichen Bedürfnisse sowie das Glück aller involvierten Menschen untergeordnet [12]. John Stuart Mill, der als Mitentwickler dieser normativen Ethik gilt, definiert es wie folgt [22]:

„Die Auffassung, für die die Nützlichkeit oder das Prinzip des größten Glücks die Grundlage der Moral ist, besagt, dass Handlungen insoweit und in dem Maß moralisch richtig sind, als sie die Tendenz haben, Glück zu befördern, und insoweit moralisch falsch, als sie die Tendenz haben, das Gegenteil von Glück zu bewirken. Unter ‚Glück' ist dabei Lust und das Freisein von Unlust, unter ‚Unglück' Unlust und das Fehlen von Lust verstanden."

Es geht also darum, das größte Glück für das handelnde Subjekt, aber auch für die gesamte Menschheit zu vermehren, um einen positiven Wert für alle zu schaffen. Dies ist jedoch nur möglich, wenn alle Fakten gesammelt werden und dann das Urteil gefällt wird, das die größten Konsequenzen für alle hat [6]. Kritikpunkte an dieser Ethik sind jedoch, dass teilweise auch Ungerechtigkeiten wie Lügen oder Betrug legitimiert werden können, wenn sie einem „höheren Gut" dienen und mehr Menschen von dieser moralischen Handlung profitieren können, aber auch, dass nicht klar beschrieben wird, was der Maßstab für „gute" oder „nützliche" Konsequenzen ist und in welchem Verhältnis die beteiligten Personen zueinander bzw. zu sich selbst stehen [12].

Dies wirft entsprechende Fragen für die deutsche Physiotherapie auf. Ist es für alle Patient*innen sinnvoll, wenn möglichst alle Physiotherapeut*innen wissenschaftliche Erkenntnisse reflexiv in die Behandlung einbeziehen? Wäre es für den gesamten Berufsstand und für die Klientel besser, wenn alle Therapeut*innen eine Hochschulausbildung hätten? Könnten dadurch die vorhandenen zeitlichen und finanziellen Ressourcen besser für eine effizientere Wiedereingliederung in den Alltag der Patient*innen genutzt werden?

1.9.3 Tugendethik

Diese moralphilosophische Theorie stellt nicht mehr konkrete Handlungen in den Mittelpunkt, sondern was es ausmacht, ein guter oder schlechter Mensch zu sein, und rückt die damit verbundenen moralischen Kompetenzen des Individuums in Bezug auf seine soziale Gemeinschaft in den Mittelpunkt [6], [12]. Die Strebensethik erweist sich gerade in den Gesundheitsberufen als vorteilhaft, da sie darauf abzielt, Menschen auf moralisches Handeln vorzubereiten und sie durch intrinsische Überzeugung zu gutem Handeln zu motivieren [6], [11]. Höffe beschreibt dabei die emotionalen und kognitiven Eigenschaften von Menschen für moralisch gutes Handeln und verdeutlicht, dass dies nicht durch Zufall, Gewohnheit oder Zwang geschieht, sondern durch die Notwendigkeit, eine besondere Charakterstärke auszubilden, die sich nicht nur in einzelnen Handlungen zeigt, sondern eine kontinuierliche Lebenshaltung darstellt [12]. „Tugend ist die Erkenntnis des Guten. Dieses Wissen ist verbunden mit der Umsetzung des Guten in der eigenen Lebensführung im sozialen Kontext, in dem ich lebe" [9]. Aristoteles unterscheidet dabei zwischen ethischen und rationalen Tugenden [28]. Die ethischen Tugenden sollen durch Gewöhnung des Charakters entwickelt werden und zeichnen sich durch Tapferkeit, Großzügigkeit, Besonnenheit, Wahrhaftigkeit und Gerechtigkeit aus, während sich die rationalen Tugenden auf die Einsicht konzentrieren, in den richtigen Situationen mit besonderem Urteilsvermögen die richtige Alternative zu treffen. Die antiken Tugenden wie Weisheit, Tapferkeit, Mäßigung sowie Gerechtigkeit werden in den modernen Gesundheitsberufen betont und um die Eigenschaften Ehrlichkeit, Integrität, Klugheit, Treue, Tapferkeit, Altruismus, aber auch Barmherzigkeit ergänzt, welche die Grundlage eines professionellen therapeutischen Habitus bilden sollen [5], [6]. Zusammenfassend beschreibt diese normative Ethik die Grundhaltung sowie einen hohen moralischen Charakter, der gutes Handeln hervorbringen soll. Weiterführende Fragen dazu wären: Was macht eine gute Physiotherapeut*in aus? Welche weiteren Fähigkeiten sind notwendig, um die Patient*innen bestmöglich zu betreuen?

1.9.4 Verantwortungsethik

Physiotherapeut*innen unterliegen mit ihrem Wissen, ihren Fähigkeiten und einem außergewöhnlichen Handlungs- und Entscheidungsdruck gegenüber den Patient*innen einer besonderen Verantwortung [30]. Hinzu kommt eine Situation der Unsicherheit oder Verunsicherung auf Seiten der Patient*innen, die eine Machtasymmetrie verstärkt. Mit den Fragen „Wer?", „Wofür?" und „Wem gegenüber?" trägt Verantwortung zur Klärung der moralischen Akteure sowie ihrer Rechte und Pflichten bei [24]. Im Fall der Verantwortungsethik bedeutet dies, dass nach eigenen moralischen Wertvorstellungen eine freiwillige Verantwortungsübernahme gegenüber Menschen, sich selbst aber auch der Umwelt erfolgt und damit der reine menschliche Egoismus überwunden wird [12]. Max Weber prägte die Verantwortungsethik in seinem Buch „Politik als Beruf" als er hervorhob, dass der Mensch für die Folgen sowie die eingesetzten Mittel seiner Taten einstehen soll und „für die (voraussehbaren) Folgen seines Handelns aufzukommen hat“ [40]. Dabei geht er explizit von der menschlichen Fehlbarkeit aus, indem er die „durchschnittlichen Defekte der Menschen“ voraussetzt und Güte und Vollkommenheit grundsätzlich nicht erwartet [40]. Der verantwortliche Mensch fühlt sich jedoch „nicht in der Lage, die Folgen seines Handelns, soweit er sie voraussehen konnte, auf andere abzuwälzen“ und sieht sich aus freien Stücken für sein Handeln verantwortlich [12]. Hans Jonas arbeitet in seinem Buch die hervorgehobene Pflicht heraus, verschiedene in der Zukunft liegende Dinge gegenüber Menschen oder der Umwelt zu berücksichtigen. Durch entsprechendes Wissen oder Macht eröffnen sich vielfältige Möglichkeiten, Dinge der Zukunft zu antizipieren und bewusst in verschiedene Entscheidungen einfließen zu lassen. Andere Ethiktheorien gehen diesbezüglich von moralischen Handlungen in der Gegenwart aus, sehen aber nicht die Fernwirkungen, die dann nicht vorhersehbare Folgen haben können [14].

„Die Kluft zwischen Kraft des Vorherwissens und Macht des Tuns erzeugt ein neues ethisches Problem. Anerkennung der Ungewissheit wird dann die Kehrseite der Pflicht des Wissens und damit ein Teil der Ethik, welche die immer nötiger werdende Selbstbeaufsichtigung unserer übermäßigen Macht unterrichten muss“ [14].

Daraus hat Jonas eine Erweiterung des kategorischen Imperativs von Kant vorgeschlagen, um auch den zeitlichen Horizont der eigenen Handlungen nicht zu vergessen und formuliert wie folgt: „Schließe in deine gegenwärtige Wahl die zukünftige Integrität des Menschen als Mit-Gegenstand deines Wollens ein“ [14]. Durch diese Erweiterung wird eben auch eine vorausdenkende Vorstellung für kommende Ereignisse inkludiert und der Ausgang nicht nur im Hier und Jetzt, sondern auch in Zukunft berücksichtigt, wobei bei irreversiblen Ausgängen der „Unheilsprophezeiung mehr Gehör zu geben ist als der Heilsprophezeiung“ [14]. Daraus entwickeln sich Fragestellungen für die Physiotherapie wie zum Beispiel: Reicht das derzeitige Basiswissen der Ausbildung aus, um keine Gefahr durch Nocebos für die Patient*innen darzustellen? Habe ich derzeit das beste Wissen und Können, um mein Klientel bestmöglich zu versorgen und wenn nicht, bemühe ich mich auch, alles dafür zu tun?

1.9.5 Berufsethik und Berufskodex

Die Berufsethik definiert jenen Teilbereich der normativen Leitvorstellungen, der sich explizit mit den Pflichten, speziellen Aufgaben, Tätigkeiten und Rechten eines bestimmten Berufsbildes auseinandersetzt [12]. Darüber hinaus bedeutet dies, dass die Berufsinhaber sittlich leben und sich diese Lebenseinstellung positiv auf die Gesellschaft, die Klient*in sowie die eigene Berufsgruppe auswirkt [12]. In einer übersichtlichen Form findet sich diese Berufsethik in einem Berufskodex wieder, dem sich die Berufsangehörigen gegenüber verpflichten und nach dem sie handeln sollen. Dieser Kodex weist jedoch „nur“ eine heteronome Moral vor, dies bedeutet, dass das Individuum in manchen Dilemmasituationen gar nicht selbstständig handeln kann und das Handeln diesbezüglich nur auf diesen Kodex fixiert ist [1], [27]. Aus diesem Grund ist es zudem noch wirksam, die Therapeut*innen explizit in die autonome Moral einzuweisen, um auch bei ethischen Grenzsituationen fallangemessen selbstständig kritisch und vernünftig Urteilen sowie handeln zu können. Je genauer oder detaillierter ein solcher Kodex ist, desto größer ist auch die Gefahr, dass es zu einer unreflektierten Folgsamkeit kommt.

„Gerade in Berufen, die es unweigerlich mit Entscheidungen zu tun haben, die das Wohl und das Wehe anderer Menschen unmittelbar betreffen, ist die Stufe eines unreflektierten Vorverständnisses von dem, was als ethisch richtig gelten soll, zu überwinden. Der Erwerb ethischen Wissens, d. h. kritisch reflektierter Moral ist eine implizite Forderung von Professionalität“ [1].

Eine Studie legt nahe, dass Therapeut*innen kaum über das Thema Ethik in der praktischen Arbeit nachdenken und auch noch nie von einem Ethikkodex für die Physiotherapie gehört oder gelesen haben [30]. Gerade eine Berufsethik, die wichtige Punkte zusammenfasst, soll eine optimale Zusammenarbeit aller Beteiligten regeln oder auch konkrete Antworten auf ethische Fragen geben [8], [31]. Eine gelebte Berufsethik gilt als Rückgrat einer (angehenden) Profession und soll damit definierte Verhaltensstandards nach innen (Berufsgruppe) und nach außen (Gesellschaft) definieren oder auch eine Hilfestellung dafür geben, wie sich der Berufsangehörige in problematischen Situationen verhalten soll [23].

*„Die handlungsleitenden ethischen Standards sollen helfen, die unvermeidlichen beruflichen Pflichtenkonflikte (Pflichten gegenüber der Klient*in, dem Berufsstand, der Anstellungsträger*in, der Gesellschaft bzw. der Öffentlichkeit) zu benennen oder moralisch relevante Konfliktfälle in Situationen der Entscheidungsunsicherheit zu identifizieren. Ein Ethikkodex macht solche Konfliktfälle und Pflichtenkonflikte öffentlich, das Handeln im Rahmen der Profession durchsichtig und durch das Bekenntnis der professionell Handelnden zu allgemein akzeptierten ethischen Standards im Letzten für Außenstehende berechenbar“ [23].*

Derzeit existieren jedoch gleich 2 Verhaltenskodizes für die Physiotherapie: der Verhaltenskodex der WCPT [32], der international auf die professionellen Standards ausgelegt ist und in Deutschland schwer anzuwenden ist, und der Kodex von Scheel [31]. Scheel hat in ihrer Dissertation anhand der Prinzipien Verantwortung, Mündigkeit, Mäßigung und Freiheit einen Ethikkodex, speziell für die deutsche Physiotherapie erstellt [31]:

- Physiotherapeut*innen wählen, wenn Handlungsoptionen bestehen, die Maßnahme aus, die den Patient*innen am wenigsten schadet, auch unter emotionalen Gesichtspunkten.
- Falls Schaden unvermeidbar ist, wählen sie die Maßnahme aus, die den kurzfristigsten Schaden verursacht.
- Therapeut*innen gehen sowohl achtsam mit sich selbst als auch mit ihren Patient*innen um.
- Sie geben ihren Patient*innen alle Informationen, die für eine Genesung oder die Verbesserung ihres Gesundheitszustands notwendig erscheinen.
- Sie beziehen ihre Patient*innen so weit wie möglich in Entscheidungen ein.
- Sie fördern die Selbstbestimmung und die Selbstbestimmtheit sowie die Eigenverantwortlichkeit ihrer Patient*innen.
- Sie berücksichtigen möglichst auch die Interessen der Angehörigen.
- Sie schützen ihren Bewegungs- und Lebensraum und fördern den verantwortlichen Umgang mit der Um- und Mitwelt ihrer Patient*innen.
- Sie fordern die Bewegungsfähigkeit ihrer Patient*innen, ohne zu über- oder zu unterfordern.
- Sie wählen, die Maßnahme für ihre Patient*innen aus, die am erfolgversprechendsten ist.
- Sie unterstützen eine gesunde Lebensführung ihrer Patient*innen und sind darum bemüht, sich selbst gesundheitsbewusst zu verhalten.

Das Ziel ist es, dass sich möglichst alle Therapeut*innen an diesem Ethikkodex orientieren und darüber hinaus in der Lage sind, berufspraktische moralische Dilemmata zu erkennen und sich selbst ein moralisches Urteil zu bilden, um angemessen reagieren zu können. Nur mit dieser entscheidenden Fähigkeit kann es der deutschen Physiotherapie gelingen, professionell zu handeln [30].

1.9.6 Moralische Dilemmata in der Physiotherapie und ihre Konsequenzen

Mit der Professionalisierung der Physiotherapie in den USA wurde ab 1935 auch die Frage nach einer ethischen Identität für die Berufsgruppe immer lauter, bis dann Mitte des letzten Jahrhunderts auch begonnen wurde, sich intensiver mit den Bedürfnissen der Patient*innen auseinanderzusetzen [36]. Dies führte zwangsläufig dazu, dass auch moralische Dilemmata für die Praxis identifiziert und in das Grundstudium integriert wurden [4], [7], [37], [38], [39]. Moralische Dilemmata sind Situationen, in denen verschiedene Prinzipien oder mehrere Werte miteinander in Konflikt stehen und nur eines dieser Prinzipien gleichzeitig erfüllt werden kann [6], [12], [20]. Die am häufigsten auftretenden Dilemmata sind Fragen der Patient*innenrechte und des Patient*innenwohls, der Professionalität und finanzieller Faktoren [38]. Auch Guccione fasst einige Problemfelder zusammen, indem er beschreibt, dass insbesondere die Entscheidung über die Therapieauswahl, die begrenzten zeitlichen und finanziellen Ressourcen, ob eine Therapie überhaupt gerechtfertigt ist oder wie mit nicht kooperativen Patient*innen umgegangen werden soll, besondere Schwierigkeiten im praktischen Alltag hervorrufen [7]. Erst im Jahr 2021 wurden auch in Deutschland durch eine qualitative Forschungsarbeit mehrere unterschiedliche moralische Dilemmasituationen in der physiotherapeutischen Praxis herausgearbeitet und für einen allgemeinen Ethik- und Moralkompetenzunterricht zusammengefasst (▶ Tab. 1.7) [30]. Dies soll die angehenden Therapeut*innen bereits während der Ausbildung auf den praktischen Alltag sensibilisieren und lehren, wie man ethische Grenzsituationen besser erkennt oder behandelt.

Als besonders schwierig wird die wirtschaftliche Situation in der Physiotherapie genannt. Es wird kritisiert, dass oft keine Behandlungsnotwendigkeit bei den Patient*innen besteht, aber das wirtschaftliche Überleben der Therapieeinrichtung auf dem Spiel steht. So kommt es immer wieder vor, dass Personen behandelt werden sollen oder müssen, bei denen keine Behandlungsnotwendigkeit vorliegt oder die mit therapeutischen Mitteln versorgt werden, die wissenschaftlich keine Wirkung zeigen, nur um das wirtschaftliche Überleben der Praxis zu sichern. Dies führt häufig zu Frustration bei den Therapeut*innen, da sie wider besseres Wissen handeln müssen.

Ein weiteres großes Dilemma sehen viele Therapeut*innen in den unterschiedlichen Erwartungen der Beteiligten. Während die Patient*innenklientel eine Wellnessbehandlung erwartet, möchte die Physiotherapeut*in nach bestem Wissen und Gewissen handeln, die Ärzt*in möchte vielleicht eine andere Anwendung, die vielleicht gar keine Wirkung hat, während die/der Vorgesetzte auch hier wieder den wirtschaftlichen Aspekt im Vordergrund sieht.

Die dritte Kategorie betrifft die direkte Interaktion mit den Patient*innen. Wie soll man sich verhalten, wenn keine ideale Versorgung gewährleistet ist, wenn es zu Unter- oder Überversorgung kommt, oder welche Informationen soll man verwenden, um keine Nocebos oder Placebos zu setzen, zu verstärken oder die Patient*innen dadurch anzulügen. Auch der Umgang mit sexuellen Übergriffen oder mit Demenzpatient*innen stellt eine große Herausforderung dar, die nicht einfach zu bewältigen ist und daher zwingend erweiterte Kompetenzen erfordert. Denn wenn Therapeut*innen nicht in solche Grenzsituationen eingeführt werden, kann dies zu Gleichgültigkeit, Frustration oder sogar Existenzängsten führen [30]. Ein bestehender Ethikkodex kann in dieser Hinsicht nur einen Teil solcher Fragen beantworten, der Individualität einer Situation aber nicht immer gerecht werden.

Die Kenntnis bestehender normativer Ethiktheorien sowie kommunikative Fähigkeiten tragen ebenfalls dazu bei, solche Konflikte bestmöglich zu lösen. Ein situationsadäquates Instrument zur ethischen Abwägung moralischer Dilemmata ist das Realm-individual-Process-Situation-Tool von

Tab. 1.7 Moralische Dilemmata [30].

Ökonomische Situation	Unterschiedliche Erwartungen	Direkte Patient*innen-interaktion	Bürokratische Situation
• Wirtschaftlichkeit vs. Behandlungsnotwendigkeit • Wirtschaftlichkeit vs. Effektivität	• Erwartungen der Kolleg*innen • Erwartungen der Patient*innen • Erwartungen der Angehörigen • Erwartungen der/des Vorgesetzten • Erwartungen der Ärzt*innen • unterschiedliche Ideologien	• keine ideale Patient*innenversorgung gewährleistet • Nähe vs. Distanz • Umgang mit Placebos • sexuelle Übergriffe • Patient*innen mit Demenz • Patient*innen ohne Beschwerden	• Abrechnungsbetrug • Datenschutz

Swisher et al., das eine solche Entscheidung in 4 Zwischenschritte unterteilt [35]. Zunächst geht es darum, in der jeweiligen kritischen Situation alle verfügbaren Fakten zu sammeln, um eine fallspezifische Analyse aller wichtigen Kontexte bzw. der verschiedenen Verantwortungsbereiche zu strukturieren. Dies können individuelle, organisatorische oder gesellschaftliche Bereiche sein. Hier sind moralische Sensibilität, moralisches Urteilsvermögen, moralische Motivation und die Fähigkeit, diese auch umzusetzen, von großem Vorteil [29]. In einem zweiten Schritt geht es darum, die in dieser spezifischen Situation gesammelten Informationen zu reflektieren und mit den rechtlichen Gegebenheiten, dem geltenden Ethikkodex sowie den eigenen Moralvorstellungen abzugleichen und mögliche Handlungsergebnisse in richtig und falsch einzuteilen.

Fragen, die dabei helfen, zu einer schlüssigen Antwort zu gelangen

[35]

- Welche relevanten Faktoren habe ich gesammelt?
- Welche Personen sind beteiligt?
- Was sind die Konsequenzen meines Handelns?
- Welchem ethischen Kodex muss ich folgen?
- Ist mein Handeln legal?
- Wie fühle ich mich angesichts der möglichen Ergebnisse?
- Wie würde ich reagieren, wenn meine Handlung auf der Titelseite einer Zeitung erscheinen würde?
- Wie würde ich handeln, wenn meine Eltern betroffen wären?

Die eigentliche Entscheidung wird dann aus den richtigen Gründen abgeleitet, wobei an dieser Stelle der Ethikkodex eine entscheidende Rolle spielt. Kann auf dieser Basis keine eindeutige Entscheidung getroffen werden, kommen die normativen Ethiktheorien mit ihren Vor- und Nachteilen ins Spiel. Im letzten Teil des Prozesses folgt nun das selbstbewusste Handeln mit der anschließenden Selbstreflexion, um mit der getroffenen Entscheidung auch selbst im Einklang zu sein. Dies alles ist natürlich nur unter der Voraussetzung möglich, dass man seine Gedanken und Entscheidungen verbal offen kommuniziert, sodass möglichst alle Beteiligten den Prozess nachvollziehen können.

1.9.7 Moralische Kompetenzen in der Physiotherapie

Das Wort Moral leitet sich vom lateinischen „mos“ ab, stellt den normativen Grundrahmen des Menschseins dar und drückt sich im Verhalten gegenüber sich selbst, der Umwelt und anderen Mitmenschen aus [12]. Darüber hinaus basiert sie auf der sinnvollen Anwendung tradierter Normen und manifestiert sich in sittlichen Verhaltensweisen, Handlungsregeln oder besonderen Wertmaßstäben von Menschen, die sich einer irrationalen Willkür entzieht [10]. Moral bildet demnach ein Regelsystem und manifestiert sich in der Befolgung dieser Regeln durch das Individuum [27]. Lind definiert Moral aus einer gesinnungsethischen Perspektive als „Übereinstimmung des individuellen Verhaltens mit den eigenen moralischen Idealen und Prinzipien“ [20]. Er fügt hinzu, dass sie aus psychologischer Perspektive als kognitive Fähigkeit verstanden wird, die eine Diskrepanz zwischen moralischer Gesinnung und Handlung überbrückt, was auf moralische Kompetenz hindeutet. Es handelt sich dabei um die „Fähigkeit, Probleme und Konflikte auf der Grundlage universeller Moralprinzipien durch Nachdenken und Diskussion zu lösen, statt durch Gewalt, Betrug und Macht“ [21].

Je komplexer die alltäglichen Arbeitsbedingungen im Beruf sind, desto wichtiger ist es, genau diese Kompetenzen durch Bildung zu fördern, um fallbezogene Entscheidungen treffen zu können. Ziel einer solchen Kompetenzförderung ist es, Physiotherapeut*innen zu vermitteln, schlechtes von gutem Verhalten zu unterscheiden, die Attribute Dankbarkeit, Ehrlichkeit, Großzügigkeit und Güte zu verinnerlichen und ein eigenständiges Moralverständnis nahezubringen, um autonome Entscheidungen zu treffen und damit die Chancen für einen Direktzugang zu vergrößern.

Die Moralpsychologie unterscheidet dabei 3 Standpunkte der Moral: situative, emotionale und kognitive Komponente [10].

Die situative Komponente erklärt sich aus der Konstellation, dass nicht jede Handlung explizit vom Subjekt allein gesteuert werden kann, sondern durch bestimmte Umstände beeinflusst werden können. Dazu fasst Milgram sein Experiment in einem Zitat zusammen: „Die Sozialpsychologie unseres Jahrhunderts enthüllt uns nämlich eine wichtige Lehre: Es ist oft nicht so sehr die Wesensart eines Menschen, die seine Handlungsweise bestimmt, als die Eigenart der Situation, in der er sich befindet“ [10].

Die emotionale Seite zeigt, dass soziales oder antisoziales Verhalten auch von der Menge der grauen Substanz sowie den Spiegelneuronen und deren Aktivität mitbestimmt wird [10], [25]. Es werden dabei Gefühle wie Scham, Schuld, Empörung, Ärger, Empathie, Mitgefühl, Stolz, Zufriedenheit oder Bewunderung mit in eine moralische Entscheidung inkludiert [13].

Die kognitive Perspektive bestimmt die Ursache des Handelns im Handlungssubjekt, was sich durch das individuelle Verhalten mit dessen bewussten Prozessen äußert. Diese Komponente untermauert zudem, wie sich einzelne Menschen in ihrem moralischen Urteil entwickeln. Dabei zeigen sich die Forschungsarbeiten von Kohlberg, der eine Stufeneinteilung des moralischen Urteils vorgenommen hat (► Tab. 1.8) [17], [18], sowie von Rest, der diese Fähigkeit in seinem Vier-Komponenten-Modell mit der moralischen Sensitivität, der moralischen Motivation und der moralischen Umsetzung erweitert hat, als besonders bahnbrechend [29].

In der moralischen Entwicklung, vom Kind bis zum Erwachsenen, durchläuft der Mensch verschiedene Stadien in einer bestimmten Abfolge, diese Stufen können nicht übersprungen werden, können aber in einigen Fällen stagnieren oder sich sogar umkehren [16], [33]. Die Moralentwicklung ist eine Entwicklung der moralischen Vernunft und führt zu einer Veränderung über das Denken von Gerechtigkeit.

Nach Kohlberg ist die moralische Urteilsfähigkeit die Fähigkeit, moralische Urteile zu fällen und entsprechend zu handeln, wobei Rest der Überzeugung ist, dass es noch weiterer Komponenten bedarf, damit aus einem moralischen Urteil explizit eine moralische Handlung wird [29]. Erst die moralische Sensibilität ermöglicht es dem Menschen, eine moralische Situation als solche zu erkennen und zu interpretieren, aber auch zu analysieren, welche Konsequenzen eine solche Entscheidung für andere Menschen hätte. Dabei spielen die Fähigkeit zur Empathie und die Reflexion der eigenen Werte und Normen eine entscheidende Rolle.

Tab. 1.8 Zusammenfassende Beschreibung der Stufen des moralischen Urteils [26].

Ebene	Stufen moralischer Urteile
präkonventionelle Ebene	Stufe 1: urteilt nach Gesichtspunkten von Lohn und Strafe und unter dem Aspekt physischer Konsequenzen Stufe 2: urteilt nach dem Schema „Jedem das Seine“, „Wie du mir, so ich dir“. Es ist eine Austauschansicht, in der Verdienste eine Rolle für Gerechtigkeit spielen. Stufe 3: urteilt nach Kants kategorischem Imperativ, dessen Umwandlung als Sprichwort lautet: „Was du nicht willst, dass man dir tut, das füg' auch keinem andern zu!“; Rücksicht auf die Gruppe und die Gruppenmehrheit
konventionelle Ebene	Stufe 4: urteilt nach für alle in gleicher Weise gültigen gesellschaftlichen Rechten und Pflichten. Gesetze werden wichtig, weil sie garantieren, dass jeder vor dem Gesetz gleich ist.
postkonventionelle Ebene	Stufe 5/6: Stufe des Sozialvertrags, des sozialen Nutzens und der individuellen Rechte („Gerechtigkeit bedeutet, dass Menschen ihre fundamentalen Rechte wahrnehmen können“); Stufe der universalen ethischen Prinzipien; der Gesellschaft vorgeordnete Perspektive bzw. Perspektive eines „moralischen Standpunkts“, von dem sich gesellschaftliche Ordnungen ableiten

Die moralische Urteilsfähigkeit ermöglicht es dann zu beurteilen, welche Handlung bzw. welcher mögliche Ausgang moralisch vertretbar ist. Hier setzt die in ▶ Tab. 1.8 dargestellte Stufeneinteilung an. Es konnte gezeigt werden, dass Ethikunterricht über normative ethische Theorien und deren Diskussion den größten Einfluss auf diese Fähigkeit bei Physiotherapeut*innen hat [37]. Moralische Motivation bezieht sich auf das Engagement für moralisch richtiges Verhalten und die Bereitschaft, Verantwortung für moralische Konsequenzen zu übernehmen. Die letzte Komponente nach Rest ist die des moralischen Charakters. Hier bedarf es der Kraft, des Mutes, der Überzeugung und der Beharrlichkeit, sich moralischen Aufgaben zu stellen und sie konsequent umzusetzen. Ein Mensch kann moralisch sensibel sein oder ein gutes Urteilsvermögen haben, aber wenn er dies nicht umsetzen kann oder will, kann keine moralische Handlung folgen. An dieser Stelle ist es unbedingt notwendig, dass sich die Therapeut*innen intensiv mit diesem Thema auseinandersetzen. Es geht darum, berufseigene Interessen, persönliche Vorstellung sowie die Bedürfnisse der Patient*innen auszubalancieren und sich in bestimmten Dilemmasituationen für die beste Option für alle einzusetzen.

Durch die Reflexion der theoretischen Besonderheiten dieses Themenkomplexes, aber auch solcher Handlungsstrukturen sollen die Therapeut*innen zu selbstbestimmten und mündigen Gesundheitsdienstleistenden mit Eigenverantwortung gebildet werden, die ihr Handeln souverän an berufsbezogenen und allgemein sittlichen Normen ausrichten und sich einen professionellen Habitus aneignen. In ▶ Tab. 1.9 wird aufgezeigt, wie so ein strukturierter Ethikunterricht aussehen kann.

Zusammen mit einer reflektierten Kommunikationsform, wie sie in den anderen Kapiteln vorgeschlagen wird, soll dieses Thema für den fairen Ausgleich unterschiedlicher Interessen sensibilisieren und darauf vorbereiten, in den richtigen Situationen die richtige Sprache zu finden, um anschließend auch moralisch zu handeln sowie der Physiotherapie in Deutschland durch die individuelle Professionalität der Physiotherapeut*innen zur Professionalisierung zu verhelfen.

Tab. 1.9 Skizzierung eines Unterrichts in Ethik- und Moralkompetenz für die Physiotherapie [30].

Hauptziele	Unterrichtsabsichten	Inhaltliche Bereiche	Unterrichtskonzepte
Einarbeitung in die Grundlagen professionellen Handelns und der eigenen Berufsfunktion	• Erarbeitung der Professionstheorien und deren Zusammenhänge für ein professionelles Handeln • Idealtyp des professionalisierten physiotherapeutischen Handelns • Interdependenz zwischen professionellem Handeln und der beruflichen Professionalität erkennen	• Geschichte der Physiotherapie und deren Entwicklung bis heute • Welche Professionstheorien erwirken welche Berufsentwicklungen? • kritische Reflexion des derzeitigen Status quo der Berufssituation	• interaktiver Frontalunterricht • Gruppenarbeiten • Gruppendiskussion • Lesen aus Textstellen mit anschließender Diskussion • Gruppenpräsentationen • Einzelpräsentationen • schriftliche Ausarbeitung
Verständnis für ethisches Verhalten und die Prinzipien der Physiotherapie	• Achtsamkeit für ethische Situationen in der Physiotherapie • Reflexion physiotherapeutischer und eigener Prinzipien	• Ausdifferenzierung eines • professionellen Berufsethos • professionelle Werte der Physiotherapie im Abgleich mit den ethischen Werten • Ethikkodex [31], [32]) • professionelles Verhalten gemäß WCPT [32]	• Fallbeispiele • Videodokumentation • Gruppenarbeiten • Gruppenpräsentationen • Gruppendiskussionen • interaktiver Frontalunterricht • Lesen aus Textstellen mit anschließender Diskussion • schriftliche Ausarbeitung

Tab. 1.9 Fortsetzung

Hauptziele	Unterrichtsabsichten	Inhaltliche Bereiche	Unterrichtskonzepte
Förderung der Moralkompetenz	• moralische Sensitivität • moralische Urteilsbildung • moralische Motivation • moralischer Charakter • moralische Prinzipien • moralische Fähigkeiten • moralisches Verhalten	• normative Ethiktheorien • kritische Reflexion • Komponenten-Modell • Aspekte-Modell • Moralentwicklung nach Kohlberg • Problemlösungsstrategien	• Selbstreflexion • Gruppenarbeiten • Gruppendiskussionen • Gruppenpräsentationen • Rollenspiele • Videobeispiele • Dilemma-Diskussionen • Diskussion eigener Erfahrungen als Patient*in • Diskussion von Patient*innenbeispielen
Vorbereitung der Physiotherapeut*innen in einen aktiven berufspolitischen sowie ethischen Diskurs	• ein Bewusstsein und die Achtsamkeit gegenüber den derzeitigen Disparitäten der Berufsgruppe • ethische Reflexion der berufspolitischen Spannungen	• Erläuterung der deskriptiven Ethik mit deren Reflexion • Probleme in der Berufsausübung • Antinomien im Gesundheitssystem • Berufsethik	• Gruppendiskussion • Reflexion • Lesen aus Textstellen mit anschließender Diskussion • schriftliche Ausarbeitungen

Literatur

[1] Baum H. Ethik sozialer Berufe. Paderborn: Schöningh; 1996

[2] Beauchamp T, Childress J. Principles of biomedical ethics (5. Edition). New York: Oxford University Press; 2008

[3] Boden SD, Davis DO, Dina TS et al. A prospective and blinded investigation of magnetic resonance imaging of the knee. Abnormal findings in asymptomatic subjects. Clinical Orthopaedics and Related Research 1992; 282: 177–185

[4] Clawson AL. The relationship between clinical decision making and ethical decision making. Physiotherapy 1994; 80 (1): 10–14

[5] Doherty RF, Purtilo RB. Ethical Dimensions in the health professions. 6. Aufl. Missouri: Elsevier; 2016

[6] Gabard LD, Martin MW (Hrsg.). Physical Therapy Ethics. 2. Aufl. Philadelphia: Davisplus; 2011

[7] Guccione AA. Ethical issues in physical therapy practice: A survey of physical therapists in New England. Physical Therapy 1980; 60 (10): 1264–1272

[8] Hack BM. Ethik in der Ergotherapie. Heidelberg: Springer; 2004

[9] Heckmann F. Ethik, was ist das eigentlich? In: Begemann V, Heckmann F, Weber D (Hrst.). Soziale Arbeit als angewandte Ethik – Positionen und Perspektiven für die Praxis. Stuttgart: Kohlhammer; 2016: 15–32

[10] Heidbrink H. Einführung in die Moralpsychologie. 3. Aufl. Weinheim und Basel: Beltz; 2008

[11] Hiemetzberger M. Berufsethik. In: Hiemetzberger M, Messner I, Dorfmeister M (Hrsg.). Berufsethik und Berufskunde. 3. Aufl. Wien: Facultas; 2013: 11–77

[12] Höffe O (Hrsg.). Lexikon der Ethik. München: C.H. Beck; 2008

[13] Hoffman ML. Empathy and moral development: Implications for caring and justice. Cambridge: Cambridge University Press; 2000

[14] Jonas H. Das Prinzip Verantwortung. Frankfurt am Main: Suhrkamp; 1979

[15] Kant I. Grundlegung zur Metaphysik der Sitten. In: Valentiner T (Hrsg.). Stuttgart: Reclam; 2008

[16] Keller M. Moral in Beziehungen: Die Entwicklung des frühen moralischen Denkens in Kindheit und Jugend. In: Edelstein W, Oser F, Schuster P (Hrsg.). Moralische Erziehung in der Schule: Entwicklungspsychologie und pädagogische Praxis. Weinheim: Beltz; 2001: 111–140

[17] Kohlberg L. Development of Moral Character and Moral Ideology. In: Hoffman ML, Hoffman LW (Hrsg.). Review of Child Development Research, Vol. I. New York: Russel Sage Foundation; 1964: 383–431

[18] Kohlberg, L. Moralstufen und Moralerwerb: Der kognitiv-entwicklungstheoretische Ansatz. In: Althof W, Noam G, Oser F (Hrsg.). Lawrence Kohlberg. Die Psychologie der Moralentwicklung. 7. Aufl. Frankfurt am Main: Suhrkamp; 2014: 123–174

[19] Latif DA. The link between moral reasoning scores, social desirability, and patient care performance score: Empirical evidence from the retail pharmacy setting. Journal of Business Ethics 2000; 25 (3): 255–269

[20] Lind G. Moral ist lehrbar. 2. Aufl. München: Oldenbourg; 2009

[21] Lind G. Moral ist lehrbar. 3. Aufl. Berlin: Logos; 2015

[22] Mill JS. Der Utilitarismus. In: Birnbacher D (Übers. u. Hrsg.). Stuttgart: Reclam; 2010

[23] Motzke K. Soziale Arbeit als Profession – Zur Karriere „sozialer Hilfstätigkeit“ aus professionssoziologischer Perspektive. Opladen: Barbara Budrich; 2014

[24] Neuhäuser C. Verantwortung. In: Stoecker R, Neuhäuser C, Raters ML (Hrsg.). Handbuch Angewandte Ethik. Stuttgart: J. B. Metzler; 2011: 120–125

[25] Oberman LM, Ramachandran VS. The Simulating Social Mind: The Role of the Mirror Neuron System and Simulation in the Social and Communicative Deficits of Autism Spectrum Disorders. Psychological Bulletin 2007; 133 (2): 310–327
[26] Oser F, Althof W. Moralische Selbstbestimmung – Modelle der Entwicklung und der Erziehung im Wertebereich. 4. Aufl. Stuttgart: Klett-Cotta; 2001
[27] Piaget J. Das moralische Urteil beim Kinde. Frankfurt am Main: Suhrkamp; 1973
[28] Pieper A. Einführung in die Ethik. 6. Aufl. Tübingen: A. Francke; 2007
[29] Rest JR. Backround: Theory and Research. In: Rest JR, Narváez D (Hrsg.). Moral Development in the Professions. Psychology and Applied Ethics. Hillsdale: Lawrence Erlbaum Associates, Publishers; 1994: 1–26
[30] Ringel S. Professionalisierung der deutschen Physiotherapie aus einer ethischen und moralischen Perspektive: eine explorative Studie. München: GRIN; 2021
[31] Scheel K. Modelle und Praxiskonzepte der Physiotherapie – Eine Verortung innerhalb von Anthropologie und Ethik. Münster: LIT; 2013
[32] Scherfer E, Heinks A, Köckritz C et al. Die Ethischen Prinzipien der WCPT – Deutsche Fassung. pt_Zeitschrift für Physiotherapeuten 2017; 69 (4): 15–20
[33] Schillinger M. Learning environments and moral development: How university education fosters moral judgment competence in Brazil and two German-speaking countries. Aachen: Shaker-Verlag; 2006
[34] Sisola SW. Moral Reasoning as a Predictor of Clinical Practice: The Development of Physical Therapy Students Across the Professional Curriculum. Journal of Physical Therapy Education 2000; 14, (3): 26–34
[35] Swisher LL, Arslanian LE, Davis CM. The Realm-Individual-Process-Situation (RIPS) Model of Ethical Decision-Making. Official Publication of the Section on Health Policy Administration 2005; 5 (3): 1–8
[36] Swisher LL. A retrospective analysis of ethics knowledge in physical therapy (1970–2000). Physical Therapy 2002; 82 (7): 692–706
[37] Triezenberg HL, Davis CD. Beyond the code of ethics: Educating physical therapists for their role as moral agents. Journal of Physical Therapy Education 2000; 14 (3): 48–58
[38] Triezenberg HL. The Identification of Ethical Issues in Physical Therapy Practice. Physical Therapy 1996; 76 (10): 1097–1106
[39] Triezenberg HL. Teaching Ethics in Physical Therapy Education: a Delphi Study. Journal of Physical Therapy Education 1997; 11 (2): 16–22
[40] Weber M. Politik als Beruf. Ditzingen: Reclam; 1992

1.10 Die angewandte ICF im biopsychosozialen Kontext der Physiotherapie

Alfred M. L. Rucker

1.10.1 Einleitung

In diesem Kapitel wird die Internationale Klassifikation der Funktionsfähigkeit, Behinderung und Gesundheit (ICF) unter der Prämisse ihrer klinischen Anwendbarkeit betrachtet. Ausgehend von einer biopsychosozialen therapeutischen Grundhaltung widmet sich dieses Kapitel dem Aufbau einer möglichen praktischen Umsetzung der ICF im medizinisch-therapeutischen Alltag. Dazu wird ein Grundverständnis für die praktische Anwendung entwickelt. Dieses Grundverständnis wiederum soll es ermöglichen, die einzelnen Einflussparameter der ICF aus einer biopsychosozialen (BPS) therapeutischen Haltung heraus im Alltag anzuwenden und im Rahmen eines Patient*innen- und Therapiemanagements zu nutzen [2], [11], [21]. Der Fokus liegt auf einem BPS-ICF-Modell als Instrument für ein biopsychosozial orientiertes Funktions- und Beeinträchtigungsmanagement im Rahmen der ICF-Konzeptualisierung. In den folgenden Abschnitten dieses Kapitels werden Überlegungen zu einem möglichen biopsychosozialen Patient*innenmanagement und daraus resultierenden zielorientierten Therapiemanagement im Rahmen der ICF-Anwendung angestellt. Die Entwicklung einer Implementierungsstrategie der ICF hilft, die biopsychosoziale Einheit von körperlicher, geistiger und sozialer Gesundheit und Behinderung als Gesamtheit der menschlichen Funktionsfähigkeit in der jeweiligen Lebensphase zu messen, zu verstehen und in eine effektive und effiziente Versorgung zu überführen [23], [24], [25]. Hierfür bietet sich die ICF als strukturiertes und alle Teilbereiche des individuellen Gesundheitserlebens unserer Patient*innen erfassendes Medium an, das es ermöglicht, die kapazitive und multidimensionale Belastung und Belastbarkeit einer Person zu erfassen.

Als Klassifikationsmodell dient die ICF dazu, dieses Erleben von Gesundheit und Krankheit zu messen, zu klassifizieren und zu beschreiben. Sie schafft einen Rahmen, in dem weltweit die „gleiche Sprache“ gesprochen wird und der auf dem gleichen salutogenetischen Verständniskonstrukt von Gesundheit und Krankheit basiert [15], [16] [24]. Damit soll dem Anspruch entsprochen werden, unsere Patient*innen in ihrer Lebenswelt und den damit verbundenen Lebensstilfaktoren bestmöglich zu verstehen, um dann die jeweiligen klinischen Best-Practice-Entscheidungen für das Management und die Therapie der Hilfesuchenden treffen zu können.

1.10.2 Das biopsychosoziale therapeutische Handlungsverständnis der ICF

Das medizinisch-therapeutische Versorgungsverständnis driftet häufig dahin ab, ausschließlich als Reparaturdienst gesehen zu werden, der sich nur auf die Behebung von Fehlfunktionen konzentriert. Hervorragende notwendige diagnostische und kurative Leistungen prägen die heutige medizinische Versorgung. Der Zugang zu hochkomplexen molekularbiologischen und genetisch-immunologischen Verfahren eröffnet der biomedizinischen Versorgung buchstäblich immer neue Horizonte. Pharmakologische Entwicklungen und hochpräzise chirurgische Verfahren dienen dabei als Eingriffe eines immer größer werdenden Repertoires für die vermeintliche Gesundheit des Menschen [20]. Durch den medizinischen Fortschritt hat sich die Lebenserwartung von etwa 45 Jahre im 19. Jahrhundert auf 80 Jahre zum Ende des 20. Jahrhunderts erhöht. Nach epidemiologischen Schätzungen liegt die aktuell zu erwartende Lebenserwartung im 21. Jahrhundert jedoch nur bei etwa 5 gewonnenen Jahren [20], was durchaus Fragen nach der Effizienz und Effektivität einer „High-End“-Versorgung aufwirft und möglicherweise einige „missing links“ aufzeigt, die es in der Versorgung näher zu betrachten gilt.

Es stellt sich zunehmend die Frage, wo der Mensch als Ganzes bleibt. Die Wiederentdeckung der sozialen Seite der Medizin ist hier notwendig und zeigt sich in der zunehmenden Erkenntnis, dass sich Gesundheit weit über bestehende körperliche und funktionelle Defizite hinaus definiert. Die rein nosologische, ICD-10-basierte Versorgung stößt an ihre Grenzen [20]. So ist eine Trennung von Körper und Geist oder einzelner Körperfunktionen als dichotomer Status von krank oder nicht krank nach wissenschaftlichen Erkenntnissen weder zeitgemäß noch richtig [19]. Das derzeit vorherrschende biomedizinisch geprägte Versorgungssystem scheint einen limitierenden Einfluss auf das individuelle menschliche Gesundheitsmanagement und das Zusammenspiel von Körperfunktion und -struktur, Aktivität und Partizipation zu haben und wird der stetig zunehmenden Multimorbidität nicht mehr gerecht.

Sowohl die Zunahme von Chronifizierungen, die pharmakologische Überversorgung als auch die stetig steigende Zahl an operativen Eingriffen bestätigen diesen Eindruck [2], [6], [20]. Die Hoffnung und Motivation unserer Patient*innen auf eine erfolgreiche Genesung geht jedoch weit über den reinen, aber durchaus legitimen Reparaturgedanken hinaus [17], [18]. Die Veränderung der Gesundheitssituation in der Gesellschaft von Monomorbidität zu Multimorbidität, von akuten zu chronischen Gesundheitsdefiziten und von rein körperlichen zu sozial geprägten und psychisch überlagerten Funktionsstörungen [6], [20] und die damit einhergehende Anerkennung der Komplexität in Bezug auf die notwendigen Versorgungsbedarfe erfordern einen anderen Umgang mit Ressourcen, sowohl auf Seiten der Patient*innen als auch im therapeutischen Therapieverständnis.

Für ein effektives inklusionsorientiertes Gesundheitsmanagement wird in der Literatur die individuelle Notwendigkeit des Aufbaus intrinsischer psychischer und physischer Fähigkeiten als zu betrachtende Strategie herausgestellt. Die individuellen Kapazitäten müssen aufgrund sich ständig verändernder psychosozialer Einflussfaktoren initiiert und zur jeweils optimalen salutogenetischen Leistungsfähigkeit einer Person ausgebaut werden, damit sie den immer wieder auftretenden pathogenen Entwicklungen und Zuständen selbstbestimmt und effektiv entgegenwirken kann (► Abb. 1.18) [4], [6], [8], [10], [17], [20].

Dazu ist es wichtig, unsere Patient*innen in ihrer jeweiligen Lebenswelt zu verstehen und ihre persönlichen Motive zu erkennen, um den Erhalt oder Aufbau der dafür relevanten intrinsischen Fähigkeiten therapeutisch spezifisch fördern und un-

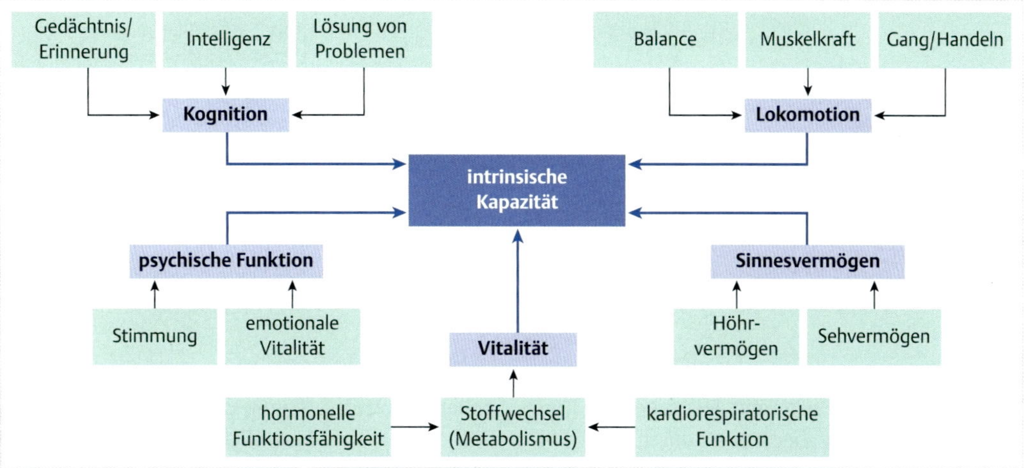

Abb. 1.18 Intrinsische Kapazität [4].

terstützen zu können [17]. Diese gilt es dann sinnvoll, zielführend und relevant in eine messbare Therapie zu integrieren und in einem Monitoring-Prozess immer wieder abzugleichen und anzupassen. Dieser Abgleich muss zum einen im Hintergrund der inklusionsorientierten Patient*innensteuerung erfolgen, zum anderen aber auch aktiv in der Anwendung und unmittelbar darauf ausgerichteten Umsetzung der Therapiesteuerung [18]. Zwangsläufig kommt es zu einem Paradigmenwechsel von einem rein gewebe- und krankheitsbezogenen Ansatz hin zu Interventionen für ein patient*innenzentriertes und damit individuelles multimodales Lebensstilmanagement. Dies wird bereits im Rahmen der Versorgung von Personen mit chronischen Schmerzen propagiert, da gerade der Einfluss des Lebensstils auf das Gesundheitserleben nachgewiesen ist [13]. Der dazu beschriebene Clinical-Reasoning-Prozess umfasst 5 Schritte [13]:

- Identifikation relevanter Lebensstilfaktoren
- Identifikation und Beseitigung von Barrieren zur Veränderung der Lebensstilfaktoren
- gemeinsam konzipierte individualisierte und multimodale Maßnahmen zur Beeinflussung des Lebensstils
- Anwendung der multimodalen Maßnahmen zur Beeinflussung des Lebensstils sowie kontinuierliche (ansteigende) Motivierung der Person durch stetige Anpassung des konzipierten Programms
- Ermöglichung und Förderung der langfristigen Adhärenz

Krankheit und Gesundheit stellen sich in diesem Sinne nicht als ein Zustand dar, sondern als ein dynamisches, sich wechselseitig beeinflussendes Geschehen, das von biologischen, psychischen und sozialen Einflussfaktoren geprägt ist [4], [6], [20]. Diesem Denkansatz liegt das bekannte biopsychosoziale (BPS) Modell zugrunde, welches das biomedizinische, rein reparaturorientierte Verständnis erweitert. Das BPS-Modell ist daher auch als eine Art therapeutische Grundhaltung zu verstehen. Es unterstützt damit, dass wir den Gesundheitszustand unserer Patient*innen in ihrer Lebenswelt im Wechsel- und Zusammenspiel ihrer individuellen körperlichen, psychischen und alltagsbezogenen Belange zu verstehen versuchen [6], [20]. Patient*innenzentrierte Therapien zeichnen sich daher zukünftig als Wege zu einem besseren gesundheitlichen Outcome ab [10]. Die dafür notwendige Plattform einer bestmöglichen Inklusion, mit den Zielen der (Re-)Aktivierung, des Engagements und der „Pro-Motion“ des Betroffenen im Rahmen einer effektiven und effizienten Patient*innen- und Therapiesteuerung mit bestmöglicher Kapazitätssteigerung, gilt es stetig weiterzuentwickeln

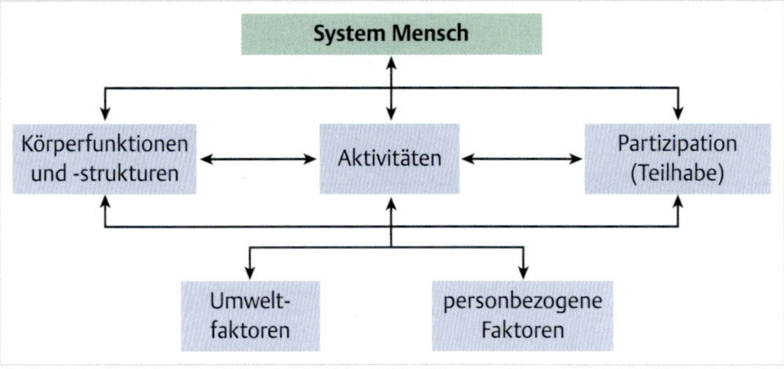

Abb. 1.19 ICF-Ebenen, die das System Mensch beeinflussen.

[8]. Gesundheit ist also kein feststehendes Konstrukt, sondern muss, beeinflusst durch die individuell zur Verfügung stehenden physischen und psychischen Fähigkeiten, in jeder Sekunde des Lebens bestmöglich „geschaffen“ werden [4], [6].

Das System Mensch wird somit grundlegend von seinen persönlichen und umweltbezogenen Kontextfaktoren beeinflusst und in seinem Handeln von komplexen Körperstrukturen und -funktionen, Aktivitäten und individuellen Teilhabemöglichkeiten gesteuert (▶ Abb. 1.19).

Diese gilt es, mit den vorhandenen intrinsischen Fähigkeiten des menschlichen Organismus relevant, spezifisch und evaluierbar, synergetisch zu fördern, zu entwickeln und motivational aufzubauen. Hierzu bedarf es im Sinne einer zeitgemäßen Versorgung und einer erfolgreichen Umsetzung einer biopsychosozial gelebten physiotherapeutischen Handlungskompetenz der Erweiterung der fachlichen Fertigkeiten und Fähigkeiten im Rahmen möglicher Empowerment-Strategien (z. B. motivational interviewing, Akzeptanz-Commitment-Therapie, neurolinguistisches Programmieren usw.).

Die einzelnen Systemkomponenten des Menschen sollen also durch unterschiedliche therapeutische Versorgungs- und Behandlungsstrategien sowohl biologisch als auch psychosozial in ihrer Regulation befähigt werden, den krank machenden Faktoren im Alltag hinreichend wirksam zu begegnen und diese kontrollieren bzw. bewältigen zu können. Gesundheit ist somit nicht als Abwesenheit von pathologischen Zuständen zu verstehen, sondern es müssen Fähigkeiten und Ressourcen auf den verschiedenen Ebenen aufgedeckt und generiert werden, damit sich das System Mensch den Störfaktoren bestmöglich und kontinuierlich entgegenstellen kann [6]. Als ein dafür bereitgestelltes Produkt für biopsychosoziales klinisches Denken und Reflektieren kann das Internationale Rahmenwerk zur Klassifikation der Funktionsfähigkeit, Behinderung und Gesundheit (ICF) – implementiert in ein Patient*innen- und Therapiemanagement – genutzt werden [1], [2], [21]. Die 2001 von der WHO eingeführte ICF bietet hierfür den Bezugsrahmen, um die Zusammenhänge und Wechselwirkungen der einzelnen biopsychosozialen gesundheitsbezogenen Komponenten und Fähigkeiten greifbarer zu machen, um daraus patient*innenzentrierte und patient*innenspezifische Versorgungsstrategien ableiten zu können.

1.10.3 Die kapazitive Ausprägung der ICF in den Lebensphasen

Die individuelle Fähigkeit zur Bestreitung des Alltages ist nicht allein durch Schmerzfreiheit gekennzeichnet, sondern besteht vielmehr aus dem bestmöglichen Zusammenspiel aller bekannten Komponenten der BPS-ICF und deren bedingenden intrinsischen Fähigkeitsressourcen [4], [23]. Diese Kapazität unterliegt einem biologischen apoptotischen Alterungsprozess und ist daher lebensphasenabhängig. Somit ist ein dynamisch ausgelegter prärehabilitativer salutogenetischer physiotherapeutischer Handlungsansatz wichtig, der nicht nur auf den Schmerz fokussiert ist, sondern einen sich stetig verändernden Gesundheitszustand bestmöglich konstituieren kann. Dies ist gekennzeichnet durch das Merkmal einer optimalen Funk-

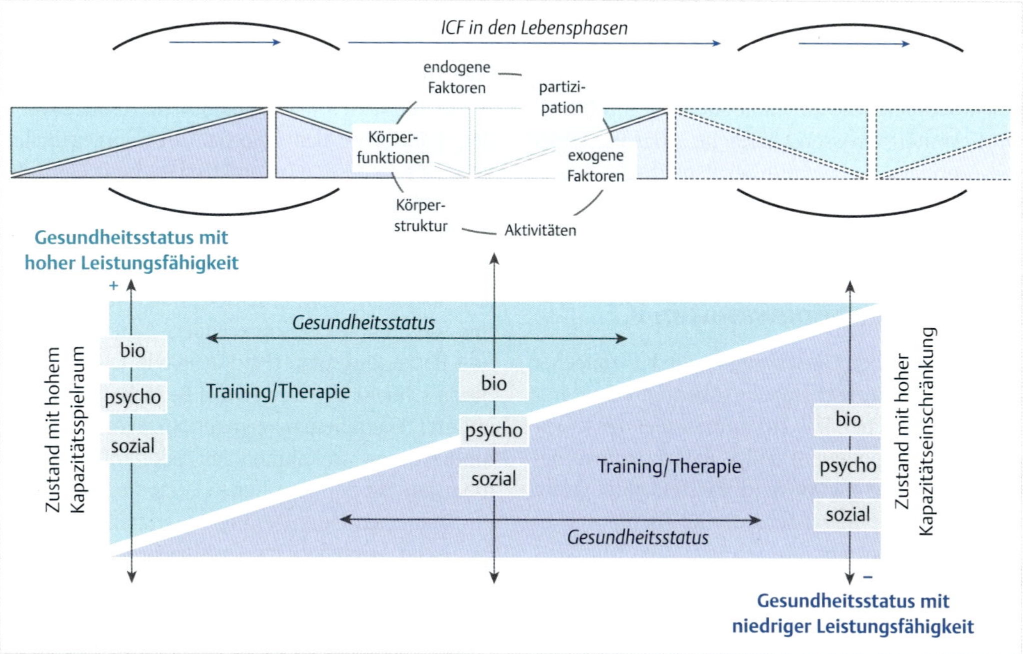

Abb. 1.20 Die individuelle Funktionsfähigkeit hat in jeder Lebensphase obere und untere Grenzen innerhalb derer verschiedene positive (grün) und negative Faktoren (blau) für ein dynamisches Gleichgewicht sorgen. Insgesamt werden die Grenzen im Laufe des Lebens zwangsläufig enger und letztlich obsiegen die negativen, katabolen Einflüsse.

tionsfähigkeit und damit einhergehenden Balance der ICF-Komponenten mittels nutzbarer vorhandener individueller Fähigkeitsressourcen.

Die in der jeweiligen Lebensphase vorhandenen individuellen intrinsischen physischen und psychischen Fähigkeitsressourcen [4] für ein bestmöglich selbstbestimmtes Leben sollen durch Training und/oder Therapie gefördert werden. Dies folgt der Intention, eine bestmögliche Stabilisierung der physischen und psychischen Leistungsfähigkeit in der jeweiligen Lebensphase und vor dem Hintergrund einer sich ständig verändernden und wandelnden mehrdimensionalen biopsychosozialen Belastung und Belastbarkeit zu erreichen. Es ist nicht möglich, einen fixen Gesundheitszustand zu beanspruchen, vielmehr unterliegt eine vermeintliche Stabilität ständigen Anpassungsmechanismen und muss immer wieder neu erarbeitet werden – eine Stabilität durch Veränderung (▶ Abb. 1.20).

Katabole (Lebenstilfaktoren, Genetik, Schicksale usw.) und anabole Prozesse (Training, Körperpflege, Wissen, Resilienz usw.) bilden in jeder Lebensphase ein dynamisches System, das mal eine bessere und mal eine schlechtere Gesundheit bedeutet. Natürlich und unvermeidlich behalten jedoch auf lange Sicht die Abbauprozesse die Oberhand. Aber wir können eben Abbauprozesse teilweise aktiv und „positiv" beeinflussen. Therapie stellt dabei immer auch einen Grad an „Verlust" von Selbstwirksamkeit und Selbstbestimmtheit dar, Training hingegen bedeutet „Aufbau und Erhaltung". Es stellt sich die Frage, wo im physiotherapeutischen Kontext der Übergang von Therapie zu Training und von Training zu Therapie zu verorten ist. Oder ist im biopsychosozialen ICF-Kontext der Physiotherapie alles als Training bzw. Bewegung zu betrachten und nur die Leistungsfähigkeit des Individuums hat einen anderen Ausgangspunkt? Sind hierfür explizit therapiewissenschaftliche Erkenntnisse erforderlich, die von den physiotherapeutischen oder/und sport- und bewegungstherapeutischen Fachkräften wissenschaftlich fundiert in die Versorgung zur Leistungssteigerung eingebracht werden? Die zunehmende Multimorbidität wird weitere wissenschaftliche Klärungsfelder hervorbringen und weitere berufspolitische Potenziale freisetzen. Es bleibt spannend.

1.10.4 Versorgungsmanagement im Rahmen der angewandten ICF

In der praktischen Umsetzung ist die ICF einfacher und auch für Physiotherapeut*innen intuitiv klarer und verständlicher. Das Zusammenspiel der jeweiligen ICF-Komponenten sollte jedoch immer berücksichtigt und die Anwendung stets aktiv gelebt werden. Für die Anwendung der ICF im biopsychosozialen Kontext gibt ihre Struktur alles Nützliche vor und lässt die Spielräume der Anwendung eher offen. Ansätze für das Verständnis der ganzheitlichen Sichtweise von Gesundheit als anzustrebendes Gleichgewicht und das Zusammenspiel von physischen, psychischen und sozialen Moderatoren als Bemessungsgrundlage für die volle Funktionsfähigkeit eines Menschen wurden bereits beschrieben [3], [22], [23].

Die folgenden Überlegungen sollen helfen, die ICF für den Alltag greifbarer und damit praktikabler zu machen – letztlich bleibt es aber jedem selbst überlassen, wie er die ICF im Alltag anwendet, solange er sich innerhalb des vorgegebenen Rahmens bewegt. Aus praktischer Sicht kann die Anwendung der ICF in zwei Bereiche unterteilt werden, die sich gegenseitig bedingen. Der erste Bereich ist das Management der Patient*innen, das sich in einen Anamnese-Screening-Pfad (Pfad 1) und den daraus resultierenden Untersuchungs- und Befundungspfad (Pfad 2) gliedert. An die Befunde schließt sich der zweite Bereich, das zielorientierte Therapiemanagement, an. Dieses wiederum bestimmt im Rahmen der Zielorientierung gemeinsam mit der betroffenen Person und auf Basis der fachlichen Einschätzung das strategisch-therapeutische Vorgehen im jeweiligen Maßnahmenpfad (Pfad 3). Beide Bereiche bedingen sich stets gegenseitig und folgen daher keinem klassischen linearen Ablaufschema. Sie befinden sich in einem permanenten und dynamischen Wechselprozess, der im Hinblick auf die angestrebten Therapieziele und -ergebnisse immer wieder neu abgestimmt werden muss (▶ Abb. 1.21).

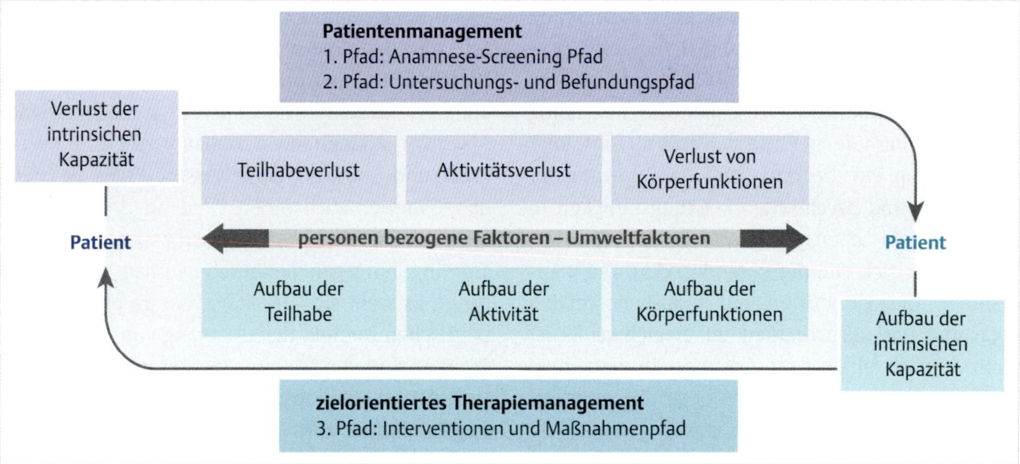

Abb. 1.21 Die zwei Bereiche in der angewandten ICF.

1.10.5 Das Zusammenspiel der einzelnen Komponenten in der angewandten ICF

Das menschliche Gesundheitssystem wird durch 5 Säulen, die ICF-Komponenten dargestellt (▶ Abb. 1.22):

- grüne Säule: Funktionen und Strukturen, Aktivitäten, Partizipation
- rote Säule: Personen- und Umweltfaktoren

Daraus lässt sich das Patient*innen- und Therapiemanagement organisieren und ableiten. Die Komponenten befinden sich in einem ständigen und gleichberechtigten dynamischen Veränderungsprozess mit unterschiedlich ausgeprägten Kapazitäts- und Fähigkeitszuständen [2], [4], [23], [26]. Sie bedingen damit wechselseitig die Stabilität und Balance des menschlichen Gesundheitssystems und seiner Leistungsfähigkeit.

Daher ist es in der Patient*innen- und Therapiesteuerung von großer Bedeutung, die jeweilige Säule in ihrer biopsychosozialen Kapazitätsausprägung, ihrem aktuellen Abhängigkeitsstatus und ihren Wechselwirkungen mit den jeweils anderen Säulen zu verstehen, zu analysieren und zu bewerten. Um dann im Rahmen der gemeinsamen Therapiestrategie der Patient*in Therapieangebote unterbreiten zu können, welche Komponente(n) es wie zuerst zu betrachten bzw. zu stabilisieren gilt und mit welchem „Best-Practice"-Ansatz dies am effizientesten und effektivsten geschehen kann. Dies unterstreicht einerseits die therapeutische Komplexität, welcher der Behandlungsprozess unterliegt und für die es Verantwortung zu übernehmen gilt, und andererseits die Notwendigkeit wissenschaftlicher Erkenntnisse und deren Transfer in die Praxis. Generell wird aber auch deutlich, dass es selten nur *eine* Komponente ist, die verbessert werden muss, um Stabilität zu erreichen. Vielmehr

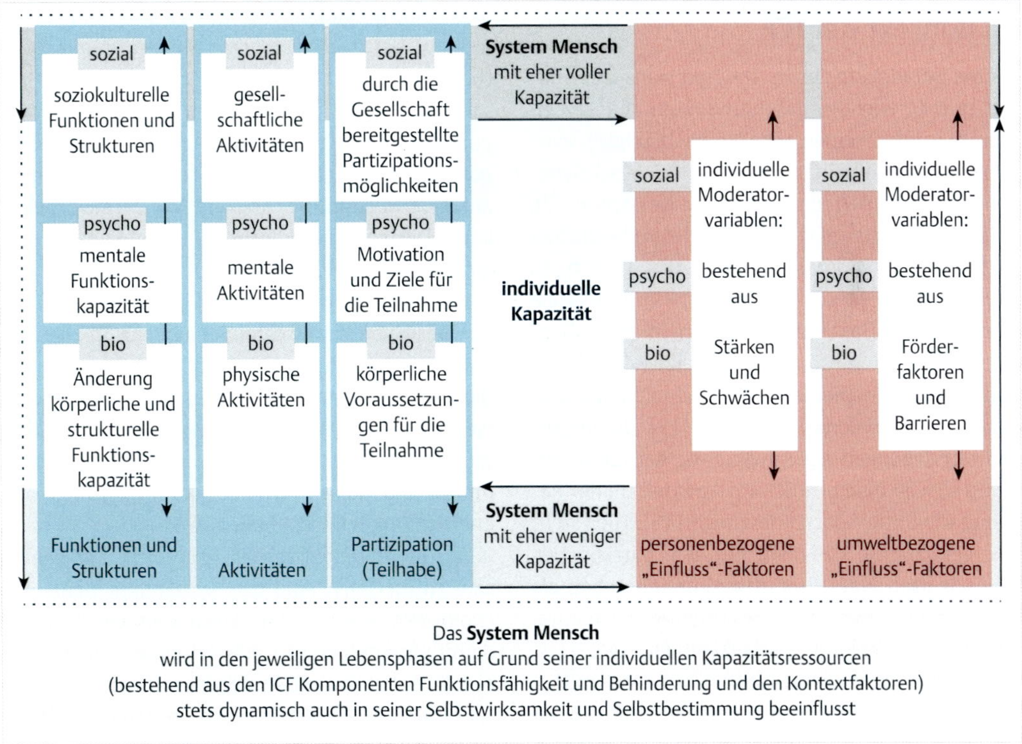

Abb. 1.22 Das System Mensch im BSP-ICF-Kontext seiner Kapazitäten.

muss im Sinne der Ganzheitlichkeit auch der Einfluss und der Stabilitätszustand der anderen Komponenten berücksichtigt werden, um der Komplexität gerecht zu werden und das Ziel aus Gesundheitsoptimierung und Stabilität erreichen zu können (▶ Abb. 1.22).

Es gilt also, sich neugierig auf die spannende Entdeckungsreise der ICF-Anwendung in der Praxis zu begeben, um ein bestmögliches therapeutisches Verständnis aus der Blinkwinkelperspektive unserer Patienten*innen aufzubauen. Schließlich geht es darum, das Individuum mit einem ICF-basierten Therapiemanagement bestmöglich zu betreuen und zu behandeln, damit der Weg zurück in ein selbstbestimmtes Leben in Balance gefunden werden kann. Um dies zu erreichen, haben wir die ICF und das biopsychosoziale Modell für die weitere Anwendung „aufbereitet", um es praxisnäher zu machen, ohne die Inhalte zu verwässern, denn: „Nichts ist praktischer als eine gute Theorie."

1.10.6 Patient*innenmanagement im Kontext der ICF

Für die Entwicklung eines Therapieplans ist es daher primär wichtig, das Individuum mit seinen Motiven und seinen speziellen Fähigkeitseinschränkungen im Sinne der in der ICF beschriebenen Komponenten umfassend zu verstehen [7], [17], [18]. Lebensstilfaktoren und die sie beeinflussenden Barrieren müssen dabei von Beginn an identifiziert werden, um spezifische multimodale lebensstilbeeinflussende Maßnahmen zur Fähigkeitssteigerung messbar in den jeweiligen ICF-Komponenten implementieren und ggf. auch miteinander kombinieren zu können [13]. Die folgenden Überlegungen zur Anwendung der ICF orientieren sich an einem „Rückwärtsmodell" in der Rehabilitation von Sportverletzungen [5]. Hier steht das Verständnis des Endziels, der partizipative Wunsch nach einem selbstbestimmten Leben als Motiv im Vordergrund. Daran orientiert sich dann das weitere Versorgungsmanagement. Dies lässt sich gut erreichen, wenn wir im Sinne eines teilhabeorientierten Managements den Betroffenen als „kommunikativen Detektiv" [9] im biopsychosozialen Screening und Anamneseweg (Weg 1) befragen und uns dabei an den jeweiligen Komponenten (Säulen) der ICF orientieren (▶ Abb. 1.23).

Im Schritt (1) von 6 Schritten liegt der Fokus zunächst auf dem Zusammenspiel von endogenen und exogenen Faktoren sowie der Partizipation. Beide sind von intrinsischer und extrinsischer motivationaler Bedeutung für die Betroffenen. Zum einen geht es darum, zu verstehen, wo eine selbstbestimmte Person sich in ihrem Leben sieht und welches Ziel sie (wieder) erreichen möchte. Zum anderen muss der Problembereich der Teilhabe mit den beeinflussenden umwelt- und personenbezogenen Barrieren und Förderfaktoren aus Sicht dieser Person biopsychosozial verstanden und zielorientiert strukturiert werden.

Im Schritt (2) auf dem Anamnese-Screening-Pfad liegt es nah, sich von der Person die für sie damit verbundenen Aktivitätsprobleme beschreiben und erklären zu lassen. An dieser Stelle sei noch einmal darauf hingewiesen, dass es wichtig ist, die Person sowohl nach ihrem bisherigen Erleben als auch nach dem zukünftig angestrebten Partizipations- und Aktivitätsniveau zu befragen und vor allem zu verstehen. Dies mag auf den ersten Blick therapeutisch einleuchtend erscheinen, aus praktischer Sicht ist es jedoch wichtig zu erkennen, dass eine Person oder ihre Angehörigen im Sinne eines patient*innenzentrierten Ansatzes ihre Absichten auf eine vertrautere Art und Weise ausdrücken kann. Dies dient wiederum der Bildung einer Allianz zwischen beiden Seiten.

Der letzte Schritt (Schritt 3) gilt der Einordnung der personenspezifischen Schädigung im Bereich der Körperstrukturen und/oder -funktionen in den biopsychosozialen Kontext, d. h. es muss geklärt werden, wie die Person z. B. den Grad ihrer Schädigung oder Einschränkung versteht und wahrnimmt und was sie sich als zukünftige Fähigkeitsentwicklung wünscht bzw. zutraut.

Um diese Detektivarbeit gründlich und behutsam zu meistern, sind das Verständnis einer psychologisch informierten Physiotherapie und die damit verbundenen strukturierten und zielführenden Kommunikationsstrategien von großer Bedeutung [9], [14]. Als Vertrauenspersonen müssen wir davon ausgehen, dass die Patient*innen nicht wissen, was sie alles mitteilen müssen. Darüber hinaus kann es sein, dass sie sich z. B. aufgrund von

Gefühlen wie Angst, Scham oder Schuld nicht trauen, uns ihre sämtlichen Beweggründe zu offenbaren. Das beschriebene strategische Vorgehen in 3 Schritten erweist sich sowohl für den akuten als auch für den postakuten Gesundheitszustand einer Person als praktikabel, da hier bereits der Grundstein für ein zielgerichtetes therapeutisches Vorgehen gelegt wird (▶ Abb. 1.23).

Somit führt die patient*innenzentrierte anamnestische Einschätzung der Funktionsfähigkeit und Behinderung mit ihren Kontextfaktoren zur jeweiligen kapazitiven Einschätzung, d. h. zur Untersuchung und Befunderhebung in den einzelnen ICF-Komponenten, um aus den Ergebnissen eine therapeutische Arbeitshypothese für das Therapiemanagement ableiten zu können. Mögliche kapazitive Einschränkungen in den jeweiligen ICF-Komponenten werden nun im Untersuchungs- und Befundungspfad (Pfad 2) analysiert, in dem jetzt die relevanten Informationen aus dem Anamnese- und Screeningpfad in den ICF-Komponenten analysiert werden, um die Ergebnisse dann in ein spezifisches, messbares, ausführbares, relevantes und terminiertes Therapiemanagement zu überführen (▶ Abb. 1.24).

Der Schritt (4) wird aus der fachlichen Evaluation der Körperfunktionen und -strukturen abgeleitet. Dazu müssen die Kapazitäten aus den bekannten Angaben der Person und der aktuellen Versorgungssituation heraus erhoben werden. Die intrinsischen Fähigkeitsausprägungen der Lokomotion, der Vitalität, der Sensorik, der Kognition und der psychischen Funktion können mit den jeweils relevanten Untersuchungstechniken und Assessments erfasst und bewertet werden.

Daran schließt sich als Schritt (5) die personenbezogene Problemanalyse der Aktivitäten und Teilhabe an. Dabei ist es ratsam, das Kapazitäts-

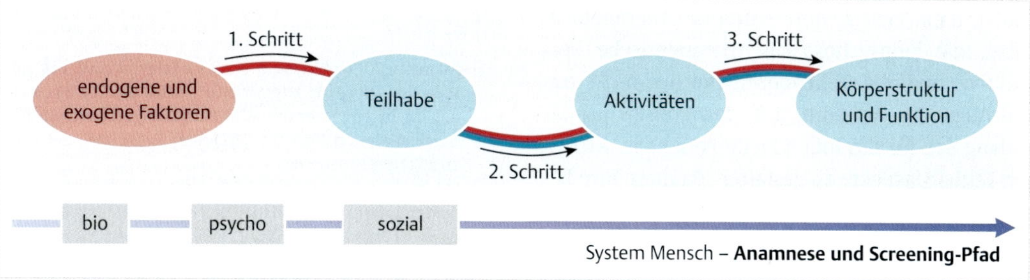

Abb. 1.23 Pfad 1 – Anamnesepfad im ICF-Patient*innenmanagement.

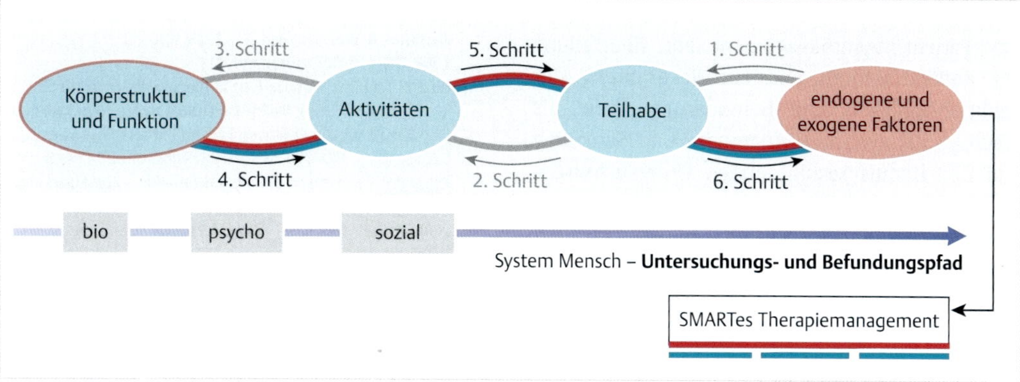

Abb. 1.24 Pfad 2 – Untersuchungs- und Befundungspfad im ICF-Patient*innenmanagement.

und Fähigkeitsniveau mithilfe von evaluierten Assessments zu bestimmen. Zu untersuchende Fähigkeiten der Alltagstauglichkeit könnten z. B. neben dem Gehen auch das Treppensteigen, das Sitzen, das Stehen, die Körperpflege oder das Sport- und Arbeitsumfeld sein.

Dies alles führt schließlich in Schritt 6 dazu, die Personen- und Umweltfaktoren (Barrieren und Förderfaktoren) in die Waagschale des Assessments (z. B. ACL-RSI, DASH, STarT-Back usw.) einzubeziehen, um die Therapiestrategie in Abhängigkeit von der Stabilität der jeweiligen Säulen der ICF zielgerichtet auf das Individuum sinnvoll abstimmen zu können. Hierzu eignen sich z. B. evaluierte Fragebogen (z. B. DASH, Owstrey Disability Index, KOOS usw.). Der analytische Blick richtet sich immer zuerst auf die für die Person am besten umsetzbare und erlebbare ICF-Komponente, da diese primär zu fördern bzw. zu nutzen ist (▶ Abb. 1.24).

Die vorgeschlagene stringente Abfolge (zuerst Pfad 1, dann Pfad 2) unterstützt die Therapeut*in dabei, die biopsychosoziale therapeutische Perspektive und die Teilhabezentrierung nicht aus den Augen zu verlieren, d. h. den Prozess primär entlang der für die individuelle Patient*in wichtigen Teilhabeaspekte zu gestalten, da diese ihre Lebenswelt repräsentieren und ihr Leben beeinflussen. Weil sich die einzelnen Schritte (1–6) sowohl vorwärts als auch rückwärts bedingen, kann jederzeit ein besseres Verständnis der Patient*in für den notwendigen Schritt erreicht werden.

1.10.7 Zusammengefasst

Das Patient*innenmanagement zur Beurteilung der Kontextfaktoren und zur Bestimmung der Funktionsfähigkeit und Behinderung findet als Wechselspiel zwischen Anamnese und Screening und den daraus resultierenden Untersuchungen und Befunden statt. Es wird jedoch immer von der biopsychosozialen Perspektive begleitet und folgt dem Bezugsrahmen der ICF. Dieses Verständnis und die dynamische Anwendung des Verfahrens ermöglichen eine klare Einschätzung der jeweiligen, sich gegenseitig bedingenden ICF-Komponenten mit ihren Fähigkeitsausprägungen. Aufgrund der Vielschichtigkeit und der Tatsache, dass sich alle Schritte automatisch gegenseitig beeinflussen, ist es wichtig zu verstehen, dass Veränderungen in einer Komponente immer auch Veränderungen in den anderen „vor-" oder „nachgelagerten" Komponenten nach sich ziehen und dass die Komponenten mal mehr und mal weniger betroffen sind. Das Ausmaß der jeweiligen Veränderungen und die daraus resultierende Therapiestrategie sollten fachlich beurteilt und mit den Patient*innen abgestimmt werden. Es ist nachvollziehbar und transparent, welche der 5 Säulen im Sinne des biopsychosozialen Modells in der Therapie kapazitiv zu kombinieren oder/und auszubauen sind. Bestenfalls können die generierten Ergebnisse der jeweiligen Fähigkeitszustände aus den ICF-Komponenten in ein zielorientiertes ICF-basiertes Therapiemanagement überführt werden. Der Hintergrund und die Anwendung eines zielorientierten Therapiemanagements werden in Kap. 4.8 behandelt.

Literatur

[1] Atkinson HL, Nixon-Cave K. A tool for clinical reasoning and reflection using the international classification of functioning, disability and health (ICF) framework and patient management model. Phys Ther 2011 Mar; 91 (3): 416–430. DOI: 10.2522/ptj.20 090 226

[2] BfArM (Bundesinstitut für Arzneimittel und Medizinprodukte). Internationale Klassifikation der Funktionsfähigkeit, Behinderung und Gesundheit (ICF). Hrsg.: Deutsches Institut für Medizinische Dokumentation (dimdi) (2005). Genf, World Health Organization (WHO); 2023

[3] Carrer HCN, Zanca GG, Haik MN. Clinical Assessment of Chronic Musculoskeletal Pain – A Framework Proposal Based on a Narrative Review of the Literature. Diagnostics (Basel); 2022 Dec 26; 13 (1): 62. DOI: 10.3 390/diagnostics13 010 062

[4] Cesari M, Araujo de CI, Amuthavalli TJ et al. Evidence for the Domains Supporting the Construct of Intrinsic Capacity. J Gerontol A Biol Sci Med Sci 2018 Nov 10; 73(12): 1653–1660. DOI: 10.1093/gerona/gly011

[5] Chia L, Taylor D, Pappas E et al. Beginning With the End in Mind: Implementing Backward Design to Improve Sports Injury Rehabilitation Practices. J Orthop Sports Phys Ther 2022 Dec; 52 (12): 770–776. DOI: 10.2519/jospt.2 022 11 440

[6] Egger JW. Grundlagen der „Psychsomatik" – Zur Anwendung des biopsychosozialen Krankheitsmodells in der Praxis. Psychologische Medizin. Wien: Facultas-Universitätsverlag; 2008

[7] Heckhausen J, Heckhausen H. Motivation und Handeln. 4. Aufl. Heidelberg: Springer; 2018

[8] Höppner H, Richter R. Theorie und Modelle der Physiotherapie: Ein Handbuch. Bern: Hogrefe; 2017

[9] Kortleve V. Communication Skills for Physiotherapists. München: Elsevier; 2021

[10] Miller KL. Patient-centered care: A path to better health outcomes through engagement and activation. NeuroRehabilitation 2016 Oct 14; 39 (4): 465–470. DOI: 10.3233/NRE-161378
[11] Morfeld M, Mau W, Jäckel W et al. Rehabilitation, Physikalische Medizin und Naturheilverfahren. München: Urban u. Fischer; 2007
[12] Nicholas MK. The biopsychosocial model of pain 40 years on: time for a reappraisal? Pain 2022 Nov 1; 163 (Suppl 1): S3–S14. DOI: 10.1097/j.pain.0000000000002654
[13] Nijs J, Lahousse A, Malfliet A. A paradigm shift from a tissue- and disease-based approach towards multimodal lifestyle interventions for chronic pain: 5 steps to guide clinical reasoning. Braz J Phys Ther 2023 Sep-Oct; 27 (5): 100556. DOI: 10.1016/j.bjpt.2023100556
[14] Porter S. Psychological Informed Physiotherapy. Embedding psychosocial perspectives within clinical management. München: Elsevier; 2017
[15] Rentsch HP, Bucher PO. ICF in der Rehabilitation. Die praktische Anwendung der internationalen Klassifikation der Funktionsfähigkeit, Behinderung und Gesundheit im Rehabilitationsalltag. Idstein: Schulz-Kirchner; 2005
[16] Roth R. Für den Rundumblick. ICF in der Praxis. physiopraxis 2014; 12 (07/08): 24–30. DOI: 10.1055/s-0034-1387108
[17] Rucker AML, Baier J, Clijsen R et al. Motivational factors for physiotherapy from the outpatients and inpatients' perspective: A hermeneutic interpretative study. It J Physiotherapy 2014; 4: 3–13
[18] Rucker AML, Baier J. Motivational Factors for Physical Therapy from the Patient's Point of View. A Hermeneutic interpretative Pilot Study. physioscience 2012; 8 (4): 163–168 DOI: 10.1055/s-0032-1313095
[19] Schubert C. Psychoneuroimmunologie und Psychotherapie. 2. Aufl. Stuttgart: Schattauer; 2021
[20] Seger W. The rediscovery of the social side of medicine: philosophy and value of the International Classification of Functioning, Disability and Health (ICF). Electron Physician. 2018 Mar 25; 10 (3): 6426–6429. DOI: 10.19082/6426
[21] Seidel M. Die Internationale Klassifikation der Funktionsfähigkeit, Behinderung und Gesundheit. Nervenarzt 2005; 76: 79–92. DOI.org/10.1007/s00115-004-1855-8
[22] Sykes CR, Maribo T, Stallinga HA et al. Remodeling of the ICF: A commentary. Disabil Health J 2021 Jan; 14 (1): 100978. DOI: 10.1016/j.dhjo.2020100978
[23] Talo SA, Rytökoski UM. BPS-ICF model, a tool to measure biopsychosocial functioning and disability within ICF concepts: theory and practice updated. Int J Rehabil Res 2016 Mar; 39 (1): 1–10. DOI: 10.1097/MRR.0000000000000151
[24] Wenzel TR, Morfeld M. Das biopsychosoziale Modell und die Internationale Klassifikation der Funktionsfähigkeit, Behinderung und Gesundheit. Bundesgesundheitsbl 2016; 59: 1125–1132. DOI.org/10.1007/s00103-016-2401-0
[25] Wenzel TR, Morfeld M. Nutzung der ICF in der medizinischen Rehabilitation in Deutschland: Anspruch und Wirklichkeit. Bundesgesundheitsbl 2017; 60: 386–393. DOI.org/10.1007/s00103-017-2517-x
[26] World Health Organization (Hrsg.). International Classification of Functioning, Disability and Health: ICF. Genvea. WHO; 2001

Kapitel 2

Das Wie – kommunikative Grundlagen

2 Das Wie – kommunikative Grundlagen

2.1 Physiotherapeutische Kommunikationsstrategien und Patient*innenedukation

Fabian Pfeiffer

2.1.1 Einleitung

In den letzten Jahren ist das Verständnis dafür, dass Kommunikation ein entscheidender Faktor für den Gesamterfolg einer physiotherapeutischen Intervention ist, deutlich gewachsen. Das biopsychosoziale Modell zeigt das Zusammenspiel der Faktoren, die zur Wahrnehmung von akuten und chronischen Schmerzen beitragen. Eine auf die Patient*innen ausgerichtete Kommunikation geht über das Stellen von Fragen in der Befundaufnahme hinaus. Vielmehr ermöglicht sie durch den Einsatz explorativer Fragen, die Interpretation der Antworten, aktives Zuhören und das Einbeziehen der Präferenzen der Hilfesuchenden, die Person ins Zentrum der Behandlung zu stellen. Eine sich daraus ergebende Patient*innenedukation kann dann ihr volles Potenzial ausschöpfen, wenn sie individuell zugeschnitten ist und dadurch an Bedeutung gewinnt. Dabei geht es nicht immer nur um einen Lehrvortrag. Vielmehr sollte die Edukation verschiedene Kanäle ansprechen und im besten Fall mit einem Erlebnis kombiniert werden. Damit wird die Voraussetzung dafür geschaffen, dass eine Verhaltensänderung im Alltag auch nachhaltig umgesetzt werden kann.

2.1.2 Evidenzen zur physiotherapeutischen Kommunikation

Effektive Kommunikation wirkt und ist unabhängig von der angewandten Technik oder Übung in der physiotherapeutischen Behandlung. Im Gegenteil, die oft geringe Wirkung spezifischer manueller Techniken oder aktiver Übungen kann durch eine gute Kommunikation im physiotherapeutischen Setting unterstützt werden. Die Kenntnis verbaler, nonverbaler und paraverbaler Kommunikationstechniken ermöglicht die Anwendung zentraler Elemente des biopsychosozialen Modells in der muskuloskeletalen Physiotherapie: die Integration kognitiver, emotionaler und verhaltensbezogener Aspekte bei Beschwerden des Bewegungsapparates.

Die Patient*innen bevorzugen eine Kommunikation, die auf Respekt, Ernsthaftigkeit und Aufrichtigkeit basiert und ihre individuellen Bedürfnisse, Ängste, Erwartungen und Erfahrungen berücksichtigt. Daraus ergibt sich die Notwendigkeit, dass Physiotherapeut*innen in der Lage sein müssen, psychosoziale Aspekte zu erkennen und ihre Rolle im Kontext der individuellen Symptome zu bewerten [19].

Es ist wichtig zu betonen, dass Kommunikationsfähigkeiten nicht nur für die Berücksichtigung psychosozialer Aspekte unerlässlich sind. Sie sind auch in scheinbar einfachen und unkomplizierten Situationen von entscheidender Bedeutung. Sie ermöglichen genauere Diagnosen, vertiefen das Verständnis der Patient*innen für ihre eigene Diagnose und festigen die therapeutische Bindung [19].

Eine effektive verbale und nonverbale Kommunikation unterstützt die Menschen dabei, ihr Selbstvertrauen zu stärken und ein Gefühl der Kontrolle zu entwickeln [20]. Vor allem Personen mit muskuloskeletalen Beschwerden berichten immer wieder, dass sie eine auf sie abgestimmte, ermutigende Kommunikation bevorzugen, welche sie aktiv in therapeutische Entscheidungsprozesse einbezieht [7].

Die wesentlichen Kennzeichen einer guten therapeutischen Beziehung sind: das vollständige Anwesendsein, Offenheit, Authentizität und Engagement [16].

Kommunikation – wo beginnen?

Bevor konkrete Strategien aufgezeigt werden können, muss die Basis für eine gute Kommunikation geschaffen werden. Im Berufsalltag sind die Physiotherapeut*innen oft hohen Anforderungen ausgesetzt: Für einen Termin bleiben in der Regel nur 20–30 min Zeit, es werden 15–25 Personen täglich behandelt und man sieht sich oft mit unrealistischen Erwartungen konfrontiert. Diese können sich sowohl auf den Verlauf der Beschwerden als auch auf die Suche nach einer strukturellen Ursache beziehen. Die Forschung konnte zeigen, dass Überzeugungen (beliefs) von Therapeut*innen hinsichtlich der Ursache von muskuloskeletalen Schmerzen einen Einfluss auf die Kommunikation im physiotherapeutischen Kontext haben. Was eine Fachperson glaubt, hat direkten Einfluss auf mögliche Ratschläge, Prognosen und die Behandlung. In den erwähnten alltäglichen Stresssituationen kann dies dazu führen, dass Physiotherapeut*innen implizit auf einfache, naheliegende und strukturelle Erklärungen für Symptome (z. B. Knieschmerzen = Gewebeschädigung) und Behandlungsempfehlungen (z. B. Vermeiden von Positionen/Aktivitäten) zurückgreifen [5]. Daher ist es hilfreich, die eigenen Überzeugungen und Erfahrungen mit Schmerzen zu reflektieren und sich wichtige Fragen zu stellen:

- Welche Überzeugungen habe ich über den Körper und muskuloskeletale Schmerzen?
- Woher kommen diese Überzeugungen?
- Was sind meine eigenen Erfahrungen mit Schmerzen?
- Was habe ich für Bewältigungsstrategien bei eigenen Schmerzen?
- Haben die eigenen Erfahrungen und Bewältigungsstrategien die Art und Weise beeinflusst, wie ich mit den Patient*innen kommuniziere und sie betreue?
- Fühle ich mich selbst kompetent genug, um eine biopsychosoziale Perspektive bei Untersuchung und Therapie einzunehmen?
- Bin ich mir meines eigenen klinischen Bias (Verzerrung) bewusst?

Kommunikationsstrategien – wie geht das?

Die Relevanz und die Anwendung der Kommunikation in der Physiotherapie variieren in den verschiedenen Phasen des physiotherapeutischen Prozesses. Diese Phasen umfassen den Beginn einer Sitzung, die Erhebung der subjektiven Anamnese (Informationssammlung), die körperliche Untersuchung, die Patient*innenedukation, die Therapie selbst und den Abschluss einer Therapie. Die einzelnen Phasen sind nicht isoliert oder nacheinander zu betrachten, sondern gehen ineinander über und haben keine feste zeitliche Abfolge. Darüber hinaus gibt es Techniken, welche die Interaktion in der Physiotherapie strukturieren und den Aufbau einer auf Zusammenarbeit basierenden therapeutischen Beziehung unterstützen. Die folgenden Abschnitte widmen sich den einzelnen Kommunikationsphasen und stellen den Praxisbezug mithilfe konkreter Beispiele her.

Gesprächseröffnung – wie gelingt der Start?

Eine bewusst gewählte Gesprächseröffnung legt die Basis für eine subjektive biopsychosoziale Anamnese und kann die eigene Haltung sowie den Ablauf der Anamnese und Untersuchung darlegen. Dies beugt möglichen späteren Problemen und falschen Erwartungshaltungen der Patient*innen vor und gibt ihnen so die Möglichkeit zu intervenieren. Die Gesprächseröffnung ist auch deshalb so wichtig, weil der erste Eindruck bereits in den ersten 39 ms einer Begegnung zwischen 2 Menschen entsteht und viele weitere (physiotherapeutische) Sitzungen notwendig sind, um diesen zu revidieren [3]. Eine offene Gesprächseröffnung im physiotherapeutischen Dialog kann dabei helfen, den Fokus nicht nur auf die in der Verordnung genannte Diagnose oder das betroffene Körperteil zu richten. Üblicherweise sind Schmerzen der Hauptgrund, warum eine Person eine Praxis aufsucht [2]. Dennoch liegt es in der Entscheidung der einzelnen Person, wie sie ihre Geschichte oder ihre Probleme darstellen möchte. Die ▶ Tab. 2.1 stellt geeignete und ungeeignete Eröffnungsfragen in der Gesprächseröffnung gegenüber.

Subjektive Anamnese – das Problem ganzheitlich erfassen

Die Menschen, die in eine physiotherapeutische Praxis kommen, versuchen, uns eine aus ihrer Sicht stimmige Geschichte zu erzählen, deren Bedeutung (common sense) sich aus der individuellen kognitiven Repräsentation der Symptome (meistens Schmerzen) ergibt [5]. Die kognitive Repräsentation beinhaltet 5 Schlüsselaspekte, mit denen sich die Patient*innen auseinandersetzen:

Tab. 2.1 Geeignete und ungeeignete Gesprächseröffnungen.

Geeignete Eröffnungsfragen	Ungeeignete Eröffnungsfragen
• „Möchten Sie mir zu Beginn unserer Sitzung vielleicht einen Einblick geben, was Ihnen Probleme bereitet?" • „Ich würde heute gern verstehen, was Sie zu mir geführt hat." • „Ich habe eine Physiotherapie-Verordnung bekommen, die mir hilft, mich zu orientieren. Gerne möchte ich jedoch Sie und Ihre Geschichte kennenlernen." • „Wie kann ich Ihnen helfen?" • „Ich habe in den nächsten 25 min Zeit, Ihr Anliegen so gut wie möglich zu verstehen. Dafür werde ich vor allem Zuhören, aber auch einige Fragen stellen. Eventuell werde ich schon heute erste Dinge untersuchen können, dies dann aber in der nächsten Sitzung ergänzen. Also, wie kann ich Ihnen helfen?" • „Erzählen Sie mir, was ich aus Ihrer Sicht über Ihre Situation wissen muss."	• „Sie haben Rückenschmerzen – stimmt das?" • „Auf der Verordnung steht, dass Sie [...] haben. Wo tut es denn genau weh?" • „Ihr Arzt schreibt auf der Verordnung, Sie haben eine instabile Schulter. Dies bedeutet, dass Sie trainieren müssen." • „Haben Sie aktuell starke Schmerzen?" • „Wo haben Sie am meisten Schmerzen?"

- Identität: Um welche Art von Schmerz handelt es sich?
- Ursache: Was löst den Schmerz aus?
- Konsequenz: Welche Auswirkungen hat der Schmerz?
- Heilung/Kontrolle: Wie gut kann der Schmerz kontrolliert werden?
- Zeitlicher Verlauf: Wie lange dauert es, bis der Schmerz verschwindet?

Die ▶ Abb. 2.1 zeigt neben der kognitiven Repräsentation auch die weiteren Aspekte des adaptierten Common-Sense-Modells nach Leventhal (Interpretation der Symptome, emotionale Reaktion auf den Schmerz, Verhaltensreaktionen) [10].

All diese Aspekte sollten in der subjektiven Anamnese ihren Platz finden bzw. im weiteren Verlauf der physiotherapeutischen Sitzungen angesprochen werden. Die ▶ Tab. 2.2 zeigt beispielhafte Fragen zu den einzelnen Kategorien des Common-Sense-Modells.

Die biopsychosoziale Perspektive umfasst auch die klassischen Aspekte der physiotherapeutischen Befunderhebung: Hauptproblem, Erfassung der Funktionsfähigkeit, Screening auf Red Flags, Bestimmung der dominanten Schmerzmechanismen, Anamnese, Verlauf der Symptomatik, spezifische Fragen (Erkrankungen, Familienanamnese, Allgemeinzustand, Medikation usw.), beitragende Faktoren, Sozialanamnese, Lebensstilfaktoren und arbeitsbezogene Faktoren.

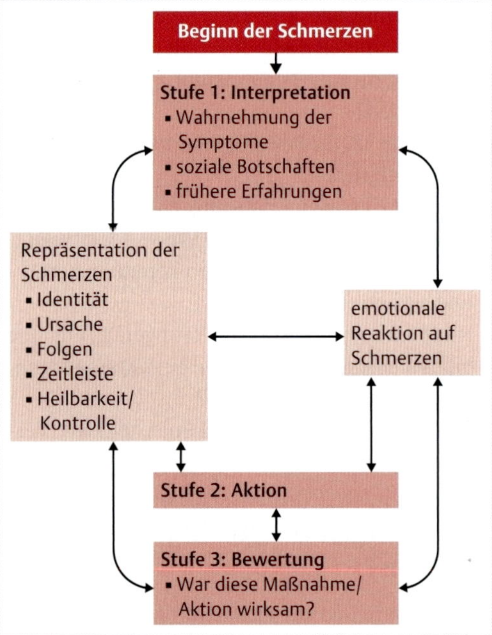

Abb. 2.1 Common-Sense-Modell nach Leventhal [5].

Tab. 2.2 Beispielhafte Fragen zu den einzelnen Kategorien des Common-Sense-Modells.

Konstrukte des Common-Sense-Modells		Beispielhafte Fragen und Ansprachen
	Interpretation	• „Erzähl mir deine Geschichte." • „Wäre ich du, wie fühlte sich der Schmerz für mich an?" • „Welchen Einfluss hat der Schmerz auf dich/deine Arbeit/dein Sozialleben?"
kognitive Repräsentation	Identität	• „Wie verstehst du deine Symptome?" • „Was denkst du, passiert in deinem [...]?" • „Wie verstehst du die Diagnose?"
	Ursache	• „Was denken Sie, ist der Grund für Ihre Schmerzen?"
	Konsequenz	• „Welchen Einfluss haben die Schmerzen auf deine (Hobbys/Arbeit/Familie)?" • „Was denkst du, würde passieren, wenn du eine Bewegung ausüben würdest, die du bisher vermieden hast?"
	Heilung/Kontrolle	• „Wie kannst du deine Schmerzen beeinflussen?" • „Wie zuversichtlich bist du, die Aktivitäten ausüben zu können, die dir etwas bedeuten?"
	zeitlicher Verlauf	• „Wie lange denkst du, werden die Schmerzen bleiben?" • „Wo siehst du dich selbst in der Zukunft?" • „Siehst du dich wieder arbeiten/Sport treiben/einem Hobby nachgehen?"
Verhalten	Aktion	• „Wenn du Schmerzen hast, wie gehst du damit um?" • „Gehst du bestimmten Positionen/Aktivitäten aufgrund der Schmerzen aus dem Weg?" • „Wieso bist du der Meinung, dass du bestimme Bewegungen nicht ausüben solltest?" • „Was bräuchte es aus deiner Sicht, damit es besser wird?"
	Bewertung	• „War diese Strategie effektiv?" • „Was für Ziele hast du?" • „Was denkst du braucht es, damit du diese Ziele erreichst?"
Emotionen	Emotion	• „Was lösen die Schmerzen bei dir für Gefühle aus?" • „Machst du dir Sorgen bezüglich der Schmerzen?" • „Hast du Angst oder bist unsicher, dass die Schmerzen gleichbedeutend mit einer Schädigung sind?"
	Kohärenz	• „Inwiefern ergibt der Schmerz einen Sinn für dich?"

Zuhören ist Therapie

Die Anwendung einer biopsychosozialen Perspektive in der physiotherapeutischen Befunderhebung beinhaltet nicht nur das Stellen von Fragen, sondern wird durch das aufmerksame und aktive Zuhören ergänzt. Ein Zitat von Gerard Egan verdeutlicht dies:

„People want more than physical presence in human communication, they want the other person to be present psychologically, socially, and emotionally" [10].

Nur durch das aufmerksame Zuhören und Interpretieren der Aussagen entsteht ein bedeutungsvoller Dialog, der ein Interesse an der Geschichte der Person offenbart und so zudem Schutz vor voreiligen Hypothesen bietet. Des Weiteren hat die

Technik des Zuhörens den Vorteil, dass nicht ständig die nächste Frage im Kopf parat sein muss. Zum aufmerksamen Zuhören gehören Fähigkeiten wie Schweigen und Warten, das Nutzen von förderlichen Antworten, nonverbale Aktionen und das aktive Zuhören (Kap. 2.2).

Für eine kurze Zeit (2–3 s) zu Schweigen bzw. eine mögliche weiterführende verbale Ausführung der Person abzuwarten, bietet einige Vorteile. Es gibt der anderen Person Gelegenheit, nachzudenken und die Chance, mehr zum Dialog beizutragen und ihre eigene Sichtweise darzulegen. Zudem erhält der Therapeut oder die Therapeutin mehr Zeit zuzuhören, zu reflektieren und ermöglicht flexiblere Antworten.

Die Verwendung von dialogfördernden Antworten wie „Ich verstehe“, „Erzählen Sie weiter“ oder „Das kann ich nachvollziehen“ bestätigt die Patient*innen in ihren Ansichten und validiert so ihre Aussagen. Dadurch wird sichergestellt, dass sich die Person mit ihren Ansichten, Gedanken, Meinungen und Erfahrungen ernst genommen fühlt.

Beim aktiven Zuhören geht es darum, das, was als Botschaft verstanden wurde, neu zu formulieren und in Form einer Aussage wiederzugeben. Es setzt ein reflektiertes Denken voraus, um auf das zu reagieren, was von der anderen Person gesagt wurde. Das aktive Zuhören vermeidet bewusst die Botschaft: „Hör mir zu, ich weiß es am besten“, sondern fördert die therapeutische Beziehung auf Augenhöhe.

Zusammenfassung: Habe ich alles erfasst?

Zusammenfassungen sind eine effektive Kommunikationstechnik. Dabei werden am Ende der subjektiven Anamnese alle Informationen gebündelt und aus dem Gehörten werden die physiotherapeutische Diagnose und die darauf basierende Arbeitshypothese formuliert. Zusammenfassungen stellen sicher, dass alle relevanten Informationen erfasst worden sind und geben den Patient*innen die Möglichkeit, einzelne Punkte zu korrigieren bzw. zu ergänzen. Darüber hinaus bieten Zusammenfassungen die Möglichkeit, auf einfache und partizipative Weise zur anschließenden körperlichen Untersuchung überzuleiten. Dabei ist es von großem Vorteil, wenn die verwendeten Worte und Begriffe der Betroffenen wieder verwendet und andere, die oft unbewusst nocebobezogene Effekte auslösen, vermieden werden.

Die physische Untersuchung: ressourcenorientiert

Während das primäre Ziel der physischen Untersuchung in der Physiotherapie der Einsatz von reliablen und validen Tests und Assessments ist, ist deren kommunikative Begleitung (warum wird was getestet und was bedeuten die Ergebnisse im Gesamtkontext) für das Verständnis der Patient*innen im Sinne einer patient*innenzentrierten Physiotherapie von essenzieller Bedeutung. Die Patient*innen sollen während der physischen Untersuchung partizipieren dürfen und sind keine passiven Rezipienten einer Untersuchung von Fachleuten. Dadurch wird der Grundstein für eine spätere gemeinsame Entscheidungsfindung gelegt (shared decision making; Kap. 2.4.).

Die körperliche Untersuchung ist ein grundlegender Bestandteil der physiotherapeutischen Intervention. Neben dem unbestreitbaren Nutzen diagnostischer Tests, der Palpation und Inspektion sowie der aktiven und passiven Bewegungsüberprüfung bietet die körperliche Untersuchung eine hervorragende Gelegenheit, den Fokus auf die vorhandenen Fähigkeiten der erkrankten Personen zu lenken. Dabei geht es nicht darum, Krankheiten zu verharmlosen oder Dinge nicht beim Namen zu nennen. Vielmehr ist das bewusste Vermeiden von negativ konnotierten Aussagen (z. B. „Sie müssen in Zukunft sehr auf Ihren Rücken achten.“) und Beschreibungen (z. B. „Sie haben eine Foraminalstenose auf Höhe L 5.“) ein erster Schritt, um einen negativen iatrogenen Beitrag zu vermeiden. Viele für Physiotherapeut*innen gängige (Fach-)Begriffe werden oft verwendet, ohne über die damit verbundenen Konsequenzen nachzudenken. Eine daraus resultierende negative Erwartungshaltung (Noceboeffekt) kann den Verlauf einer physiotherapeutischen Intervention und vor allem das Vertrauen in den eigenen Körper negativ beeinflussen. Viele Menschen, die in die Praxis kommen, haben in der Vergangenheit immer wieder hören müssen, dass einzelne Körperregionen „verschlissen“ oder „degenerativ verändert“ seien, dass der

Zustand einzelner Gelenke bedenklich sei („Knochen auf Knochen") und dass „Nerven komprimiert" würden. Diese Befunde bildgebender Verfahren sind nicht von der Hand zu weisen, doch zeigen sich solche Befunde regelmäßig auch bei asymptomatischen Personen [4], [11], [12], und die Befunde korrelieren nur selten mit der klinischen Präsentation [1], [9]. Die ▶ Tab. 2.3 bietet eine Auswahl von negativ konnotierten Begriffen und Erklärungen und stellt möglichen Alternativen vor.

Im Folgenden werden 2 Aussagen dargestellt, die den Unterschied zwischen einer defizitorientierten und einer ressourcenorientierten Kommunikation verdeutlichen.

Beispiele für defizitorientierte und ressourcenorientierte Kommunikation B

- Kommunikation – defizitorientiert:
„Sie haben wahrscheinlich einen Diskusprolaps oder auf Deutsch: einen Bandscheibenvorfall. Jetzt müssen Sie sehr aufpassen und dürfen nichts falsch machen, sonst hat das weitreichende Folgen."

- Kommunikation – ressourcenorientiert:
„Wahrscheinlich haben Sie Ihren Rücken bei der Bewegung etwas überlastet. Die Strukturen dort – das sind die Muskeln, die Gelenke und die Bandscheiben – sind alle etwas gereizt. Das könnte auch erklären, warum jetzt schon kleinste Bewegungen schmerzen. Ich kann Sie dabei unterstützen herauszufinden, welche Art von Bewegung ihnen guttut und welchen Beitrag ich als Physiotherapeut*in dabei leisten kann."

Nach der körperlichen Untersuchung ist es aus mehreren Gründen sinnvoll, auch eine Zusammenfassung der physiotherapeutischen Befunde anzubieten. Einerseits fördert dies die therapeutische Beziehung, wenn die Patient*innen in den Prozess des Clinical Reasonings einbezogen werden. Andererseits bietet es ihnen die Möglichkeit, aktiv nachzufragen und so die Beteiligung an der Therapie zu fördern. Wenn sie darüber hinaus dazu ermutigt werden, das Gehörte mit eigenen Worten zusammenzufassen, können die Physiotherapeut*innen überprüfen, ob und wie ihre Informationen verstanden wurden.

Patient*innenedukation: mehr als nur ein Vortrag

Nach der subjektiven Anamnese, bei der das Problem aus einer biopsychosozialen Perspektive betrachtet wird, und der körperlichen Untersuchung verfügen wir über eine Fülle von Informationen, die als Leitfaden für eine mögliche Patient*innenedukation dienen können. Es ist jedoch ein weit verbreiteter Irrtum, dass jede Patient*in eine solche Edukation benötigt. Obwohl Patient*innen-

Tab. 2.3 Reframing häufig verwendeter Begriffe in der Physiotherapie.

Sollte nicht mehr gesagt werden	Alternative Aussagen
chronische degenerative Veränderungen	normale Veränderungen im Alter
Instabilität	braucht mehr Kraft und Kontrolle
Abnutzung und Verschleiß	normale Veränderungen im Alter
Knochen auf Knochen	Annäherung/etwas weniger Platz
eingeklemmter Nerv	eng, kann aber bewegt werden; hätte gern mehr Platz
chronisch	Schon länger da, aber du kannst etwas dagegen unternehmen!
Du musst damit leben lernen.	Es werden eventuell einige Veränderungen nötig sein.

edukation ein zentraler Bestandteil des physiotherapeutischen Managements bei allen muskuloskeletalen Beschwerdebildern ist, sind die Präferenzen der Betroffenen von entscheidender Bedeutung. Zudem geht Patient*innenedukation über einen reinen einseitigen Vortrag, der über Krankheiten informiert, hinaus.

Die Planung und Umsetzung von solchen edukativen Ansätzen in der klinischen Praxis zielt nicht nur auf die Vermittlung von Informationen ab, sondern soll auch das Bewusstsein und die Motivation der Menschen fördern. Darüber hinaus sollen sie helfen, spezifische Kompetenzen zu entwickeln und langfristige Verhaltensänderungen zu unterstützen [18]. Die Edukation wird damit auf die individuellen Bedürfnisse der Personen abgestimmt. Sie werden als gleichwertig betrachtet und können zusammen mit den Physiotherapeut*innen Lösungen erarbeiten und aktiv und verantwortungsbewusst in den Behandlungsprozess einbezogen werden [18].

Um konzeptuelle Veränderungen zu bewirken, muss zunächst der individuelle Bildungsbedarf ermittelt werden. Dieser liegt vor, wenn die empfangende Person mit der aktuellen Situation oder den bisherigen Vorstellungen unzufrieden ist. Die ▶ Tab. 2.4 gibt einen Überblick über wichtige Aspekte und beispielhafte Fragen.

Das Thema der Patient*innenedukation (z. B. Schmerz, Prognose, begünstigende Faktoren, Selbstmanagement, Bewältigungsstrategien) wird durch den Edukationsbedarf und die Informationen aus der subjektiven Anamnese bestimmt. Zudem hat jeder Mensch eine eigene bevorzugte Art des Lernens und ist dementsprechend für unterschiedliche Kanäle (visuell, auditiv, kinästhetisch) empfänglich ▶ Tab. 2.5.

Voraussetzungen für eine erfolgreiche Patient*innenedukation sind das eigene Auftreten, die Fähigkeit, Wissen in Form von Metaphern und „Story Telling“ zu vermitteln, fundierte Kenntnisse des biopsychosozialen Modells und die Bereitschaft, die Menschen im Rahmen der patient*innenzentrierten Physiotherapie als gleichwertig zu betrachten [17].

Tab. 2.4 Erfassen der edukativen Bedürfnisse.

Erfassen der edukativen Bedürfnisse: wichtige Aspekte	Beispielhafte Fragestellungen
aktive Suche nach dem Hauptanliegen der Person	„Was wissen Sie bereits über Ihre [...]?“
offene Fragestellungen, die eine Selbstexploration und eine biopsychosoziale Perspektive ermöglichen	„Was würden Sie gerne wissen über [...]?“
Erforschung von bereits vorhandenem Wissen und Überzeugungen der Personen	• „Was wurde Ihnen bisher betreffend Ihrer [...] erklärt?“ • „Was ist aus Ihrer Sicht das Hauptproblem oder der Grund für die vorliegende [...]?“
Evaluation der Erwartungen in Bezug auf die Therapie und die Interpretation der eigenen Rolle	• „Was erwarten Sie von der gemeinsamen Therapie?“ • „Was denken Sie, wäre aus Ihrer Sicht der beste Behandlungsansatz für Ihre Beschwerden?“

Tab. 2.5 Lerntypen [17].

Visueller Lerntyp	Auditiver Lerntyp	Kinästhetischer Lerntyp
• lernt am besten durch Sehen • visuelle Hilfsmittel: Diagramme, Grafiken, Bilder, Videos, Texte	• lernt am besten durch Hören • auditive Hilfsmittel: Podcasts, mündliche Erklärungen, Diskussionen	• Lernt am besten durch Handeln und Bewegung • kinästhetische Hilfsmittel: Berührung, praktische Aktivitäten, Graded Exposure

Teach back: eine hilfreiche Methode

Eine sehr effektive Form der Überprüfung, ob und wie viel von der Edukation angekommen ist, kann die Teach-back-Methode sein [13]. Folgende Fragen sind dafür geeignet:

- „Fasse noch einmal in eigenen Worten zusammen, was du aus der heutigen Sitzung mitnimmst."
- „Wie würdest du deinem Partner heute Abend erklären, was wir beide herausgefunden haben?"
- „Was waren für dich die beiden wichtigsten neuen Aspekte, die du vorher nicht wusstest?"

Therapie: spezifische Wirkungen unterstützen!

Wie zu Beginn dieses Kapitels erwähnt, spielen die spezifischen Effekte einer physiotherapeutischen Intervention wahrscheinlich keine so große Rolle wie bisher angenommen. Dennoch sind Mobilisationen, Manipulationen, Weichteiltechniken und andere Formen spezifischer Techniken ein wesentlicher Bestandteil physiotherapeutischer Intervention. Viele dieser Interventionen haben wahrscheinlich gemeinsame Wirkmechanismen (shared mechanisms), was ein Grund dafür ist, dass in klinischen Studien keine einzelne Intervention einer anderen deutlich überlegen ist [4]. Vielen spezifischen Interventionen liegen veraltete Denk- und Erklärungsmodelle zugrunde, die in der Kommunikation mit den Erkrankten dazu verwendet werden, den Effekt der Therapie zu erklären.

Die moderne, evidenzbasierte Physiotherapie sollte sich in der Kommunikation von diesen veralteten Denk- und Erklärungsmodellen lösen. Beispielsweise beruht die Wirksamkeit der manuellen Therapie weniger auf biomechanischen Effekten als auf neurophysiologischen Mechanismen, die schmerzmodulierend wirken können. Die Wirksamkeit anderer Interventionen, wie z. B. aktive Bewegung, beruht auf den gleichen Mechanismen [4].

Für die Kommunikation in der Physiotherapie bedeutet dies, dass veraltete, naheliegende und ausschließlich strukturelle Erklärungen für den Erfolg einer Maßnahme vermieden werden sollten. Dadurch können nicht hilfreiche Überzeugungen („Ich habe Schmerzen, weil mein Atlas nicht an der richtigen Stelle sitzt.") gefördert werden.

Zitat von Rudyard Kipling (1923)

Es verdeutlicht die Bedeutung von Worten:
„... and words are, of course, the most powerful drug used by mankind."

Abschluss der Therapie

Der letzte Termin einer physiotherapeutischen Behandlungsserie gibt den Physiotherapeut*innen die Möglichkeit, einen guten Abschluss zu finden und noch einmal aufzuzeigen, welche weiteren Schritte angegangen werden können. Zudem ist dieser Termin auch die Gelegenheit, alles zusammenzufassen und gemeinsam mit der Patient*in ein Fazit zu ziehen.

Aus kommunikativer Sicht ist es sinnvoll, den letzten Termin und dessen Inhalt anzukündigen. Dies bietet den Vorteil, dass den Erwartungen der Patient*innen entsprochen werden kann bzw. eigene Überlegungen transparent mitgeteilt werden können.

Zwei Fallbeispiele **B**

Beispiel 1

„Herr M, die nächste Sitzung ist die letzte unserer Physiotherapieserie. Ich würde Ihnen vorschlagen, dass ich in der letzten Sitzung Ihrer Hausärztin ein kurzes Feedback über den erreichten Behandlungserfolg gebe. Dafür würde ich beim nächsten Mal etwa 15 Minuten früher aufhören. Wäre das für Sie in Ordnung?"

Beispiel 2

„Clara, der nächste Physiotherapietermin ist unser letzter. Ich habe folgenden Vorschlag für dich: Wir fassen noch einmal zusammen, was wir in der letzten Sitzung gemeinsam erarbeitet haben: 1) was die Ursache für deine Beschwerden war und 2) wie du in Zukunft aktiv damit umgehen kannst. Wir haben einige Übungsideen besprochen, die letzte Sitzung soll vor allem auch für deine Fragen reserviert sein."

In der letzten Sitzung kann es auch von Vorteil sein, proaktiv die eigene Hilfe für die Zukunft anzubieten und so dazu beizutragen, dass die Behandelten das Gefühl haben, jederzeit wieder mit ihren Beschwerden kommen zu können (safety net). Viele muskuloskeletale Beschwerden sind fluktuierend und können wieder auftreten, weshalb eher von Symptommanagement als von Heilung gesprochen werden kann. Eine realistische Einschätzung und das Angebot von physiotherapeutischem Fachwissen kann beruhigend wirken, wird jedoch in der Realität viel seltener in Anspruch genommen als vielleicht erwartet.

Literatur

[1] Babinska A, Wawrzynek W, Czech E et al. No association between MRI changes in the lumbar spine and intensity of pain, quality of life, depressive and anxiety symptoms in patients with low back pain. Neurol Neurochir Pol 2019; 53(1): 74–82. DOI: 10.5603/PJNNS.a2018 0006

[2] Balague F, Mannion AF, Pellise F et al. Non-specific low back pain. Lancet 2012; 379(9814): 482–491. DOI: 10.1016/S0140-6736(11)60610-7

[3] Bar M, Neta M, Linz H. Very first impressions. Emotion 2006; 6(2): 269–278. DOI: 10.1037/1528-3542.6.2.269

[4] Brinjikji W, Luetmer PH, Comstock B et al. Systematic literature review of imaging features of spinal degeneration in asymptomatic populations. AJNR Am J Neuroradiol 2015; 36 (4): 811–816. DOI: 10.3174/ajnr.A4173

[5] Bunzli S, Smith A, Schütze R et al. Making Sense of Low Back Pain and Pain-related Fear. Journal of Orthopaedic & Sports Physical Therapy 2017; 47(9): 628–636. DOI: 10.2519/jospt.2017 7434

[6] Caneiro JP, Bunzli S, O'Sullivan P. Beliefs about the body and pain: the critical role in musculoskeletal pain management. Brazilian Journal of Physical Therapy 2021; 25(1): 17–29. DOI: 10.1016/j.bjpt.2020.06.003

[7] Chou L, Ranger TA, Peiris W et al. Patients' perceived needs of health care providers for low back pain management: a systematic scoping review. The Spine Journal 2018; 18(4): 691–711. DOI: 10.1016/j.spinee.2018.01.006

[8] Cook CE, George SZ, Keefe F. Different interventions, same outcomes? Here are four good reasons. Br J Sports Med 2018; 52(15): 951–952. DOI: 10.1136/bjsports-2017-098978

[9] Coronado R, Hudson B, Sheets C et al. Correlation of magnetic resonance imaging findings and reported symptoms in patients with chronic cervical dysfunction. J Man Manip Ther 2009; 17(3): 148–153. DOI: 10.1179/jmt.2009.17.3.148

[10] Egan G. The skilled helper: a problem-management and opportunity-development approach to helping. (10. Aufl.), Brooks/Cole, Cengage Learning; 2014

[11] Gill TK, Shanahan EM, Allison D et al. Prevalence of abnormalities on shoulder MRI in symptomatic and asymptomatic older adults. Int J Rheum Dis 2014; 17(8): 863–871. DOI: 10.1111/1756-185X.12476

[12] Horga LM, Hirschmann AC, Henckel J et al. Prevalence of abnormal findings in 230 knees of asymptomatic adults using 3.0T MRI. Skeletal Radiol 2020; 49(7): 1099–1107. DOI: 10.1007/s00256-020-03394-z

[13] Kipling R. Surgeons and the Soul (1923). Im Internet: http://www.telelib.com/authors/K/KiplingRudyard/prose/BookOfWords/surgeonssoul.html

[14] Klingbeil C, Gibson C. The Teach Back Project: A System-wide Evidence-based Practice Implementation. J Pediatr Nurs 2018; 42: 81–85. DOI: 10.1016/j.pedn.2018.06.002

[15] Leventhal H, Diefenbach M, Leventhal EA. Illness cognition: Using common sense to understand treatment adherence and affect cognition interactions. Cognitive Therapy and Research 1992; 16(2): 143–163. DOI: 10.1007/BF01173486

[16] Miciak M, Mayan M, Brown C et al. The necessary conditions of engagement for the therapeutic relationship in physiotherapy: an interpretive description study. Archives of Physiotherapy 2018; 8(1): 3. DOI: 10.1186/s40945-018-0044-1

[17] Moog ME. Learning how to learn: Wie aus ‚Explain Pain' praktikables Wissen wird. Der Schmerzpatient 2020; 3(02): 79–87. DOI: 10.1055/a-1099-7350

[18] Niedermann K. Patient Education und Selbstmanagement-Interventionen in der Physiotherapie. Manuelletherapie 2018; 22(05):, 211–216. DOI: 10.1055/a-0762-3638

[19] Pinto RZ, Ferreira ML, Oliveira VC et al. Patient-centered communication is associated with positive therapeutic alliance: a systematic review. Journal of Physiotherapy 2012; 58(2): 77–87. DOI: 10.1016/S1836-9553(12)70087-5

[20] Ruben MA, Meterko M, Bokhour BG. Do patient perceptions of provider communication relate to experiences of physical pain? Patient Education and Counseling 2018; 101(2): 209–213. DOI: 10.1016/j.pec.2017.08.002

2.2 Motivational Interviewing – ein Ansatz zur patient*innenzentrierten Therapie und Beratung in der Physiotherapie

Thomas Messner

2.2.1 Einleitung

Im physiotherapeutischen Alltag kommen die Menschen nicht nur mit einem Rezept in der Hand in die Therapie, sondern auch mit einem spezifischen Gesundheitsproblem. Nun stellt sich die Frage, wer genau dafür verantwortlich ist, dieses Problem zu lösen.

Die Frage ist unscharf und vielleicht auch zu oberflächlich. Es scheint offensichtlich, dass Physiotherapeut*innen einen professionellen Auftrag zu erfüllen haben. Ebenso klar ist auch, dass dieser Auftrag ohne die Mitarbeit und Compliance der Patient*innen nur schwer zu erfüllen ist. Die Antwort ist klar: Beide haben einen Anteil an der Problemlösung und beide sollten sich dieser Aufgabe widmen.

Wer löst das Problem? In der beinahe naiven Schlichtheit der Frage liegt auch die Kraft, denn sie führt unweigerlich zu der weiterführenden Frage, welche Person für welchen Teil des Problems zuständig ist. Immer dann, wenn sich mehrere Personen eine Aufgabe teilen, ist es unabdingbar, die Zuständigkeiten zu klären und transparent zu machen, wer von ihnen welche Aufgabe zu lösen und damit auch welchen Anteil an der Verantwortung zu tragen hat. Diese klare Zuordnung erfordert Transparenz in der Kommunikation. In der Physiotherapie lernt man zahlreiche Techniken und Methoden zur Behandlung, mit denen ein Problem aus therapeutischer Perspektive angegangen werden kann. Doch welche Strategien haben Physiotherapeut*innen an der Hand, um die Betroffenen bei ihren Veränderungsprozessen zu unterstützen? Wie kann ihre Problemlösungskompetenz unterstützt werden? Hier besteht sicherlich ein großer Nachholbedarf in der Forschung und in der Aus- und Weiterbildung. Denn in den Curricula zur Aus- und Weiterbildung finden sich kaum theoriebasierte Konzepte, nach denen die Patient*innen bei ihren Veränderungsprozessen mit Lebensstiländerungen professionell unterstützt werden können.

Hierzu sind weiterführende Ansätze notwendig, in denen neben der Expertise der Physiotherapeut*innen auch die Lebenserfahrung und Expertise der Betroffenen in einer professionellen Interaktion berücksichtigt werden. Diese müssten mehreren Anforderungen gerecht werden. Zum einen wäre es hilfreich, eine patient*innenzentrierte Perspektive einzunehmen, um den Ressourcen, Kompetenzen und Erfahrungen der Patient*innen in der Therapie Geltung zu verschaffen. Zum anderen sollten erweiterte Ansätze im Besonderen deren Selbstbefähigung in den Fokus nehmen. Weiterhin muss in der Interaktion klar und transparent benannt werden können, wer welche Verantwortung zur Lösung trägt.

Mit dem Motivational Interviewing steht ein evidenzbasierter Ansatz zur Verfügung, der diesen Anforderungen gerecht werden kann und sich in unterschiedlichen Settings der Gesundheitsversorgung bewährt hat [6]. Es ist ein personenzentrierter Ansatz der Gesprächsführung, mit dem in professionellen Kontexten Menschen in Veränderungsprozessen gezielt begleitet werden können.

Im Folgenden wird der Ansatz zunächst vorgestellt und beschrieben, um in einem nächsten Schritt einen Transfer in die Therapie zu ermöglichen.

2.2.2 Entwicklung und Basis des Motivational Interviewings

Das Motivational Interviewing wurde in den frühen 1980er Jahren von William Miller und Stephen Rollnick auf Grundlage der personenzentrierten Gesprächsführung von Carl Rogers [16] zur Behandlung von Suchtkranken konzipiert [14]. Mittlerweile gilt das Motivational Interviewing als etablierte und evidenzbasierte Methode zur Förderung intrinsischer Motivation und zur Begleitung von Menschen in Veränderungsprozessen [14], [18].

Ein Kerngedanke des Konzepts ist, dass Motivation bereits im Menschen vorhanden ist und nicht von außen eingebracht oder angestoßen werden muss. Die wichtigen Ressourcen, Gedanken, Erfahrungen und Gründe für eine Veränderung sind bereits vorhanden, werden aber oft von anderen Motiven überlagert, verschüttet oder nicht ausreichend beachtet. Diese gilt es zu finden und im Gespräch gemeinsam zu evozieren und offenzulegen.

Merke **M!**

Ein Kerngedanke des Motivational Interviewings ist, dass die Motivation bereits im Menschen vorhanden ist und nicht von außen eingebracht oder angestoßen werden muss.

Das Motivational Interviewing gleicht einem geführten Selbstgespräch, bei dem sich die Person Stück für Stück der eigenen Motivationslage und der eigenen Gedanken bewusst wird. Dies setzt voraus, dass sie sich in einem offenen, wertfreien und von Akzeptanz geprägten Gespräch mit sich selbst auseinandersetzen kann. Miller und Rollnick beziehen sich in diesem Zusammenhang auf ein personenzentriertes Menschenbild, das sie in Form von 4 ineinandergreifenden Elementen beschreiben (► Abb. 2.2) [11].

Das Element der Partnerschaftlichkeit betont die Augenhöhe in der Interaktion. Die Therapeut*innen treten nicht als Fachleute auf, die scheinbare

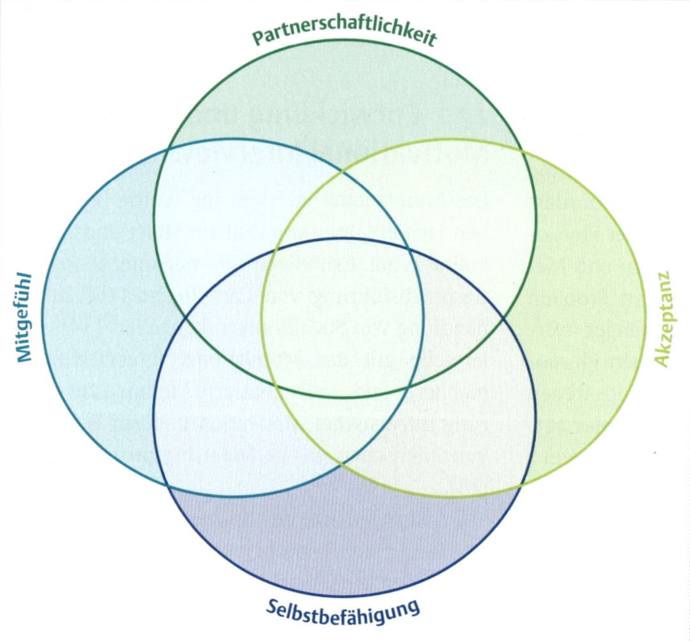

Abb. 2.2 Das Menschenbild in Motivational Interviewing.

Lösungen parat haben, sondern sie respektieren den Menschen als Experten für das eigene Leben und bauen auf die Kompetenz des Gegenübers. Es ist ein Gespräch auf Augenhöhe, das bildlich gesprochen eher einem geschmeidigen Tanz als einem Kampf um die besseren Argumente gleicht [12]. Dabei spielen die wertfreie Perspektive auf das Gegenüber und die Akzeptanz eine wichtige Rolle. Denn der Weg zur Veränderung ist für Menschen vor allem dann frei, wenn sie selbst akzeptieren, wo sie stehen, und wenn sie sich akzeptiert fühlen [10]. Wird diese Akzeptanz spürbar, so können die Hilfesuchenden wertfrei auf ihre eigenen Ressourcen und Erfahrungen blicken.

Eine weitere wichtige Grundlage ist die Selbstbefähigung des Menschen. Sie sollte gestärkt und nicht durch gelebte Expertise unterdrückt werden. Das zugrunde liegende Menschenbild folgt dem Gedanken „Sie haben alles, was Sie brauchen und wir werden gemeinsam danach suchen" und nicht einem „Ich suche, was Ihnen fehlt und gebe Ihnen, was Sie brauchen" [11], [12]. Die Menschen tragen Ressourcen und Lösungen in sich, die angesprochen und sichtbar gemacht werden müssen. In früheren Ausgaben sprechen Miller und Rollnick vom Kernelement des „Hervorlockens". In der neuen Auflage (4. Überarbeitung des Konzeptes) erweitern sie die Bedeutung des Evozierens und legen den Fokus breiter auf den gesamten Prozess der Selbstbefähigung [11].

Das Motivational Interviewing ist ein personenzentrierter Ansatz, der von echter Empathie geprägt ist. Die folgenden Techniken könnten jedoch auch dazu verwendet werden, Menschen bewusst zu lenken und bis zu einem gewissen Grad zu manipulieren. Miller und Rollnick (2015) distanzieren sich von diesen Gedanken und betonen, dass sich die Therapeut*innen stets von den Bedürfnissen und Interessen der Person leiten lassen sollten. Sie beschreiben dies im Folgenden mit dem 4. Element des Mitgefühls [11], [12].

Diese 4 Elemente bilden das Menschenbild beim Motivational Interviewing, basierend auf dem Verständnis des personenzentrierten Ansatzes von Carl Rogers [1], [20] und der zugrunde liegenden humanistischen Auffassung, dass jeder Mensch das Potenzial zur Selbstentfaltung und den Antrieb zur Selbstverwirklichung und Bedürfnisbefriedigung in sich trägt. Miller und Rollnick verstehen das Motivational Interviewing als eine personenzentrierte Art, mit Menschen umzugehen und sie dabei zu unterstützen, sich zu verändern und zu wachsen (im Druck) [14].

Während eines Gesprächs über Veränderung werden mehrere Prozesse durchlaufen. Diese sind als aufeinander aufbauende und sich überlappende Prozesse zu verstehen. Sie geben eine Orientierung darüber, welche Aufgaben im Gespräch jeweils im Vordergrund stehen. Im ersten Prozess des Beziehungsaufbaus geht es um die Klärung, ob ein gemeinsamer Weg eingeschlagen wird. Die Therapeut*in lebt das Menschenbild und etabliert ein gemeinsames patient*innenzentriertes Setting. Die Patient*in wiederum spürt, dass sie im Mittelpunkt der Beratung steht und erfährt sich als Gesprächspartner auf Augenhöhe. Der Fokussierungsprozess legt das Thema und die Richtung der Verhaltensänderung fest. Dadurch erhält das Gespräch eine Richtung und wird direktiv, denn Veränderung braucht eine Richtung. Der anschließende Prozess der Evokation ist das Kernelement beim Motivational Interviewing. Die Therapeut*in geht gemeinsam mit der Patient*in auf die Suche nach deren intrinsischer Veränderungsmotivation. Wenn diese nun geweckt ist und sie die Bereitschaft zur Handlung zeigt, ist im handlungspsychologischen Sinn der Rubikon überschritten [4]. Die Entscheidung ist gefallen und die Ambivalenz scheint überwunden.

Es geht also nicht mehr um die Frage, ob eine Veränderung aus Sicht der Person sinnvoll ist oder nicht, sondern darum, wie die Handlung konkret umgesetzt werden kann. Entsprechend stehen nun volitionale Strategien im Vordergrund [19]. Im Planungsprozess werden gemeinsam im Gespräch konkrete Pläne zur Umsetzung und Absicherung der Handlungsabsicht entwickelt. Diese unterstützen die Willenskraft und ermöglichen es der Patient*in, die geplante Absicht auch in schwierigen Situationen nicht aus den Augen zu verlieren (▶ Abb. 2.3).

Auf der Grundlage des skizzierten Menschenbildes kommen in der Praxis nun unterschiedliche Methoden zum Einsatz. Miller und Rollnick unterscheiden Basismethoden, die in allen Prozessen zum Einsatz kommen, von spezifischen Methoden, die vor allem in der Phase des Motivationsaufbaus von Bedeutung sind [11]. Die Basismethoden geben sozusagen den Rhythmus der Kommunikation vor und stehen in enger und wechselseitiger Beziehung zum Menschenbild. Zum einen zeigt die Therapeut*in durch den Einsatz der Basismethoden ihr gelebtes Menschenbild und betont dabei, dass sie ihre Patient*in in ihrer Autonomie und als Person wahrnimmt und respektiert und ihr mit einem hohen Maß an Vertrauen und Achtsamkeit auf Augenhöhe begegnet. Zum anderen ist die gelebte Haltung aber auch Grundlage und Schutzschild dafür, dass die Techniken nicht zu bloßen, möglicherweise als manipulativ empfundenen Methoden und Instrumenten verkommen. Methoden und Menschenbild können und sollen im personenzentrierten Sinne nicht isoliert betrachtet werden, sondern bilden eine Einheit.

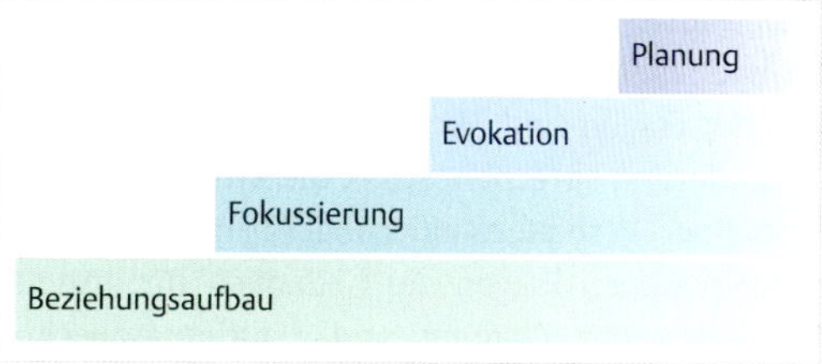

Abb. 2.3 Prozesse des Motivational Interviewings.

Im Folgenden werden die Basismethoden offene Fragen, aktives Zuhören, Zusammenfassung, Wertschätzung und Würdigung, Information und Beratung näher erläutert [12].

2.2.3 Basismethoden des Motivational Interviewings

Offene Fragen

Eine offene Frage soll im Gegensatz zu einer geschlossenen Frage nicht zu einer konkreten Antwort oder Information führen, sondern die Gesprächspartner*in zum Nachdenken und Reflektieren und zur Auseinandersetzung mit den eigenen Gedanken, Gefühlen und Erfahrungen anregen. Werden diese sprachlich ausgedrückt, sind sie für beide sichtbar und können weiter bearbeitet und vertieft werden. Im Prozess des Kontaktaufbaus und der Fokussierung bringen offene Fragen Klarheit über die erlebte Geschichte, den Rahmen und möglicherweise auch die Richtung des Gesprächs, während im Prozess der Motivationsförderung die individuellen Beweggründe für die Veränderung Ziel der Fragen sind. Wenn Menschen positiv über Veränderung sprechen, steigt die Wahrscheinlichkeit einer Verhaltensänderung [2]. Im Planungsprozess öffnen Fragen die Gedanken für gezielte Strategien der Planung und Handlungsabschirmung. Während die geschlossene Frage grundsätzlich eher geeignet ist, gezielt Informationen und Fakten abzufragen, signalisiert die offene Frage Interesse am Gegenüber und evoziert dessen Denkprozesse und Perspektiven.

Merke **M!**

Eine offene Frage regt zum Nachdenken und zur freien Rede an, während die geschlossene Frage gezielt Fakten und Informationen abfragt.

Aktives Zuhören

Das aktive Zuhören ist die zentrale Technik beim Motivational Interviewing. Diese Technik wurde auch von Thomas Gordon beschrieben und ihre Wirkungsweise dargestellt [2]. Auch im personenzentrierten Ansatz von Rogers spielt das Zuhören als „Verbalisierung emotionaler Erlebnisinhalte" eine zentrale Rolle [1]. Beim Motivational Interviewing wird Zuhören als bewusste und aktive Handlung erlebt, bei der das Gesagte oder Teile davon reflektiert und bewusst dem Gegenüber zur Verfügung gestellt werden. Die Gesprächspartner*in hört ihre eigenen Gedanken aus fremdem Mund, wird damit konfrontiert und kann daran anknüpfen. Das Zuhören lädt Die Gesprächspartner*in hört ihre dazu ein, den Reflexionsprozess weiterzuführen und die anschlussfähige Gedankenwelt weiter zu erkunden. Darüber hinaus kann das Zuhören dazu beitragen, dass Sender und Empfänger das gleiche Bild haben und Missverständnisse vermieden werden. Dabei wird zwischen einfachen und komplexen Reflexionen unterschieden [11]. Bei einfachen Reflexionen wiederholt die Therapeut*in das Gesagte wörtlich oder fast wörtlich und stellt diese Aussage der Patient*in zur Verfügung. Wenn die emotionalen Antennen der Therapeut*in tiefere Gedanken und Emotionen im Gespräch wahrnehmen, können diese im Sinne einer komplexen Reflexion angeboten werden und entfalten dabei eine noch tiefere Wirkung. Die Patient*innen fühlen sich in hohem Maße verstanden und können sich in einem geschützten Rahmen mit den eigenen Emotionen und Gedanken beschäftigen. Dabei erfahren sie ein hohes Maß an Akzeptanz, Verständnis und Empathie.

Zusammenfassung

Die Basistechnik der Zusammenfassung kann in verschiedenen Bereichen eines Gesprächs eingesetzt werden. Zum einen ist es sinnvoll, von Zeit zu Zeit auf den Gesprächsverlauf zurückzublicken. Die Gesprächspartner*innen können einen gemeinsamen Blick auf das Gesagte werfen, die Essenzen noch einmal sehen und hören und erhalten einen transparenten Überblick. Andererseits leiten Zusammenfassungen den Übergang von einem Prozess zum nächsten ein. Bei redseligen Patient*innen können Zusammenfassungen helfen, die Kerngedanken zu fokussieren und der gemeinsamen Spur besser folgen zu können. Grundsätzlich eignen sich Zusammenfassungen auch für den Abschluss des Gesprächs. Die beiden Gesprächspartner*innen beenden den Dialog sozusagen mit einem gemeinsamen Ausblick.

Wertschätzung und Würdigung

Eine weitere Basistechnik ist der wertschätzende und würdigende Umgang mit dem Gegenüber. Die Therapeut*in setzt die Stärken, Ressourcen und positiven Erfahrungen der Patient*in in den Fokus. Motivational Interviewing basiert auf einem personenzentrierten Menschenbild, in dem Augenhöhe und Akzeptanz wichtig sind. Daher werden Äußerungen im Sinne eines klassischen Lobes eher vermieden. Dies würde eine (wie auch immer geartete) Leistungsbewertung darstellen und das Handeln der Patient*in im Lichte dieser Bewertung sehen, was nicht einer Begegnung auf Augenhöhe entspräche. Mit dem klassischen Lob sollte daher sparsamer umgegangen werden und stattdessen mehr die Werte und Ressourcen der Person gewürdigt werden, als schlicht die vollbrachte Leistung zu bewerten. Wertschätzende Äußerungen bringen die Patient*innen mit ihren Möglichkeiten, Stärken und Ressourcen in Kontakt, ohne diese zu bewerten. Dies entspricht einer „bedingungslosen positiven Wertschätzung“, die eine Grundlage der patient*innenzentrierten Beratung und Therapie darstellt [1].

Informieren und Ratschläge geben

Grundsätzlich besteht aus fachlicher Perspektive in der Regel ein Wissensvorsprung der Therapeut*in. Dieser führt aber nicht zwingend zu einem erfolgreichen Beratungsgespräch, denn es droht die Expertenfalle [11]. Die Therapeut*in fühlt sich aufgrund ihres Fachwissens dazu verleitet, Ratschläge zu geben, die möglicherweise nicht zu der Lebenswirklichkeit der Patient*in passen. Sören Kierkegaard bringt es wie folgt auf den Punkt: „Wenn ich wirklich einem anderen helfen will, muss ich mehr verstehen als er, aber zuallererst muss ich begreifen, was er verstanden hat. Sonst wird mein Mehrwissen ihm keine Hilfe sein“ [5]. Um dem Fachwissen und dem manchmal benötigten Expert*innenrat ebenso gerecht zu werden wie dem zugrunde liegenden Menschenbild, wurde die Technik „Informieren und Ratschläge geben“ als 5. Basistechnik etabliert [12]. Die Technik wird auch im Standardwerk für Heilberufe als elementare Technik dargestellt [17]. Der Vorschlag des Dreischrittes „elicit – provide – elicit“ ermöglicht es, die Partnerschaftlichkeit zu wahren und zugleich Expert*innenrat zuzulassen. Im ersten Schritt werden durch offene Fragen und Zuhören die bisherigen Lösungsmöglichkeiten und Strategien evoziert (elicit). Möglicherweise sind schon tragfähige Gedanken vorhanden oder es werden entsprechende von der Patient*in entwickelt. Wenn nun die Therapeut*in bemerkt, dass sie eine bedeutsame Idee hat, die für ihre Patient*in gerade nicht sichtbar aber in der Situation hilfreich ist, so kann sie diese zur Verfügung stellen (provide). Wichtig ist an dieser Stelle, vorab um Erlaubnis zu fragen oder eine Wahlfreiheit zu ermöglichen. So wahrt die Therapeut*in die Augenhöhe. Abschließend wird durch eine weitere offene Frage und gezieltes Zuhören (elicit) gemeinsam beleuchtet, ob die Idee tragfähig ist, modifiziert werden muss oder aber verworfen werden sollte.

2.2.4 Anwendung der Basistechniken und weiterführende spezifische Techniken

Für die Anwendung und Gewichtung der Basistechniken lassen sich folgende Leitgedanken ableiten und für die Praxis empfehlen [11], [12]:

- Stelle mehr offene als geschlossene Fragen.
- Höre mehr zu als du Fragen stellst.
- Schätze mehr Werte, als du Leistung bewertest.
- Fasse gelegentlich zusammen.

Neben den genannten Basistechniken, die in allen Prozessen des Motivational Interviewings grundlegend sind, existieren weitere spezifische Techniken, durch die der Fokus auf eine bestimmte Veränderung gelenkt werden kann. Das sind Techniken zur Förderung von Change Talk und zum Umgang mit Sustain Talk. Ziel des Prozesses ist es, die in Patient*innen verorteten Veränderungsmotive herauszuarbeiten und gemeinsam im Gespräch offenzulegen. Die Patient*in wird zum Fürsprecher ihrer Veränderung. Diese veränderungsunterstützenden Äußerungen werden als „Change Talk“ bezeichnet und vom „Sustain Talk“ abgegrenzt [11]. Change Talk äußert sich durch teils vorsichtige Äußerungen der Klient*in in Form von Wünschen, Gründen, Notwendigkeiten und Fähigkeiten (preparatory change talk), die für eine Veränderung sprechen. Oder er zeigt sich in konkreteren und verbindlicheren Botschaften, in denen das Commitment deutlicher wird, konkrete Aktivitäten benannt und erste Schritte aufgezeigt werden (mobilizing change talk). In gleicher Weise – wenn auch in eine andere „Richtung“ – kann die Klient*in auch Sustain Talk äußern und gegen eine Veränderung argumentieren. Change Talk und Sustain Talk sind sozusagen zwei Seiten einer Medaille und zugleich Ausdruck der Ambivalenz des Gegenübers.

Der Change Talk kann spontan im Dialog vom Patienten geäußert werden oder Ergebnis einer gezielten Evokation sein. Der Therapeut kann durch gezielte Fragen das Gegenüber zu einer Reflexion anregen und somit Change Talk hervorlocken. Wenn dieser sichtbar wird, ist der weitere Umgang entscheidend. Durch den gezielten und direktiven Einsatz der Basismethoden kann der

Tab. 2.6 Fragetechniken zur Förderung von Change Talk – Techniken zum Umgang mit Sustain Talk [11].

Förderung von Change Talk	Umgang mit Sustain Talk
• direktive und evokative Fragen (nach Wünschen, Fähigkeiten, Gründen und Notwendigkeiten) • Skalierung der Wichtigkeit (0 bis 10) • Extreme erkunden (positive und negative Konsequenzen) • Blick in die Zukunft und in die Vergangenheit • Ziele und Werte erkunden	• zuhören • Verschiebung der Aufmerksamkeit und des Fokus • Reframing (den Sustain Talk in ein anderes Licht rücken) • konform gehen, übereinstimmen • Sustain Talk Raum geben und den Weg ein Stück mitgehen • Autonomie betonen

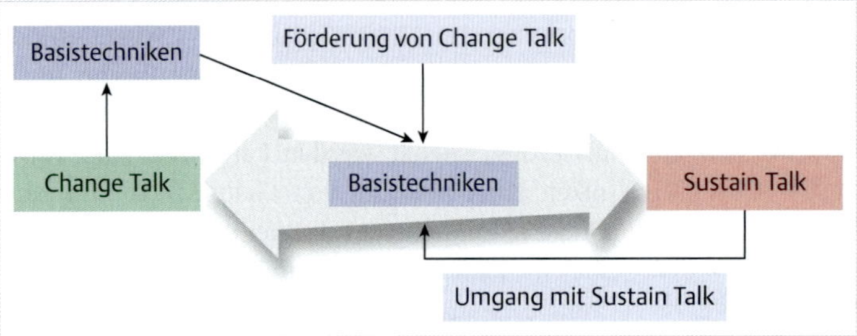

Abb. 2.4 Prozess des Motivationsaufbaus – Wechselspiel von Change Talk und Sustain Talk.

Change Talk unterstützt und verstärkt werden und in Breite und Tiefe weiter wachsen. Das setzt voraus, dass die Therapeut*in sensibel auf diese Aussagen achtet und gut zuhört. Die Patient*in trägt nun neben dem Change Talk auch den Sustain Talk in sich und äußert mitunter auch Gründe, die gegen eine Veränderung sprechen. Es gibt mehrere Methoden, die einen flexiblen Umgang mit Sustain Talk ermöglichen [11]. Dabei handelt es sich nicht um Zauberwaffen, die den Widerstand gegen Veränderung auflösen. Sie sind als erste Reaktion auf Sustain Talk zu verstehen, der dann im weiteren Gespräch auf Augenhöhe an Gewicht verlieren kann. So kann der Fokus wieder auf die Veränderung gerichtet werden. Die Patient*in fühlt sich mit ihrer Aussage ernst genommen, ihre Autonomie bleibt gewahrt und alternative Wege und Perspektiven können eröffnet werden.

In ▶ Abb. 2.4 und ▶ Tab. 2.6 sind das Wechselspiel zwischen Change Talk und Sustain Talk in dem Prozess und die einzelnen Techniken zur Förderung von Change Talk und zum Umgang mit Sustain Talk noch einmal übersichtlich zusammengestellt.

2.2.5 Motivational Interviewing in der Physiotherapie – ein Interaktionskonzept

Das Motivational Interviewing ist als Beratungsinstrument entwickelt worden. Nun ist eine physiotherapeutische Behandlung nicht mit einem isolierten Beratungsgespräch zu vergleichen, wie es beispielsweise in der Suchttherapie geschieht. In den genannten Prozessen (▶ Abb. 2.3) ist die Behandlung nicht explizit berücksichtigt, und gleichzeitig stehen neben der Beratung vor allem therapeutische Strategien im Mittelpunkt. Beratung, Empowerment und Therapie müssen jedoch gleichermaßen eine Rolle spielen, damit das Problem auch gelöst werden kann, einmal von Seiten der Physiotherapeut*innen und einmal von den Patient*innen selbst. Zudem sollten diese Verantwortlichkeiten im therapeutischen Prozess und die daraus resultierenden Aufgaben in der Therapie transparent gestaltet und gelebt werden. Das Motivational Interviewing mit seinem explizit personenzentrierten Menschenbild kann hier einen theoretischen Rahmen bilden, um neben der Therapie auch die Ebene des Empowerments anzu-

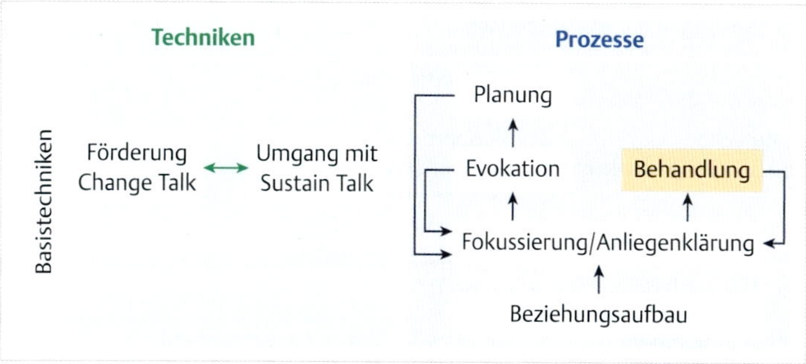

Abb. 2.5 Motivational Interviewing in der Physiotherapie – ein Interaktionskonzept.

sprechen und gleichzeitig Transparenz in der Frage „Wer löst das Problem" zu ermöglichen. Im Folgenden wird ein entsprechendes Interaktionskonzept vorgestellt, das beide Ebenen miteinander verbindet und erlebbar macht.

2.2.6 Interaktionskonzept zum Motivational Interviewing in der Physiotherapie

Die grundlegenden Prozesse des Motivational Interviewings bilden den Rahmen des Modells. Darüber hinaus ist die klassische Behandlung als weiteres Kernelement in das Interaktionsmodell eingewoben. Wenn die Therapeut*in das Problem lösen muss, dann spielt die Behandlung die entscheidende Rolle. Ist jedoch die Patient*in in der Pflicht, ihr Problem selbst zu lösen, so kann und muss sie auf ihrem Weg der Veränderung und Selbstbefähigung von der Therapeut*in gesprächstherapeutisch unterstützt werden. Beide Bereiche, die Ebene der Gesprächsführung und die Ebene der Behandlung, wirken zusammen, wechseln sich ab und sind eng miteinander verzahnt (▸ Abb. 2.5).

In allen Prozessen sind die Basismethoden nach dem genannten Modell des Motivational Interviewings bedeutsam und relevant. Die Wirkungsweisen der Basismethoden und ihre Bedeutung für die Therapeut*innen sind in ▸ Tab. 2.7 übersichtlich dargestellt. Die spezifischen Techniken zur Förderung von Change Talk und zum Umgang mit Sustain Talk sind im Prozess der Evokation verortet.

In der praktischen Anwendung werden nun die einzelnen Prozesse durchlaufen. Der Prozess der Kontaktaufnahme bleibt im Vergleich zu einem klassischen Motivational-Interviewing-Gespräch unverändert. Die Therapeut*in bedient sich der Basismethoden und transportiert durch deren Einsatz sowie die Körpersprache das personenzentrierte Menschenbild. Die Patient*in erfährt sich als Partner*in auf Augenhöhe, wird sich ihrer Autonomie, aber auch ihrer Verpflichtung bewusst und empfindet die Therapie als gemeinsame Arbeit an einem Problem. Damit ist der Rahmen gesteckt, in dem die Behandlung und auch der Dialog stattfinden.

Der anschließende Prozess der Fokussierung und Klärung der Anliegen bildet das Herzstück des Interaktionskonzeptes. Der Prozess beginnt mit einer bewusst offen gestalteten Anamnese. Offene Fragen und aktives Zuhören dominieren den Prozess nach dem oben genannten Muster beim Motivational Interviewing. Der Dialog auf Augenhöhe stärkt die Expertise der Patient*in und ermöglicht es beiden, die Problematik möglichst exakt aus den Augen der Betroffenen zu erfassen. Möglicherweise bleiben konkrete Sachfragen offen, die einer gezielten geschlossenen Frage bedürfen. Diese Informationen können am Ende der Anamnese erhoben werden. Werden sie von Seiten der Physiotherapeut*innen zu häufig und vor allem zu früh im Stil einer fachlich geleiteten Befragung gestellt, konterkariert dies die notwendige Augenhöhe. Das therapeutische Fachwissen erhält mehr Gewicht und die Patient*in orientiert sich eher daran, als auf ihre eigenen Gedanken und Erfahrungen zu blicken.

An die Anamnese schließen sich die erforderlichen Tests und Assessments an, die selbstverständlich auf der Basis der Expertise der Therapeut*innen durchgeführt werden.

Tab. 2.7 Übersicht der Bedeutungen und Wirkungen der Basismethoden.

	Die Therapeut*in ...	Die Patient*in ...
offene Fragen	• erhält mehr Informationen • gewinnt einen Einblick in die Gedankenwelt der Person • zeigt Interesse und traut dem Gegenüber etwas zu • kann gezielt Change Talk aufdecken	• spürt das Interesse • fühlt sich eingeladen, sich mitzuteilen • kann ihre Gedanken frei äußern und traut sich, es auch zu tun • denkt über sich und die eigenen Motivatoren nach
aktives Zuhören	• unterstützt die weitere Exploration • erhält tiefergehende Informationen • zeigt Empathie und Verständnis • prüft, ob ihre Interpretation korrekt ist • kann Change Talk verstärken und Sustain Talk abschwächen	• bemerkt, dass ihr zugehört wird • spürt das Interesse an sich als Person • erlangt mehr Klarheit über die eigenen Gedanken und Emotionen • erfährt Wertschätzung und Empathie • sieht eigene Motivatoren und Ressourcen
Zusammenfassung	• kann ihren Eindruck kompakt wiedergeben • teilt ihre Gedanken transparent mit • kann redseligen Menschen helfen, sich zu fokussieren • kann Change Talk kompakt wiedergeben	• erhält einen Überblick über die eigenen Gedanken und den aktuellen Stand • fühlt sich verstanden • sieht, dass ihre Informationen aufgenommen wurden • sieht ihre Beweggründe für die Veränderung
Wertschätzung und Würdigung	• lenkt den Blick auf die Stärken des Gegenübers • sucht nach Ressourcen und schenkt diesen Vertrauen	• erkennt eigene Ressourcen und Stärken • erfährt Selbstwirksamkeit • lernt sich selbst zu vertrauen
Informieren und Ratschläge geben	• bekommt ein Gefühl dafür, welche Information für die Person wichtig ist • erfährt weniger Widerstand und mehr Offenheit • geht vorsichtiger und demütiger mit der eigenen Expertise um	• kann Informationen und Ratschläge einordnen • fühlt sich weniger gedrängt durch Vorschläge • kann die Ratschläge besser annehmen • hat mehr Sicherheit, unpassende Ratschläge auch abzulehnen

Abschließend werden die Lösungsansätze, bildlich vergleichbar mit kleinen Arbeitspaketen, gemeinsam und transparent gesammelt und die Zuständigkeiten für die jeweilige Problemlösung werden der Therapeut*in oder der Patient*in zugeschrieben. Diese Sammlung ist Dreh- und Angelpunkt des Konzeptes. Die Aufgaben und auch die verantwortlichen Personen sind klar festgelegt. Es lohnt sich also, den Prozess für beide wahrnehmbar und transparent festzuhalten.

Die Pakete werden nun nacheinander abgearbeitet. Liegt die Verantwortung bei der Therapeut*in, startet die Therapie wie gewohnt. Wenn jedoch die Patient*in für die Lösung zuständig ist, erfolgt die weitere Bearbeitung fernab der Behandlungsbank im weiteren Prozess der Motivationsförderung im Dialog. Der andere Weg wird eingeschlagen. In diesem Gespräch liegt der Fokus auf der Weckung der intrinsischen Motivation. Durch gezielte Fragen (▶ Tab. 2.6) werden Wünsche, Gründe, Notwendigkeiten und Fähigkeiten evoziert (vorbereitender Change Talk). Durch Zuhören und tiefergehende Fragen können diese Absichten gestärkt werden und in eine verbindlichere Sprache (mobilisierender Change Talk) wie beispielsweise Selbstverpflichtungen, konkrete Handlungen oder erste Schritte transferiert werden [11].

Ist eine ausreichende Motivationsstärke vorhanden, können die Gesprächspartner*innen im anschließenden Planungsprozess Strategien entwickeln, um die Willensstärke zu unterstützen und die entstandene Absicht auch in die Tat umzusetzen. Im Prozess der Planung ist es besonders bedeutsam, dass die Ideen und Strategien von der Patient*in entwickelt und nicht in Form von ungebetenen Ratschlägen seitens der Therapeut*in eingebracht werden.

Die Behandlung sowie die Prozesse des Motivationsaufbaus und der Planung sind prospektiv und rekursiv mit der Anliegensammlung verknüpft. So fungiert die Sammlung am Ende der Anliegenklärung als zentrale und transparente Schnittstelle für Entscheidungen und Wege der Therapie und Beratung. Dieses Zusammenspiel verdeutlicht den Interaktionsgedanken des Konzepts.

Auf der Basis eines humanistischen Menschenbildes können therapeutische Expertise und Personenzentrierung auf Augenhöhe gelebt werden. So können beide Wege offengehalten werden. Patient*in und Therapeut*in können beide gleichermaßen zur Lösung beitragen. Entscheidend scheint es zu sein, beide Wege durch gelebte Haltungen und Kommunikationskompetenzen offen zu halten und nicht durch eine verstärkte Therapeut*innen-Expertise zu verschließen [9]. Dies kann erreicht werden, indem die klassische Behandlung in ein patient*innenzentriertes Konzept eingebettet wird, das von Anfang an spürbar gelebt wird. Die betroffenen Personen werden gleichsam behandelt und erreichen Handlungsfähigkeit.

Literatur

[1] Behr M, Luderer HJ, Hüsson D et al. Gespräche hilfreich führen: Band: Praxis der Beratung und Gesprächspsychotherapie: personzentriert – erlebnisaktivierend – dialogisch. Weinheim: Beltz; 2017

[2] Bem DJ. Self-perception theory. In: Berkowitz L (Hrsg.) Advances in experimental social psychology. New York: Academic Press; 1972

[3] Gordon T. Die Familienkonferenz. München: Heyne; 2011

[4] Heckhausen H. Motivation und Handeln. Berlin: Springer; 2003

[5] Kierkegaard S. Eine einfache Mitteilung. In: Hirsch E (Hrsg.) Die Schriften über sich selbst. Simmerath: Grevenberg; 2003

[6] Lundahl B, Moleni T, Burke BL et al. Motivational Interviewing in medical care settings: a systematic review an a meta analysis. Patient Education an Counseling 2013; 93(2): 157–168

[7] Messner T. Motivational Interviewing in der Sport- und Bewegungstherapie – ein Ansatz zur Förderung der intrinsischen Motivation. Bewegungstherapie und Gesundheitssport 2018; 34: 186–193

[8] Messner T. Interagieren statt belehren. Physiopraxis 2019; 11-12(19): 30–35

[9] Messner T. Wer hat das Problem und wer löst es? Motivational Interviewing als integratives Element. Zeitschrift für Physiotherapeuten 2020; 5: 25–31

[10] Miller WR, C'de Baca J. Quantum Change: When epiphanies and sudden insights transform ordinary lives. Guilford press; 2001

[11] Miller WR, Rollnick S. Motivational Interviewing. 4. Aufl. New York: Guillford; 2023

[12] Miller WR, Rollnick S. Motivierende Gesprächsführung. 3. Aufl. Freiburg: Lambertus; 2015

[13] Miller WR, Rollnick S. Motivierende Gesprächsführung. Freiburg: Lambertus; 2004

[14] Miller WR, Rollnick S. Why Motivational Interviewing is a Person-centered Approach. Interdisciplinary Journal of Addiction Research 2024 [in Druck]

[15] Rogers C. Entwicklung der Persönlichkeit. Stuttgart: Klett-Cotta; 2018

[16] Rogers C. Therapeut und Klient. München: Fischer; 1997

[17] Rollnick S, Miller W, Buttler C. Motivierende Gesprächsführung in den Heilberufen. Core Skills für Helfer. Lichtenau: Probst; 2012

[18] Rubak S. Sandboek A, Lauritzen T et al. Motivational Interviewing: a systematic review and a meta-analysis. British Journal of General Practice 2005; 55(513): 305–312

[19] Sniehotta FF, Winter J, Dombrowski S et al. Volitionale Verhaltenskontrolle: In: Fuchs R, Göhner W, Seelig H (Hrsg.) Aufbau eines körperlich aktiven Lebensstils. Göttingen: Hogrefe; 2007: 150–169

[20] Weinberger S. Klientenzentrierte Gesprächsführung: Lern- und Praxisanleitung für psychosoziale Berufe. Weinheim: Beltz; 2013

2.3 Validierende Kommunikation

Sarah Edlund, Johan Carstens-Söderstrand

2.3.1 Einleitung

Fallbeispiel Sophie, 45 (1) **B**

Die 45-jährige Sophie leidet seit mehr als einem Jahrzehnt an chronischen Schmerzen im unteren Rücken. Auf der Suche nach Linderung wendet sie sich an Clara, eine erfahrene Physiotherapeutin, die sich auf Schmerztherapie spezialisiert hat. Bei der ersten Untersuchung stellt sich heraus, dass Sophie unter anhaltenden Schmerzen leidet, die sich bei bestimmten Bewegungen und Haltungen verschlimmern. Sie verlässt sich auf rezeptfreie Schmerzmittel und ein Heizkissen als wichtigste Hilfsmittel.

Clara führt eine gründliche körperliche Untersuchung durch und stellt fest, dass Sophie bestimmte Bewegungen vermeidet, was ihre Funktionsfähigkeit einschränkt. Diese Vermeidung wird als maladaptives Verhaltensmuster identifiziert. Diese Verhaltensweisen bringen zwar vorübergehend Erleichterung, tragen aber wahrscheinlich zur Chronifizierung und Verschlechterung von Sophies Zustand bei.

Da sie sich wie gefangen fühlt, glaubt Sophie, dass ihre derzeitigen Bewältigungsmechanismen ihre einzige Möglichkeit sind, mit ihren lähmenden Schmerzen umzugehen. Dies stellt Clara vor ein therapeutisches Dilemma: Wie kann Sophie zu adaptiveren Bewältigungsstrategien übergehen, ohne ihr Leiden zu verschlimmern?

Clara schlägt einen Behandlungsplan vor, der eine abgestufte Exposition gegenüber gefürchteten Bewegungen, kognitive Verhaltensstrategien und manuelle Therapietechniken umfasst. Sie betont die Notwendigkeit, den Kreislauf des Fehlverhaltens zu durchbrechen, um eine langfristige Besserung zu erreichen. Sophie lehnt den Behandlungsplan jedoch ab, da es ihr unmöglich erscheint, diese neuen Strategien anzuwenden.

Diese Ablehnung macht den Fall noch komplexer. Sophies emotionale Not und ihre Angst vor weiteren Schmerzen stellen Clara vor ethische und psychologische Herausforderungen. Sie muss nun abwägen, wie sie mit Sarahs Wahrnehmung der Situation umgeht, und gleichzeitig die Dringlichkeit einer Änderung des unangemessenen Verhaltens berücksichtigt.

Das Fallbeispiel veranschaulicht die komplexen Herausforderungen bei der Behandlung chronischer Schmerzen, insbesondere, wenn Personen in kontraproduktive Verhaltensroutinen verstrickt sind. Es unterstreicht auch die Notwendigkeit für Therapeut*innen, in ihrer Kommunikation einen biopsychosozialen Ansatz zu verfolgen und nicht nur die körperlichen Symptome anzusprechen, sondern auch die emotionalen und psychologischen Faktoren, die den Teufelskreis chronischer Schmerzen aufrechterhalten. Kurz gesagt: Wie können Physiotherapeut*innen ein Gleichgewicht zwischen der Wahrnehmung von erkrankten Personen und den wissenschaftlichen Erkenntnissen herstellen?

Wenn man selbst praktiziert, bekommt man leicht das Gefühl, sich in einem Minenfeld zu bewegen, wenn man mit einem Betroffenen kommuniziert, der in seinem eigenen maladaptiven Verhaltensmuster gefangen zu sein scheint. Die Vermittlung von Unterstützung ist zwar äußerst wichtig, birgt aber auch das Risiko, die Dysfunktion zu verstärken. Die Vermittlung evidenzbasierter Techniken ist zwar äußerst wichtig, birgt aber auch die Gefahr, dass sich die Patient*in nicht gehört fühlt. Eine Möglichkeit, dieses Problem anzugehen, bietet die validierende Kommunikation.

2.3.2 Was ist validierende Kommunikation?

Validierende Kommunikation ist eine Form der patient*innenzentrierten Kommunikation, ein Modell, das die einzigartigen Erfahrungen, Anliegen und Perspektiven der erkrankten Person in den Mittelpunkt stellt [5], [11]. Durch die Anerkennung und Validierung der Gefühle und Erfahrungen der Person schaffen Physiotherapeut*innen ein unterstützendes Umfeld, das Vertrauen und gegenseitigen Respekt fördert. Validierende Kommunikation geht über den bloßen Austausch von Informationen hinaus; sie beinhaltet aktives Zuhören, Empathie und die Anerkennung des emotionalen Zustands des Menschen [14]. Validierung bedeutet nicht notwendigerweise, dass man mit der Sichtweise der Person übereinstimmt, sondern vielmehr, dass man ihren Wert und ihre Legitimität anerkennt [14]. Dieser Ansatz kann besonders bei komplexen Fällen wie chronischen Schmerzen hilfreich sein, bei denen emotionale und psychische Faktoren häufig mit körperlichen Symptomen verbunden sind [8]. Durch die Validierung der Kommunikation können Therapeut*innen die ganzheitliche Erfahrung einer Person besser verstehen und dadurch effektivere Behandlungspläne ermöglichen, die auf die jeweiligen Bedürfnisse und Präferenzen abgestimmt sind.

Die Forschung zur Validierung der Kommunikation im Bereich Schmerz ist vielfältig und entwickelt sich weiter. Eine Studie von Edmond und Keefe (2015) unterstreicht die Bedeutung der Validierung in der Schmerzkommunikation, insbesondere bei Menschen mit chronischen Schmerzen [7]. Die Studie deutet darauf hin, dass die Validierung durch Therapeut*innen oder Lebenspartner*innen zu verschiedenen positiven Ergebnissen führen kann, z. B. zur Verringerung eines negativen Affekts und zur Verbesserung des psychischen Wohlbefindens. Experimentelle Studien haben Effekte auf verschiedene Outcomes wie Emotionsregulation, negativen Affekt, Erinnerungsvermögen und Schmerzkatastrophisierung gezeigt [1] [19]. Darüber hinaus konnten klinische Studien validierende Kommunikation mit der regulierenden Wirkung von Validierungen auf negative Emotionen in Verbindung bringen [7], [19], [20]. Die Validierung kann auch die Adhärenz erhöhen und die Ergebnisse verbessern [2], [16]. Auf der anderen Seite kann eine Entwertung zu einer Übertreibung der Symptome und einer Zunahme der Dysfunktion führen [18], [19].

Zusammenfassend lässt sich sagen, dass die validierende Kommunikation zwar noch ein junges, aber vielversprechendes Feld ist, auf dem einige der großen Herausforderungen angegangen werden können, denen wir uns in der Kommunikation mit Schmerzpatienten gegenübersehen.

2.3.3 Validierung

Das Konzept der Validierung hat seine Wurzeln in der klinischen Psychologie, insbesondere in einem Behandlungsansatz, der als dialektisch-behaviorale Verhaltenstherapie (DBT) bekannt ist. Sie wurde ursprünglich zur Behandlung von Menschen mit Borderline-Persönlichkeitsstörung entwickelt [13]. Diese Störung ist durch intensive Emotionen, turbulente Beziehungen und selbstzerstörerisches Verhalten gekennzeichnet, die sowohl für die Betroffenen als auch für ihre Angehörigen zu erheblichem persönlichem Leid führen können. Die validierende Kommunikation ist ein zentrales Element der DBT. Sie wird sowohl der erkrankten Person als auch den Angehörigen vermittelt und von Therapeut*innen in der Interaktion eingesetzt.

Bei der Validierung geht es darum, einer anderen Person zu zeigen, dass sie verstanden wird, und zu kommunizieren, ohne zu urteilen oder zu werten [14]. Validation wird auch als Empathie plus Kommunikation beschrieben [11], [12]. Es reicht also nicht aus, ein gutes Verständnis für die Situation einer Person zu haben – dieses Verständnis muss auch klar kommuniziert werden, damit sie es erkennt. Bei der Validierung einer Person versucht man zu erkennen und zu kommunizieren, was logisch, verständlich, nachvollziehbar und normal in der Erfahrung oder im Verhalten der Person ist. Manchmal bedeutet dies, Blickkontakt zu halten und aktives Zuhören zu üben. In anderen Fällen ist eine weitergehende Reaktion erforderlich, z. B. der Ausdruck einer Emotion oder die Klärung, inwieweit die Emotion oder das Verhalten im Kontext der aktuellen Situation der Person logisch und verständlich ist. Bei diesem Aspekt der Validierung liegt der Schwerpunkt eindeutig auf der Vermittlung von Akzeptanz und Verständnis.

Die Validierung ist jedoch auch ein Instrument zur Veränderung problematischer Verhaltensweisen. In der DBT wird davon ausgegangen, dass alle Erfahrungen und Verhaltensweisen gültig sind und validiert werden können [14]. Gleichzeitig kann es Aspekte von Erfahrungen und Verhaltensweisen geben, die für ungültig erklärt werden sollten [13]. Dies macht die Validierung zu einem nützlichen Instrument in der Arbeit mit Schmerzpatient*innen. Obwohl es bei den Betroffenen Erfahrungen und Verhaltensweisen gibt, die gültig sind und validiert werden müssen, machen sie auch Erfahrungen, die problematisch sind. Im Behandlungskontext stellt dies hohe Anforderungen an die Kommunikation, denn es gilt hier, Verständnis und Unterstützung aufzubringen und gleichzeitig das Risiko einer Verstärkung der Dysfunktion zu vermeiden [6].

Wenn eine Person abgewertet wird, bedeutet dies, dass ihre Erfahrungen als unangemessen oder nicht beachtenswert kommuniziert werden. Beispiele für abwertendes Verhalten sind das Ignorieren, Beschuldigen oder Herunterspielen der Erfahrungen einer Person [10]. Auch wenn dies auf den ersten Blick leicht zu vermeiden ist, kann sich Abwertung auf subtile Weise in die Kommunikation einschleichen, wenn es nicht gelingt, die Perspektive einer Person zu verstehen oder vollständig zu vermitteln. Beispiele hierfür sind das Herunterspielen von Sorgen über einen Befund, den man persönlich für sehr unwahrscheinlich hält, mit

Worten wie: „Es gibt keinen Grund zur Sorge.“ Oder die Erfahrungen einer Person zu bestreiten oder infrage zu stellen, weil sie sich erheblich von denen anderer Erkrankter unterscheiden, mit denen man bereits zu tun hatte. Auch das Lösen von Problemen zum falschen Zeitpunkt kann als abwertend empfunden werden. Das Anbieten von Lösungen, die eine Person in ihrer aktuellen Situation nicht für realisierbar hält, kann den Eindruck erwecken, dass man die Situation nicht richtig verstanden oder nicht richtig zugehört hat. Solche Handlungen sind zwar gut gemeint, können aber die Wahrnehmung der Interaktion durch die Person beeinflussen.

2.3.4 Der Prozess der Validierung

Um den Prozess der Validierung einer anderen Person zu veranschaulichen, kann eine Metapher verwendet werden. Diese Metapher besagt, dass jeder von uns seinen eigenen „Wachturm“ hat, der irgendwo in der Welt steht. Der Blick, den wir von diesem Turm aus haben, wird von einer Vielzahl von Faktoren beeinflusst, einschließlich unserer bisherigen Erfahrungen, Werte und Ansichten. In der deutschen Sprache spiegelt sich genau das in dem Ausdruck „von meiner Warte aus“ wider. Wenn wir versuchen, die Erfahrungen anderer von unserem jeweiligen Wachturm aus zu verstehen, kann es leicht zu Missverständnissen kommen, und die Kommunikation kann belastet werden. Dies ist besonders dann der Fall, wenn wir davon ausgehen, dass der andere die gleichen Dinge sieht und hört wie wir. Wenn das passiert, liegt es oft daran, dass ich mich fest an meinen Wachturm klammere und fest daran glaube, dass meine Sicht der Dinge die richtige ist. In solchen Fällen ist die Gefahr der gegenseitigen Abwertung groß. Um eine andere Person zu bestätigen, muss ich meinen Turm verlassen, auf den anderen Turm steigen, die dortige Sichtweise nachvollziehen und ihr dann mitteilen, was ich sehe. Dies erhöht die Wahrscheinlichkeit, dass die andere Person auch meinen Turm besucht, was zu einer Kommunikation führt, die durch Validierung gekennzeichnet ist.

Um den Prozess der Validierung zu vertiefen, betrachten wir erneut Sophies Fall. Sie ist eine Patientin, die an ihren selbst entwickelten Strategien festhält. Obwohl die Untersuchungen der Physiotherapeutin gezeigt haben, dass die Strategien selbst das Problem verschlimmern, ist Sophie immer noch überzeugt, dass ihre Strategie der einzige Weg nach vorn sei. Lässt man sich von einem biopsychosozialen Modell leiten, sieht man die Inaktivität und die Angst der Patientin vor Bewegung als Grund für eine Verschlimmerung der Schmerzen. Die Gefahr eines Kommunikationsabbruchs ist groß, da sich die Patientin unverstanden und die Therapeutin frustriert fühlen können. Eine validierende Kommunikation kann aus dieser Sackgasse herausführen. Die Therapeutin muss Zeit investieren, um die Sichtweise der Patientin zu verstehen und zu vermitteln, bevor die Patientin bereit ist, die Sichtweise der Therapeutin zu berücksichtigen.

Die Bedeutung von Emotionen für die Validierung

Ein Verständnis für die verschiedenen Emotionen und ihre Ursprünge kann die hilfreichste Validierungsreaktion leiten. In der DBT werden Emotionen als funktionale Reaktionen auf externe oder interne Ereignisse betrachtet. Emotionen können primär oder sekundär sein [14]. Primäre Emotionen sind universell und adaptiv, während sekundäre Emotionen aufgrund sozialer Normen häufig primäre Emotionen ersetzen [10]. Das Verständnis dieser emotionalen Ebenen kann die effektive Kommunikation mit Schmerzkranken erleichtern.

Ebenen der Validierung

Wie validiert man jetzt richtig? In der Literatur werden 7 Validierungsebenen beschrieben [9]. Während einige Ebenen auch bei anderen Kommunikationsmethoden vorkommen (z. B. Ebenen 1–3), sind manche spezifisch für die Validierung (Ebenen 4–7). Die angemessene Validierungsreaktion variiert je nach Person und Kontext und erfordert ein hohes Maß an kontextueller Sensibilität [17]. Eine falsch angewandte Validierung kann als Invalidierung wahrgenommen werden, z. B. wenn eine universelle Erfahrung auf Stufe 4 validiert wird, obwohl sie auf Stufe 5 validiert werden sollte (▶ Tab. 2.8).

Tab. 2.8 Validierungsebenen.

Stufe	Beispiel
1. empathische Aufmerksamkeit und aktives Zuhören	Interesse an der Person zeigen, angemessenen Augenkontakt, Nicken usw.
2. empathische Reflektion von Erfahrungen oder Verhaltensweisen	• „Sie sind frustriert über die Situation.“ • „Es war eine harte Woche.“ • „Sie haben versucht, die Übungen zu machen, aber die Schmerzen waren zu stark.“
3. Vorschläge zu inneren Erfahrungen machen, offene Fragen stellen.	„Wie fühlt es sich an, wenn ich Ihnen das sage?“
4. Die Erfahrung oder das Verhalten der anderen Person auf der Grundlage früherer Erfahrungen verständlich machen.	„Natürlich haben Sie Angst, diese Übungen zu machen. Sie sind es gewohnt, mehr Schmerzen zu haben, wenn Sie körperlich aktiv sind.“
5. Die Erfahrungen oder das Verhalten der Person im aktuellen Kontext verstehen und normalisieren.	„Ich habe viele Menschen in Ihrer Situation getroffen. Es ist normal, sich so zu fühlen, wie Sie sich fühlen.“
6. Akzeptanz der kranken Person als Mensch, sie nicht als zerbrechliches Wesen behandeln, sondern als gleichwertiges und kompetentes Individuum behandeln, den Invaliden entkräften.	„Sie haben hart gearbeitet, und ich verstehe, dass Sie müde sind. Und ich weiß auch, dass Sie es schaffen können.“
7. gegenseitige Verletzlichkeit durch Selbstauskunft, um die Person zu unterstützen	„Mir wäre es genauso gegangen.“

Leitlinien für die Auswahl einer geeigneten Validierungsstufe

Validierungsebenen sind nicht von Natur aus mehr oder weniger wertvoll oder bedeutsam, je höher sie steigen. Eine gut formulierte Validierung der Stufe 2, die zum richtigen Zeitpunkt durchgeführt wird, kann als ebenso validierend empfunden werden wie eine Validierung der Stufe 7. Auch der Zeitpunkt innerhalb eines Gesprächs oder einer Interaktion sollte bei der Wahl einer bestimmten Stufe berücksichtigt werden. Beispielsweise kann eine Validierung der Stufe 4 an Glaubwürdigkeit verlieren, wenn sie zu früh erfolgt, bevor die andere Person das Gefühl hat, dass die geschilderten bisherigen Erfahrungen angemessen verstanden wurden. Die nachstehende „Validierungsleiter“ zeigt einen umfassenden Weg zum Verständnis der verschiedenen Validierungsstufen in einer prägnanteren Visualisierung (▶ Abb. 2.6).

Wann validiert wird und wann nicht

Es ist wichtig zu erkennen, dass nicht alles ständig validiert werden muss. Das Grundprinzip besteht darin, das Gültige zu validieren und das Ungültige zu entkräften [15]. Das bedeutet, dass es Aspekte des Erlebens oder Verhaltens einer Person gibt, die logisch, verständlich und nachvollziehbar sind und die wir validieren sollten („validate the valid“). Gleichzeitig kann es Aspekte desselben Erlebens oder Verhaltens geben, die entweder aktuell oder langfristig problematisch sind und die wir entkräften müssen („invalidate the invalid“). Zum Beispiel kann eine Person eine falsche Vorstellung von ihren Schmerzen haben, was sich auf die Behandlungsmöglichkeiten auswirkt.

Eine Person könnte Schmerzmedikamente für die einzige Lösung ihres Schmerzproblems halten, doch diese Vorstellung steht im Widerspruch zum klinischen Fachwissen. Wenn Sie dies mit der Patient*in besprechen, ist es wichtig herauszufinden, woher diese Vorstellung rührt. Zugleich muss die Person klar verstehen, dass dies ihre Meinung ist.

aktives Zuhören	das Verstehen zeigen	Respekt und gegenseitige Verletzbarkeit
• Aufmerksamkeit zeigen • Aussagen genau wiedergeben • klärende Fragen stellen • zusammenfassen	erläutern, warum die Erfahrung oder das Verhalten der Person vor seinem bisherigen Hintergrund oder aufgrund der aktuellen Situation verstehbar ist (normalisieren)	• die andere Person als gleichwertig behandeln • die gegenseitige Verletzbarkeit darlegen

Abb. 2.6 Die Validierungsleiter. Eine Visualisierung der 7 Ebenen der Validierung [9].

Sie ist jedoch der Meinung, dass Medikamente die wirksamste Schmerzlinderung bieten, weil nichts anderes, was bisher versucht wurde, geholfen hat. Daher gibt es wenig Zutrauen in andere Behandlungsmöglichkeiten. Außerdem können große Ängste vor einem Absetzen der Medikamente bestehen, da dies beim letzten Mal zu starken Schmerzen führte. Indem wir uns die Erfahrungen der Person anhören und ihr deutlich machen, dass wir diese Aspekte ihrer Situation sehen und verstehen, validieren wir das Gültige. Wenn wir dann das Ungültige entkräften, kommunizieren wir die problematischen Aspekte der Handlung der Person.

Fallbeispiel Sophie, 45 (2) **B**

Clara fasste die Validierung des Gültigen und die Invalidierung des Ungültigen bei Sophie zusammen: „Sie haben mir Ihre Schmerzen beschrieben und wie diese Ihre täglichen Aktivitäten beeinträchtigen. Es ist offensichtlich, dass Sie unter starken Schmerzen leiden, und einige Bewegungen erscheinen Ihnen sogar unmöglich. Im Laufe der Jahre haben Sie auf verschiedene Weise versucht, Ihre Schmerzen in den Griff zu bekommen, und das Einzige, was nach Ihrer Meinung geholfen hat, waren die Medikamente und Ihr Heizkissen. Sie haben versucht, die Medikamente abzusetzen, aber die Schmerzen haben sofort wieder zugenommen. Deshalb verstehe ich Ihren Wunsch, die Schmerzmittel weiter zu nehmen. Gleichzeitig haben wir viele Beispiele gesehen, bei denen Schmerzmittel auf Dauer keine Lösung sind. Es ist sehr leicht, davon abhängig zu werden, und Sie brauchen wahrscheinlich eine immer höhere Dosis, um die gewünschte Wirkung zu erzielen. Unsere Empfehlung bleibt daher, andere Behandlungsmöglichkeiten auszuprobieren.“

Zwischen der Validierung des Gültigen und der Invalidierung des Ungültigen im Fallbeispiel wurde die Formulierung „gleichzeitig“ anstelle von „aber“ verwendet. Dies ist ein kleines rhetorisches Detail, das jedoch einen großen Einfluss auf die Botschaft haben kann, die man vermitteln will. Das Wort „aber“ schmälert die Bedeutung dessen, was gerade gesagt wurde, während „gleichzeitig“ signalisiert, dass es genauso wichtig ist wie das, was als Nächstes gesagt wird. Dies spiegelt einen dialektischen Ansatz wider, bei dem zwei scheinbar widersprüchliche Dinge gleichzeitig wahr sein können und wahr sind.

Es ist wichtig, sich die Zeit zu nehmen, das Gültige zu bestätigen, bevor man das Ungültige entkräftet. Die Erfahrung „meine Physiotherapeutin hat mir zugehört und versteht genau, wie stark meine Schmerzen sind und sie ist immer noch der Meinung, dass mir diese Behandlung langfristig helfen kann“ unterscheidet sich deutlich von der Erfahrung „wenn meine Physiotherapeutin mir zugehört und meine besondere Situation wirklich verstanden hätte, würde sie verstehen, dass diese Behandlung nicht hilfreich ist“.

Die Abwertung von etwas Ungültigem sollte als Validierung betrachtet werden. Es ist jedoch wichtig zu verstehen, dass die betroffene Person dies nicht unbedingt als Validierung empfindet. Sophie im obigen Beispiel wird wahrscheinlich verärgert sein, wenn ihr gesagt wird, dass sie die Schmerzmittel absetzen soll. Die Beziehung und das Vertrauen zu Clara könnten darunter leiden. Dieses Risiko sinkt allerdings, wenn Clara das, was gültig ist, mit einer Menge Validierung abgepuffert hat, bevor Sie das, was ungültig ist, entkräftet.

2.3.5 Zusammengefasst

Die validierende Kommunikation ist ein wesentliches Instrument zur Förderung einer patient*innenzentrierten Kommunikation, insbesondere in komplexen Fällen der Behandlung chronischer Schmerzen. Sophies Fall lässt die komplexen Dynamiken erkennen, mit denen Physiotherapeut*innen häufig konfrontiert sind, und betont die Notwendigkeit eines biopsychosozialen Ansatzes, der über die Behandlung körperlicher Symptome hinausgeht und auch emotionale und psychologische Faktoren einbezieht.

Die validierende Kommunikation ist eine einfühlsame Kommunikation, die ein unterstützendes therapeutisches Umfeld fördert. Dieser nuancierte Ansatz erleichtert nicht nur Verständnis und Akzeptanz, sondern dient auch als wirksames Instrument zur Veränderung schädlicher Verhaltensweisen, was einen nuancierten Ansatz erfordert, um die Verstärkung dysfunktionaler Muster zu verhindern. Durch die Einnahme einer metaphorischen „Wachturm"-Perspektive können Therapeut*innen das gegenseitige Verständnis fördern und die Abwertung vermeiden, die sich oft durch gut gemeinte, aber fehlgeleitete Reaktionen einschleicht. Es ist wichtig, einen gewissenhaften Ansatz zu verfolgen, bei dem die gültigen Aspekte der Erfahrungen einer Person anerkannt und kommuniziert werden, bevor die ungültigen Elemente angesprochen werden. Darüber hinaus ist es wichtig, die verschiedenen Ebenen der Validierung zu kennen und je nach Kontext die geeignete Ebene auszuwählen, um eine potenzielle Ungültigkeit zu vermeiden und so den Weg für eine fruchtbarere und einfühlsamere therapeutische Beziehung zu ebnen.

Wie wir gesehen haben, ist die Validierung der Kommunikation nicht nur ein Akt der Empathie, sondern eine ausgeklügelte Strategie, die ihre Wurzeln in der klinischen Psychologie hat, insbesondere in der DBT. Sie erfordert nicht nur ein tiefes Verständnis für das Erleben einer Person, sondern auch eine geschickte Vermittlung dieses Verständnisses, um eine therapeutische Beziehung zu fördern, die von Vertrauen, gegenseitigem Respekt und Kooperation geprägt ist. Wie verschiedene Studien gezeigt haben, hat dieser Ansatz vielversprechende Ergebnisse bei der Verbesserung der Therapieadhärenz und des psychischen Wohlbefindens erbracht und stellt somit einen vielversprechenden Weg dar, um die Herausforderungen der Schmerzkommunikation zu bewältigen.

Daher ist es wichtig, dass die Physiotherapeut*innen ihre Fähigkeiten zur Validierung der Kommunikation verbessern und die heikle Balance zwischen der Validierung des Gültigen und der Invalidierung des Ungültigen meistern. Dies erfordert eine intensive Auseinandersetzung mit der Perspektive des erkrankten Menschen, um einen Dialog zu fördern, der sowohl validierend als auch verändernd ist. Zum Abschluss dieses Kapitels laden wir Sie ein, über die hier vorgestellten Inhalte nachzudenken, und ermutigen Sie, sich weiter mit diesem sich entwickelnden Gebiet zu befassen.

Literatur

[1] Carstens JK, Boersma K, Schrooten M et al. Effects of validating communication on recall during a pain-task in healthy participants. Scandinavian Journal of Pain 2017; 17(1): 118–125

[2] Colloca L, Klinger R, Flor H et al. Placebo analgesia: psychological and neurobiological mechanisms. Pain 2013; 154(4): 511–514

[3] Crits-Christoph P, Barber JP. Psychological treatments for personality disorders. In: Nathan PE, Gorman JM (Hrsg.). A guide to treatments that work. 3. Aufl. New-York: Oxford University Press; 2007:641–658

[4] Edlund SM, Carlsson ML, Linton SJ et al. I see you're in pain -- The effects of partner validation on emotions in people with chronic pain. Scandinavian Journal of Pain 2005; 6(1): 16–21

[5] Edlund SM, Söderstrand JC, Åkerman B et al. Facing negative emotions: Evaluation of a brief training in validating communication for contact nurses in cancer care. European Journal of Oncology Nursing 2023;102 401

[6] Edlund SM, Wurm M, Holländare F et al. Pain patients' experiences of validation and invalidation from physicians before and after multimodal pain rehabilitation: associations with pain, negative affectivity, and treatment outcome. Scandinavian Journal of Pain 2017; 17(1): 77–86

[7] Edmond SN, Keefe FJ. Validating pain communication: current state of the science. Pain 2015; 156(2): 215

[8] Flink IK, Reme S, Jacobsen HB et al. Pain psychology in the 21st century: lessons learned and moving forward. Scand J Pain 2020. DOI: 10.1515/sjpain-2019-0180

[9] Fruzzetti AE. Validation and invalidation coding system. Unveröffentlichtes Manuskript; 2001

[10] Fruzzetti AE, Worrall JM. Accurate expression and validating responses: A transactional model for understanding individual and relationship distress. In: Sullivan KT, Davila J (Hrsg.) Support processes in intimate relationships. New York: Oxford Academic; 2010. DOI: 10.1093/acprof:oso/9780195380170003.0005

[11] Hashim MJ. Patient-centered communication: basic skills. American Family Physician 2017; 95(1): 29–34

[12] Koerner K. Doing Dialectical Behavior Therapy. New York: The Guilford Press; 2012

[13] Koerner K, Linehan MM. Validation principles and strategies. In: O'Donohue W, Fisher JE, Hayes SC (Hrsg.), Cognitive Behavior Therapy: Applying Empirically supported Techniques in Your Practice. Hoboken, New Jersey: John Wiley & Sons; 2003: 456–462

[14] Linehan MM. Cognitive-behavioral treatment of borderline personality disorder. New York: The Guilford Press; 1993

[15] Linehan MM. Validation and Psychotherapy. In: Bohart AC, Greenberg LS (Hrsg.), Empathy Reconsidered – New Directions in Psychotherapy. Washington: American Psychological Association; 1997:353–392

[16] Linton SJ, Boersma K, Vangronsveld K et al. Painfully reassuring? The effects of validation on emotions and adherence in a pain test. European Journal of Pain 2012; 16(4): 592–599

[17] Linton SJ, Flink IK, Schrooten Mg et al. Understanding co-occurring emotion and pain: the role of context sensitivity from a transdiagnostic perspective. Journal of Contemporary Psychotherapy 2016; 46: 129–137

[18] Linton SJ, McCracken LM, Vlaeyen JW. Reassurance: help or hinder in the treatment of pain. Pain 2008; 134(1–2): 5–8

[19] Shenk CE, Fruzzetti AE. The impact of validating and invalidating responses on emotional reactivity. Zeitschrift für soziale und klinische Psychologie 2011; 30(2): 163–183

[20] Vangronsveld KL, Linton SJ. The effect of validating and invalidating communication on satisfaction, pain and affect in nurses suffering from low back pain during a semi-structured interview. European Journal of Pain 2012; 16(2): 239–246

2.4 Shared Decision Making

Michael Broecker

2.4.1 Warum?

Unsere Welt wird zunehmend komplexer. Es gibt nur noch selten ein klares Schwarz oder Weiß. In der Wissenschaft müssen wir leider oft sagen: „Es gibt nicht *den* besten Weg, aber es gibt die folgenden Möglichkeiten." So ist zum Beispiel bei einem Kreuzbandriss nicht automatisch klar, ob eine Operation oder eine konservative Behandlung besser ist [10], [18], [23], [32]. Selbst die Frage, ob Schmerzmittel oder Sport bei Arthrose die Schmerzen besser lindert, lässt sich nicht eindeutig beantworten [13], [34]. Früher bestand die Ärzteschaft aus „Halbgöttern in Weiß". Sie gaben vor, was zu tun war, und die Patient*innen und die Physiotherapeut*innen folgten – zumindest in der Theorie. Aber: Wie viele Erwachsene lassen sich gern etwas vorschreiben? Gerade in schwierigen Situationen, in denen es keine eindeutig richtige Behandlung gibt, ist es wichtig, die Erkrankten in die Entscheidungen mit einzubeziehen [10].

Aber was wollen erkrankte Menschen? Natürlich gesund werden, aber das ist eine Binsenweisheit. Etwas interessanter ist da schon die Frage, was sie *nicht* wollen. Denn unzufriedene Kranke nehmen die Angebote des Gesundheitssystems häufiger in Anspruch [28], [29]. Der systematische Review von Chou et al. fasst die Erwartungen von Menschen mit Rückenschmerzen an das Gesundheitssystem wie folgt zusammen [6]:

- Gute Kommunikation: Betroffene erhoffen sich vor allem eine personenzentrierte und klare Kommunikation ohne Fachbegriffe, in der Probleme besprochen werden können. Mit Ausnahme älterer Menschen besteht ein großer Wunsch nach persönlicher und individueller Beratung.
- Shared Decision Making (SDM): Statt eines bevormundenden Gesprächs wünschen sich die Betroffenen eine Beratung auf Augenhöhe, in der sie Respekt erfahren, einbezogen werden und ihre eigenen Erfahrungen einbringen können [5]. Der Wunsch nach Einbeziehung ist zwar bei den meisten, aber nicht bei allen Erkrankten vorhanden und variiert auch von Entscheidung zu Entscheidung. Vor allem die Angst vor Fehlentscheidungen führt dazu, dass Betroffene nicht einbezogen werden wollen [12].
- Empathie: Die Betroffenen wollen Empathie erfahren, ohne verurteilt zu werden. Beides wird in der Praxis oft nicht erfüllt.
- Auch Qualifikation und fachliche Kompetenz werden von Betroffenen als wichtige Eigenschaften der Therapeut*innen genannt.
- Informationsvermittlung und Zuversicht: Betroffene möchten die Ursache oder Diagnose erfahren, vor allem, um Schlimmeres auszuschließen. Sie wünschen sich Gesundheitsinformationen über Ursachen und zu Dingen, die es zu vermeiden gilt, sowie die Rückversicherung, dass nichts

Schlimmes vorliegt (engl. reassurance). In der Realität haben die Erkrankten jedoch meist das Gefühl, nicht zu wissen, wie sie ihr Problem angehen sollen.

- Personalisierung und Ganzheitlichkeit: Wichtig ist den Betroffenen eine Personalisierung von Anamnese und Behandlungsplänen sowie eine Behandlung, in der sie ernst genommen und ihre Probleme legitimiert werden. Meist erhoffen sie sich eine ganzheitliche Behandlung mit Unterstützung und Empowerment. In der Realität erleben sie die Schulmedizin jedoch oft als reduktionistisch.
- Gründlichkeit: Patient*innen erwarten zu Recht eine gründliche Untersuchung. Sie schätzen es, wenn sich Physiotherapeut*innen und ärztliche Fachkräfte Zeit nehmen und 90 % von ihnen ist eine körperliche Untersuchung wichtig. Die Zufriedenheit hängt vor allem von der Anamnese, der Untersuchung und der Erklärung des Problems ab [6].

Welche Vorteile hat eine höhere Zufriedenheit der Patient*innen für uns als Behandelnde? Das Shared Decision Making (SDM) hat das Potenzial, die Kosten des Gesundheitssystems zu senken, da die Menschen häufig weniger invasive und damit kostengünstigere Behandlungsoptionen wählen und somit Operationen vermieden werden können [19], [31]. Darüber hinaus führt SDM laut einer Metaanalyse zu einer aktiveren Beteiligung und zu mehr Wissen bei den Betroffenen und erhöht deren Vertrauen in die getroffenen Entscheidungen [31]. Weitere Ergebnisse einer besseren Einbeziehung der Betroffenen sind: realistischere Erwartungen und höhere Zufriedenheit der Betroffenen sowie mehr Kooperation [16].

Es ist daher nicht verwunderlich, dass das SDM als sehr wertvoll angesehen wird und sich in der Physiotherapie immer größerer Beliebtheit erfreut [1], [9], [11], [15], [17], [26], [33]. In der Praxis wird es jedoch oft schlecht umgesetzt [8], [12], [15], [33]. In einer Studie von Dierckx et al. wurden die SDM-Fähigkeiten von Physiotherapeut*innen mit durchschnittlich 17,7 Jahren Berufserfahrung mit 5,2 ± 6,8 von 100 Punkten bewertet, wobei 50 von 100 Punkten ein Basisniveau in SDM darstellen [8]. Die Umsetzung des SDM ist derzeit also noch mangelhaft.

Ist SDM denn erlernbar? Hier lautet die Antwort eindeutig ja: Bereits eine Stunde Training führt bei Medizinstudierenden zu einer um 13 bis 19 % häufigeren Anwendung von SDM, während ohne Training keine Verbesserung erkennbar ist [14].

2.4.2 Was ist SDM?

„Shared Decision Making“ klingt zunächst nach Kauderwelsch. Aber was steckt wirklich dahinter? Es bedeutet „Entscheidungen gemeinsam treffen“. Jeder Mensch lebt in einer einzigartigen Welt, die er sich aufgrund seiner Erfahrungen, Normen und Werte selbst schafft [35]. Deshalb braucht jeder Mensch eine individuelle Behandlung, die zu seiner Lebenswirklichkeit passt. SDM ist eine personenzentrierte Kommunikationsstrategie, bei der die Hilfesuchenden als gleichwertige Personen in die Entscheidungsfindung einbezogen werden [3]. Synonyme für SDM in der Literatur sind: Evidence-based Patient Choice oder evidenzbasierte Patiententenentscheidung, Informed shared Decision Making oder informierte gemeinsame Entscheidungsfindung, Informed Decision Making oder informierte Entscheidungsfindung, Participatory Decision Making oder partizipative Entscheidungsfindung und Integrated Decision Making oder integrierte Entscheidungsfindung [30].

Um zu verstehen, was sich hinter dem Begriff SDM verbirgt, muss man sich zunächst vergegenwärtigen, dass die Beziehung zwischen Betroffenen und Behandelnden theoretisch 4 Formen annehmen kann: paternalistisch, konsumierend, default und wechselseitig (SDM) [27]:

In einer paternalistischen Beziehung liegt die Entscheidungsgewalt vollständig bei den Behandelnden, d. h. sie treffen die Entscheidung, ohne die Betroffenen einzubeziehen. Dieser Stil ist jedoch nur bei schwer kranken, älteren oder bildungsfernen Personen zu bevorzugen.

Das andere Extrem stellt die Konsumentenbeziehung dar. In diesem Setting liegt die gesamte Entscheidungsgewalt bei den Betroffenen selbst und die Behandelnden fungieren lediglich als Handlanger, ohne dass ihnen in ihrem eigenen Ur-

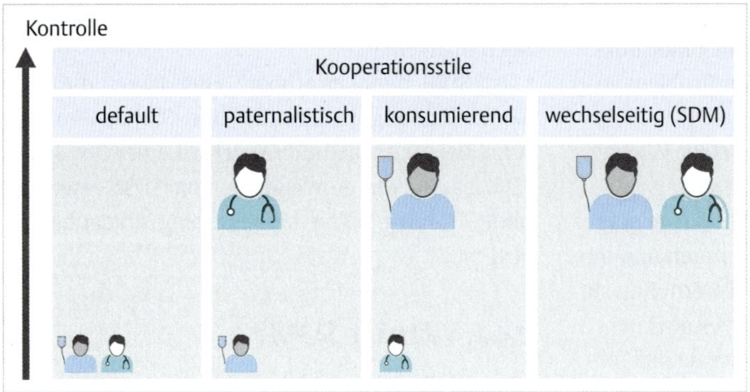

Abb. 2.7 Kooperationsstile.

teilsvermögen vertraut wird. Ein Beispiel hierfür wäre die Aufforderung seitens der hilfsbedürftigen Person: „Bitte verschreiben Sie mir Medikament xy! Danke." Problematisch wird es, wenn die Erkrankten dann falsche Entscheidungen treffen oder unnötige Untersuchungen wie z. B. Röntgenaufnahmen veranlassen.

In der Default-Beziehung ist niemand verantwortlich. In der Arbeitswelt spricht man von Verantwortungsdiffusion. Hier treffen weder die Behandelnden noch die Betroffenen Entscheidungen, was zur Folge hat, dass nichts geschieht.

Von einer wechselseitigen Beziehung spricht man, wenn Betroffene und Behandelnde gleich viel Kontrolle haben und die Überzeugungen beider Hand in Hand gehen [30]. Das ist vergleichbar mit Papst und Kaiser im Mittelalter. Jeder war Herrscher in seinem Bereich und beide Herrschaftsbereiche ergänzten sich gegenseitig (▶ Abb. 2.7).

Das SDM in seiner heutigen Form wird oft Charles et al. zugeschrieben [2], [3], [4]. Sie beschreiben als unterste Stufe, dass die Behandelnden die Bedürfnisse und Wünsche der Betroffenen erfragen, dann aber die Entscheidung allein treffen, indem sie sich in die Lage der Kranken versetzen. Die zweite Stufe ist die der informierten Entscheidung, bei der eine klare Gewaltenteilung besteht: Die Behandelnden haben hier lediglich die Funktion, alle Informationen über die Behandlungsmöglichkeiten und deren Risiken und Nutzen zur Verfügung zu stellen. Auf dieser Grundlage treffen die Betroffenen dann ihre Entscheidung allein. Dies kann jedoch dazu führen, dass Betroffene sich mit ihrer Entscheidung allein gelassen fühlen oder Physiotherapeut*innen Behandlungen durchführen müssen, die sie für falsch halten. Erst auf der höchsten Stufe nach Charles et al. handelt es sich um echtes SDM. Hier durchlaufen die Physiotherapeut*innen und die Patient*innen alle Schritte gemeinsam und interaktiv. Beide Seiten schlagen zunächst ihre bevorzugten Ideen für eine Behandlung vor und treffen dann eine gemeinsame Entscheidung. Dabei dürfen die Therapeut*innen eine klare Meinung haben, müssen aber ihrem Gegenüber vermitteln, dass auch dessen Ideen berücksichtigt werden [2], [3], [4].

Letztlich ist das SDM aber nicht nur eine Theorie, sondern eine „Technik" oder medizinphilosophische Richtung, die sich in den letzten rund 40 Jahren entwickelt hat [30]. Es hat keine einheitliche Definition, aber es basiert stets auf folgenden 3 Werten [20], [21]:

- kollaborative Beziehung zwischen Betroffenen und Therapeut*innen
- beide Seiten beeinflussen die Entscheidungsfindung
- Die Bedürfnisse und Präferenzen der Betroffenen sind zentral für die Entscheidungsfindung, werden aber unterstützt, um die Behandlungsoptionen zu verstehen [12].

Was haben nun alle SDM-Modelle gemeinsam? Zur Verdeutlichung wurden die SDM-Elemente in zwei Gruppen unterteilt [22]: die Basiselemente, die immer Bestandteil des SDM sind, und die Idealelemente, welche diese noch ergänzen sollten (▶ Abb. 2.8).

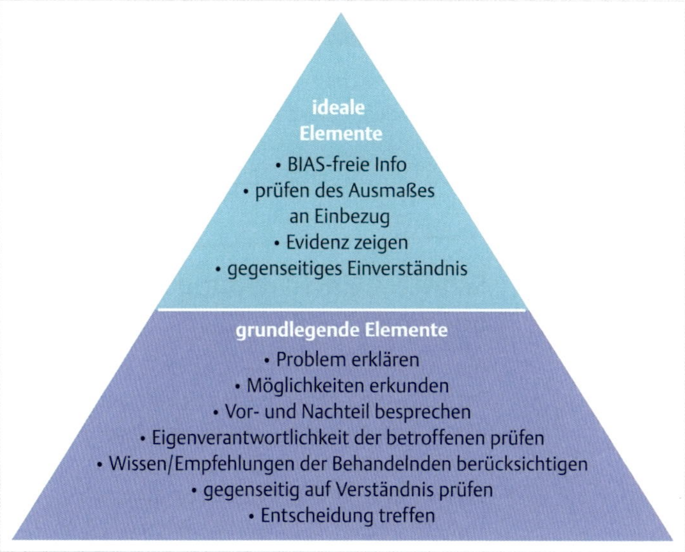

Abb. 2.8 SDM-Elemente [22].

2.4.3 Wie?

„Machen ist wie Wollen, nur krasser."

(unbekannt)

Das SDM erscheint auf den ersten Blick kompliziert. Man kann es jedoch durch Befolgung von 3 Schritten in strukturierter Weise in der Praxis anwenden [24].

Zuerst sollte geprüft werden, ob die Person überhaupt ein Interesse daran hat, an Entscheidungen beteiligt zu werden.

Schritt 0: Will die Person einbezogen werden?

Während 1970 nur 50 % der Patient*innen in Entscheidungen einbezogen werden wollten, waren dies nach dem Jahr 2000 bereits 71 % [5]. Generell kann heute davon ausgegangen werden, dass die Mehrheit der Patient*innen mitentscheiden will, auch wenn dies nicht für alle gilt [12]. Vor allem ältere Menschen, Menschen mit schwereren Erkrankungen und weniger gebildete Menschen überlassen die Entscheidung lieber allein den Behandlern [7]. Deshalb ist der gesunde Menschenverstand gefragt und die Therapeut*innen sollten die Patient*innen zuerst fragen, inwieweit sie überhaupt an den Entscheidungen beteiligt werden wollen [30]: „Wie weit möchten Sie in den Entscheidungsprozess einbezogen werden?"

Schritt 1: Zusammenarbeit vorbereiten

Die Therapeut*in teilt der Patient*in mit, dass sie zwischen verschiedenen Optionen wählen kann und dass ihre Beteiligung bei der Erstellung eines individuellen Therapieplans hilft. Wenn mehrere Entscheidungen getroffen werden müssen, finden Therapeut*in und Patient*in gemeinsam heraus, welche Entscheidung zuerst gefällt werden sollte. Manche Patient*innen brauchen eine explizite Aufforderung, sich am Entscheidungsprozess zu beteiligen. Denn oft ist die Dominanz der Therapeut*innen in ihren Köpfen fest verankert und sie gehen davon aus, dass ihre Beteiligung nicht erwünscht ist oder sie haben zu wenig Vertrauen in ihr eigenes Verständnis des Gesundheitsproblems. In der Praxis hilft es, den Patient*innen die Metapher vom Buffet zu erklären. Diese Metapher besagt, dass es wie bei einem Buffet verschiedene Möglichkeiten gibt und man nur die passenden auswählen muss, um einen individuellen Plan zu erstellen: „Mir ist es wichtig, dass wir gemeinsam einen individuellen Plan für Sie erstellen. Stellen Sie sich ein Buffet vor. Es gibt verschiedene Möglichkeiten, aus denen Sie frei wählen können, was wir in der Behandlung machen und ich empfehle Ihnen dann eventuell noch etwas dazu."

Schritt 2: Informationsaustausch

Im 2. Schritt tauschen die Therapeutin und der Patient wechselseitig Informationen über Behandlungsziele und -optionen aus. Dabei ist es wichtig, dass die Therapeut*in die Person mit ihrem Gesundheitsproblem sieht und nicht das Gesundheitsproblem mit der Person. Die Rolle als Therapeutin besteht darin, die Diagnose und die Therapie evidenzbasiert zu kommunizieren und auf Vor- und Nachteile einzugehen. Die Patient*in hingegen ist die Expert*in ihrer eigenen Werte und Fähigkeiten und kann einschätzen, inwieweit sie in der Lage ist, einem individuellen Plan zu folgen. Er gibt auch Rückmeldung über den Erfolg der Behandlung.

Die Patient*in und die Therapeut*in gleichen gemeinsam die Wahrnehmungen über Optionen, Ressourcen, Werte und Vorlieben ab und passen diese gegebenenfalls an. Anschließend erstellt die Therapeut*in einen Plan, der die Prioritäten der Patient*in mit den verfügbaren Optionen in Einklang bringt.

Auch ein kranker Mensch, der in seiner Entscheidungsfindung stark von der Therapeut*in abhängt, will Optionen diskutieren. Wenn nötig, sollte die Entscheidung aufgeschoben werden, damit er die Möglichkeit hat, die Informationen zu verarbeiten, die Optionen abzuwägen und sich mit Freunden, Familie und/oder anderen medizinischen Fachkräften zu beraten: „Unser Behandlungsbuffet besteht aus den folgenden Optionen: x, y und z. Die Vorteile des Selbsttrainingsprogramms sind, dass Sie ihr Ziel schneller erreichen, aber Sie müssten dazu 2-mal wöchentlich für je 20 Minuten zu Hause investieren. Ansonsten können wir nur während der Behandlung unter Aufsicht trainieren. Das dauert zwar länger, aber wir können Ihr Training dann besser anpassen."

Merke M!

Jeder Mensch ist anders. Man sollte daher herausfinden, wozu das Gegenüber wirklich bereit ist.

Schritt 3: Entscheidung bestätigen und umsetzen

Durch eine Zusammenfassung lässt sich überprüfen, ob beide Seiten das Gleiche verstanden haben. In der Praxis ist es am besten, regelmäßig Zusammenfassungen dessen zu machen, was die Patient*in gesagt hat: „Wir haben besprochen, dass Trainingstherapie, manuelle Techniken und Entspannungsübungen für Sie infrage kommen. Habe ich etwas vergessen?"

Tipp

Lassen Sie an dieser Stelle die Patient*in selbst zusammenfassen, was besprochen wurde, da dies zu einer signifikanten Erhöhung der behaltenen Informationen führt gegenüber keiner Zusammenfassung oder auch gegenüber einer Zusammenfassung durch die Therapeut*in [30]. Mitunter bekommt man etwa eine solche Antwort: „Ich bin nicht dumm. Ich weiß, was Sie gesagt haben."

In diesem Fall können Sie den Ball wieder aufnehmen und es darauf schieben, dass Sie ihre eigenen Erklärfähigkeiten als Therapeut*in prüfen wollten: „Ja, das weiß ich. Aber ich weiß nicht, ob ich es gut erklärt habe. Wenn Sie heute Abend zu Hause erzählen, was ich gesagt habe, wie formulieren Sie es in 2 oder 3 Sätzen?"

In späteren Therapieeinheiten sollten dann mit der Patient*in Strategien zur Therapietreue und Erfolgskontrolle sowie eventuelle Planänderungen besprochen werden. Hilfreich ist hier z. B. die Frage: „Was können wir tun, damit Sie hier weiter bei der Stange bleiben?"

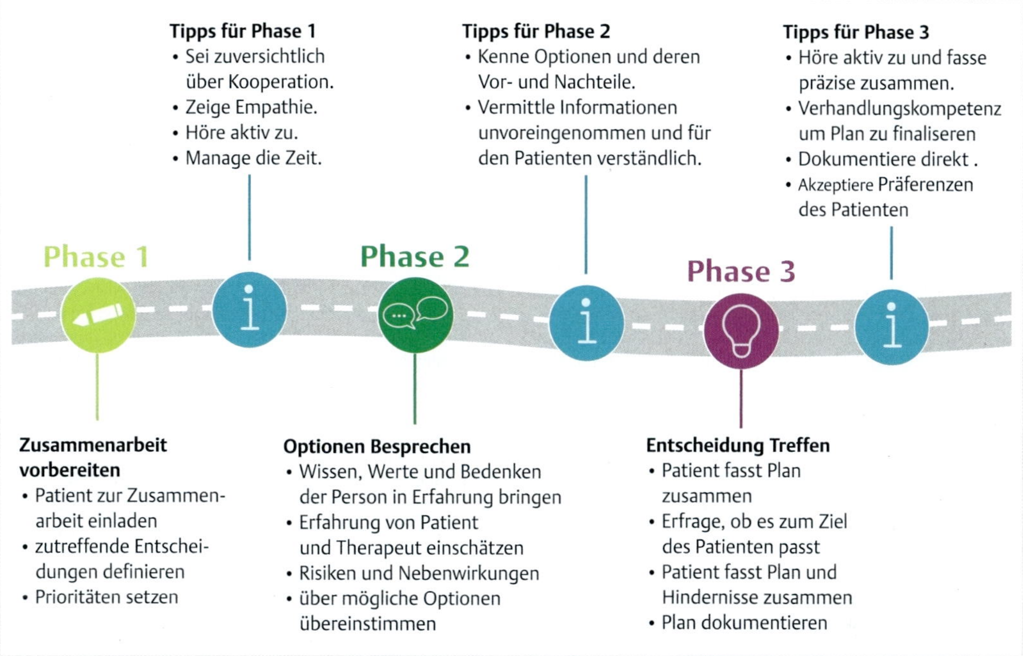

Abb. 2.9 Die SDM-Route.

Die Therapeut*in dokumentiert den Entscheidungsfindungsprozess, den gemeinsamen Behandlungsplan und das erwartete Ergebnis, das Risikomanagement und die Koordination der Therapie, also wer wofür verantwortlich ist. Zum Beispiel ist die Therapeut*in für die Auswahl der Übungen verantwortlich und die Patient*in für die Durchführung der Eigenübungen.

In der folgenden Grafik sind die einzelnen Schritte noch einmal zusammengefasst (▶ Abb. 2.9).

Literatur

[1] Bernhardsson S, Larsson MEH, Johansson K et al. In the physio we trust: A qualitative study on patients' preferences for physiotherapy. Physiother Theory Pract 2017 Jul; 33(7): 535–549. DOI: 10.1080/09 593 985.2 017 132 8 720. Epub 2017 Jun 7. PMID: 28 590 787

[2] Charles C, Gafni A, Whelan T. Decision-making in the physician–patient encounter: revisiting the shared treatment decision-making model. Soc Sci Med 1999 Sep; 49(5): 651–661. DOI: 10.1016/s0277-9 536(99)00 145-8. PMID: 10 452 420

[3] Charles C, Gafni A, Whelan T. Shared decision-making in the medical encounter: what does it mean? (or it takes at least two to tango). Soc Sci Med 1997 Mar; 44(5): 681–692. DOI: 10.1016/s0277-9 536-(96)00 221-3. PMID: 9 032 835

[4] Charles C, Whelan T, Gafni A. What do we mean by partnership in making decisions about treatment? BMJ. 1999 Sep 18; 319(7 212): 780–782. DOI: 10.1136/bmj.319.7 212 780. PMID: 10 488 014; PMCID: PMC1 116 606

[5] Chewning B, Bylund CL, Shah B et al. Patient preferences for shared decisions: a systematic review. Patient Educ Couns. 2012 Jan; 86(1): 9–18. DOI: 10.1016/j.pec.2011.02.004. Epub 2011 Apr 6. PMID: 21 474 265; PMCID: PMC4 530 615

[6] Chou L, Ranger TA, Peiris W et al. Patients' perceived needs of health care providers for low back pain management: a systematic scoping review. Spine J 2018 Apr; 18(4): 691–711. DOI: 10.1016/j.spinee.2018.01.006. Epub 2018 Jan 31. PMID: 29 373 836

[7] Degner LF, Sloan JA. Decision making during serious illness: what role do patients really want to play? J Clin Epidemiol 1992 Sep; 45(9): 941–950. DOI: 10.1016/0895-4 356(92) 90 110-9. PMID: 1 432 023.

[8] Dierckx K, Deveugele M, Roosen P et al. Implementation of shared decision making in physical therapy: observed level of involvement and patient preference. Phys Ther 2013 Oct; 93(10): 1321–1330. DOI: 10.2522/ptj.20 120 286. Epub 2013 May 2. PMID: 23 641 024

[9] Dukhu S, Purcell C, Bulley C. Person-centred care in the physiotherapeutic management of long-term conditions: a critical review of components, barriers and facilitators. International Practice Development Journal 2018; DOI: 10.19 043/ipdj.82.002

[10] Eggeling M, Bientzle M, Cress U et al. The impact of physicians' recommendations on treatment preference and attitudes: a randomized controlled experiment on shared decision-making. Psychol Health Med. 2020 Mar; 25(3): 259–269. DOI: 10.1080/13 548 506.2 019 168 7 917. Epub 2019 Nov 11. PMID: 31 707 838

[11] Elwyn G, Pickles T, Edwards A et al. Supporting shared decision making using an Option Grid for osteoarthritis of the knee in an interface musculoskeletal clinic: A stepped wedge trial. Patient Educ Couns 2016 Apr; 99(4): 571–577. DOI: 10.1016/j.pec.2015.10.011. Epub 2015 Oct 30. PMID: 26 566 194

[12] Grenfell J, Soundy A. People's Experience of Shared Decision Making in Musculoskeletal Physiotherapy: A Systematic Review and Thematic Synthesis. Behav Sci (Basel) 2022 Jan 12; 12(1): 12. DOI: 10.3 390/bs12 010 012. PMID: 35 049 623; PMCID: PMC 8 773 142

[13] Henriksen M, Hansen JB, Klokker L et al. Comparable effects of exercise and analgesics for pain secondary to knee osteoarthritis: a meta-analysis of trials included in Cochrane systematic reviews. J Comp Eff Res 2016 Jul; 5(4): 417–431. DOI: 10.2217/cer-2016-0007. Epub 2016 Jun 27. PMID: 27 346 368

[14] Hoffmann TC, Bennett S, Tomsett C et al. Brief training of student clinicians in shared decision making: a single-blind randomized controlled trial. J Gen Intern Med 2014 Jun; 29 (6): 844–849. DOI: 10.1007/s11 606-014-2765-5. Epub 2014 Jan 31. PMID: 24 481 686; PMCID: PMC 4 026 503

[15] Hoffmann TC, Lewis J, Maher CG. Shared decision making should be an integral part of physiotherapy practice. Physiotherapy 2020 Jun; 107: 43–49. DOI: 10.1016/j.physio.2019.08.012. Epub 2019 Aug 21. PMID: 32 026 834

[16] Kessler TM, Nachbur BH, Kessler W. Patients' perception of preoperative information by interactive computer program-exemplified by cholecystectomy. Patient Educ Couns. 2005 Nov; 59(2): 135–140. DOI: 10.1016/j.pec.2004.10.009. PMID: 16 257 617

[17] Kinsey K, Firth J, Elwyn G et al. Patients' views on the use of an Option Grid for knee osteoarthritis in physiotherapy clinical encounters: An interview study. Health Expect 2017 Dec; 20(6): 1302–1310. DOI: 10.1111/hex.12 570. Epub 2017 Aug 4. PMID: 28 779 512; PMCID: PMC 5 689 238

[18] Krause M, Freudenthaler F, Frosch KH et al. Operative Versus Conservative Treatment of Anterior Cruciate Ligament Rupture. Dtsch Arztebl Int 2018 Dec 24;115(51–52):855–862. DOI: 10.3 238/arztebl.2 018 0855. PMID: 30 765 021; PMCID: PMC 6 381 773

[19] Lee EO, Emanuel EJ. Shared decision making to improve care and reduce costs. New England Journal of Medicine 2013; 368: 6–8

[20] Légaré F, Adekpedjou R, Stacey D et al. Interventions for increasing the use of shared decision making by healthcare professionals. Cochrane Database Syst Rev 2018 Jul 19; 7(7): CD006 732. DOI: 10.1002/14 651 858.CD006 732.pub4. PMID: 30 025 154; PMCID: PMC 6 513 543

[21] Légaré F, Stacey D, Pouliot S et al. Interprofessionalism and shared decision-making in primary care: a stepwise approach towards a new model. J Interprof Care 2011 Jan; 25 (1): 18–25. DOI: 10.3 109/13 561 820.2 010 490 502. Epub 2010 Aug 26. PMID: 20 795 835; PMCID: PMC 3 018 136

[22] Makoul G, Clayman ML. An integrative model of shared decision making in medical encounters. Patient Educ Couns 2006 Mar; 60(3): 301–312. DOI: 10.1016/j.pec.2005.06.010. Epub 2005 Jul 26. PMID: 16 051 459

[23] Monk AP, Davies LJ, Hopewell S et al. Surgical versus conservative interventions for treating anterior cruciate ligament injuries. Cochrane Database Syst Rev 2016 Apr 3; 4(4): CD011 166. DOI: 10.1002/14 651 858.CD011 166.pub2. PMID: 27 039 329; PMCID: PMC 6 464 826

[24] Moore CL, Kaplan SL. A Framework and Resources for Shared Decision Making: Opportunities for Improved Physical Therapy Outcomes. Phys Ther 2018 Dec 1; 98(12): 1022–1036. DOI: 10.1093/ptj/pzy095. PMID: 30 452 721

[25] Oshima Lee E, Emanuel EJ. Shared decision making to improve care and reduce costs. N Engl J Med 2013 Jan 3; 368 (1): 6–8. DOI: 10.1056/NEJMp1 209 500. PMID: 23 281 971

[26] Parsons S, Harding G, Breen A et al. Will shared decision making between patients with chronic musculoskeletal pain and physiotherapists, osteopaths and chiropractors improve patient care? Family Practice 2012; 29(2): 203–212. DOI.org/10.1093/fampra/cmr083

[27] Roter D, Hall JA. Doctors talking with patients/patients talking with doctors: improving communication in medical visits. Bloomsbury Publishing USA; 2006 Aug 30

[28] Savigny P, Watson P, Underwood M. Guideline Development Group. Early management of persistent non-specific low back pain: summary of NICE guidance. BMJ 2009 Jun 4; 338: b1805. DOI: 10.1136/bmj.b1805. PMID: 19 502 217

[29] Sen S, Fawson P, Cherrington G et al. Patient satisfaction measurement in the disease management industry. Dis Manag 2005 Oct;8 (5): 288–300. DOI: 10.1089/dis.2005.8.288. PMID: 16 212 514

[30] Silverman J, Kurtz S, Draper J. Skills for communicating with patients. crc press; 2016 Mar 9

[31] Stacey D, Légaré F, Lewis K et al. Decision aids for people facing health treatment or screening decisions. Cochrane Database of Systematic Reviews 2017; 4: CD001 431. DOI: 10.1002/14 651 858.CD001 431.pub5.

[32] Streich NA, Zimmermann D, Bode G et al. Reconstructive versus non-reconstructive treatment of anterior cruciate ligament insufficiency. A retrospective matched-pair long-term follow-up. International Orthopaedics (SICOT) 2011; 35: 607–613. DOI.org/10.1007/s00 264-010-1174-6

[33] Topp J, Westenhöfer J, Scholl I et al. Shared decision-making in physical therapy: A cross-sectional study on physiotherapists' knowledge, attitudes and self-reported use. Patient Educ Couns 2018 Feb; 101(2): 346–351. DOI: 10.1016/j.pec.2017.07.031. Epub 2017 Jul 26. PMID: 28 779 911

[34] Weng Q, Goh SL, Wu J et al. Comparative efficacy of exercise therapy and oral non-steroidal anti-inflammatory drugs and paracetamol for knee or hip osteoarthritis: a network meta-analysis of randomised controlled trials. Br J Sports Med 2023 Jan 2: bjsports-2022–105 898. DOI: 10.1136/bjsports-2022-105 898. Epub ahead of print. PMID: 36 593 092

Im Internet

[35] Lern psychologie. http://www.lern-psychologie.de/kognitiv/konstruktivismus.htm; zuletzt 06.07.2023

Kapitel 3

Das Wer – Welche Art Patient habe ich vor mir?

3 Das Wer – Welche Art Patient habe ich vor mir?

3.1 Klassifizierung und Subgruppierung muskuloskeletaler Beschwerden

Hannu Luomajoki

3.1.1 Einleitung

Lange Zeit erfolgte die Diagnose von muskuloskeletalen Erkrankungen gewebebasiert. Doch kann man etwa am Rücken allein durch die bildgebenden Verfahren keine signifikanten Unterschiede zwischen gesunden Menschen und Personen mit Rückenschmerzen feststellen [5]. Ähnliches gilt für den Nacken [36]. Auch an der Hüfte sind Impingement-Befunde bei asymptomatischen und symptomatischen Personen gleich häufig [24]. Arthritische Befunde im Knie erklären nicht die Unterschiede in den Schmerzen und den Alltagsbeschwerden zwischen Gesunden und Personen mit Knieschmerzen [15]. Das Gleiche gilt auch für die Schulter. In 96% der Fälle werden im Ultraschall bei völlig gesunden Jugendlichen pathologische Befunde in den Schulterstrukturen entdeckt [13]. Auch klinische Tests wie der Crank-Test, der Speed-Test, der O'Brien-Test, der Relocation-Test oder der Hawkins-Kennedy-Test sind ebenfalls sehr ungenau [14]. Die diagnostische Testgenauigkeit liegt oft kaum über 50%. Das bedeutet, dass man auch eine Münze werfen könnte, um zu prüfen, ob eine bestimmte Struktur das Problem ist oder nicht.

Sowohl für Rücken- als auch für Nackenuntersuchungen wird jetzt die Bildung von Subgruppen empfohlen [4], [12].

Diesem Ansatz folgt auch der weltweit größte Physiotherapieverband, die US Physical Therapy Association, die eine Reihe von evidenzbasierten Behandlungsempfehlungen veröffentlicht hat.

In diesem Kapitel werden die Klassifikation und die Untergruppen vorgestellt.

Merke **M!**

Für Rücken- als auch für Nackenuntersuchungen wird die Stratifizierung und Unterteilung in Subgruppen empfohlen.

3.1.2 Stratifizierung und Unterteilung in Subgruppen

Bei allen MSK-Problemen kann ein gewisses Maß an „Stratifizierung" in Betracht gezogen werden. Das bedeutet, dass man zunächst vom Schlimmsten ausgeht. Man versucht also, mögliche schwerwiegende Erkrankungen und Probleme, die eine medizinische Behandlung erfordern und bei denen eine Physiotherapie sogar kontraindiziert sein könnte, auszuschließen. Dann wird das Risiko einer Chronifizierung ermittelt, gefolgt von den täglichen Beeinträchtigungen. Anschließend kann eine Einteilung in Untergruppen nach dem Beschwerdebild erfolgen, die eine klare Behandlungsrichtung vorgibt.

Merke **M!**

Die Stratifizierung ist eine Form von „Trichterbildung".

Mit anderen Worten, es wird versucht, die schwerwiegendsten Probleme in einer bestimmten Reihenfolge zu identifizieren, einschließlich der schwerwiegendsten Erkrankungen, welche die Schmerzen verursachen können, sowie psychosozialer Faktoren (▶ Abb. 3.1). Es kann dann gefragt werden, ob eine spezifische medizinische Diagnose gestellt werden kann, die eine Ursache z. B. für Rückenschmerzen erklärt. Seltsamerweise ist dies nur bei etwa 10% der Personen mit Rückenschmerzen der Fall [12]. Der Rest leidet an unspezifischen Rückenschmerzen. Mit anderen Worten: Eine ärztliche Diagnose erklärt in der Regel nicht die Ursache der Beschwerden. Typische Bezeich-

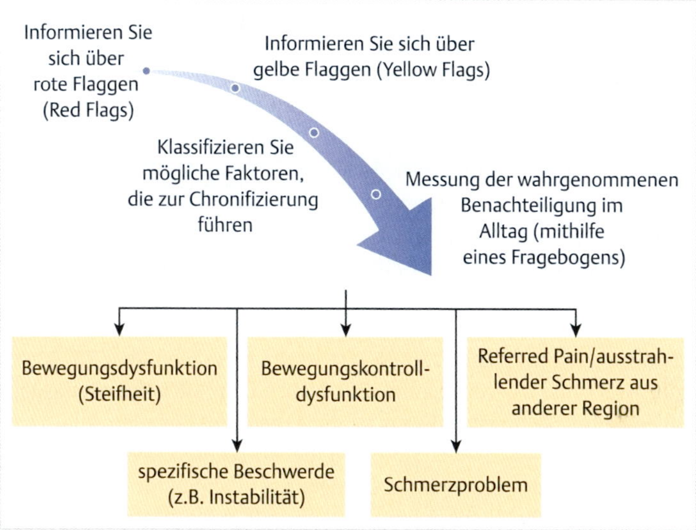

Abb. 3.1 Stratifizierung von Beschwerden.

nungen wie lumbosakrales Syndrom, Spondylopathie, degenerative Rückenerkrankung usw. erklären also nicht, was das Problem ist.

> **Merke** M!
>
> Das Wort „unspezifisch" im Zusammenhang mit Kreuzschmerzen sollte besser durch „gutartig" ersetzt werden [16].

Es drückt den gleichen Umstand viel positiver aus. Es gibt also keinen Grund zur Sorge. Es ist keine gefährliche Krankheit. Gutartige Rückenschmerzen können in 4 Kategorien eingeteilt werden:

- Probleme mit der Bewegung
- Probleme mit der Bewegungskontrolle
- Schmerzen, die ins Bein ausstrahlen
- Schmerzen, die nicht primär die Wirbelsäule, sondern das Becken betreffen [32]

Für die Halswirbelsäule (HWS) wird die folgende Unterteilung empfohlen:

- Steifigkeitsprobleme
- Kopfschmerzen
- muskuläre Koordinationsprobleme (einschließlich Schleudertrauma)
- ausstrahlende Schmerzen

Wir werden später versuchen, ein ähnliches System für Schulter und Hüfte zu entwickeln.

3.1.3 Rote Flaggen

Rote Flaggen (Red Flags) beziehen sich auf Beschwerden, Symptome oder andere diagnostische Hinweise, welche die Möglichkeit eines ernsthaften Gesundheitsproblems hinter den Beschwerden einer Person aufwerfen.

Allerdings haben bis zu 80 % der Menschen mit Rückenschmerzen mindestens eine rote Flagge [17]. Aber nur weniger als 1 % haben tatsächlich eine ernsthafte Erkrankung. Die ist ein wichtiger Unterschied (Kap. 3.6).

> **Merke** M!
>
> Bis zu 80 % der Menschen mit Rückenschmerzen haben mindestens eine rote Flagge [17]. Aber nur weniger als 1 % haben tatsächlich eine ernsthafte Erkrankung.

Beispiele für die LWS

Die wichtigsten Warnsignale sind Unfälle und Verletzungen, Osteoporose, Krebs oder systemische Erkrankungen. Am häufigsten, nämlich bei etwa

0,5–0,7 % der Menschen mit Rückenschmerzen, ist eine Fraktur die Ursache [17]. Eine Fraktur ist entweder die Folge eines Sturzes oder Unfalls oder die Person leidet an einer schweren Osteoporose. Wie wird diese diagnostiziert?

Hier steht das Fragen im Vordergrund. Hatten Sie einen Unfall, einen Sturz oder eine Rückenverletzung? Wurde bei Ihnen eine Osteoporose diagnostiziert? Sind Sie über 60 Jahre alt, eine Frau und haben die Schmerzen eindeutig mit einem Ereignis wie etwa einem Unfall begonnen? Wenn Sie eine dieser Fragen mit Ja beantwortet haben, lohnt sich eine Röntgenaufnahme des unteren Rückens.

Bei Krebs lautet die wichtigste Frage: Hatten Sie Krebs oder Tumoren? Wenn ja, wann war die letzte ärztliche Untersuchung? Primärtumoren sind an der Wirbelsäule sehr selten. Metastasen sind dagegen häufig. Leider sind es die häufigsten Krebsarten, die Metastasen in der Wirbelsäule bilden können: Brustkrebs, Lungenkrebs und Prostatakrebs. Die nächsten Fragen lauten: Haben Sie Fieber? Fühlen Sie sich krank? Besteht bei Ihnen eine bekannte Grunderkrankung?

Mögliche medizinische Diagnosen bei Rückenschmerzen

Manchmal gibt es eine eindeutige medizinische Ursache für Rückenschmerzen. In bis zu 10 % der Fälle kann dies der Fall sein. Die wichtigste Ursache ist die Radikulopathie. Manchmal wird dies auch als lumboradikuläres Syndrom, Ischialgie oder einfach als ausstrahlender Schmerz bezeichnet. Wichtig ist, dass wir nur dann von einer Radikulopathie sprechen, wenn die betroffene Person einen deutlichen ausstrahlenden Schmerz in der unteren Extremität und begleitend ein neurologisches Symptom wie ein Taubheitsgefühl und/oder eine Muskelschwäche aufweist [47]. Die Reflexe können ebenfalls beeinträchtigt sein. Bei ausstrahlenden Schmerzen ohne neurologischen Befund handelt es sich um keine spezifische Diagnose, sondern die Person hat eher gutartige Schmerzen. Dazu später mehr. Radikulopathien sind relativ häufig und betreffen etwa 5 % aller Menschen mit Rückenschmerzen.

Etwa 1 von 100 Menschen mit Rückenschmerzen leidet an entzündlichen Rückenschmerzen, also etwa an einer Spondylitis ankylosans (Bechterew-Krankheit) [45]. Die Betroffenen sind meist unter 40 Jahre alt und das Schmerzmuster ist sehr eindeutig: Der Rücken schmerzt immer morgens, bessert sich aber im Laufe des Tages und Bewegung hilft. Auch entzündungshemmende Medikamente helfen sehr gut. Hält der Zustand über Wochen oder Monate an, sollte ärztlicher Rat eingeholt werden. Dabei wird dann das Blut auf HLA-B27 getestet und eventuell ein MRT eingeleitet.

Die dritte wichtige Einzeldiagnose ist die Spinalkanalstenose. Sie ist bei Menschen über 70 Jahren sehr häufig [20]. Neben dem MRT-Befund darüber ist es wichtig, die Ergebnisse mit den klinischen Schmerzmustern zu korrelieren. Wenn im MRT eine eindeutige Stenose erkennbar ist und das tägliche Schmerzmuster z. B. darin besteht, dass man nicht mehr als 100–200 m gehen kann, dann verschwinden die Schmerzen im Sitzen und treten beim Gehen wieder auf. Es ist bemerkenswert, dass entsprechende MRT-Befunde viel häufiger sind als das oben beschriebene Schmerzverhalten. Möglicherweise werden zu viele ältere Menschen allein aufgrund von bildgebenden Verfahren operiert, während die klinischen Befunde weit weniger eindeutig sind.

Merke **M!**

Bei 5–10 % der Rückenkranken existiert eine spezifische medizinische Diagnose, welche die Beschwerden erklärt.

Beispiele für die HWS

Glücklicherweise hat nur einer von 100 Menschen mit HWS-Beschwerden eine ernsthafte Erkrankung. Trotzdem wäre es schlimm, sie zu übersehen. Eine rote Flagge liegt vor, wenn ein subjektiver Befund oder ein Befund bei einer körperlichen Untersuchung darauf hinweist, dass etwas Ernstes im Gange sein könnte.

Die wichtigsten Warnsignale bei Menschen mit Wirbelsäulenbeschwerden sind die sog. 5 Ds und 3 Ns.

Merke – die 5Ds- und 3Ns-Red-Flags bei HWS-Beschwerden **M!**

5Ds

- **D**izziness: Schwindel
- **D**ouble Vision: Doppeltsehen
- **D**rop Attacks: Beine geben nach
- **D**ysarthrie: Probleme bei der Sprachbildung
- **D**ysphagie: Schluckbeschwerden

3Ns

- **N**ausea: Übelkeit
- **N**umbness: Taubheitsgefühl, z. B. im Gesicht oder im Mund
- **N**ystagmus: unkontrolliertes Augenzittern bzw. -zucken.

Die 5Ds und 3Ns können mit Durchblutungsstörungen oder neurologischen Befunden assoziiert sein [18]. Sie sollten sorgfältig abgeklärt werden, wenn eine Person etwa kürzlich eine Verletzung wie einen Sturz oder ein Schleudertrauma erlitten hat. Auch bei älteren Menschen (z. B. ab 60 Jahren) lohnt es sich, wachsam zu sein und nach bekannten Krankheiten, Kreislaufproblemen und schweren Erkrankungen wie Krebs zu fragen. Im Zweifel ist es ratsam, die Person an eine ärztliche Fachkraft zu überweisen oder zumindest mit einer solchen in Kontakt zu bleiben.

Risikofaktoren einer Chronifizierung

Nachdem die „roten Flaggen" und die spezifischen medizinischen Ursachen abgeklärt sind – was oft schnell geschehen ist – ist es wichtig, die Gedanken und Gefühle der Person in Bezug auf die Rückenschmerzen und ihr soziales Umfeld zu erfassen [12]. Diese Faktoren stehen in einem stärkeren Zusammenhang mit der Chronifizierung als gewebebezogene Faktoren. Bei der Befragung von Menschen mit Rückenschmerzen lohnt es sich, ein validierendes Interview durchzuführen [44]. Dies bedeutet, der Person zu zeigen und zu sagen, dass die Art ihres Leidens verstanden wurde (Kap. 2.3). Gerade Menschen mit chronischen Schmerzen fühlen sich oft nicht verstanden (Kap. 2.1).

Psychosoziale Faktoren können im Gespräch erhoben werden, aber auch standardisierte Fragebogen sind hilfreich. In diesem Buch wird mehrfach auf psychologische Faktoren hingewiesen (Kap. 1.3) und im Kap. 3.2 werden verschiedene Fragebogen vorgestellt.

Zu den kognitiven Faktoren, d. h. Faktoren, die mit den eigenen Gedanken zu tun haben, gehören die Hypervigilanz, d. h. die übermäßige Konzentration auf die Schmerzen, und die Katastrophisierung, d. h. die Befürchtung des Schlimmsten und der Glaube, dass die Schmerzen nie besser werden. Darüber hinaus kann ein Mensch mit Rückenschmerzen das Gefühl haben, dass etwas in seinem Rücken gebrochen ist und dass es erst nach einer Operation oder einer Spritze besser wird. Ein wichtiger Faktor ist die Selbstwirksamkeit: die Wahrnehmung der Person, was sie selbst tun kann. Ist diese gering ausgeprägt, bleibt die Person wenig aktiv und erwartet, dass sich jemand um sie kümmert.

Emotionale Faktoren sind Angst, Unsicherheit, Depression und Sorgen. Auch Wut und Schuldzuweisungen an andere fallen in diese Kategorie.

Zu den sozialen Faktoren gehören arbeitsbezogene Faktoren wie Arbeitszufriedenheit, Beziehungen am Arbeitsplatz, aber auch Bezahlung und Aufstiegsmöglichkeiten. Beziehungsfaktoren und familiäre Probleme können die Genesung beeinträchtigen. Probleme mit dem medizinischen Personal oder der Versicherung können ebenfalls einer Bewältigung von Rückenschmerzen im Wege stehen.

Psychosoziale Faktoren können durch Interviews ermittelt werden. Häufig ist es jedoch sinnvoll, standardisierte Fragebogen zu verwenden. Ein guter und einfacher Fragebogen ist beispielsweise der „Örebro Musculoskeletal Pain Questionnaire" oder kurz der Örebro-Fragebogen [46]. Er besteht aus 10 Fragen, wobei für jede Frage maximal 10 Punkte vergeben werden können. Die maximale Gesamtpunktzahl beträgt also 100. Je mehr Punkte, desto schlechter die Prognose. Die Schwelle für eine schlechte Prognose liegt bei 50 % der Punkte.

Mit dem STarT-Fragebogen (**S**ubgroups for **Tar**geted **T**reatment) wird versucht, Personen mit Rückenschmerzen nach ihrem Chronifizierungsrisiko in drei Kategorien einzuteilen [46]. Der Fragebogen ist einfach angelegt und besteht aus 9 Fragen. Liegt die Punktzahl unter 4, ist das Chronifizierungsrisiko gering und 1 bis 2 kurze Interventionen sollten ausreichen. Liegt die Punktzahl über 4, liegen aber nur wenige psychosoziale Faktoren vor, ist das Risiko mittelhoch und eine intensive Physiotherapie ausreichend. Sind die Befunde überwiegend psychosozialer Natur, ist das Chronifizierungsrisiko hoch und eine multidisziplinäre Rehabilitation erforderlich.

Es gibt auch geeignete Fragebogen für verschiedene Bereiche wie Angst (Fear Avoidance Beliefs Questionnaire, FABQ), Katastrophisierung (Schmerz-Katastrophierung-Skala, PCS), Bewegungsangst (Tampa Scale of Kinesiophobia, TSK) usw. Diese sind alle online in deutscher Sprache verfügbar. Weitere Informationen dazu finden sich in Kap. 3.2.

Nutzung von Fragebogen

Menschen mit Rückenschmerzen erleben ihr Problem im Alltag sehr unterschiedlich. Der eine hat vielleicht starke Rückenschmerzen und findet es schwierig, seine Schuhe anzuziehen, aber wenn er selbstbewusst und aktiv ist, stört ihn das nicht weiter. Ein anderer kann alles Mögliche tun, z. B. Baumstämme hacken, fühlt sich aber durch die Rückenschmerzen im Alltag sehr eingeschränkt.

Da wir nicht wissen können, wie die Situation bei jeder einzelnen Person aussieht, lohnt es sich, einen standardisierten Fragebogen zu verwenden. Gute und weit verbreitete Fragebogen sind der ODI (Oswestry Disability Index) und der RMQ (Roland Morris Disability Questionnaire). Gut und einfach ist auch die Patient Specific Functional Scale (PSFS). Alle diese Tests funktionieren nach dem gleichen Prinzip. Je höher die Punktzahl, desto schlechter der Zustand einer Person, desto schlechter die Prognose und desto größer der Aufwand, um wieder gesund zu werden. Ist die Punktzahl hoch, z. B. über 35–40 % des Maximalwertes, lohnt es sich, zusätzlich zu diesen Fragebogen psychosoziale Fragebogen zu verwenden. Ist der Wert niedrig, ist die Prognose gut und die Klient*in wird sich wahrscheinlich nach sehr wenigen Interventionen erholen [19].

Merke **M!**

Der Einsatz standardisierter Fragebogen lohnt sich.

Für HWS-Beschwerden ist der Neck Disability Index (NDI) der wichtigste und am häufigsten empfohlene Fragebogen [51]. Er besteht aus 10 Fragen und misst die Schwierigkeiten, die eine Person bei alltäglichen Verrichtungen wie Tragen, Anziehen, Lesen usw. hat. Für jede Frage können maximal 5 Punkte und für den gesamten Fragebogen maximal 50 Punkte erreicht werden. Durch Verdoppelung der Punkte erhält man den Prozentsatz der Behinderung im täglichen Leben aufgrund von Nackenschmerzen. Der ODI und der BDI sind ähnlich aufgebaut und können auch ähnlich bewertet werden.

Für Probleme der oberen Extremität ist der DASH (Disabilities of Arm, Shoulder and Hand) hilfreich, da er die gesamte Extremität erfasst [1]. In ähnlicher Weise kann die LEFS (Lower Extremity Functional Scale) für die untere Extremität verwendet werden [35]. Ein generischer Fragebogen für alle muskuloskeletalen Beschwerden ist die PSFS (Patient Specific Functional Scale) [39].

3.1.4 Typische Untergruppen von Nackenschmerzen

Die folgende Unterteilung von Nackenschmerzen wird von den US-amerikanischen Leitlinien für die praktische Versorgung empfohlen:

- Nackenschmerzen mit Steifigkeit
- Nackenschmerzen mit Störung der motorischen Kontrolle (auch Whiplash-associated Disorders, WAD, „Schleudertrauma")
- Nackenschmerzen, die Kopfschmerzen verursachen
- Nackenschmerzen, die in die obere Extremität ausstrahlen (▶ Abb. 3.2) [4].

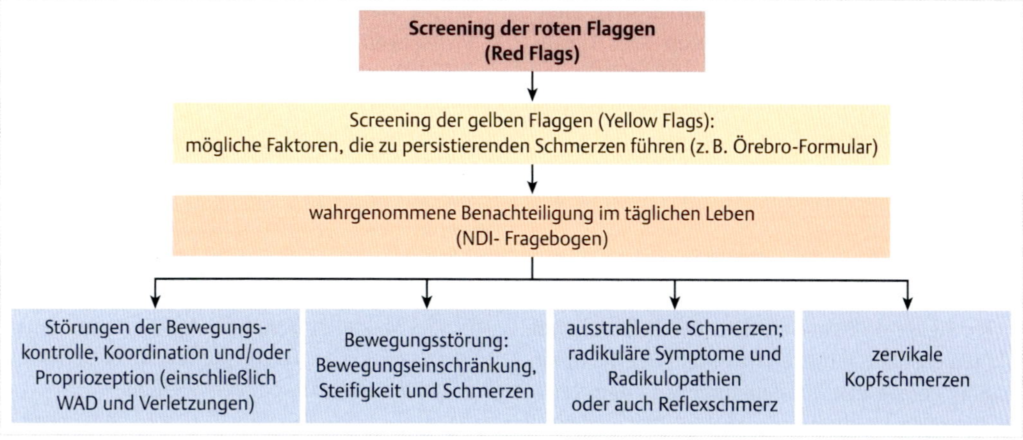

Abb. 3.2 Subgruppierung von Nackenschmerzen.

Differenzierung von mechanischen und Steifigkeitsproblemen

Ein Steifigkeitsproblem wird durch das Fehlen von ausstrahlenden Schmerzen, neurologischen Befunden, Kopfschmerzen und einem akuten Trauma erkannt. Die Patient*in klagt über einen steifen und in der Bewegung eingeschränkten Nacken.

Die aktive Beweglichkeit sollte in allen Richtungen getestet werden, d. h. Rotation, Flexion, Extension und Lateralflexion. Eine deutliche Seitendifferenz sollte ausreichen, um ein Beweglichkeitsdefizit festzustellen. Das Alter der Person muss dabei berücksichtigt werden. Während bei einem 20-Jährigen eine Rotation von 90° erwartet werden kann, ist bei einer über 60-Jährigen etwa eine halb so große Rotation noch normal. Auch die Qualität der Bewegung kann bereits hier (wenn auch erst später) beobachtet werden, so z. B. ob die Drehbewegung die Nase in der horizontalen Ebene hält oder ob die Nase bei der seitlichen Beugung nach vorn ausgerichtet bleibt. Bei Flexions- und Extensionsbewegungen sollte auch darauf geachtet werden, ob die Bewegung harmonisch von der oberen und unteren Halswirbelsäule ausgeht.

Merke **M!**

Segmentale Tests sollten in erster Linie als Schmerzprovokationstests verwendet werden.

Segmentale Tests sollten in erster Linie als Schmerzprovokationstests ausgeführt werden, d. h. kann der Druck auf einen bestimmten Wirbelsäulenbereich die Symptomatik auslösen oder nicht. Wenn dies der Fall ist, hat dies wahrscheinlich etwas mit dem Gesundheitsproblem zu tun. Gute und einfache Tests sind z. B. der Posterior-anterior-Test (PA) und der Unilateral-Test nach Maitland. Denken Sie immer daran, die Ergebnisse gut und klar mit der Person zu kommunizieren (Kap. 4.6).

Nackenschmerzen mit muskulären Koordinationsstörungen und die Bewegungskontrolle

Wenn die Patient*in eine akute oder subakute Nacken- oder Kopfverletzung erlitten hat, ist es wichtig, vor allem die motorische Kontrolle, die Propriozeption und auch die Augen-Kopf-Koordination zu untersuchen. Beschwerden in dieser Gruppe sind Schwindel, Nackenmüdigkeit, Konzentrationsstörungen oder z. B. das Gefühl, dass der Nacken nicht stabil ist.

Die tiefen Nackenflexoren sollen auf ihre Suffizienz hin getestet werden. Der Deep-Neck-Flexor-Test (DNF) hat eine sehr gute Zuverlässigkeit und die Muskeln zeigen in dieser Untergruppe oft eindeutige Ergebnisse.

Es wurden mehrere Tests und Testbatterien zur Bewegungskontrolle veröffentlicht, von denen sich viele als sehr zuverlässig erwiesen haben.

Der Joint Position Error (JPE) wird in der Regel verwendet, um die Propriozeption zu testen.

Der Figure-of-Eight-Test und der Zickzack-Test können ebenfalls eingesetzt werden. Der JPE misst, ob eine Person den Kopf entsprechend dem Muster bewegen kann und wie viele Fehler während des Zyklus auftreten. Der Normalwert liegt bei weniger als 8 Fehlern [10].

Die Auge-Kopf-Koordination lässt sich leicht testen [9]:

- Kann die Person dem Finger mit den Augen folgen, während sie den Kopf ruhig hält?
- Geht dies auch in einer um 45° rotierten Position?
- Kann die Person den Kopf drehen und gleichzeitig den Blick auf den Finger richten?
- Kann die Person die Augen schnell nach rechts und links bewegen, ohne den Kopf zu bewegen?

Wenn einer dieser Tests auffällig ist, bedeutet dies, dass das sensomotorische System in irgendeiner Weise aus dem Gleichgewicht geraten ist. Die Tests können auch als Übungen eingesetzt werden. Sie sind besonders nützlich bei Schwindel oder Konzentrationsproblemen, wie sie häufig nach einem Schleudertrauma auftreten.

Zervikogener Kopfschmerz

Bei Menschen mit Kopfschmerzen versucht man, den Schmerz durch aktive oder passive Halsbewegungen zu provozieren. Die bereits erwähnten PA- und unilateralen PA-Provokationstests sind ebenfalls aussagekräftig. Typische Befunde sind Schmerzprovokationen aus den Segmenten C 1, C 2 oder C 3. Auch der Flexion-Rotation-Test hat sich bei Kopfschmerzen als zuverlässig erwiesen:

- Der Nacken wird in Rückenlage maximal gebeugt. Der Kopf wird passiv flektiert gehalten und in beide Richtungen gedreht. Der Test ist positiv, wenn die Drehbewegung nicht in beide Richtungen gleich ist oder wenn die Bewegung Schmerzen verursacht.

Die tiefen Nackenbeuger sollten, wie erwähnt, ebenfalls getestet werden, ebenso die kurzen Nackenstrecker durch Dehnung. Gibt es eine passive Beugung des oberen Nackens? Auch andere Muskelverspannungen sollten getestet werden, wie z. B. die des Schulterblatthebers (M. levator scapulae), des M. scalenus und des M. sternocleidomastoideus. Mögliche Triggerpunkte in diesen Muskeln sollten ebenfalls palpiert werden.

Merke M!

Bei einem zervikogenen Kopfschmerz muss der Kopfschmerz vom Nacken aus provozierbar sein.

Ausstrahlende Nackenschmerzen in die obere Extremität

Derartige Beschwerden sollten zunächst neurologisch untersucht werden. Das bedeutet, dass die Kennmuskeln, die Sensibilität und die Reflexe untersucht werden. Neurodynamische Tests sind ebenfalls wichtig. Alle ULNT-Tests (Upper-Limb-Tension-Test) sollten durchgeführt werden. Wenn diese und auch die neurologischen Tests negativ ausfallen, dann liegt wahrscheinlich kein Problem an den Nervenwurzeln vor. Der Spurling-Test sollte durchgeführt werden. Bei neurologischen Problemen kann auch ein Squeeze-Test, bei dem der ganze Arm um den Oberarm gelegt wird, positiv sein. Wenn dies Schmerzen verursacht, ist der Test positiv [49].

In den letzten Jahren wird auch vermehrt von quantitativen sensorischen Tests gesprochen. Diese können zur Erkennung einer möglichen peripheren Nervenschädigung eingesetzt werden [42]. Dazu gehören Kälte-/Wärmeschmerz-Tests, Pin-Prick-Test, Watte (für mögliche Allodynie) und die Prüfung des Vibrationsempfindens und der Druckschmerzschwelle. Auf diese Tests wird in diesem Kapitel nicht näher eingegangen.

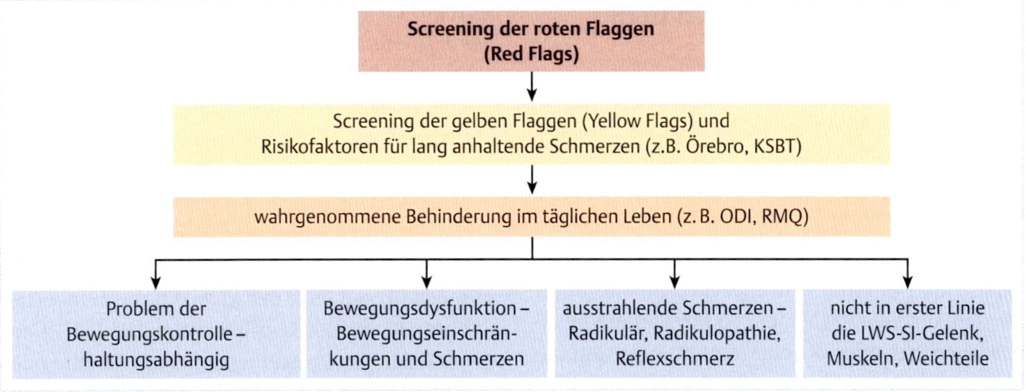

Abb. 3.3 Subgruppierung von Rückenschmerzen.

Bei allen Personen mit Nackenschmerzen sollte auch die Beweglichkeit der BWS und der Schulterblattstabilisatoren untersucht werden.

Die Brustwirbelsäule kann mit den gleichen PA- und unilateralen PA-Tests untersucht werden wie die Halswirbelsäule. Häufig liegen hier Befunde vor, und die Mobilisierung der Brustwirbelsäule ist eine gute Behandlungsoption.

Die Steuerung des Schulterblatts sollte untersucht werden, z. B. durch Funktionsprüfung der Mm. serratus anterior und trapezii ascendens und descendens.

3.1.5 Lendenwirbelsäule – Untergruppe

Menschen mit Rückenschmerzen können 4 verschiedenen Untergruppen zugeordnet werden:

1. Bewegungsstörungen, d. h. Steifigkeit und/oder Schmerzen bei Bewegung
2. Bewegungskontrollproblem
3. Schmerzen, die in die untere Extremität ausstrahlen
4. Schmerzen, die nicht primär vom Rücken, sondern von den Beckengelenken oder der Beckenmuskulatur ausgehen (▶ Abb. 3.3).

Mechanische Bewegungsstörung

Eine mechanische Bewegungsstörung wird diagnostiziert, wenn die Patient*in steif ist und die Bewegung(en) Schmerzen verursachen. Die neurologischen und neurodynamischen Tests sind negativ und die psychosozialen Aspekte erscheinen unauffällig. Die nun anzuwendenden Tests sind Provokationstests, die aus aktiven oder passiven Bewegungen und Palpation bestehen können. Wenn es sich tatsächlich um eine rein mechanische Bewegungsstörung handelt, ist es relativ einfach, die schmerzhafte Stelle, den schmerzhaften Punkt oder das schmerzhafte Segment zu lokalisieren. Zu den Tests gehören der posterior-anteriore (PA) und der unilaterale Druck, die Palpation von Triggerpunkten und Faszien sowie Provokationstests der Beckengelenke [32].

Störungen der Bewegungskontrolle

Störungen der Bewegungskontrolle unterscheiden sich von mechanischen Bewegungsstörungen dadurch, dass die Bewegung nicht auffällig eingeschränkt ist, sondern die Schmerzen durch eine bestimmte Körperhaltung im Sitzen, Stehen oder bei monotonen Tätigkeiten ausgelöst werden. Die dabei eingesetzten Bewegungskontrolltests sind gut bekannt und haben sich als zuverlässig erwiesen [6], [33].

Ausstrahlende Schmerzen in die untere Extremität

Ausstrahlende Schmerzen können radikulopathisch, radikulär oder pseudoradikulär sein [43].

Eine echte Radikulopathie kann nur diagnostiziert werden, wenn die neurologischen Tests zu Kraft, Sensibilität oder Reflexen auffällig sind. In diesem Fall handelt es sich um eine spezifische Diagnose, und es sollte eine Spezialist*in konsultiert werden, um zu entscheiden, ob Physiotherapie allein ausreicht oder ob eine chirurgische, Injektions- und/oder medikamentöse Behandlung erforderlich ist [43].

Zusätzlich wird mit neurodynamischen Tests die Mechanosensitivität der Nerven untersucht. Die verwendeten Tests sind der Slump-Test, der Straight-Leg-Raise-Test (SLR) und der Prone-Knee-Bend-Test (PKB). Wenn nur die neurodynamischen Tests positiv sind, werden die Beschwerden als gutartige Schmerzen, aber aufgrund einer erhöhten neuralen Mechanosensitivität eingestuft.

Von rein radikulären Schmerzen kann gesprochen werden, wenn eine Nervenkompression eindeutig durch eine Kombination aus Extension und Lateralflexion provoziert werden kann. Dieser Test ähnelt dem Spurling-Test für den Nacken. Häufig sind radikuläre Schmerzen mit positiven neurologischen Befunden (die sie zu Radikulopathien machen) und/oder mit positiven neurodynamischen Tests verbunden. Wenn sie jedoch allein auftreten (nur mit Nervenwurzelprovokation), kann man von rein radikulären Schmerzen sprechen.

Die 3. Gruppe der ausstrahlenden Schmerzen sind die sog. Referred Pain (übertragener Schmerz) [43]. Sie werden auch als pseudoradikuläres Syndrom bezeichnet. Sie können durch Facettengelenke, Muskeln und deren Triggerpunkte, Faszien, Bänder sowie Beckengelenke und -gewebe verursacht werden und über entsprechende Provokationstests untersucht.

Schmerzen, die nicht primär von der LWS ausgehen

Zu dieser Kategorie gehören vor allem Schmerzen im Bereich des Iliosakralgelenks (ISG) und Referred Pain, die durch die Hüftmuskulatur verursacht werden. Es gibt zahlreiche Tests zur Provokation des ISG. Hervorzuheben sind der posteriore Beckenschmerz-Provokationstest (PPPP), das Patrick-Zeichen, der Gaelen-Test und der direkte PA am Kreuzbein [25]. Kompressions- und Distraktionstests werden ebenfalls empfohlen. Sie erfordern jedoch einen sehr hohen Kraftaufwand, wobei sogar schon der Griff selbst schmerzhaft sein kann.

Von den Beckenmuskeln sollten der M. piriformis, der M. glutaeus, der M. quadratus lumborum und der M. iliopsoas palpiert werden [11]. Geht der Schmerz von genau einem dieser Punkte oder von den Faszien aus, kann von einem Zusammenhang ausgegangen werden. Wichtig ist, dass alle oben genannten Punkte ausgeschlossen wurden.

3.1.6 Schulter

Für die HWS gibt es eine einfache Unterteilung: Steifigkeitsproblem, Kopfschmerzen, muskuläre Koordinationsprobleme (einschließlich WAD) und ausstrahlender Schmerz [4], [31]. Auch für den unteren Rücken gibt es eine vergleichbare Einteilung: Bewegungsstörungen (Steifigkeit und/oder Schmerzen), Bewegungskontrollproblem, ausstrahlende Schmerzen und nicht primäres Wirbelsäulenproblem (sondern z. B. ISG-Störung) [32].

Gibt es denn bei Schulterproblemen ebenfalls eine solche Unterteilung?

Die häufigste Diagnose bei Schulterschmerzen ist immer noch das Impingement-Syndrom [37]. Dabei handelt es sich um eine Engstelle zwischen Schulterdach und Humeruskopf, die zu einer Reizung der subakromialen Strukturen durch Druck oder Reibung führt. Aber warum manifestiert sich diese Enge bei manchen Personen mit Symptomen und bei anderen nicht [14]? Und wenn das Impingement-Syndrom mit dem oben beschriebenen Mechanismus tatsächlich ein rein strukturelles Problem wäre, warum sind dann nicht alle Menschen nach einer subakromialen Dekompressionsoperation beschwerdefrei [50]?

Soll man überhaupt von Impingement reden?

Es stellt sich also zu Recht die Frage, was eine solche dominant strukturbasierte Diagnose rechtfertigt. Da zunehmend Zweifel an diesen Theorien bestehen, kommen immer mehr Autor*innen weg von dem Begriff „Impingement-Syndrom" [26]. Häufiger liest und hört man jetzt vom „subakromialen Schmerzsyndrom" oder von „Rotator Cuff-related Shoulder Pain" (RCRSP) [27]. Diese Nomenklatur soll mehr das Beschwerdebild bzw. den Beschwerdeort in den Vordergrund stellen, statt eines Mechanismus, dessen Existenz immer mehr in Zweifel gezogen wird [30].

Dem strukturellen Paradigma entsprechend wurde in der Vergangenheit von Ann Cools ein Algorithmus bei Sportlern vorgeschlagen, der das dem Impingement-Syndrom zugrunde liegende Problem identifizieren sollte [8]. Dabei sind jedoch 3 Punkte nachteilig:

- Der Algorithmus ermöglicht keine umfassende Subgruppierung von Schulterbeschwerden.
- Er basiert auf einer Reihe struktureller Tests, die nicht sehr valide sind.
- Er erscheint für eine Anwendung im klinischen Alltag zu komplex.

Daher wurde von Ludewig et al. (2022) ein Framework zur Klassifizierung von atraumatischen Schulterschmerzen entwickelt, das auf sog. Diagnosekriterien für das Bewegungssystem fußt und sich dabei klar von einer strukturbasierten Herangehensweise distanziert [30]. Daraus resultierten die 3 Gruppen von Schulterproblemen „Hypermobilität", „Hypomobilität" und „abnormale Bewegung" oder „Bewegungskoordinationsdefizit", die das Forschungsteam anschließend noch anhand der primären Einschränkungen der Bewegungsmuster in weitere Untergruppen unterteilte.

Dieses Klassifikationssystem ähnelt dem von Jeremy Lewis, der jedoch in seiner Unterteilung nicht zwischen traumatischer und atraumatischer Genese unterscheidet [28]. Seine Subgruppen umfassen „kein primäres Schulterproblem", „schwache Schulter mit Schmerzen", „steife Schulter mit/ohne Schmerzen" und „instabile Schulter".

Ein wichtiges Alleinstellungsmerkmal ist, dass die verschiedenen Subgruppen immer unter Berücksichtigung des biopsychosozialen Schmerzmodells, der Lebensstilfaktoren, der Umweltfaktoren und der pathoanatomischen Faktoren betrachtet wurden. Damit unterstreicht die Forschungsgruppe, dass die Beschwerden der Betroffenen nicht nur als Gewebeproblem zu sehen sind. Es wird damit auch der Tatsache Rechnung getragen, dass Schulterbeschwerden, die insbesondere durch oder mit Schmerzen charakterisiert sind, nicht auf einen rein peripheren nozizeptiven Schmerzmechanismus reduziert werden können. Im klinischen Fall müssen auch Schmerzen und Reizbarkeit berücksichtigt werden [34].

Lieber Subgruppen nach klinischer Präsentation bilden

Die Vorteile der Subgruppierungen nach Ludewig sowie nach Lewis sind, dass sich daraus direkt erste Behandlungsansätze als logische Konsequenz ableiten lassen. Kommt man nach der Anamnese und Untersuchung zu dem Schluss, dass eine Person primär der Gruppe „Hypomobilität" oder „steife Schulter mit/ohne Schmerzen" zuzuordnen ist, müssen Maßnahmen zur Verbesserung der Beweglichkeit ergriffen werden. Ergibt sich umgekehrt das Bild einer überwiegenden „Hypermobilität" bzw. einer „instabilen Schulter", sollte die physiotherapeutische Behandlung am Defizit der Stabilisierungsfähigkeit ansetzen usw.

Nun stellt sich die berechtigte Frage: Haben strukturelle Tests überhaupt noch einen Platz in der physiotherapeutischen Untersuchung? Und wie ist ihr Wert im Rahmen des Clinical Reasonings einzuordnen? Sowohl die Literatur als auch unsere klinische Erfahrung zeigen, dass strukturelle Tests ihre Berechtigung haben. Sie sollten jedoch sehr selektiv eingesetzt werden und ihre Ergebnisse sollten als ergänzende Informationsquelle interpretiert werden, um das Beschwerdebild eines Menschen zu verstehen [30].

In Anlehnung an die vorgeschlagenen Subgruppen [26], [30], [34] könnten die klinische Präsentation und das physiotherapeutische Vorgehen bei der Untersuchung und Behandlung wie folgt aussehen (▶ Abb. 3.4).

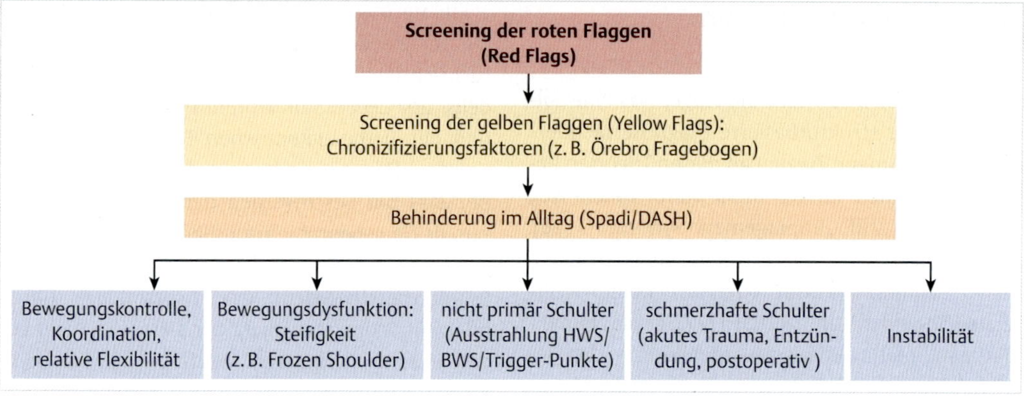

Abb. 3.4 Subgruppierung von Schulterschmerzen.

Mögliche Subgruppen von Schulterbeschwerden

Steifigkeitsproblem

Eine eingeschränkte Beweglichkeit mit oder ohne Schmerzen kann sich durch anamnestische Angaben über eine sich allmählich entwickelnde eingeschränkte Beweglichkeit (mit/ohne Schmerzen) äußern. Nicht alle Betroffenen berichten jedoch über solche Einschränkungen, vor allem, wenn sie nicht sehr ausgeprägt sind oder nur ein Bewegungsende betreffen. Die Unterscheidung, ob die passive oder aktive Beweglichkeit oder beides eingeschränkt ist, liefert wichtige Hinweise auf die betroffenen Strukturen (Muskeln, Sehnen, Gelenkkapseln, Nerven). Die zugrunde liegenden Mechanismen sind entweder eine muskulär oder kapsulär bedingte Steifigkeit oder eine verminderte Muskelkraft (muskulär oder neural bedingt). Bei der Untersuchung muss daher unbedingt die passive Beweglichkeit in allen Richtungen, sowohl glenohumeral als auch skapulothorakal, im Vergleich zur aktiven geprüft werden.

Typische Diagnosen, die dieser Gruppe zugeordnet werden können, sind z. B. die Frozen Shoulder im 2. oder 3. Stadium oder die Omarthrose (Einsteifung). Nicht selten sieht man dieses Bild auch nach längerer Ruhigstellung postoperativ oder posttraumatisch beim sog. „Rotator Cuff related Shoulder Pain".

Problem der Bewegungskontrolle

Dies ist ein häufiges Problem bei einem „Impingement" oder RCRSP. Die Ursache liegt jedoch im Zusammenspiel zwischen dem Glenohumeralgelenk und dem Schulterblatt (Skapula). Das Schulterblatt kann zu beweglich und das Glenohumeralgelenk zu steif sein – oder auch umgekehrt [7], [41]. Die Beziehungen zwischen Bewegungen können richtungsabhängig sein. So ist etwa das Glenohumeralgelenk zu beweglich für die Außenrotation, aber steif genug für die Innenrotation, und gleichzeitig ist das Schulterblatt zu beweglich für die Innenrotation, aber möglicherweise zu steif für die Außenrotation [7], [41].

Der Beitrag einer eventuell eingeschränkten skapulothorakalen Beweglichkeit kann mit der Testbatterie nach Stenvers untersucht werden [2]. Dies ist insbesondere dann sinnvoll, wenn die Flexion am Ende des Bewegungsausmaßes eingeschränkt ist. Sind mindestens 3 der 5 Testbewegungen positiv, gilt die Skapula als eingeschränkt beweglich.

Darüber hinaus ist es sinnvoll, den Beitrag der Skapula zum Schmerz mit dem SAT (Scapular Assistance Test) [40] und dem SRT (Scapular Retraction Test) zu überprüfen [23], [48]. Wenn diese Tests zu einer Linderung der Symptome führen, kann die Skapula als Einflussfaktor in Betracht gezogen werden.

> **Tipp**
>
> Das folgende Verfahren kann ebenfalls Aufschluss über die Beweglichkeit geben:
> - Wenn die Skapula bei der „Hand-behind-Back“-Bewegung abhebt, die Beweglichkeit insgesamt aber gut ist, kann die gleiche Bewegung mit fixierter Skapula versucht werden.
> - Ist die Beweglichkeit nun deutlich eingeschränkt, deutet dies auf eine eingeschränkte glenohumerale Innenrotation hin, die durch die hypermobile Skapula kompensiert wird.

Sind diese Tests auffällig, ist es sinnvoll, sich die Muskeln anzuschauen, welche die Skapula stabilisieren: Mm. trapezii ascendens und descendens und M. serratus anterior.

Häufig liegt auch ein GIRD vor (glenohumeral internal rotation deficiency) [52]. Die Innenrotation des Glenohumeralgelenks ist eingeschränkt und die Beweglichkeit der Skapula nimmt ab.

Sind die Schmerzen weniger akut und wird ihre Entstehungsgeschichte als schleichend und/oder rezidivierend beschrieben, ist der Leidensdruck häufig geringer und die Betroffenen sind nur bei ausgewählten Aktivitäten (z. B. Sport) beeinträchtigt. Nicht selten sind kurzzeitige Über- oder Fehlbelastungen (gesteigertes Training, neue oder ungewohnte Aktivitäten) die Ursache.

Dieses Beschwerdebild ist sehr häufig und entspricht wohl am ehesten dem, was man unter dem Impingement-Syndrom oder RCRSP versteht.

Sehr schmerzhafte Schulter

Die schmerzhafte Schulter mit/ohne Schwäche kann sehr akut auftreten. Die betroffenen Personen zeigen dann häufig ein Schonverhalten der oberen Extremität. Der Schlaf ist häufig gestört und ADLs wie das Anziehen eines Hemdes oder das Haarewaschen sind schwierig. Obwohl für das Auftreten akuter Schmerzen oft ein klarer Auslöser wie Sturz, Sport- oder Arbeitsunfall vorliegt, kann ein plötzlicher heftiger Schulterschmerz auch ohne auslösendes Ereignis auftreten (z. B. Frozen Shoulder im Frühstadium, akute Tendinosis calcarea, aktivierte Arthrose, neuralgische Schulteramyotrophie).

In diesem Fall sollte die klinische Untersuchung auf ein Minimum beschränkt werden, um die Schulter nicht weiter zu reizen. Ziel der Untersuchung ist es, eine Bewegung oder Übung zu finden, welche die Schmerzen am besten lindert. Dies entspricht auch der von Maitland geprägten klinischen Untergruppe SIN (severity irritabilty nature) [3].

Entlastende Lagerungen, sanfte passive oder aktive, aber nicht hebende Mobilisationen oder sogar eine vorübergehende Ruhigstellung können hilfreich sein. Häufig waren die erkrankten Menschen bereits in ärztlicher Behandlung und haben schmerzstillende Medikamente erhalten. Ist dies nicht der Fall und bestehen Hinweise auf eine erhebliche strukturelle Schädigung (z. B. Totalruptur der Rotatorenmanschette) oder tritt innerhalb weniger Tage keine wesentliche Besserung ein, kann die Überweisung an eine ärztliche Fachkraft sinnvoll sein. Sind die akuten Schmerzen abgeklungen, kann der Zustand dann neu beurteilt und einer anderen der verbleibenden Gruppen zugeordnet werden.

Instabile Schulter

Die instabile Schulter hat viele Gesichter, da sie auf sehr unterschiedliche Weise entstehen kann. Dabei spielen die Ätiologie (traumatisch/atraumatisch), das Ausmaß der Instabilität, also Subluxation oder Luxation, und hier die Häufigkeit (einmalig/wiederholt) und die Richtung (anterior/posterior/inferior) eine Rolle. Darüber hinaus müssen Faktoren berücksichtig werden, die eine atraumatische Instabilität begünstigen können, wie z. B. Über-Kopf-Sportarten, Schwimmen, Gymnastik oder eine generalisierte Hyperlaxität. Allen Formen der instabilen Schulter ist gemeinsam, dass sie sich mit dem Leitsymptom eines Instabilitätsgefühls präsentieren, das von Schmerzen begleitet sein kann. Da für eine ausreichende Stabilisierung der Schulter die Kraft und die Kraftverhältnisse der Innen- und Außenrotatoren sowie der skapulothorakalen Muskulatur (Mm. trapezii ascendens und transversus, M. serratus anterior) von zentraler Bedeutung sind, sollten diese Muskelgruppen untersucht werden. Das Beschwerdebild kann auch dem der Gruppe der Bewegungskontrollstörung sehr ähneln.

Es sollten aber nur Personen mit eindeutigen Befunden in der Bildgebung oder in den klinischen Tests der Gruppe Instabilität zugeordnet werden.

Instabilitätstests

Instabilitätstests prüfen die Stabilität in anteriorer, posteriorer und kaudaler Richtung, so etwa das Sulcus Sign für die inferiore Instabilität. Alle diese Tests werden auch zur Beurteilung einer allgemeinen Hyperlaxität verwendet.

Kein primäres Schulterproblem

Diese Zuordnung bedeutet, dass die ursprüngliche Quelle der Symptome nicht im Schulterbereich liegt. Am häufigsten sind die Beschwerden dann auf ein HWS- oder BWS-Problem zurückzuführen. Dies können eine Nervenkompression, Facettengelenkprobleme oder auch muskuläre Triggerpunkte sein, die sich im Schulterbereich symptomatisch äußern, aber nicht dort lokalisiert sind. Die Symptome sind dann als typische Referred Pain zu verstehen.

Bei der Untersuchung steht die Frage im Vordergrund, ob die Schulter tatsächlich der Ursprungsort der Beschwerden ist oder nicht. Sie sollte zunächst durch Lokalisation und Provokationstests (z. B. Spurling-Test, einseitige PA-Provokation oder Rippenprovokation) beantwortet werden können. Die Behandlung richtet sich dann nach dem Befund.

3.1.7 Untergruppierung weiterer muskuloskeletaler Bereiche

Für andere muskuloskeletale Probleme existieren bislang nur wenige Forschungsarbeiten.

Wobei die Untergruppierungen von muskuloskeletalen Beschwerden zum Teil auch wegen ihrer mangelnden Validität kritisiert werden [21], [22]. Natürlich sollte stets ein möglichst individueller Ansatz angestrebt werden [38]. Ein stratifiziertes Vorgehen wird allerdings für alle Patient*innen empfohlen [29], auch mit Subgruppierungen [4][12]. Vor allem können Physiotherapeut*innen am Anfang ihrer beruflichen Tätigkeit von solchen Subgruppierungen profitieren. Sie geben oft eine grobe Richtung in der Therapie vor und helfen, wenn man den Wald vor lauter Bäumen nicht mehr zu sehen droht.

An dieser Stelle haben wir weitere Untergruppierungsvorschläge zusammengefasst, für die es jedoch auch keine validierten Untersuchungen gibt. Vielleicht fühlen sich dadurch aber ja manche Therapeut*innen angeregt, selbst eine Forschungsarbeit auf diesem Gebiet in Angriff zu nehmen.

Hüfte

An der Hüfte kommt eventuell die folgende Subgruppierung infrage:
- Steifigkeitsproblem (am ehesten Arthrose)
- muskuläres Gleichgewichts-/Koordinationsproblem (am ehesten Hüftimpingement)
- Probleme des Muskelansatzes (z. B. trochantäre Tendopathie)
- „kein primäres Hüftproblem“: ausstrahlende Schmerzen aus der LWS direkt, dem ISG oder der Muskulatur und den Facettengelenken der LWS

Knie und Fuß/Sprunggelenk

Eine mögliche Unterteilung für Knie und Fuß/Sprunggelenk wäre vielleicht:
- Steifigkeit/Hypomobilität
- Hypermobilität/Instabilität, einschließlich verschlechterter Propriozeption
- Weichteil-/Sehnenprobleme
- nicht primäre Knie- oder Fußprobleme, sondern ausstrahlende Schmerzen von proximal oder auch Durchblutungsstörungen oder Neuropathien

Ellenbogen

Auch Ellenbogenprobleme ließen sich unterteilen, z. B.:
- Steifigkeit
- Sehnenansätze

- nicht primäre Ellenbogenbeschwerden, sondern Ausstrahlung von proximal (neural oder abgeleitet)
- schwache Muskulatur

Hand/Handgelenk

Eine denkbare Unterteilung für die Hand und das Handgelenk lautet:

- Steifigkeit
- Hypermobilität
- Instabilität
- neural (Karpaltunnelsyndrom)
- proximal verursachtes Problem

Literatur

[1] Angst F, Benz T. Disabilities of the Arm, Shoulder and Hand Questionnaire (DASH). In: Maggino F (Hrsg.): Encyclopedia of Quality of Life and Well-Being Research. Basel: Springer International Publishing; 2020:1–22. DOI: 10.1007/978-3-319-69 909-7_3 892-2

[2] Baertschi E, Swanenburg J, Brunner F et al. Interrater reliability of clinical tests to evaluate scapulothoracic motion. BMC Musculoskelet Disord 2013; 14: 315. DOI: 10.1186/1471-2474-14-315

[3] Banks KH, Elly. Maitlands peripheral manipulation. London: Churchill Livingstone; 2011

[4] Blanpied PR, Gross AR, Elliott J et al. Neck Pain: Revision 2017. J Orthop Sports Phys Ther 2017; 47(7): A1–A83. DOI: 10.2519/jospt.2 017 0302

[5] Brinjikji W, Luetmer PH, Comstock B et al. Systematic literature review of imaging features of spinal degeneration in asymptomatic populations. AJNR Am J Neuroradiol 2015; 36 (4): 811–816. DOI: 10.3 174/ajnr.A4 173

[6] Carlsson H, Rasmussen-Barr E. Clinical screening tests for assessing movement control in non-specific low-back pain. A systematic review of intra- and inter-observer reliability studies. Man Ther 2013; 18(2): 103–110. DOI: 10.1016/j.math.2012.08.004

[7] Comerford M, Mottram S. Kinetic Control: The Management of Uncontrolled Movement. Chatswood: Elsevier; 2012

[8] Cools AM, Cambier D, Witvrouw EE. Screening the athlete's shoulder for impingement symptoms: a clinical reasoning algorithm for early detection of shoulder pathology. Br J Sports Med 2008; 42(8): 628–635. DOI: 10.1136/bjsm.2 008 048 074

[9] Della Casa E, Affolter Helbling J, Meichtr, A et al. Head-eye movement control tests in patients with chronic neck pain; Inter-observer reliability and discriminative validity. BMC Musculoskelet Disord 2014; 15(1): 16. DOI: 10.1186/1471-2474-15-16

[10] Ernst MJ, Williams L, Werner I. et al. Clinical assessment of cervical movement sense in those with neck pain compared to asymptomatic individuals. Musculoskelet Sci Pract 2019; 43: 64–69. DOI: 10.1016/j.msksp.2019.06.006

[11] Gautschi R. Manuelle Triggerpunkt-Therapie. Stuttgart: Thieme; 2016

[12] George SZ, Fritz JM, Silfies SP et al. Interventions for the Management of Acute and Chronic Low Back Pain: Revision 2021. J Orthop Sports Phys Ther 2021; 51(11): CPG1-CPG60. DOI: 10.2519/jospt.2 021 0304

[13] Girish G, Lobo LG, Jacobson JA et al. Ultrasound of the shoulder: asymptomatic findings in men. AJR Am J Roentgenol 2011; 197(4): W713–719. DOI: 10.2214/AJR.11.6 971

[14] Gismervik SO, Drogset JO, Granviken F et al. Physical examination tests of the shoulder: a systematic review and meta-analysis of diagnostic test performance. BMC Musculoskelet Disord 2017; 18(1): 41. DOI: 10.1186/s12 891-017-1400-0

[15] Guermazi A, Niu J, Hayashi D et al. Prevalence of abnormalities in knees detected by MRI in adults without knee osteoarthritis: population-based observational study (Framingham Osteoarthritis Study). BMJ 2012; 345: e5 339. DOI: 10.1136/bmj.e5 339

[16] Hartvigsen J, Hancock MJ, Kongsted A et al. What low back pain is and why we need to pay attention. Lancet 2018; 391 (10 137): 2356–2367. DOI: 10.1016/S 0140-6 736(18)30 480-X

[17] Henschke N, Maher CG, Ostelo RW et al. Red flags to screen for malignancy in patients with low-back pain. Cochrane Database Syst Rev 2013; 2: CD008 686. DOI: 10.1002/14 651 858.CD008 686.pub2

[18] IFOMPT (2019). Im Internet: http://www.ifompt.org/

[19] Jorgensen R, Ris I, Juhl C et al. Responsiveness of clinical tests for people with neck pain. BMC Musculoskelet Disord 2017; 18(1): 548. DOI: 10.1186/s12 891-017-1918-1

[20] Kalff RE, Ewald C, Waschke A et al. Degenerative lumbale Spinalkanalstenose im höheren Lebensalter. Dtsch Arztebl Int 2013; 110(37): 613–624). DOI: DOI: 10.3 238/arztebl.2 013 0613

[21] Karayannis NV, Jull GA, Hodges PW. Physiotherapy movement based classification approaches to low back pain: comparison of subgroups through review and developer/expert survey. BMC musculoskeletal disorders 2012; 13: 24. DOI: 10.1186/1471-2474-13-24

[22] Karayannis NV, Jull GA, Hodges PW. Movement-based subgrouping in low back pain: synergy and divergence in approaches. Physiotherapy 2016; 102(2): 159–169. DOI: 10.1016/j.physio.2015.04.005

[23] Khazzam M, Gates ST, Tisano BK et al. Diagnostic Accuracy of the Scapular Retraction Test in Assessing the Status of the Rotator Cuff. Orthop J Sports Med 2018; 6(10): 232 596 7 118 799 308. DOI: 10.1177/232 596 7 118 799 308

[24] Laborie LB, Lehmann TG, Engesaeter IO et al. Prevalence of radiographic findings thought to be associated with femoroacetabular impingement in a population-based cohort of 2081 healthy young adults. Radiology 2011; 260(2): 494–502. DOI: 10.1148/radiol.11 102 354

[25] Laslett M, Aprill CN, McDonald B et al. Diagnosis of sacroiliac joint pain: validity of individual provocation tests and composites of tests. Man Ther 2005; 10(3): 207–218. DOI: 10.1016/j.math.2005.01.003

[26] Lewis JS. Rotator cuff related shoulder pain: Assessment, management and uncertainties. Man Ther 2016; 23: 57–68. DOI: 10.1016/j.math.2016.03.009

[27] Lewis JS. Rotator cuff tendinopathy/subacromial impingement syndrome: is it time for a new method of assessment? Br J Sports Med 2009; 43(4): 259–264. DOI: 10.1136/bjsm.2 008 052 183

[28] Lewis JS, McCreesh K, Barratt E et al. Interrater reliability of the Shoulder Symptom Modification Procedure in people with shoulder pain. BMJ Open Sport Exerc Med 2016; 2(1): e000 181. DOI: 10.1136/bmjsem-2016-000 181

[29] Lin I, Rankin A, Wiles L et al. Infographic. 11 best practice recommendations for care in musculoskeletal pain. Br J Sports Med 2019; 53(19): 1250. DOI: 10.1136/bjsports-2019-100 821

[30] Ludewig PM, Saini G, Hellem A et al. Changing our Diagnostic Paradigm, Part II: Movement System Diagnostic Classification. Int J Sports Phys Ther 2022; 17(1): 7–17. DOI: 10.26 603/001c.30 177
[31] Luomajoki H. HWS Rundumblick – Untersuchung der Halswirbelsäule. Physiopraxis 2023a; 21(1): 42–47. DOI: 10.1055/a-1953-4 779
[32] Luomajoki H. Mammutaufgabe – Untersuchung der LWS. Physiopraxis 2023b; 21(4): 26–29. DOI: 10.1055/a-2009-5 464
[33] Luomajoki H, Kool J, de Bruin E et al. Reliability of movement control tests in the lumbar spine. BMC Musculoskelet Disord 2007; 8: 90. DOI: 1471-2474-8-90 [pii]
[34] McClure PW, Michener LA. Staged Approach for Rehabilitation Classification: Shoulder Disorders (STAR-Shoulder). Phys Ther 2015; 95(5): 791–800. DOI: 10.2522/ptj.20 140 156
[35] Naal FD, Impellizzeri FM, Torka S et al. The German Lower Extremity Functional Scale (LEFS) is reliable, valid and responsive in patients undergoing hip or knee replacement. Qual Life Res 2015; 24(2): 405–410. DOI: 10.1007/s11 136-014-0777-6
[36] Nakashima H, Yukawa Y, Suda K et al. Abnormal findings on magnetic resonance images of the cervical spines in 1211 asymptomatic subjects. Spine (Phila Pa 1976) 2015; 40(6): 392–398. DOI: 10.1097/BRS.000 000 0000 000 775
[37] Neer CS. Impingement lesions. Clin Orthop Relat Res 1983; 173: 70–77. https://www.ncbi.nlm.nih.gov/pubmed/6 825 348
[38] O'Sullivan K, O'Sullivan P, Fersum KV et al. Better targeting care for individuals with low back pain: opportunities and obstacles. British Journal of Sports Medicine 2017; 51(6): 489–490. DOI: 10.1136/bjsports-2016-096 612
[39] Pengel LH, Refshauge KM, Maher CG. Responsiveness of pain, disability, and physical impairment outcomes in patients with low back pain. Spine (Phila Pa 1976) 2004; 29(8): 879–883. http://www.ncbi.nlm.nih.gov/pubmed/15 082 988
[40] Rabin A, Irrgang JJ, Fitzgerald GK, et al. The intertester reliability of the Scapular Assistance Test. J Orthop Sports Phys Ther 2006; 36(9): 653–660. DOI: 10.2519/jospt.2 006 2234
[41] Sahrmann S. Diagnosis and Treatment of Movement Impairment Syndromes. St.Louis: Mosby; 2002
[42] Schmid AB, Nee RJ, Coppieters MW. Reappraising entrapment neuropathies – mechanisms, diagnosis and management. Man Ther 2013; 18(6): 449–457. DOI: 10.1016/j.math.2013.07.006
[43] Schmid AT. Spinally Referred Back and Leg Pain. In: Lumbar Spine Textbook. International Society for the Study of the Lumbar Spine; 2019
[44] Shenk CE, Fruzzetti AE. The impact of validating and invalidating responses on emotional reactivity. Journal of Social and Clinical Psychology 2011; 30(2): 163–183
[45] Sieper J, Poddubnyy D. Axial spondyloarthritis. Lancet 2017; 390(10 089): 73–84. DOI: 10.1016/S 0140-6 736(16)31 591-4
[46] Simula AS, Ruokolainen O, Oura P et al. Association of STarT Back Tool and the short form of the Orebro Musculoskeletal Pain Screening Questionnaire with multidimensional risk factors. Sci Rep 2020; 10(1): 290. DOI: 10.1038/s41 598-019-57 105-3
[47] Stochkendahl MJ, Kjaer P, Hartvigsen J et al. National Clinical Guidelines for non-surgical treatment of patients with recent onset low back pain or lumbar radiculopathy. European Spine Journal: Official Publication of the European Spine Society, the European Spinal Deformity Society, and the European Section of the Cervical Spine Research Society 2018; 27(1): 60–75. DOI: 10.1007/s00 586-017-5 099-2
[48] Tate A, McClure P, Kareha S et al. Effect of the Scapula Reposition Test on shoulder impingement symptoms and elevation strength in overhead athletes. J Orthop Sports Phys Ther 2008; 38(1): 4–11.
[49] Thoomes EJ, van Geest S, van der Windt DA, et al. Value of physical tests in diagnosing cervical radiculopathy: a systematic review. Spine J 2018; 18(1): 179–189. DOI: 10.1016/j.spinee.2017.08.241
[50] Vandvik PO, Lahdeoja T, Ardern C et al. Subacromial decompression surgery for adults with shoulder pain: a clinical practice guideline. BMJ 2019; 364, l294. DOI: 10.1136/bmj.l294
[51] Vernon H, Mior S. The Neck Disability Index: a study of reliability and validity. J Manipulative Physiol Ther 1991; 14(7): 409–415. https://www.ncbi.nlm.nih.gov/pubmed/1 834 753
[52] Wilk KE, Macrina LC, Fleisig GS et al. Correlation of glenohumeral internal rotation deficit and total rotational motion to shoulder injuries in professional baseball pitchers. Am J Sports Med 2011; 39(2): 329–335. DOI: 10.1177/036 354 6 510 384 223

3.2 Fragebogen

Hannu Luomajoki, Silvia Careddu

3.2.1 Einleitung

Fragebogen können aus verschiedenen Gründen und für verschiedene Zwecke eingesetzt werden. In der Psychologie sind sie recht verbreitet und daher vielen medizinisch Tätigen aus diesem klinischen Anwendungsbereich bekannt. Der Schriftsteller Max Frisch hat bereits in den 1960er Jahren ein humorvolles und sarkastisches Buch über Fragebogen geschrieben: Interessanterweise hat er alle Fragebogen selbst erfunden.

Im klinischen Alltag der Physiotherapie sind Fragebogen noch selten. Hier kennt man sie wohl am ehesten aus Forschungsartikeln. Ein vermehrter Einsatz von Fragebogen in der physiotherapeutischen Praxis ist jedoch wünschenswert, da mit ihrer Hilfe wichtige Erkenntnisse über den Zustand einer Person festgehalten und der Therapieverlauf und das Erreichen von Therapiezielen systematisch erfasst werden können.

3.2.2 Wozu ein Fragebogen?

Ein wichtiges Merkmal in der physiotherapeutischen Behandlung ist die „wahrgenommene Beeinträchtigung im Alltag". Dabei handelt es sich um ein komplexes Konstrukt, das nicht nur teilweise durch Mobilitätseinschränkungen, Kraftveränderungen oder Schmerzen beeinflusst wird.

Vielmehr scheinen hier die Individualität der Betroffenen, ihre Erwartungen an die Therapie sowie ihr beruflicher und sozialer Hintergrund relevant zu sein. Dabei handelt es sich um subjektive, individuelle Faktoren, die je nach Lebenssituation, sozialem und kulturellem Hintergrund unterschiedlich wahrgenommen werden können.

Nehmen wir als Beispiel mehrere unterschiedliche Personen mit Schultersteife. Handelt es sich bei dem Patienten um einen Ingenieur, der den ganzen Tag im Büro sitzt und in seiner Freizeit keinen Sport treibt, so schränkt ihn die Schultersteife im Alltag nur wenig ein. Eine Ingenieurin mit dem gleichen beruflichen Hintergrund, die aber in ihrer Freizeit regelmäßig Volleyball spielt, wird dagegen von einer deutlich stärkeren Einschränkung durch die Schultersteife berichten. Eine dritte Person, die als Reinigungskraft arbeitet, wird aufgrund der Schultersteife sogar arbeitsunfähig und könnte so auch finanzielle und soziale Probleme entwickeln.

In diesem Beispiel ist der Einsatz eines Fragebogens wie dem SPADI (Shoulder Pain and Disability Index) sinnvoll [2]: Obwohl alle 3 Personen eine ähnliche Diagnose haben, manifestiert sich das Problem jeweils auf völlig unterschiedliche Weise. Der SPADI würde es ermöglichen, genau diese Unterschiede abzubilden und damit die Individualität jedes Einzelnen detailliert darzustellen (s. u.).

Die Einschätzung einer erlebten Beeinträchtigung im Alltag wird in vielen wissenschaftlichen Studien verwendet und meist als zentrales Ergebnismerkmal angesehen. Der Grund ist, dass man eine Veränderung nur dann als klinisch relevant betrachtet, wenn sich die von der Person selbst wahrgenommene Beeinträchtigung im Alltag durch die Therapie verbessert. Der Einsatz solcher Fragebogen scheint also in der Wissenschaft von großer Bedeutung zu sein. Warum also nicht auch im klinischen Alltag?

Merke **M!**

In der klinischen Arbeit sollten Fragebogen genauso eingesetzt werden wie in der wissenschaftlichen Forschung.

Auch in der klinischen Arbeit ist es sinnvoll, die Wirksamkeit einer Therapie zu messen. Der Einsatz von Fragebogen kann helfen, die eigene Arbeit und deren Wirksamkeit durch objektive und messbare Parameter zu untermauern. Dies ist nicht nur für die tägliche klinische Arbeit sinnvoll, sondern könnte auch als Werbung oder Argumentationshilfe gegenüber Kostenträgern genutzt werden. Darüber hinaus könnte man durch die standardisierte Einführung von Fragebogen bei einer bestimmten Personengruppe in einer Praxis oder Klinik auch herausfinden, wie sehr diese im Mittel von der Therapie in dieser Praxis oder Klinik profitiert. Solche Daten wären auch deshalb interessant, weil man sie dann mit den Ergebnissen aus wissenschaftlichen Publikationen vergleichen könnte.

Ein weiterer Grund, warum Fragebogen in der klinischen Praxis von Physiotherapeut*innen regelmäßig angewendet werden sollten, besteht darin, dass Fragebogen Auskunft über die Prognose der Genesung einer Patient*in geben können. Wenn die wahrgenommene Behinderung hoch ist, ist die Prognose schlechter und die Genesung kann länger dauern und mehr Therapieeinheiten erfordern. Darüber hinaus ist es bei hoher wahrgenommener Behinderung sinnvoll, auch psychologische oder psychosoziale Fragebogen zu verwenden.

Ein weiterer Vorteil der Verwendung von Fragebogen besteht darin, dass die Messung der Beeinträchtigung eine Einteilung der Betroffenen in sinnvolle Untergruppen ermöglicht. Ist die wahrgenommene Beeinträchtigung gering, z. B. unter 20 % des Maximalwertes, ist die Prognose gut und die Patient*in benötigt möglicherweise nur eine minimale Therapie. Liegt die wahrgenommene Beeinträchtigung zwischen 20 und 35 %, so handelt es sich bereits um eine erhöhte Beeinträchtigung und die Prognose ist nicht mehr so gut. Beträgt die wahrgenommene Beeinträchtigung im Alltag über 50 %, ist die Patient*in wahrscheinlich erwerbsunfähig.

3.2.3 Fragebogen zum Ausmaß einer Beeinträchtigung

Rücken- und Nackenschmerzen

Bei Erhebungen zu Rückenschmerzen wird in der Regel entweder der Oswestry Disability Index (ODI) oder der Roland Morris Disability Questionnaire (RMDQ) als Hauptvariable verwendet [6] [18]. Beide Fragebogen sind seit über 40 Jahren in Gebrauch. Obwohl ihre Validität teilweise kritisiert werden kann, gibt es so viel Erfahrung mit diesen Fragebogen, dass diese methodischen Nachteile in der Anwendung vernachlässigt werden können. Außerdem hat die Erfahrung ergeben, dass die beiden eigentlich sehr unterschiedlichen Fragebogen gut miteinander vergleichbar sind. Wenn dieselben Personen beide Fragebogen ausfüllen, ist das Ergebnis in Bezug auf den gemessenen Prozentsatz der wahrgenommenen Beeinträchtigung sehr ähnlich.

Der ODI umfasst 10 Fragen zu Aktivitäten des täglichen Lebens wie Gehen, Sitzen, Heben usw. Bei jeder Frage kann eines von 6 Kästchen angekreuzt werden. Wenn die betreffende Aktivität keine Probleme bereitet, wird sie mit Null bewertet. Wenn die betreffende Aktivität sich dagegen kaum oder überhaupt nicht ausführen lässt, wird sie mit 5 Punkten bewertet. Die maximale Punktzahl beträgt also 50, und je höher die Punktzahl, desto größer ist die empfundene Beeinträchtigung bei alltäglichen Aktivitäten durch Rückenschmerzen. Die erreichte Punktzahl kann verdoppelt werden, um dann einen direkten Prozentsatz zu erhalten. Weniger als 20 % bedeutet eine leichte Beeinträchtigung, 20–35 % eine mäßige Beeinträchtigung, 35–50 % eine zunehmende Beeinträchtigung und über 50 % eine starke Beeinträchtigung, die häufig zur Arbeitsunfähigkeit führt.

Der RMQ ist etwas anders aufgebaut. Er enthält 24 Aussagen, auf die eine Person mit „Ja“ oder „Nein“ antwortet. Bestätigt eine Person z. B. die Aussage „Ich kann die Treppe nicht ohne Hilfe des Geländers hinaufgehen“, erhält sie dafür einen Punkt. Je höher die Punktzahl, desto größer ist die wahrgenommene Behinderung durch Rückenschmerzen. Auch hier können die Ergebnisse in einen Prozentsatz umgerechnet werden. Wie bereits erwähnt, kann das prozentuale Ergebnis des RMQ sehr gut mit dem des ODI verglichen werden.

Bei Nackenschmerzen ist der Neck Disability Index (NDI) das gebräuchlichste Instrument zur Messung der Beeinträchtigung im Alltag [16]. Er ist ähnlich aufgebaut wie der ODI, d. h. er besteht aus 10 Fragen, die jeweils mit maximal 5 Punkten bewertet werden. Der NDI ist sehr empfehlenswert bei Personen mit Nackenschmerzen.

> **Merke** M!
>
> Der NDI ist für Personen mit Nackenschmerzen sehr empfehlenswert.

Schmerzen an der oberen Extremität

Der Fragebogen „Disabilities of the Arm, Shoulder and Hand“ (DASH) hat sich fast zum Goldstandard für Erkrankungen der oberen Extremität entwickelt [1]. Er führt die typischen Aktivitäten der oberen Extremität auf, und die Person gibt an, wie stark sie bei diesen Aktivitäten beeinträchtigt ist – je mehr Punkte, desto stärker sind die Aktivitäten des täglichen Lebens durch die Probleme an der oberen Extremität beeinträchtigt. Der DASH erfasst auch Informationen über Schmerzen und enthält optionale Fragen, die bei besonderen Einschränkungen bei der Arbeit, beim Sport oder beim Spielen eines Musikinstruments ausgefüllt werden können. Die Ergebnisse können wiederum in einen Prozentsatz umgerechnet werden, der die empfundene Beeinträchtigung im Alltag durch Einschränkungen der oberen Extremität angibt.

Ein weiterer Fragebogen, der speziell für schulterbezogene Einschränkungen und Schmerzen entwickelt wurde, ist der Shoulder Pain and Disability Index (SPADI) [2]. Dieser Fragebogen erfasst einerseits Schmerzen bei spezifischen Aktivitäten, andererseits enthält er auch konkrete Fragen zur wahrgenommenen Behinderung bei schulterspezifischen Aktivitäten. Die Ergebnisse können getrennt oder zusammen verwendet werden. Es gibt 5 Fragen zum Schmerz mit jeweils maximal 10 Punkten und 8 Fragen zur wahrgenommenen Behinderung mit ebenfalls maximal 10 Punkten. Bei einer maximalen Punktzahl von 50 für Schmerzen und 80 für Behinderung beträgt die maximale Punktzahl für den gesamten Fragebogen demnach 130.

Merke **M!**

Der DASH-Fragebogen erfasst sehr gut Probleme der oberen Extremität.

Schmerzen an der unteren Extremität

Für Beschwerden der unteren Extremität wurden verschiedene Fragebogen entwickelt. Hüftbeschwerden im Alltag können mit dem Western Ontario and McMaster Universities Osteoarthritis Index (WOMAC) [15], dem Hip Dysfunction and Osteoarthritis Outcome Score (HOOS) oder dem Copenhagen Hip and Groin Outcome Score (HAGOS) erfasst werden. Alle drei Fragebogen sind gut vergleichbar. Knieschmerzen können z. B. mit dem Knee Dysfunction and Osteoarthritis Outcome Score (KOOS), dem Lysholm Score, dem Kujala Score usw. gemessen werden. Für Sehnenschmerzen können die VISA-Formulare A (Achillessehne) oder P (Patellasehne) herangezogen werden.

Ein gutes allgemeines Formular zur Messung von Problemen der unteren Extremität ist die Lower Extremity Functional Scale (LEFS) [3]. Sie besteht aus 20 Fragen, die jeweils mit 4 Punkten bewertet werden können, was eine maximale Punktzahl von 80 ergibt.

Hier muss man jedoch beachten, dass die Bewertung im Vergleich zu einer Reihe anderer Fragebogen genau umgekehrt erfolgt: je weniger Punkte, desto mehr Probleme und je mehr Punkte, desto besser.

Tipp

Für die untere Extremität gibt es viele verschiedene Fragebogen. Am besten macht man sich zunächst mit nur einem vertraut und sammelt Erfahrungen damit.

Ein Fragebogen für alle Probleme – Patient Specific Functional Scale

Die Patient Specific Functional Scale (PSFS; auch patientenspezifische Funktionsskala), ist besonders empfehlenswert, da sie individualisiert und somit für alle MSK-Beschwerden eingesetzt werden kann [4]. Mit ihr können entweder Schmerzen abgefragt oder Einschränkungen spezifischer Funktionen erfasst werden. Durch die sehr allgemein formulierte Frage „In welcher Situation haben Sie die meisten Beschwerden/Schmerzen?“ kann jede Einschränkung des Bewegungsapparates erfasst werden. Ein Beispiel: Der Patient sagt: „Ich bin bei der Gartenarbeit eingeschränkt.“ Hier ist es wichtig, dass die Therapeut*in im Sinne der SMART-Prinzipien nachfragt und die Aktivität möglichst genau quantifiziert. Sinnvolle Fragen dazu könnten sein: „Wie lange können Sie Gartenarbeit machen?“, „Wie viel Schmerz empfinden Sie nach xy Stunden Arbeit auf einer Skala von 0 bis 10?“ oder „Um wie viel Prozent sind Sie bei der Gartenarbeit eingeschränkt, wenn Ihre Fähigkeit zur Gartenarbeit normalerweise 100 % beträgt?“

Merke **M!**

Die PSFS ist generisch und kann für fast alle Beschwerden des Bewegungsapparates genutzt werden.

3.2.4 Psychologische und psychosoziale Fragebogen

Bei Menschen mit muskuloskeletalen Beschwerden und hohen Werten in den Fragebogen zum Ausmaß der Beeinträchtigungen ist es durchaus sinnvoll, auch psychosoziale und psychologische Fragebogen zu berücksichtigen. Zum einen können sie Aufschluss über das Risiko einer Schmerzchronifizierung geben. Zum anderen können dadurch Faktoren erfasst werden, die den Schmerz möglicherweise aufrechterhalten.

> **Merke** M!
>
> Bei einer hohen Beeinträchtigung im Alltag, lohnt sich auch der Einsatz von psychosozialen Fragebogen.

Fragebogen zur Schmerzchronifizierung

Ein beliebter und einfacher Fragebogen zur Einschätzung des Chronifizierungsrisikos ist die Kurzversion des Örebro-Fragebogens [10]. Dieser wurde für Menschen mit Rückenschmerzen und anderen Erkrankungen des Bewegungsapparates entwickelt und besteht aus 10 Fragen, wobei für jede Frage maximal 10 Punkte vergeben werden können. Die Gesamtpunktzahl beträgt also 100, und eine höhere Punktzahl bedeutet auch ein höheres Chronifizierungsrisiko.

Ein weiterer nützlicher Fragebogen für Menschen mit Rückenschmerzen ist das Keele Start back Tool (KSBT) [7]. Das KSBT teilt Menschen mit Rückenschmerzen in 3 Untergruppen ein: Personen mit niedrigem, mittlerem und hohem Chronifizierungsrisiko. Bei einem niedrigen Risiko sind möglicherweise nur 1 oder 2 Behandlungssitzungen und gute und klare Anweisungen für zu Hause erforderlich. Bei einem mittleren Risiko hingegen sollte die Betreuung schon etwas ausführlicher gestaltet werden, während Personen mit einem hohen Chronifizierungsrisiko noch intensiver und am besten auch im Rahmen einer multiprofessionellen Rehabilitation behandelt werden sollten.

Kognitive Fragebogen

Insbesondere bei lang anhaltenden Schmerzen können ungünstige kognitive Einstellungen und Denkmuster die muskuloskeletalen Beschwerden beeinflussen. Dies kann dazu führen, dass die Angst vor dem Schmerz oder vor bestimmten Belastungen und Bewegungen manchmal zu einer stärkeren Einschränkung führt als der Schmerz selbst. In solchen Fällen sind Fragebogen wie der Fear Avoidance Beliefs Questionnaire (FABQ) [14], die Pain Catastrophizing Scale (PCS) oder die Tampa Scale of Kinesiophobia (TSK) hilfreich.

Fear Avoidance Beliefs Questionnaire

Der FABQ (Fragebogen zur Angstvermeidung) basiert auf der Theorie, dass die Überzeugungen einer Person in Bezug auf bestimmte körperliche Aktivitäten und die Arbeitsfähigkeit einen Einfluss auf die Rückenschmerzen und die damit verbundene Behinderung haben. Der FABQ besteht aus 16 Fragen, die jeweils auf einer Likert-Skala von 0 („trifft überhaupt nicht zu") bis 6 („trifft voll und ganz zu") beantwortet werden. Die Fragen können 2 Subskalen zugeordnet werden: 7 Fragen beziehen sich auf die Arbeit und 4 auf körperliche Aktivitäten. Die übrigen Fragen gehen nur in den Gesamtwert ein. Generell gilt: je höher der Wert, desto ausgeprägter das Vermeidungsverhalten.

Pain Catastrophizing Scale

Die PCS (Schmerz-Katastrophisierungs-Skala) ist ein wichtiger Faktor für die Selbsteinschätzung der Schmerzintensität sowie der empfundenen Beeinträchtigung. Der PCS-Fragebogen besteht aus insgesamt 13 Fragen, die auf 3 Subskalen verteilt sind: Nachdenken (Grübeln), Verstärkung und Hilflosigkeit. Der Gesamtwert beträgt 52 Punkte, wobei jede Frage von „trifft überhaupt nicht zu" bis „trifft immer zu" beantwortet wird. Je höher der Summenwert, desto deutlicher ist die Katastrophisierung der Person und deren Einfluss auf den Gesundheitszustand.

Tampa Scale of Kinesiophobia

Die Tampa Scale of Kinesiophobia (TSK) ist ein Instrument zur Messung der spezifischen Bewegungsangst bzw. der Angst vor Wiederverletzung. Es gibt verschiedene Versionen der TSK mit unterschiedlich vielen Fragen. Für die deutsche Version hat sich ein Fragebogen mit 11 Fragen und 2 Subskalen (somatischer Fokus und Aktivitätsvermeidung) als die beste Umsetzungsvariante etabliert.

Diese 3 Fragebogen können auch in der Therapie eingesetzt werden, um etwa spezifische Probleme zu thematisieren. Wenn es auffällige Werte gibt, können diese dann in der Therapie besprochen und somit therapeutisch angegangen werden: „Können Sie mir sagen, warum Sie dieses oder jenes für so gefährlich oder beängstigend halten?"

Activity and Endurance Scale

Neuere Forschungsergebnisse konnten zeigen, dass es bei Schmerzerfahrungen nicht nur zu einem angstbedingten Vermeidungsverhalten kommen kann, sondern auch zu einer dysfunktionalen Überforderungstendenz. Diese ist dadurch charakterisiert, dass sich Personen trotz Schmerzen und Symptomen nicht schonen, sondern weiterhin auf einem konstanten Niveau belasten, Sport treiben und arbeiten. Der Schmerz wird hier nicht als Grenze empfunden, sondern eher als lästiges Symptom, das es zu verdrängen gilt. Was auf den ersten Blick nach einer sehr motivierten Person aussieht, erfordert in der Praxis eine gute Expertise und eine entsprechende Kommunikation, da solche Menschen sehr anspruchsvoll sein können. Typisch für solche Personen ist es, dass sie von einem starken Tatendrang getrieben sind und z. B. ständig nach neuen Übungen fragen, obwohl eigentlich genau das Gegenteil die richtige Maßnahme wäre. Um diese Personengruppe zu erfassen, kann die AES (Aktivitäts- und Ausdauerskala) verwendet werden.

Weitere Fragebogen

Weitere psychosoziale Fragebogen, die berücksichtigt werden können, sind z. B. die Depression, Anxiety and Stress Scale (DASS) oder die Hospital Anxiety and Depression Scale (HADS), die Stress und depressive Verstimmung, aber auch Angst im Allgemeinen erfassen können.

Fragebogen zur Lebensqualität

Die am häufigsten verwendeten Fragebogen zur Messung der Lebensqualität sind der Short Form Health Questionnaire (SF-35) und der noch kürzere European Quality of Life Questionnaire (EG-5).

3.2.5 Gütekriterien für Fragebogen

Um Fragebogen gezielt einsetzen zu können, ist es sinnvoll, ein Grundverständnis für die Gütekriterien von Fragebogen zu haben. Im Folgenden werden die wichtigsten theoretischen Grundlagen der Gütekriterien von Fragebogen zusammengefasst.

Reliabilität

Die Reliabilität (Zuverlässigkeit) ist als das Ausmaß, in dem ein Messinstrument frei von Messfehlern ist, definiert [4]. Einfach ausgedrückt: Messinstrumente können mehr oder weniger genau sein, da jedes Messinstrument einen gewissen Messfehler hat. Die Reliabilität gibt uns Auskunft darüber, wie genau das von uns verwendete Messinstrument ist, indem sie u. a. den Messfehler des Messinstruments bestimmt.

Es gibt verschiedene Arten der Reliabilität: Für den Einsatz von Fragebogen sind die Test-Retest-Reliabilität und die Angaben zur sog. „internen Konsistenz" von Bedeutung.

Unter der Test-Retest-Reliabilität versteht man, wie genau ein Messinstrument ein Konstrukt bei wiederholten Messungen erfasst, ohne dass sich das zu messende Konstrukt tatsächlich verändert hat. Wenn wir z. B. bei einem Menschen mit Rückenschmerzen verstehen wollen, wie groß seine schmerzbedingte körperliche Beeinträchtigung ist, können wir dies mithilfe des Oswestry Disability Index (ODI) oder des Roland Morris Disability Questionnaire (RMDQ) erfassen.

Der Fragebogen wird Personen mit Rückenschmerzen zu 2 verschiedenen Zeitpunkten ausgehändigt, wobei sich der Zustand der Rückenschmerzen nicht verändert haben darf. Es ist wünschenswert, dass der Fragebogen zu beiden Zeitpunkten zu einem ähnlichen Ergebnis führt. Dies würde einen geringen Messfehler und eine gute Test-Retest-Reliabilität bei wiederholter Messung bedeuten.

Die Reliabilitätsparameter variieren zwischen 0 (überhaupt nicht reliabel) und 1 (vollständig reliabel) [13]. Wenn der Messfehler des Instruments (in diesem Fall des Fragebogens) klein ist, nähert sich der Reliabilitätsparameter dem Wert 1 an.

Parameter, welche die Reliabilität messen, sind der Intraklassenkorrelationskoeffizient (ICC) und der Pearson-Korrelationskoeffizient („r") für kontinuierliche Variablen (quantitative Variablen) sowie „Cohens Kappa" und „Weighted Kappa" für kategoriale Variablen (qualitative Variablen).

ICC-Werte variieren zwischen 0 und 1, wobei ein ICC-Wert von 0,70 in der Regel als akzeptabel und ein Wert von 0,80 oder höher als wünschenswert angesehen wird [17].

Kappa-Werte variieren zwischen minus 1 und plus 1. Je nach Interpretationsskala gelten Werte ab 0,77 als „ausgezeichnet“ [7] oder ab 0,80 als „nahezu perfekt“ [9].

Merke **M!**

Ein Fragebogen ist reliabel, wenn er zu 2 verschiedenen Zeitpunkten ein ähnliches Ergebnis liefert und wenn sich gleichzeitig nichts an den Beschwerden geändert hat.

Ein weiterer wichtiger Parameter für die Reliabilität von Fragebogen ist die interne Konsistenz. Unter interner Konsistenz versteht man den Zusammenhang zwischen den einzelnen Fragen eines Fragebogens [11]. Da alle Fragen eines Fragebogens dasselbe Konstrukt erfassen, sollten die einzelnen Fragen miteinander korrelieren. Anders ausgedrückt bedeutet dies, dass die einzelnen Fragen eines Fragebogens einen gewissen Zusammenhang aufweisen sollten.

Um diese Korrelation bzw. die interne Konsistenz der Fragen zu bestimmen, wird in der Regel „Cronbachs Alpha“ (Cα) als Kenngröße verwendet, wobei 0,00 keine und 1,00 eine maximale interne Konsistenz bedeutet.

Bei der internen Konsistenz wird zwischen der Inter-Item-Korrelation und der Item-Total-Korrelation unterschieden. Die Inter-Item-Korrelation bezieht sich auf den Zusammenhang zwischen den einzelnen Fragen eines Fragebogens und sollte Werte zwischen 0,2 und 0,5 anstreben [17]. Wenn die Inter-Item-Korrelation zu hoch ist (> 0,70), besteht die Gefahr, dass die Fragen redundant sind und möglicherweise ähnliche Inhalte abfragen. Ist die Inter-Item-Korrelation hingegen zu niedrig (< 0,20), messen die einzelnen Fragen höchstwahrscheinlich unterschiedliche Konstrukte und sind daher möglicherweise nicht geeignet.

Unter der Item-Total-Korrelation verstehen wir hingegen den Zusammenhang zwischen den einzelnen Fragen und dem Gesamtergebnis des Fragebogens. Dies bedeutet, dass eine Person mit einem hohen Gesamtwert (z. B. hohe Einschränkung im ODI) auch bei den einzelnen Fragen höhere Werte angeben sollte als eine Person mit einer niedrigen Einschränkung im ODI.

Validität

Unter der Validität (Gültigkeit) versteht man das Ausmaß, in dem ein Instrument tatsächlich das Konstrukt misst, das es messen soll [12]. Diese Definition scheint relativ einfach zu sein. Denkt man jedoch an komplexe Konstrukte wie „Angst-Vermeidungsverhalten“, „depressive Verstimmung“ oder auch „Lebensqualität“, stellt sich schnell die Frage, welche Merkmale und Fragen ein solches Konstrukt enthalten muss, damit es vollständig und systematisch durch einen Fragebogen erfasst wird. Unter anderem aus diesem Grund ist der Begriff der Validität sehr komplex und wird in der Fachwelt oft breit diskutiert.

Es werden verschiedene Arten von Validität unterschieden. Die wichtigsten sind:

- Inhaltsvalidität (content validity)
- Kriteriumsvalidität (criterion validity)
- Konstruktvalidität (construct validity)

Zusammenfassend lässt sich sagen, dass die Inhaltsvalidität darauf fokussiert, ob das Instrument inhaltlich das zu messende Konstrukt im Sinne von Relevanz und Verständlichkeit gut abdeckt. Die Kriteriumsvalidität hingegen ist nur dann überprüfbar, wenn es für das zu messende Konstrukt einen Goldstandard gibt und überprüft werden kann, ob das neue Messinstrument mit dem Ergebnis des Goldstandards übereinstimmt. Liegt dagegen kein Goldstandard als Vergleichsparameter vor, wird die Konstruktvalidität erfasst. Hier wird zunächst auf der Basis des bereits vorhandenen Wissens definiert, welche Eigenschaften das zu erfassende Konstrukt beinhalten muss. Anschließend wird geprüft, ob das neue Instrument diese Merkmale vollständig und ausreichend erfasst.

Da es bei Fragebogen kaum einen Goldstandard zum Vergleich gibt, ist in diesem Zusammenhang vor allem das Konzept der Konstruktvalidität von Bedeutung.

Um die Konstruktvalidität zu erfassen, wird als Methode das sog. Hypothesentesten angewendet. Dabei werden vorab Hypothesen über mögliche Zusammenhänge (Korrelationen) zwischen bereits bestehenden Instrumenten und dem neu zu untersuchenden Instrument aufgestellt. Die Hypothesen sollten von einem Expertengremium aufgestellt werden, wobei nicht nur positive Zusammenhänge als Hypothesen formuliert werden sollten, sondern auch Hypothesen über negative Zusammenhänge (negative Korrelationen) zwischen verschiedenen Instrumenten. Beispielsweise sollte das Konstrukt „angstbedingtes Vermeidungsverhalten" positiv mit anderen Angstskalen korrelieren, aber keine oder nur geringe Korrelationen mit einem Fragebogen zum Intelligenzquotienten aufweisen.

Merke **M!**

Die Validität gibt Auskunft darüber, ob der Fragebogen tatsächlich das misst, was wir messen möchten.

Eine besondere Form der Validität ist die transkulturelle Validität (cross-cultural validity). Hierbei geht es darum, einen Fragebogen, der bereits in einer Kultur und Sprache eingesetzt wird, für eine neue Bevölkerungsgruppe mit einem anderen kulturellen Hintergrund und einer anderen Sprache anzupassen. Dabei ist zu beachten, dass es sich nicht nur um eine sprachliche Übersetzung, sondern um eine kulturelle und inhaltliche Anpassung des Fragebogens handelt.

Konkret bedeutet dies, dass geprüft werden muss, ob die einzelnen Fragen des Messinstruments für die Population in der neuen Kultur relevant sind. Nehmen wir zum Beispiel an, dass ein Fragebogen zur körperlichen Einschränkung der unteren Extremität für eine Population in den USA vom Niederländischen ins Englische übersetzt werden soll. Der Fragebogen enthält ein Item, das die Einschränkung bei der Aktivität „Radfahren" abfragt.

Aus kultureller Sicht besteht wahrscheinlich ein wesentlicher Unterschied zwischen der niederländischen Bevölkerung und den englischsprachigen Amerikanern in Bezug auf die Aktivität „Fahrradfahren". Während das Fahrradfahren in den Niederlanden weit verbreitet ist und von einem großen Teil der Bevölkerung als alltägliches Fortbewegungsmittel genutzt wird, wird in den USA das Fahrrad in erster Linie als Sportgerät genutzt.

Die alltägliche Einschränkung der Aktivität „Radfahren" wird daher im Alltag der Niederländer und der US-Amerikaner sehr unterschiedlich sein. Bei einer Übersetzung des Fragebogens ins Englische und einer Anwendung in den USA sollte dies berücksichtigt werden und eventuell die Aktivität „Fahrradfahren" durch eine andere, für die US-Bevölkerung vergleichbar relevante Aktivität ersetzt werden.

Responsivität

Unter der Responsivität versteht man die Fähigkeit eines Instruments, die Veränderung eines Konstrukts über die Zeit zu messen [11]. Für die klinische Praxis bedeutet dies, dass ein Fragebogen nur dann als Verlaufsparameter verwendet werden kann, wenn er auf seine Responsivität hin untersucht wurde.

Wie für die Reliabilität und Validität gibt es auch für die Beurteilung der Responsivität verschiedene Methoden. Für die klinische Praxis und den Einsatz von Fragebogen ist insbesondere das Verständnis der minimalen klinisch erkennbaren Veränderung von Bedeutung. Darunter versteht man die Veränderung, die gemessen werden muss, um von einer tatsächlichen Veränderung des untersuchten Konstrukts ausgehen zu können und die klinisch relevant ist. Erst wenn die minimale klinisch erkennbare Veränderung erreicht ist, kann von einer tatsächlichen, wahren und klinisch relevanten Veränderung ausgegangen werden.

Die Responsivität eines Assessments wird in 3 verschiedenen Schritten beurteilt [5]. Zunächst wird von Fachpersonen und Vertretern der Patient*innen festgelegt, wie groß die minimale klinisch relevante Veränderung (minimal-cinically-important-difference, MCID) sein muss. Anschließend wird auf der Grundlage der Berechnung des Messfehlers (Berechnung über Test-Retest-Reliabilität) die minimale nachweisbare Veränderung (minimal-detectable-change, MDC) bestimmt. In der Regel beträgt die MDC 2 Standardabweichungen (SD) des Messfehlers.

Als letzter Schritt wird beurteilt, ob die MDC kleiner ist als die MCID, denn nur dann lässt sich sagen, dass eine Veränderung „echt" (weil größer als der Messfehler) und klinisch relevant ist.

Merke **M!**

Nur wenn die Responsivität eines Fragebogens untersucht wurde, kann dieser auch zur Verlaufskontrolle benutzt werden.

Zusammenfassung der Gütekriterien für Fragebogen

- Bei Fragebogen gibt die Reliabilität Auskunft über die Genauigkeit eines Fragebogens, indem der Messfehler des Instruments durch wiederholte Messungen ermittelt wird.
- Die Validität, insbesondere die Konstruktvalidität, gibt Auskunft darüber, ob der verwendete Fragebogen das untersuchte Konstrukt vollständig und systematisch erfasst.
- Die Responsivität hilft uns bei Verlaufsmessungen zu verstehen, ob die gemessene Veränderung eine echte, wahre und klinisch relevante Veränderung darstellt. Nur wenn die Responsivität eines Fragebogens untersucht wurde, kann er auch als Verlaufsindikator verwendet werden.

Literatur

[1] Angst F, Benz T. Disabilities of the Arm Shoulder and Hand Questionnaire (DASH). In: Maggino F (Hrsg.) Encyclopedia of Quality of Life and Well-Being Research. Basel: Springer International Publishing; 2020:1–22. DOI: 10.1007/978-3-319-69 909-7_3 892-2

[2] Angst F, Goldhahn J, Pap G et al. Cross-cultural adaptation reliability and validity of the German Shoulder Pain and Disability Index (SPADI). Rheumatology (Oxford England) 2007; 46(1): 87–92. DOI: 10.1093/rheumatology/kel040

[3] Binkley JM, Stratford PW, Lott SA et al. The Lower Extremity Functional Scale (LEFS): scale development measurement properties and clinical application. North American Orthopaedic Rehabilitation Research Network. Phys Ther 1999; 79 (4): 371–383. DOI: pubmed/10 201 543

[4] Chatman A, Hyams S, Neel J et al. The Patient-Specific Functional Scale: measurement properties in patients with knee dysfunction. Phys Ther 1997; 77(8): 820–829. Im Internet: http://www.ncbi.nlm.nih.gov/entrez/query.fcgi?cmd = Retrievedb = PubMeddopt = Citationlist_uids = 9 256 870

[5] Bie R de, Kool J. Wissenschaftliches Arbeiten. In: Beruf Recht und Wissenschaftliches Arbeiten. Stuttgart: Thieme; 2005

[6] Fairbank JC, Pynsent PB. The Oswestry Disability Index. Spine 2000; 25(22): 2940–2952; discussion 2952. Im Internet: http://www.ncbi.nlm.nih.gov/pubmed/11 074 683

[7] Fleiss JL. Statistical Methods for Rates and Proportions (Wiley Series in Probability and Mathematical Statistics). Chichester: John Wiley & Sons; 1981

[8] Karstens S, Krug K, Hill JC et al. Validation of the German version of the STarT-Back Tool (STarT-G): a cohort study with patients from primary care practices. BMC Musculoskelet Disord 2015; 16: 346. DOI: 10.1186/s12 891-015-0806-9

[9] Landis J, Koch G. The measurement of observer agreement for categorical data. Biometrics 1977; 33(1): 159–174. Im Internet: http://www.ncbi.nlm.nih.gov/entrez/query.fcgi?cmd = Retrievedb = PubMeddopt = Citationlist_uids = 843 571

[10] Linton SJ, Boersma K. Early identification of patients at risk of developing a persistent back problem: the predictive validity of the Orebro Musculoskeletal Pain Questionnaire. Clin J Pain 2003; 19(2): 80–86. Im Internet: https://www.ncbi.nlm.nih.gov/pubmed/12 616 177

[11] Mokkink LB, Terwee CB, Gibbons E et al. Inter-rater agreement and reliability of the COSMIN (Consensus-based Standards for the Selection of Health Status Measurement Instruments) checklist. BMC Med Res Methodol 2010; 10: 82. DOI: 10.1186/1471-2288-10-82

[12] Mokkink LB, Terwee CB, Patrick DL et al. The COSMIN checklist for assessing the methodological quality of studies on measurement properties of health status measurement instruments: an international Delphi study. Qual Life Res 2010a; 19(4): 539–549. DOI: 10.1007/s11 136-010-9 606-8

[13] Mokkink LB, Terwee CB, Patrick DL et al. The COSMIN study reached international consensus on taxonomy terminology and definitions of measurement properties for health-related patient-reported outcomes. J Clin Epidemiol 2010b; 63(7): 737–745. DOI: 10.1016/j.jclinepi.2010.02.006

[14] Pfingsten M. Fear avoidance beliefs in patients with back pain. Psychometric properties of the German version of the FABQ. Schmerz 2004; 18(1): 17–27. DOI: 10.1007/s00 482-003-0244-8

[15] Roos EM, Klassbo M, Lohmander LS. WOMAC osteoarthritis index. Reliability validity and responsiveness in patients with arthroscopically assessed osteoarthritis. Western Ontario and MacMaster Universities. Scand J Rheumatol 1999; 28(4): 210–215. DOI: 10.1080/030 097 49 950 155 562

[16] Vernon H, Mior S. The Neck Disability Index: a study of reliability and validity. J Manipulative Physiol Ther 1991; 14(7): 409–415. Im Internet: https://www.ncbi.nlm.nih.gov/pubmed/1 834 753

[17] Vet HC, Terwee CB, Mokkink LB et al. Measurement in medicine: A practical guide. Cambridge University Press; 2011

[18] Wiesinger GF, Nuhr M, Quittan M et al. Cross-cultural adaptation of the Roland-Morris questionnaire for German-speaking patients with low back pain. Spine (Phila Pa 1976) 1999; 24(11): 1099–1103. Im Internet: http://www.ncbi.nlm.nih.gov/pubmed/1 036 165c

3.3 Schmerzmechanismen und Schmerzmuster

Hannu Luomajoki

3.3.1 Einleitung

Die International Association for the Study of Pain (IASP; deutsche Sektion: Deutsche Schmerzgesellschaft) empfiehlt eine mechanismenbasierte Diagnostik. Dies kann im Gegensatz zur strukturbezogenen Diagnostik gesehen werden. Wenn man den Schmerzmechanismus identifizieren kann, ist es wahrscheinlich einfacher zu entscheiden, was untersucht werden muss und in welche Richtung die Therapie gehen sollte. Die IASP unterteilt Schmerzen in 3 Gruppen:

- nozizeptive Schmerzen
- neuropathische Schmerzen
- noziplastische Schmerzen

In der Physiotherapie kann auch das MOM-Modell (mature organism model) berücksichtigt werden [17]. Diese nach Louis Gifford formulierten Mechanismen sind Input, Verarbeitung und Output. Input-Mechanismen umfassen in diesem Modell sowohl nozizeptive als auch neurogene Komponenten. Unter Verarbeitung werden zentralnervöse und vor allem zerebrale Prozesse verstanden. Ein Teil dieser Mechanismen kann als noziplastisch bezeichnet werden. Gifford fügt noch Output-Mechanismen hinzu. Diese können als Reaktion auf Schmerz oder als Schutzmechanismen gesehen werden. Beispiele hierfür sind das vegetative Nervensystem, immunologische Prozesse sowie motorische Efferenzen.

In diesem Kapitel wird eine Einführung in die Schmerzmechanismen gegeben. Es empfiehlt sich, die klinischen Ausprägungen dieser Mechanismen zu kennen, um sie auch in der Praxis erkennen zu können.

3.3.2 Schmerzverarbeitung

Durch Noxen oder periphere Reize werden freie Nervenendigungen (Nozizeptoren) aktiviert. Dünne C-Fasern transportieren diese Informationen zum Hinterhorn des Rückenmarks, wo die Signale und Informationen über ein WDR-Neuron (wide dynamic range interneuron) an den Thalamus weitergeleitet werden. Der Thalamus leitet die eingehenden Informationen an die verschiedenen Teile des Gehirns weiter. Das Gehirn nimmt die Informationen wahr und entscheidet, ob es sich um eine Gefahr oder eine Bedrohung handelt. Bei Gefahr oder Bedrohung wird das limbische System aktiviert und ein Stresssignal ausgelöst, das im Hippocampus und in der Amygdala weiterverarbeitet wird. Der Hypothalamus sendet ein weiteres Signal an die Hirnanhangdrüse (Hypophyse) zur Bildung von ACTH (adrenocorticotropic hormone), das über den Blutkreislauf zur Rinde der Nebenniere gelangt und dort die Ausschüttung von Cortisol auslöst. Bei Schmerz werden auch andere Bereiche des Gehirns aktiviert, und verschiedene Neurotransmitter oder Mediatoren bestimmen, ob der Körper gehemmt oder erregt reagieren soll [27].

Wichtig ist, dass die einzelnen Rezeptoren und Nervenbahnen selbst nicht wissen, welche Informationen sie an das zentrale Nervensystem senden. Erst das Gehirn verarbeitet die Informationen und entscheidet, ob es sich um ein bedrohliches Signal handelt oder nicht [13].

Werden eingehende Informationen als bedrohlich empfunden, lösen sie verschiedene Reaktionen wie Schmerz oder Stress und damit die Ausschüttung von Cortisol aus. Auch andere Reaktionen sind möglich, z. B. eine immunologische oder eine motorische Reaktion [11].

> **Merke** **M!**
>
> Nozizeption bedeutet nicht Schmerz, sondern die Wahrnehmung potenziell schmerzhafter Gefahreninformationen.

Periphere Schmerzmechanismen

Mechanische Schmerzen

Mechanische Schmerzen werden, wie der Name schon sagt, durch mechanische Reize wie Kompression oder Dehnung von Gewebe verursacht [13]. Typische Beispiele sind blockierte Rippen, blockierte Facettengelenke oder ein blockiertes Iliosakralgelenk. Die Prognose für mechanische Schmerzen ist gut und oft verschwinden die Schmerzen innerhalb weniger Tage von selbst. Wenn die Schmerzen behandelt werden müssen, erfolgt die Behandlung mechanisch, d. h. durch manuelle Therapie, Traktion, aktive Bewegung oder Dehnung (▶ Tab. 3.1).

Tab. 3.1 Merkmale mechanischer Schmerzen.

Symptommuster	nozizeptiver mechanischer Schmerz, On-off-Verhalten, klare Beschreibung
Qualität der Schmerzen	punktuell, kleine Fläche (Person kann mit dem Finger darauf zeigen)
Was provoziert?	spezifische Bewegung, keine Ruheschmerzen
Was hilft?	Vermeidung von schmerzhaften Bewegungen
Anamnese	kurz, akut, klar; die Person kann das Einsetzen der Beschwerden recht genau festlegen
Medikation	nicht notwendig
Prognose	gut; Dauer wenige Tage oder auch 2–3 Wochen
Therapie	mechanische Therapie, manuelle Therapie, aktive Mobilisation
typische Fälle	Blockierungen: Rippe, Facettengelenk, SI-Gelenk.
Diagnose	Impingement, Arthrose, Meniskus usw.
Anmerkungen	gute Prognose, gute Spontanerholung, Ausnahme: Arthrotische Beschwerden; sie sind lang anhaltend und auch die Prognose ist nicht gut.

Entzündliche Schmerzen

Entzündliche Schmerzen werden typischerweise durch Verletzungen hervorgerufen. Im ersten, zellulären Stadium werden Entzündungsbotenstoffe, vor allem Prostaglandine, aus den geschädigten Gewebezellen freigesetzt. Im zweiten, neurogenen Stadium werden die C-Fasern durch Entzündungsmediatoren aktiviert. Die C-Fasern selbst schütten die Substanz P in das Gewebe aus, was zu einer Erweiterung der Blutgefäße, der Vasodilatation, und zu Schwellungen führt. Weitere Entzündungsbotenstoffe wie Histamin und Serotonin gelangen in das Gewebe. Die so gebildete „Entzündungssuppe" weckt sog. schlafende Nozizeptoren oder Nervenendigungen, die ursprünglich nicht an der Entzündung beteiligt waren (▶ Tab. 3.2).

Ischämische Schmerzen

Eine verminderte Durchblutung, eine Ischämie, tritt auf, wenn das Gewebe komprimiert oder gedehnt wird oder wenn ein anderer Faktor die Blutzirkulation im Gewebe behindert. Dies führt zu einer Übersäuerung des Gewebes, auf welche die Nozizeptoren reagieren. Typische ischämische Schmerzen werden durch Haltungs- und ergonomische Probleme verursacht. Klinische Instabilität, Hypermobilität oder Probleme mit der Bewegungskontrolle können ebenfalls zu ischämischen Schmerzen führen [23]. Die Behandlung ist kausal, d. h. eine falsche Haltung und Bewegungskoordination, die zu einer Durchblutungsstörung geführt hat, muss verbessert und die Muskulatur gestärkt werden (▶ Tab. 3.3).

Neurogene und neuropathische Schmerzen

Direkte Nervenschmerzen werden ausschließlich durch Nervenschädigungen verursacht. Eine Nervenschädigung ist mit einer Neuroinflammation und der daraus resultierenden immunologischen Reaktion verbunden [34]. Proinflammatorische Zytokine reichern sich in der Region an und verursachen eine lokale Entzündungsreaktion. Die Entzündungsreaktion kann sich proximal und manchmal auch distal entlang der Markscheiden ausbreiten. Diese immunologische Entzündungsreaktion erklärt das sog. Double-Crush-Syndrom und die häufigen Schmerzen und klinischen Befunde im Nackenbereich bei Menschen mit Karpaltunnelsyndrom [36].

Tab. 3.2 Merkmale entzündlicher Schmerzen.

Symptommuster	deutlicher Bereich, lokalisiert, Steifigkeitsgefühl
Qualität der Schmerzen	pochend, pulsierend, Schwellung und Druck (Gebiet wird mit der ganzen Hand angezeigt)
Was provoziert?	Ruhe, Nachtschmerz, Morgensteifigkeit + spezifische Bewegung
Was hilft?	leichte Bewegung, Hochlagerung, Kompression (Bandage, Schiene)
Anamnese	kurz, klare Ursache, akut (die Person/die Kund*in kann genau sagen, was passiert ist)
Medikation	NSAIDs (entzündungshemmende Medikamente), wenn die Schmerzen sehr stark sind
Prognose	gut, kurz; Dauer einige Tage bis zu 2 Wochen
Therapie	Ruhigstellung, vorsichtige Mobilisierung, Zeitfaktor, Spontanheilung (Art und Dauer der Heilung). Linderung von katastrophisierenden und negativen Gedanken
typische Fälle	alle auf „-itis" endenden Diagnosen (Tendinitis, Bursitis, Tenosynovitis usw.); Sehnenansätze, akute Verletzungen, postoperative Zustände (1–6 Tage)
Diagnose	Achillodynie, aktivierte Arthrose, Supraspinatus-Tendinopathie usw.
Anmerkungen	kann auch systemisch sein; rheumatische Erkrankungen. In diesem Fall wird medikamentös behandelt. Die Prognose ist in diesen Fällen nicht gut (nicht heilbar).

Tab. 3.3 Merkmale ischämischer Schmerzen.

Symptommuster	angespannt, nicht in der Lage, sich zu halten, Gefühl des Durchbrechens (bei Rückenbeschwerden) und Müdigkeit
Qualität der Schmerzen	dumpf, Taubheitsgefühl, Ermüdungsgefühl
Was provoziert?	monotone aktive Körperhaltung (Sitzen, Stehen, statische Arbeit wie PC-Arbeit usw.)
Was hilft?	Bewegung, Sport, Wärme, Massage, passive Behandlungen; alles, was die Durchblutung verbessert.
Anamnese	lang, Jahre, verbunden mit täglicher Tätigkeit (Büroarbeit usw.)
Medikation	nicht erforderlich
Prognose	eigentlich gut, allerdings verbunden mit schwierigen Verhaltensänderungen (Arbeitshaltung, Ergonomie, Stabilisation)
Therapie	Bewegung, Stabilisierung, Krafttraining, Ausdauertraining, Haltungskorrektur, Übungen zur Bewegungskontrolle, Patient*innenedukation
typische Fälle	Hypermobilität, klinische Instabilität, muskuläre Insuffizienz, ergonomische Probleme
Diagnose	Hypermobilität, geschwächte Rückenmuskulatur, nach vorn gerichtete Kopfhaltung usw., evtl. Lumboischialgie
Anmerkungen	leicht zu behandeln, wenn die Ursache klar ist; entscheidend jedoch die Fähigkeiten und die Motivation der betroffenen Person; lange Therapie- oder Trainingsdauer (mindestens drei Monate)

Tab. 3.4 Merkmale neuropathischer Schmerzen.

Symptommuster	ausstrahlende Schmerzen
Qualität der Schmerzen	Kribbeln, Taubheit, Brennen, Bohren, „Nadelstiche“, unangenehm; starker Schmerz
Was provoziert?	bestimmte Position/Bewegung; auch grundlos möglich
Was hilft?	antalgische Haltung, Bandagen, Hilfsmittel, Taping
Anamnese	offensichtliche Ursache: Unfall, Operation, scharfe Verletzung, Sportverletzung; kann eine lange Vorgeschichte haben
Medikation	Pregabalin (Lyrica) und Gabapentin (Neurontin), Opioide, Kortisoninjektionen
Prognose	lang, kann schlecht sein; unberechenbar; Dauer eher Monate als Wochen
Therapie	Dekompression (Traktion, Mobilisierung, Taping, Bandagen), Spritzen, eventuell Operation, Medikamente
typische Fälle	vage radikuläre Schmerzen, CTS, CRS, LRS, aber auch Piriformis-Syndrom oder TOS
Diagnose	CTS, CRS, LRS, TOS
Anmerkungen	sehr unterschiedlich, manchmal gute Spontanheilung, manchmal sehr schwer, in der Regel großer Schmerz und Leid

In peripheren Nerven werden Noxen durch sog. unphysiologische Ionenkanäle oder AIGS (abnormal impulse generating sites) verursacht [35]. Bei einer Nervenverletzung werden die Zellmembran, d. h. das Axolemma, und die Struktur der Ionenkanäle, zerstört, was dort zu einer Störung der Nervensignalleitung führt. Nervenschäden können zur Bildung unphysiologischer Ionenkanäle oder Membranrezeptoren führen. Diese können dann, wenn sie aktiviert werden, abnorme und schmerzhafte Impulse auslösen.

Periphere neuropathische Schmerzen

Eine primäre Neuropathie bedeutet nicht nur Schmerzen, sondern auch einen eindeutigen neurologischen Befund wie Muskelschwäche, einen sensorischen Befund oder eine Verlangsamung der Nervensignale in der ENMG (Elektroneuromyografie).

Wenn kein Befund vorliegt, die Schmerzen aber neurogener Natur sind (Brennen, ausstrahlende Schmerzen, starke Schmerzen), können sie als „neurogene Schmerzen“ bezeichnet werden. Die ▸ Tab. 3.4 führt die Merkmale neurogener Schmerzen und die Behandlungsmöglichkeiten auf.

Zentrale Sensibilisierung

Eine Sensibilisierung des Zentralnervensystems (zentrale Sensibilisierung) ▸ Tab. 3.5 ist möglicherweise häufiger als angenommen. Der Schmerzmechanismus kann in einzelne Phänomene unterteilt werden, die mit dem Hinterhorn des Rückenmarks und der Gehirnfunktion und deren Schmerzreaktionen zusammenhängen [39].

Sekundäre Hyperalgesie

Bei starken Schmerzen, insbesondere bei neurogenen Schmerzen und Neuropathien, wird die erste Synapse im Hinterhorn des Rückenmarks sensibilisiert. Der WDR-Nerv, ein Neuron zweiter Ordnung (die nozizeptive C-Faser ist ein Neuron erster Ordnung), kann seine Funktion durch kontinuierliches nozizeptives oder neurogenes „Bombardement“ verändern. Der NMDA-Rezeptor (N-Methyl-D-Aspartat-Rezeptor) auf der Zellmembran, der normalerweise durch Magnesium gebunden ist, kann durch Glutamat, Substanz P und andere exzitatorische Mediatoren geöffnet werden, wodurch die Zellmembran für Informationen (Kalzium) durchlässiger wird [40]. Auf diese Weise reagiert diese

Tab. 3.5 Merkmale der zentralen Sensibilisierung.

Eigenschaften	Zentrale Sensibilisierung
Symptommuster	großflächig (ganzer Rücken, ganzes Glied, beide Gliedmaßen). Die Betroffenen sind verunsichert und verzweifelt: „Ich verstehe nicht, warum das passiert!"
Was provoziert?	Der Schmerz macht, was er will: „Ich weiß nicht ... Irgendwie seltsam ... ich kann nichts daran machen", schlechte Laune, schlechter Schlaf, Probleme mit Menschen, Streit und Beziehungsprobleme
Was hilft?	ein guter Tag; kann sehr unterschiedlich sein; evtl. Placebo; Beratung, Patient*inneneinweisung, Information, Beruhigung, subjektiv „gutes Wetter"
Anamnese	lang, chronisch, viele Probleme, Maßnahmen und Behandlungen, die nicht geholfen haben, Schuldzuweisungen, ärztliche Behandlungsfehler
Medikation	evtl. Antidepressiva, evtl. Opioide; Achtung: keine Langzeittherapie mit bei Opioiden (max. 6 Wochen), Gefahr der Abhängigkeit.
Prognose	unterschiedlich, eher ungünstig
Therapie	Aufklärung, Patient*innenedukation, „Schmerzen in den Griff bekommen" (make sense of pain), „Schmerzen verstehen" (explain pain), Pacing, Motivational Interviewing, Akzeptanz- und Commitment-Therapie (ACT)
typische Fälle	chronische Rückenschmerzen, chronisches Schleudertrauma, Fibromyalgie, chronisches Müdigkeitssyndrom, fast alle chronischen Schmerzen
Diagnose	alles ist möglich: chronische Rückenschmerzen, Kieferprobleme, Kopfweh, Schleudertrauma usw.
Anmerkungen	Die Prognose ist sehr unterschiedlich. Die Behandlung kann eine multidisziplinäre Rehabilitation erfordern. Wird hingegen ein klar zusammenhängendes Problem gefunden, ist die Prognose gut.

Nervenzelle dann mit Schmerz auf Reize, die normalerweise nicht schmerzhaft sind – das sog. Wind-up-Phänomen [40]. Dies wird als sekundäre Hyperalgesie bezeichnet. Die Nervenzelle lernt, bereits bei eigentlich niederschwelligen Reizen zu feuern. Es handelt sich dabei um eine physiologische Sensibilisierung der Synapsen, wie sie beispielsweise beim Lernen auftritt: Nervenzellen werden empfindlich für Reize und automatisieren dadurch ihre Funktionen. Die Schmerzreaktion ist eine negative und unangenehme Empfindung, aber, wie bereits erwähnt, in gewisser Weise ein physiologisches Lernphänomen.

Eine sekundäre Hyperalgesie und ein mögliches Wind-up-Phänomen können mit dem sogenannten repetitiven Pin-Prick-Test nachgewiesen werden [35]. Dabei wird ein Zahnstocher 1- bis 2-mal leicht auf die schmerzende Stelle gedrückt und nach der Schmerzintensität auf einer Skala von 0 bis 10 gefragt. Anschließend wird 10-mal mit derselben Kraft auf dieselbe Stelle gedrückt und gefragt, wie stark der Schmerz jetzt ist. Wird der Schmerz stärker (z. B. zuerst 1, dann 7), ist der Test positiv, d. h. die Person leidet unter einer sekundären Hyperalgesie. In diesem Fall sind alle passiven Maßnahmen kontraindiziert, da weitere Reize starke Schmerzen verursachen würden. Ein typisches Beispiel ist das komplexe regionale Schmerzsyndrom (CRPS, complex regional pain syndrome; ehem. Sudeck-Dystrophie). Häufig wird es medikamentös (z. B. Pregabalin, Gabapentin, Tranquilizer) behandelt. Diese bekämpfen jedoch „nur" die Symptome. Wie das Wind-up am besten behandelt werden kann, ist noch nicht bekannt. Patient*innen mit CRPS stellen die größte Herausforderung in der Schmerztherapie dar.

Noziplastischer Schmerz

In der IASP werden noziplastische Schmerzen als veränderte Nozizeption infolge einer Modulation der Reizverarbeitung betrachtet. Per Definition handelt es sich dabei um Schmerzen, die weder durch eine Gewebeschädigung, noch eine Läsion im somatosensorischen Nervensystem wie bei den nozizeptiven oder neuropathischen Schmerzen erklärt werden können. Entsprechende Tests müssen negativ ausfallen, gleichzeitig besteht aber eine ausgeprägte Hyperalgesie, d. h. das Gewebe ist stark reizbar und schmerzempfindlich. Insgesamt ist der noziplastische Schmerz etwas umstritten, da klare Tests und diagnostische Mittel fehlen. Pathophysiologisch handelt es sich um eine sekundäre Hyperalgesie und/oder eine zentrale Sensibilisierung.

Die Rolle der Neurotransmitter

Die aus dem Gehirn absteigenden Bahnen, also der endogene analgetische Weg (auf dem auch der Placeboeffekt beruht), endet an genau derselben Synapse, an der das Neuron erster Ordnung mit dem WDR-Neuron eine synaptische Verbindung eingeht. Wie im gesamten ZNS wirken an dieser Synapse Neurotransmitter oder Mediatoren. Sie lassen sich grob in zwei Gruppen einteilen: erregend bzw. sensibilisierend und hemmend bzw. schmerzlindernd. Stresshormone wie Adrenalin und Cortisol sowie die Substanz P, Glutamat und Cholecystokinin wirken exzitatorisch, also erregend [27]. Dadurch nimmt die Schmerzwahrnehmung zu.

Im Gegensatz dazu wirken die Glückshormone Endorphine, Serotonin, Dopamin, Oxytocin, endogene Opioide und Enkephaline inhibitorisch, also hemmend und die Schmerzwahrnehmung nimmt ab.

Diese Substanzen werden je nach Kontext ausgeschüttet. Wenn sich etwas Bedrohliches ereignet, bewirken exzitatorische Mediatoren eine Sensibilisierung des Nervensystems. Wir empfinden dann mehr Schmerz. Inhibitorische Botenstoffe werden dagegen aktiviert, wenn wir zuversichtlich, entspannt und gut gelaunt sind.

Wie kommt es zur Ausschüttung von Neurotransmittern?

Neurotransmitter stehen in direktem Zusammenhang mit unserem Gemütszustand. Wenn alles in Ordnung ist und wir zuversichtlich („Alles wird gut") und entspannt sind, führt dies zur Ausschüttung von hemmenden Substanzen und wir empfinden weniger Schmerz. Das Verliebtsein führt wahrscheinlich zur maximalen Ausschüttung von Wohlfühlhormonen. Oder haben Sie schon einmal eine chronisch kranke Person getroffen, die frisch verliebt ist? Stress und eine negative Einstellung („Alles geht schief", „Ich schaffe das nicht") führen zur Ausschüttung von exzitatorischen Neurotransmittern [12]. Diese sensibilisieren das ZNS für die Wahrnehmung von Schmerz. Das bedeutet, dass die wichtigste Behandlung für eine Patient*in mit chronischen Schmerzen darin besteht, Vertrauen in eine zukünftige Heilung zu gewinnen. Es geht hier um die Unterscheidung zwischen GIM (Gefahr in mir) und SIM (Sicherheit in mir), die in direktem Zusammenhang mit der erwähnten Sensibilisierung des ZNS stehen.

Merke M!

Die zentrale Sensibilisierung findet auf 2 Ebenen statt: im Rückenmark und im Gehirn.

Zentrale Schmerzverarbeitung

Die Schmerzwahrnehmung hängt von der Reaktion des Gehirns auf nozizeptive Reize ab. Der Thalamus leitet Informationen aus der Peripherie an verschiedene Bereiche des Gehirns weiter. Zum Beispiel verarbeitet der präfrontale Kortex die eingehenden Informationen und entscheidet, ob eine Gefahr besteht. Im Notfall wird das limbische System aktiviert, das eine Stressreaktion auslöst. Andere Bereiche des Gehirns wie die Inselrinde, der präfrontale Kortex (ACC), die Basalganglien, das Kleinhirn und die sensorischen Rindenareale werden ebenfalls aktiviert [30].

Emotionen, Gedanken und die persönliche Einstellung haben einen sehr starken Einfluss auf das Schmerzempfinden. Sie können positiv und hemmend oder negativ und stimulierend sein. Schmerz ist immer kontextabhängig. Stellt der Schmerz eine Gefahr oder Bedrohung dar? Ist die Situation beängstigend oder löst sie Unsicherheit aus? Oder ist die Person zuversichtlich, dass alles gut wird? Es empfiehlt sich, die Person zu fragen, ob die Ursachen der Schmerzen bekannt sind und was ihrer Meinung nach dagegen unternommen werden sollte.

Psychosoziale Faktoren sind bei der Schmerzbehandlung wichtig. Was denkt die Person selbst über die Ursachen und die Folgen? Vielleicht besteht eine nur geringe Selbstwirksamkeitserwartung: „Ich kann nicht wissen, woran es liegt, ich bin kein Arzt." Oder die Patient*in ist überzeugt: „Solange ich meinen Körper trainiere und kräftige, ist alles in Ordnung." Oder aber eine Patient*in hat die Gewissheit, in guten Händen zu sein und gut behandelt zu werden [18].

Bei der Behandlung spielt der Placeboeffekt eine wichtige Rolle. Der Glaube, dass eine Therapie helfen wird, kann eine starke Reaktion auf die Behandlung hervorrufen [6]. Aber auch sein negatives Gegenstück, der Noceboeffekt, ist relevant. Unangenehme Informationen („Das sieht nicht gut aus", „Ihr Rücken ist kaputt") verschlimmern die Schmerzen, daher sollten negative Informationen möglichst vermieden werden [7]. Die erkrankte Person sollte gut und positiv informiert werden. Das braucht natürlich Zeit und Geduld.

Die Hirnforschung hat in den letzten Jahren große Fortschritte gemacht und man weiß heute, dass das Gehirn bei der Schmerzbehandlung eine wichtige Rolle spielt. Auch in der Physiotherapie wird die Rolle des Gehirns zunehmend diskutiert, insbesondere bei der Behandlung von chronischen Schmerzen, wie z. B. chronischen Rückenschmerzen [29], [31].

Im folgenden Abschnitt gehen wir auf die Struktur des Gehirns ein.

Merke **M!**

Die Wahrnehmung von Schmerz findet im Gehirn statt. Dort wird entschieden, welche Informationen aus der Peripherie als Schmerz wahrgenommen werden.

Aufbau des Gehirns

Das Gehirn besteht aus 100 Milliarden Neuronen, von denen jedes mit 5000 bis 10.000 anderen Neuronen kommunizieren kann. Dadurch entsteht ein Netzwerk, das bei jedem Menschen anders aussieht. Die Neuronen verbinden und vernetzen sich je nach den Reizen, die auf sie einwirken. Ein Neugeborenes bildet pro Sekunde Millionen solcher Synapsen. Aber auch ein Erwachsener vernetzt sein Leben lang Nervenzellen. Jede neue Idee, jedes neue Lied, jede neue motorische Fähigkeit bedeutet Tausende neuer Vernetzungen (Neuromatrix) [25]. Es sind Netzwerke, die aktiviert werden, je nachdem, was im Kopf eines Menschen vor sich geht.

Die Neuromatrix-Theorie besagt, dass Nervenzellen nie allein arbeiten, sondern sich ständig miteinander vernetzen (mit einer anderen Nervenzelle oder auch mit über einer Million, im Mittel wohl etwa Tausend). Alles, was wir lernen, basiert demnach auf einer Neuromatrix, einem neuronalen Netzwerk, das beim Denken, Singen, Tanzen und sogar bei Schmerz aktiviert wird. Je mehr dieses Netzwerk (Matrix) aktiviert wird, desto leichter geht es (die Aktivierung).

Wenn bestimmte Bereiche des Gehirns immer zusammen feuern, entsteht ein sog. „Neurotag" [27]. Es ist wie ein Netzwerk von Signalen, das immer dann aufleuchtet, wenn etwas darauf hindeutet, dass sich ein Ereignis wiederholen könnte. Unser Leben, unser Bewusstsein und unser Gedächtnis basieren auf Neurotags. Wenn wir etwa ein Lied hören, wird sein Neurotag sofort aktiviert. Das kann so weit gehen, dass wir diesen Neurotag auch ohne die Musik aktivieren können: Wir können das Lied singen und summen, ohne die Musik oder den Text im Kopf zu haben. Manchmal laufen diese Lieder in unserem Kopf ab, auch wenn wir es gar nicht wollen. Das ist ein schönes Beispiel dafür, wie das Gehirn und diese Neurotags funktionieren. Wir haben Neurotags für vertraute Menschen, Nahrungsmittel, Orte, Gerüche und so weiter.

Die Aktivitäten der verschiedenen Hirnregionen lassen sich evolutionsbiologisch unterteilen. Das Gehirn hat sich über Jahrmillionen entwickelt, wie das makroskopisch sehr ähnliche Nervensystem verschiedener Säugetiere zeigt. Das Rückenmark bis zum Hirnstamm ist noch sehr ähnlich. Das Mittelhirn, der Hypothalamus, die Amygdala und der Hippocampus sind autonome Regionen und werden zusammen oft als limbisches System bezeichnet, das sich in den letzten 70.000 Jahren nicht wesentlich verändert hat [1].

Merke **M!**

Die Zahl der Neurone im Gehirn liegt bei 86 Milliarden, das sich auf schätzungsweise 100 Billionen synaptische Verbindungen vernetzen.

Der Kortex ist der Bereich, der den Menschen am deutlichsten von anderen Säugetieren unterscheidet. Hier finden bewusste, kognitive und übergeordnete Funktionen statt. Zwischen dem Mittelhirn und der Rinde liegen der Gyrus cinguli und die Inselrinde Kortex [3]. Hier werden Emotionen, Empathie und Persönlichkeit gebildet. Es wird angenommen, dass im Gyrus cinguli die oberflächlichen und tiefen Teile des Gehirns verbunden werden, die für unsere Intuition verantwortlich sind.

Hirnstamm

Der Hirnstamm ist ein entwicklungsgeschichtlich sehr alter und vergleichsweise primitiver Hirnabschnitt. Hier befinden sich wichtige Kerne wie die Raphe-Kerne und der Locus coeruleus [2]. Erstere schütten Serotonin aus, Letztere Noradrenalin. Beide beeinflussen die Stimmung und damit die Funktion des gesamten Gehirns. Serotonin ist ein Wohlfühlhormon und vor allem ein wichtiger Schmerzhemmer. Wenn wir einen guten Tag haben und alles gut läuft, sind wir zuversichtlich und glücklich. Ist es dagegen ein schlechter Tag, weil es regnet oder etwas Schlimmes zu erwarten ist, dann ist das Noradrenalin-System aktiv. Um es ganz einfach zu sagen: In der Physiotherapie ist es wichtig, eine positive Grundhaltung zu erreichen, den erkrankten Menschen zu beruhigen und ihm das Gefühl zu geben, dass er jetzt in guten Händen ist, was sein Selbstvertrauen und seine positive Einstellung fördert.

Sensorischer und motorischer Kortex

Die funktionelle Magnetresonanztomografie hat in der Hirnforschung das Wissen über die Funktion des Kortex erweitert. Die Darstellung des sensorischen Kortex ist auch ein Thema in der Physiotherapie. Die verschiedenen Körperteile werden im sensorischen Kortex (Homunculus) repräsentiert [10]. Je größer die Repräsentationsfläche ist, desto klarer sind das Bild und die Wahrnehmung dieses Körperteils im Gehirn. Dies kann durch einen Zwei-Punkte-Auflösungstest ermittelt werden (Zwei-Punkte-Diskrimination). Im Bereich der Finger sowie im Bereich des Gesichts findet viel Kontakt statt und die entsprechenden Informationen können daher sehr genau ermittelt werden. Der Rücken hingegen wird nur als kleiner Punkt repräsentiert [21]. Die Auflösung der beiden Punkte am Zeigefinger beträgt ca. 2 mm, am Rücken hingegen 4–5 cm.

Studien haben gezeigt, dass chronische Schmerzen wie Phantomschmerzen und CRPS sowie chronische Rückenschmerzen die Wahrnehmung dieser Körperregion verändern.

Klinisch bedeutet dies, dass eine Person nicht mehr genau wahrnimmt, wo sich der Schmerz befindet, sondern ihn „überall in der Hand" oder „überall im Rücken" spürt [32].

Glücklicherweise ist diese Wahrnehmungsfähigkeit nicht immer gleich und variabel und kann durch gezielte Übungen verbessert werden, z. B. durch die Anwendung der Zwei-Punkte-Diskrimination oder der Graphästhesie (Fähigkeit, z. B. auf den Rücken geschriebene Zahlen oder Buchstaben zu erkennen). Einige Studien zu diesem Thema wurden bereits veröffentlicht, die ersten Ergebnisse sind vielversprechend.

Der motorische Kortex liegt unmittelbar anterior des sensorischen Kortex und beide sind direkt miteinander verbunden [10]. Wenn die Körperwahrnehmung beeinträchtigt ist, kann der motorische Kortex nicht richtig reagieren. Dies äußert sich in Schwierigkeiten mit der Koordination, dem Gleichgewicht, der Bewegungskontrolle und der Propriozeption, von denen einige relativ einfach klinisch untersucht werden können. Training oder Bewegung haben einen großen Einfluss auf den sensorischen Kortex und damit auf das Körperbewusstsein. Wichtig ist, dass die Bewegungen und Übungen gezielt und bewusst ausgeführt werden. Gute Beispiele hierfür sind die Übungen der Alexander-Technik, des Feldenkrais und des Pilates. Das Körperbewusstsein ist ein psychologisch wichtiger Faktor und beeinflusst das Selbstbild und die Stimmung. Es wird auch empfohlen, beim Joggen oder im Fitnessstudio eng anliegende Trikots statt eines weiten Sweatshirts zu tragen. Eng anliegende Kleidung gibt dem sensorischen Kortex mehr Feedback und lässt das Gefühl einer besseren Körperbeherrschung entstehen [38].

Präfrontaler Kortex

Angehörige der Gesundheitsberufe unterschätzen die kognitiven Fähigkeiten von Personen, die Neurophysiologie zu verstehen, obwohl bekannt ist, dass es die Schmerzbehandlung unterstützt, wenn man den Betroffenen die neurophysiologischen Zusammenhänge erklärt [28]. In ihrem Buch „Schmerzen verstehen" postulieren Butler und Moseley [11], dass sich der Umgang mit Schmerzen verbessert, sobald die Person ihr Problem verstanden hat. Vermutlich kann jeder diese Erfahrung bestätigen, dem von kundiger Seite seine Schmerzen und Beschwerden erklärt wurden.

Merke **M!**

Wichtige kognitive Faktoren bei Schmerzen sind Vermeidungsverhalten, negative Einstellung, Hypervigilanz, Selbstwertgefühl, Konditionierung, Erwartungen an die Therapie und die eigene Vorstellung eines Menschen zu den Ursachen der Schmerzen oder Beschwerden.

Vermeidungsverhalten bedeutet, dass eine erkrankte Person glaubt, dass der Schmerz durch Bewegung ausgelöst wird, und diese daher möglichst vermeiden möchte [37]. Dies wird auch als Kinesiophobie, d. h. als Angst vor Bewegung, bezeichnet. Bei chronischen Schmerzen, die häufig durch Gewebeschäden hervorgerufen werden, ist es wichtig, auf Bewegung nicht zu verzichten und die Angst davor abzubauen. Angst behindert den Heilungsprozess. Es gibt verschiedene Arten von Angst: Angst vor einer Vergrößerung des Schmerzbereichs, Angst vor Mystifizierung und Angst vor Hoffnungslosigkeit. Auch das ständige Reden über den Schmerz gehört dazu. Es wurde festgestellt, dass diese Faktoren sehr ungünstig für die Schmerzheilung sind. Neben einer passiven Behandlung oder Mobilisierung sollte zunächst die Angst genommen werden.

Hypervigilanz bedeutet, dass sich eine Person zu sehr auf ihre Beschwerden und Schmerzen konzentriert [20]. Der Schmerz beginnt das Leben zu beherrschen. Für diese Personen ist es wichtig, nicht mehr so viel über ihre Schmerzen zu sprechen. Sie sollten nicht gefragt werden, wie es ihnen heute geht oder wie stark ihre Schmerzen heute sind. Es ist besser, den Menschen in eine andere Richtung zu lenken, auch wenn Physiotherapeut*innen natürlich an den Schmerzen interessiert sind.

Selbstwirksamkeit bezieht sich auf die persönliche Vorstellung, wie die Schmerzen beeinflusst werden können. Menschen, die glauben, dass ihre eigene Fähigkeit, die Heilung zu beeinflussen, gering ist, haben eine schlechte Prognose. Mit anderen Worten, die Betroffenen sollten versuchen, diese Wahrnehmung von Fähigkeiten zu aktivieren, indem die Therapeut*innen sie auffordern: „Überlegen Sie sich zuerst 2 Dinge, die Sie selbst tun können, um Ihre Situation zu verbessern." Es ist auch wichtig, die eigene Wahrnehmung der betroffenen Person bezüglich der Ursache und des Verbesserungspotenzials zu erfragen. Frühere Therapieerfahrungen sollten ebenfalls berücksichtigt werden, da die Person dadurch möglicherweise auf einen bestimmten Erwartungswert – negativ oder positiv – konditioniert wurde.

> **Merke** M!
>
> Gefühle und Gedanken basieren auf Synapsen und Neurotransmittern.

Für das Gelernte wird eine Neuromatrix gebildet: Je empfindlicher sie ist, desto empfindlicher ist das neuronale Netzwerk.

Limbisches System

Das limbische System befindet sich im Zentrum des Gehirns und steuert autonome (vegetative) Funktionen, wie z. B. Hunger, Schlafrhythmus oder Herzfrequenz. Stress löst häufig eine Reaktion im limbischen System aus. Es gibt 2 Arten von Reaktionen, die oft Hand in Hand gehen: die Hypothalamus-Hypophysen-Nebennierenrinden-Achse (Cortisol-Achse, „Stressachse") und das Hypothalamus-Sympathikus-Adrenalin-System. Das sympathische Nervensystem reagiert schnell. Wenn es eine aufregende Situation gibt, reagiert der Sympathikus und innerhalb von etwa einer Sekunde beginnt die Ausschüttung von Adrenalin, die aber auch schnell wieder aufhört [27].

Die Cortisol-Achse reagiert hingegen langsamer. Der Hypothalamus schüttet das Corticotropin-releasing-Hormon (CRH) aus, das die Hypophyse beeinflusst, die ihrerseits das adrenokortikotrope Hormon (ACTH), ausschüttet. Das ACTH wird über den Blutkreislauf zur Rinde der Nebennieren transportiert, wo Cortisol ausgeschüttet wird. Normalerweise kontrolliert der Hippokampus die Cortisolmenge im Blut, aber anhaltender Stress, Schmerzen und Sorgen können dieses Rückkopplungssystem stören und einen Teufelskreis in Gang setzen. So wurde bei Menschen mit chronischen Schmerzen ein erhöhter Cortisolspiegel festgestellt. Dies ist etwa auch bei Menschen mit sog. Burn-out-Syndrom oder übertrainierten Sportler*innen der Fall. Klinisch ist es wichtig, in der Therapie darauf zu achten, dass die Person sich entspannen kann und dass ihr Vertrauen und Zuversicht vermittelt werden.

Der Nucleus accumbens (Belohnungszentrum) ist mit dem limbischen System verbunden. Wohlbefinden aktiviert diesen Bereich, der therapeutisch sehr wichtig ist. Wenn eine Patient*in eine Therapie als gut empfindet, wird ihr Belohnungszentrum aktiviert, was die Ausschüttung von Wohlfühlhormonen fördert. Dieser Effekt spielt natürlich auch bei Suchterkrankungen eine Rolle, wie z. B. beim Rauchen, bei Drogenmissbrauch und bei Drogenproblemen im Allgemeinen.

Amygdala und Hippokampus

Die Amygdala ist an der Wahrnehmung von Angst und der damit verbundenen Konditionierung beteiligt. Der Hippocampus hingegen ist ein Zentrum des Gedächtnisses und der Konzentration und vor allem der räumlichen Wahrnehmung. In der Amygdala werden etwa schmerzhafte Erfahrungen bewertet und wiedererkannt [27].

> **Merke** M!
>
> Bei einer posttraumatischen Belastungsstörung (PTBS) hat die Patient*in Albträume, kann nicht schlafen und sich nicht entspannen.

Dort wird der in der Kindheit erlittene Schmerz als „Schmerzgedächtnis" gespeichert. Es konnte gezeigt werden, dass das Hormon Oxytocin die Funktion der Amygdala unterdrückt, und es wird daher vermutet, dass das Hormon Oxytocin dazu führt, dass etwa Wehenschmerzen schnell wieder vergessen werden [4]. Das Hormon wird in der Schwangerschaft und Stillzeit ausgeschüttet. Auch Verliebte schütten Oxytocin aus, dessen Wirkung in direktem Zusammenhang mit Serotonin und anderen Wohlfühlhormonen wie den endogenen Opioiden steht.

Die Funktion des Hippokampus steht in direktem Zusammenhang mit Stress und Cortisol [8]. Eine gestresste Person beginnt, Dinge zu vergessen („Wo sind die Schlüssel?"). Länger anhaltender Stress führt zu einer Atrophie des Hippokampus und damit zu einer Beeinträchtigung der Konzentrationsfähigkeit. Dies zeigt sich z. B. bei Menschen mit einem sog. Burn-out-Syndrom, die nicht mehr in der Lage sind, Initiative zu ergreifen und sich z. B. auf die Arbeit zu konzentrieren. Solche Teilsymptome treten auch bei Personen mit chronischen Schmerzen auf. Die Behandlung besteht dann darin, den Stress so weit wie möglich zu reduzieren.

Placebo – Nocebo

Ein interessantes Phänomen nicht nur in der Medizin und Therapie, sondern auch in sozialer Hinsicht (Wahlen, Religion, Werbung usw.) ist der Placebo-Effekt und sein Gegenteil, der Nocebo-Effekt. Ein Placebo kann durch Überzeugung gute Gefühle und Schmerzlinderung auslösen [5]. Dies kann etwa die empathische Haltung der Therapeut*in gegenüber der Patient*in sein, die sie ernst nimmt und ihr zuhört. Ein Placebo kann sogar eine morphinähnliche Wirkung haben [33]. Ein Noceboeffekt kann auftreten, wenn z. B. die Informationen zu spärlich sind oder die Patient*in eingeschüchtert wird („Der Rücken ist instabil, fast gebrochen"). Dadurch können Schmerzen verstärkt werden, auch wenn sonst nichts Schädliches getan wurde.

Der Placeboeffekt ist wahrscheinlich das beste Schmerzmittel. Neurophysiologisch lässt er sich wie folgt erklären:

Der Placeboeffekt entsteht, wenn die kortikalen Areale, also der Nucleus accumbens, das limbische System und die Kerne unterhalb des Hypothalamus im periaquäduktalen Grau opioiderge Regionen in der rostroventralen Medulla aktivieren. Von hier aus werden absteigende schmerzhemmende Bahnen aktiviert, die als Hemmer der Schmerzbahnen im Rückenmark wirken. Man spricht hier vom endogenen Opioidsystem [9].

Ganz anders funktioniert der Noceboeffekt. Angst führt im Hirnstamm zur Ausschüttung von Cholecystokinin [15]. Dies löst 2 unterschiedliche Reaktionen aus: Schmerz und eine Stressreaktion, die interessanterweise über unterschiedliche Wege wirken. Es konnte gezeigt werden, dass noceboinduzierte Schmerzen mit Proglumid, einem Cholecystokinin-Antagonisten, gelindert werden können. Dies hat jedoch keinen Einfluss auf die Stressreaktion. Die Stressreaktion, d. h. die Ausschüttung von Cortisol, kann mit einem Beruhigungsmittel wie Diazepam gelindert werden.

Placebo- und Noceboeffekte kommen in alltäglichen Therapiesituationen wahrscheinlich durch Kommunikations- und Kontextfaktoren zustande. Vertrauen, eine angenehme Umgebung und die Beruhigung der erkrankten Person führen zu einer Aktivierung des endogenen analgetischen Systems, während Einschüchterungen und ein unsympathisches Auftreten von Therapeut*innen Noceboreaktionen hervorrufen können. Gerade bei Menschen mit chronischen Schmerzen kommt es oft weniger darauf an, was getan wird, sondern wie darüber gesprochen wird.

Merke **M!**

Placebo- und Noceboeffekte treten auch im Alltag immer wieder auf. Erwartungen, Ängste und verschiedenen andere Bedingungen tragen zu ihrer Wirkung bei.

Wichtige Botenstoffe

Grob vereinfacht hängen unser Verhalten, unser Schmerzempfinden, unsere Gefühle und gleichzeitig unser Erleben direkt vom Spiel der Neurotransmitter ab. Gute Wirkstoffe gegen Schmerzen sind Serotonin, Opioide, Dopamin, Enkephaline, Oxytocin und GABA [27]. Diese werden ausgeschüttet, wenn wir uns gut fühlen und machen uns zuversichtlich, entspannt und gut gelaunt. Zu den in Hinblick auf Schmerzen ungünstigen Hormonen gehören die Substanz P, Cortisol, Adrenalin, Cholecystokinin und Glutamat. Sie werden von verschiedenen Teilen des Gehirns ausgeschüttet, wenn wir Angst haben, negativ gestimmt sind oder glauben, dass es uns schlecht geht. Es ist wichtig zu wissen, dass diese Hormone unsere Gefühle beeinflussen. Die Wirkung dieser Substanzen kann man testen, indem man eine behandelte Person etwa am Ende der Behandlung fragt: „Wie fühlen Sie sich jetzt?" Wenn sie sagt, dass sie sich schon viel besser fühlt, ist der eingeschlagene Weg wahrscheinlich der richtige. Das Interessante an diesem Phänomen ist, dass eine Reaktion auch dann eintreten kann, wenn noch keine physiotherapeutischen Maßnahmen durchgeführt wurden (Training, Massage, Mobilisation usw.).

Die Rolle von Emotionen und Denkmustern bei Schmerzen

Bei der Schmerzbehandlung kommt es darauf an, wie das Gehirn auf nozizeptive Reize reagiert. Der Thalamus leitet Informationen aus der Peripherie an die verschiedenen Teile des Gehirns weiter. Der präfrontale Kortex analysiert die eingehenden Informationen und entscheidet, ob es sich um eine Bedrohung handelt. Ist das der Fall, wird das limbische System aktiviert und eine Stressreaktion ausgelöst.

> **Merke** M!
>
> Emotionen, Gedanken und Einstellungen haben einen sehr starken Einfluss auf den Therapieerfolg.

Reize und Informationen aus der Peripherie werden im Gehirn verarbeitet. Die Reaktion des Gehirns kann positiv (Vertrauen, keine Sorge, bekanntes Problem) oder negativ sein („das bedeutet Schwierigkeiten", „das ist nicht richtig, jetzt brauche ich Hilfe", „oh nein, was ist hier los") [12]. Es lohnt sich daher, die Person danach zu fragen, was über die Ursachen der Schmerzen und die Prognose bekannt ist und was ihrer Meinung nach zur Linderung der Schmerzen beitragen könnte.

Output-Mechanismen

Von allen Schmerzmechanismen sind die Output-Mechanismen vielleicht am schwierigsten zu erkennen, zu untersuchen und zu behandeln [16].

> **Merke** M!
>
> Output-Mechanismen sind efferente Reaktionen des Körpers auf Schmerz. Sie können auch als Schutzsysteme angesehen werden.

Dazu gehören die Schmerzverarbeitungsprozesse im Gehirn, die über efferente Bahnen unterschiedliche Reaktionen hervorrufen. Vereinfacht ausgedrückt handelt es sich dabei um Stressreaktionen. Die häufigste Reaktion des Körpers auf Stress ist die Ausschüttung des Stresshormons Cortisol. Eine weitere schnelle Reaktion erfolgt über die Sympathikus-Adrenalin-Achse, verbunden mit hormonellen und immunologischen Reaktionen.

Ein häufig beobachteter Output-Mechanismus ist die sympathische Reaktion. Klinische Anzeichen dafür sind Schwitzen, Schwellungen, Kälte- oder Wärmegefühl. Diese Empfindungen können rein subjektiv, aber auch objektivierbar sein [30]. Neben dem CRPS können sie auch bei anderen chronischen Schmerzzuständen beobachtet werden [24].

Adrenalin erhöht den Muskeltonus, führt zu Verspannungen und beeinträchtigt die periphere Durchblutung. Dies führt zu einer schlechteren Durchblutung von Muskeln, Faszien und Sehnen sowie zu Verspannungen.

Cortisol ist ein wichtiges Hormon und „Medikament". Es steuert die Wirkung anderer Hormone und hemmt z. B. die Ausschüttung von Sexual- und Wachstumshormonen, d. h. die Leistungsfähigkeit nimmt ab. Dies kann zu sexueller Unlust [7], Schlafstörungen und chronischer Müdigkeit führen. Cortisol wirkt sich auch negativ auf immunologisch aktive Gewebshormone aus der Gruppe der Zytokine und Leukotriene aus [27]. Das bedeutet, dass deren Wirkung abnimmt und schwächer wird. Die Folge kann eine erhöhte Anfälligkeit für Erkältungen und Infektionen sein.

Die Wahrnehmungsfähigkeit des Körpers kann sich durch chronische Schmerzen verändern und verschlechtern. Studien haben gezeigt, dass chronische Schmerzen die gleichen Veränderungen in der sensorischen Hirnrinde verursachen wie Phantomschmerzen. Die Wahrnehmung kann durch Prüfung der Zwei-Punkte-Diskrimination oder durch den Graphästhesie-Test getestet werden. Beide Tests können auch therapeutisch eingesetzt werden.

Das motorische System gehört als efferentes System ebenfalls zu den Output-Mechanismen. Durch die Beeinträchtigung der Wahrnehmung im sensorischen Kortex kann unter Umständen auch der motorische Kortex nicht mehr normal auf Reize reagieren. Die Folge sind Gleichgewichtsstörungen, Propriozeptionsprobleme und Störungen der Bewegungssteuerung. Störungen der Bewegungskon-

Tab. 3.6 Klinische Output-Mechanismen.

Eigenschaften	Output-Mechanismen/Veränderungen der Homoöstase
Symptommuster	ein seltsames Gefühl von „dieser Teil des Körpers gehört nicht zu mir"
Qualität der Schmerzen	ein Gefühl der Schwellung, ein Gefühl von Hitze oder Kälte, Schwitzen, Energiemangel, aber auch sexuelle Probleme, Schlafprobleme, Stress, Immunschwäche, Stoffwechsel- und Verdauungsprobleme; sehr variabel
Was provoziert?	Wetter, Schlafniveau, Stress, persönliche Gedanken, gute oder schlechte Tage
Was hilft?	Entspannung, Problemlösung, Stressabbau
Anamnese	lang
Medikation	nicht hilfreich
Prognose	kann schwierig und langwierig sein
Therapie	GMI (graded motor imagery), Sympathikusmobilisierung, Bewegungskontrolle, Muskelbalance, Körperbewusstsein, Entspannungsübungen, Atemübungen, Yoga oder Tai Chi, evtl. Sauna, Baden, Lymphdrainage
typische Fälle	postoperative Rückenoperationen, CRPS, Schwellungen, alle chronischen Schmerzen
Diagnose	CRPS, alle chronischen Erkrankungen
Anmerkungen	Die Symptome können sehr versteckt sein. Man erkennt nicht immer die Zusammenhänge und die Medizin ist machtlos.

trolle sowie koordinative motorische Koordinationsprobleme können effektiv untersucht und behandelt werden (▶ Tab. 3.6) [23].

3.3.3 Zusammengefasst

Schmerzmechanismen können gut anhand des Schmerzverhaltens einer Person identifiziert werden. In den Tabellen wurden klinische Anzeichen und Symptomverhalten für die verschiedenen Mechanismen vorgeschlagen. Diese können in der Praxis sehr hilfreich sein. Sobald der Schmerzmechanismus geklärt ist, werden auch die Behandlungsmöglichkeiten deutlicher.

Oft liegen mehrere Schmerzmechanismen vor. Es lohnt sich, ein Diagramm zu zeichnen, das zeigt, welche Schmerzmechanismen wahrgenommen werden und in welcher Beziehung sie zueinander stehen. Dies erleichtert die Planung der Behandlung. Ein Diagramm eignet sich auch, um prognostische Faktoren zu erkennen. Das Ergebnis einer Behandlung wird mehr durch das Selbstvertrauen, die Ängste, die wahrgenommene Beeinträchtigung im Alltag und andere psychische Faktoren einer Person beeinflusst als durch körperliche Befunde.

Die Physiotherapie kann von den Erkenntnissen der Hirnforschung, die sich in den letzten Jahren rasant entwickelt hat, enorm profitieren. Eine Therapie kann in 3 verschiedene Wirkungsbereiche eingeteilt werden: kognitiv, sensorisch und motorisch. Kognitiv bedeutet, dass es wichtig ist, einer Person zu erklären, worum es geht, ob Anlass zur Sorge besteht, was Studien gezeigt haben, wie die Prognose aussieht und was gegen die Erkrankung getan werden kann. Eine neurophysiologische Erklärung kann bereits zur Schmerzlinderung beitragen. Mit einem sensorischen Training kann die Körperwahrnehmung verbessert werden, so z. B. durch die Zwei-Punkte-Diskrimination, die Graphästhesie oder durch ein Imaginationstraining. Beim motorischen Training können dann die Anspannung einzelner Muskeln, die Bewegungskontrolle, das Gleichgewicht, die Koordination und die Selbstwahrnehmung trainiert werden.

Literatur

[1] Apkarian AV, Baliki MN, Geha PY. Towards a theory of chronic pain. Prog Neurobiol 2009; 87(2): 81–97. DOI: S0301-0082(08)00113-5 [pii] 10.1016/j.pneurobio.2008.09.018

[2] Baliki MN, Geha PY, Apkarian AV. Parsing pain perception between nociceptive representation and magnitude estimation. J Neurophysiol 2009; 101(2): 875–887. DOI: 91 100 2008 [pii] 10.1152/jn.91 100 2008

[3] Baliki MN, Petre B, Torbey S et al. Corticostriatal functional connectivity predicts transition to chronic back pain [Research Support, N.I.H, Extramural Research Support, Non-U. S. Gov't. Nat Neurosci 2012; 15(8): 1117–1119. DOI: 10.1038/nn.3 153

[4] Beetz A, Uvnas-Moberg K, Julius H et al. Psychosocial and psychophysiological effects of human-animal interactions: the possible role of oxytocin. Front Psychol 2012; 3, 234. DOI: 10.3 389/fpsyg.2 012 00 234

[5] Benedetti F, Carlino E, Pollo A. How placebos change the patient's brain. Neuropsychopharmacology 2011; 36(1): 339–354. DOI: 10.1038/npp.2010.81

[6] Benedetti F, Lanotte M, Lopiano L et al. When words are painful: unraveling the mechanisms of the nocebo effect. Neuroscience 2007; 147(2): 260–271. DOI: S0306-4522(07)00181-9 [pii] 10.1016/j.neuroscience.2007.02.020

[7] Benedetti F, Pollo A, Lopiano L et al. Conscious expectation and unconscious conditioning in analgesic, motor, and hormonal placebo/nocebo responses. J Neurosci 2003; 23(10): 4315–4323. DOI: 23/10/4315 [pii]

[8] Berna C, Leknes S, Holmes EA et al. Induction of depressed mood disrupts emotion regulation neurocircuitry and enhances pain unpleasantness. Biol Psychiatry 2010; 67(11): 1083–1090. DOI: S0006-3223(10)00056-9 [pii] 10.1016/j.biopsych.2010.01.014

[9] Dingel U, Colloca L, Vase L. Mechanisms and clinical implications of the placebo effect: is there a potential for the elderly? A mini-review. Gerontology 2011; 57(4): 354-363. DOI: 000 322 090 [pii] 10.1159/000 322 090

[10] Butler D, Beames T, Giles T. The Graded Motor Imagery Handbook. Neuro orthopaedic Institute; 2012

[11] Butler D, Moseley L. Schmerzen verstehen. Heidelberg: Springer; 2016

[12] Butler D, Moseley L. The explain pain workbook: Protectometer. New York: Noigroup Publications; 2015

[13] Butler D. The sensitive nervous system. New York: Noigroup Publications; 2000

[14] Classification of Chronic Pain (2. Aufl.) – IASP. Im Internet: https://www.iasp-pain.org/PublicationsNews/Content.aspx?ItemNumber=1673

[15] Colloca L, Benedetti F. Nocebo hyperalgesia: how anxiety is turned into pain. Curr Opin Anaesthesiol 2007; 20(5): 435–439. DOI: 10.1097/ACO.0b013e3 282b972fb. 00 001 503-200 710 000-00 007 [pii]

[16] Gifford L. Pain, the Tissues and the Nervous System: A conceptual model. Physiotherapy Journal 1998; 84(1): 27–36.

[17] Gifford L. Topical issues in Pain. Physiotherapy pain association; Authorhouse; 2013: 1998–2003

[18] Holopainen R, Vuoskoski P, Piirainen A et al. Patients' conceptions of undergoing physiotherapy for persistent low back pain delivered in Finnish primary healthcare by physiotherapists who had participated in brief training in cognitive functional therapy. Disabil Rehabil 2022 Jul; 44(14): 3388–3399. DOI: 10.1080/09 638 288.2 020 186 1116

[19] IASP Terminology – IASP. Im Internet: https://www.iasp-pain.org/Education/Content.aspx?ItemNumber=1698#Pain

[20] Linton S. A review of psychological risk factors in back and neck pain. Spine 2000; 25(9): 1148–1156

[21] Luomajoki H, Moseley GL. Tactile acuity and lumbopelvic motor control in patients with back pain and healthy controls. Br J Sports Med 2011; 45(5): 437–440. DOI: bjsm.2 009 060 731 [pii] 10.1136/bjsm.2 009 060 731

[22] Luomajoki H. Bewegungskontrolldysfunktion der LWS. In Verra M, Oesch P (Hrsg.). Muskuloskelettale Physiotherapie. Stuttgart: Thieme; 2019

[23] Luomajoki H. Bewegunsgdysfunktion und Bewegungskontrolle. Stuttgart: Thieme; 2022

[24] Maihöfner C. Komplexes regionales Schmerzsyndrom [journal article]. Manuelle Medizin 2014; 52(5): 445–464. DOI: 10.1007/s00 337-014-1130-4

[25] Melzack R. Pain and the neuromatrix in the brain. J Dent Educ 2001; 65(12): 1378–1382. Im Internet: http://www.ncbi.nlm.nih.gov/pubmed/11 780 656

[26] Moseley G, Zalucki N, Birklein F et al. Thinking about movement hurts: the effect of motor imagery on pain and swelling in people with chronic arm pain. Arthritis Rheum 2008; 59 (5): 623–631. Im Internet: http://www.ncbi.nlm.nih.gov/entrez/query.fcgi?cmd=Retrieve&db=PubMed&dopt=Citation&list_uids=18 438 892

[27] Moseley GL, Butler DS. Explain pain supercharged. New York: Noigroup Publications; 2017

[28] Moseley GL, Butler DS. Fifteen Years of Explaining Pain: The Past, Present, and Future. The Journal of Pain: Official Journal of the American Pain Society 2015; 16(9): 807–813. DOI: 10.1016/j.jpain.2015.05.005

[29] Moseley GL. Evidence for a direct relationship between cognitive and physical change during an education intervention in people with chronic low back pain. European journal of pain (London, England) 2004; 8(1): 39–45. DOI: 10.1016/S1090-3801(03)00063-6

[30] Moseley GL. Pain, brain imaging and physiotherapy – opportunity is knocking. Manual therapy 2008a; 13(6): 475–477.

[31] Moseley GL. Placebo effect: Reconceptualising placebo. BMJ 2008b; 336(7653): 1086. DOI: 336/7653/1086-a [pii] 10.1136/bmj.39 577 518 009.3A

[32] Ramachandran VS, Altschuler EL. The use of visual feedback, in particular mirror visual feedback, in restoring brain function. Brain 2009; 132(Pt 7): 1693–1710. DOI: 10.1093/brain/awp135

[33] Rossettini G, Carlino E, Testa M. Clinical relevance of contextual factors as triggers of placebo and nocebo effects in musculoskeletal pain. BMC Musculoskelet Disord 2018; 19(1): 27. DOI: 10.1186/s12 891-018-1943-8

[34] Schmid AB, Coppieters MW, Ruitenberg MJ et al. Local and remote immune-mediated inflammation after mild peripheral nerve compression in rats. J Neuropathol Exp Neurol 2013; 72(7): 662–680. DOI: 10.1097/NEN.0b013e318 298de5b

[35] Schmid AB, Nee RJ, Coppieters MW. Reappraising entrapment neuropathies–mechanisms, diagnosis and management. Man Ther 2013; 18(6): 449–457. DOI: 10.1016/j.math.2013.07.006

[36] Schmid AB, Soon BT, Wasner G et al. Can widespread hypersensitivity in carpal tunnel syndrome be substantiated if neck and arm pain are absent? Eur J Pain 2012; 16(2): 217–228. DOI: 10.1016/j.ejpain.2011.06.003

[37] Vlaeyen J, Linton S. Fear-avoidance and its consequences in chronic musculoskeletal pain: a state of the art. Pain 2000; 85(3): 317–332

[38] Wand B, Parkitny L, O'Connell N et al. Cortical changes in chronic low back pain: Current state of the art and implications for clinical practice. Man Ther 2010; DOI: S 1356-689X (10)00 111-6 [pii] 10.1016/j.math.2010.06.008

[39] Woolf CJ, Mannion RJ. Neuropathic pain: aetiology, symptoms, mechanisms, and management. The Lancet 1999; 353 (9 168): 1959–1964. DOI: 10.1016/S 0140-6 736(99)01 307-0

[40] Woolf CJ, Thompson SW. The induction and maintenance of central sensitization is dependent on N-methyl-D-aspartic acid receptor activation; implications for the treatment of post-injury pain hypersensitivity states. Pain 1991; 44(3): 293–299. Im Internet: http://www.ncbi.nlm.nih.gov/pubmed/1 828 878

3.4 Clinical Reasoning

Mark A. Jones

Im Clinical-Reasoning-Prozess sollen Therapeut*innen peu à peu ein Verständnis für das klinische Bild eines Menschen, für seine Person und die jeweiligen Umwelteinflüsse entwickeln. Die komplexen Denk- und Entscheidungsprozesse erfordern fundiertes Fachwissen, analytisches Denken, Soft Skills und nicht zuletzt Selbstreflexion. Expert*innen nutzen die klinische Mustererkennung und stellen schnell die richtige Diagnose.

Vor mehr als 20 Jahren veröffentlichte die Weltgesundheitsorganisation (WHO) ihr Rahmenkonzept zur „Internationalen Klassifikation der Funktionsfähigkeit, Behinderung und Gesundheit" (ICF) [8]. Auf Grundlage des „biopsychosozialen Modells" werden Gesundheit und Funktionalität sowohl vom körperlichen Zustand eines Menschen beeinflusst als auch von Umwelt- und psychosozialen Faktoren. Krankheit wird nicht mehr rein mechanistisch, sondern als Störung des Zusammenspiels von körperlichen, psychischen und sozialen Faktoren interpretiert. Eine pessimistische Einstellung zur Erkrankung, ein fehlgeleitetes Krankheitsverständnis, falsche Überzeugungen oder mangelnde soziale Unterstützung haben mitunter einen ebenso großen Anteil an Schmerzen und Funktionseinschränkungen wie körperliche Schwerstarbeit.

Bei einer Erkrankung ist der jeweilige Beitrag der 3 sich wechselseitig beeinflussenden Faktoren individuell. Gesundheitliche Probleme variieren zwischen kaum wahrnehmbaren Funktionsstörungen bis hin zu schweren Pathologien. Folglich manifestiert sich die gleiche Erkrankung je nach biologischen, sozialen und psychologischen Umständen klinisch auf unterschiedliche Art (▶ Abb. 3.5).

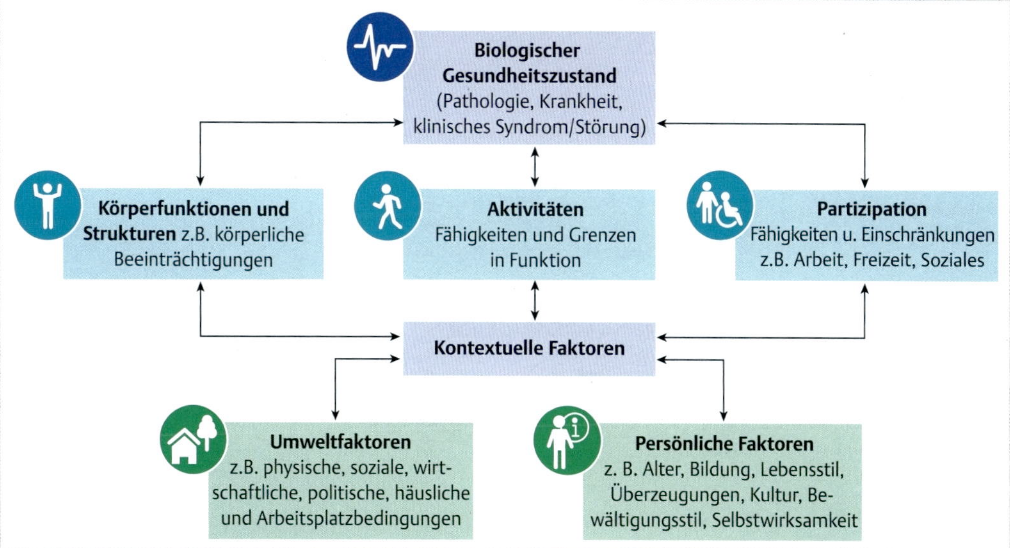

Abb. 3.5 Gemäß dem ICF-Rahmenkonzept der WHO resultiert ein Krankheitsbild aus Beeinträchtigungen in Funktion und Struktur, Aktivitäten und Teilhabe. Es bestehen Wechselwirkungen zwischen biologischem Gesundheitszustand sowie Umwelt- und Personenfaktoren (blaue Pfeile).

3.4.1 Einführung

Die sinngemäße Beschreibung der WHO lautet: „Das Clinical Reasoning ist ein Untersuchungs- und Analyseprozess, ausgeführt durch Physiotherapeut*innen zusammen mit Patient*innen und Klient*innen, mit dem Ziel des besseren Verständnisses der Patient*innen als Personen, der individuellen Umstände und der klinischen Problematik als Orientierungshilfe für den Einsatz von evidenzbasierter Therapie" [8].

Der kontinuierliche und hypothesenorientierte Analyseprozess umfasst die fortdauernde Erhebung und Interpretation relevanter Daten zu Einschränkungen/Dysfunktionen, physischen, psychologischen, sozialen und umweltbedingten Faktoren, Vorsichtsmaßnahmen und Kontraindikationen, Behandlungsoptionen sowie zur Prognose. Für die einzelnen Aspekte werden jeweils Hypothesen gebildet, diese durch Re-Aassessments überprüft und ggf. aufgrund neuer Informationen verworfen. Die Korrelationen zwischen biologischen Gesundheits-, Personen- und Umweltfaktoren führen die vielfältigen Anforderungen an das Wissen, die Fertigkeiten und die fachliche Kompetenz von Therapeut*innen vor Augen (▶ Abb. 3.6).

Merke **M!**

Ein induktives Clinical Reasoning erfordert Übung, Erfahrung und Selbstreflexion.

Therapeutische Kompetenz

Metakognition

Zu den therapeutischen Schlüsselfaktoren beim Clinical Reasoning gehört die Fähigkeit, während

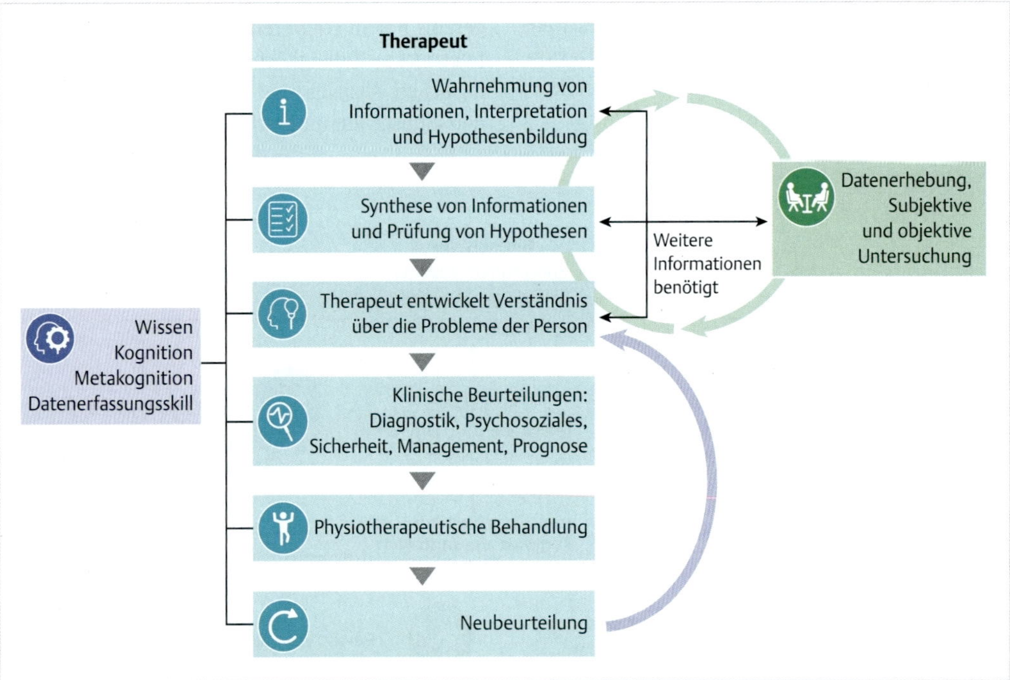

Abb. 3.6 Clinical-Reasoning-Prozess: Während des gesamten Untersuchungs- und Therapieverlaufs werden Informationen gesammelt, synthetisiert und Hypothesen überprüft. Durch den immerwährenden Analyseprozess entwickelt sich schrittweise ein therapeutisches Verständnis für die Person und ihre Probleme.

des gesamten Behandlungsverlaufs relevante Informationen wahrzunehmen, zu interpretieren, zu synthetisieren, Hypothesen aufzustellen, diese zu überprüfen, ggf. zu verwerfen, neue Hypothesen aufzustellen etc. Wichtig hierfür sind Metakognitionen wie Selbstreflexion, Selbsterkenntnis und Selbstkritik.

Merke **M!**

Ein Clinical Reasoning ist immer nur so gut wie die Daten, auf denen es basiert.

Soft Skills

Ein positives Verhältnis zwischen Patient*in und Therapeut*in stärkt die Motivation zur Verhaltensänderung, fördert Therapieadhärenz, Compliance und Gesprächsbereitschaft und kann dadurch zu einer gesteigerten Zufriedenheit und zu besseren Therapieresultaten führen. Kommunikationsfähigkeit, Empathie, Selbstbewusstsein, Ausstrahlung und selbst nonverbale Gesten haben erheblichen Einfluss darauf, wie Patient*innen das Interesse von Therapeut*innen an ihrer Person einschätzen und wie groß ihr Vertrauen in den Erfolg der therapeutischen Beziehung ist. Nicht zuletzt sind eine ausgeprägte Kommunikationsfähigkeit und Beobachtungsgabe im Rahmen von Anamnese und körperlicher Untersuchung bedeutend, um konkrete Fragen zu stellen, wichtige Informationen zu vermitteln oder um eine körperliche Untersuchung oder eine physiotherapeutische Übung unmissverständlich anzuleiten.

Kritisches analytisches Denken

Fast Thinking

Über den Erfolg des Clinical Reasonings entscheidet auch die Fähigkeit zum kritischen Denken. Früher wurden unpräzise Vermutungen oder Fehleinschätzungen einem „zu schnellen Denken" zugeschrieben. Der Psychologe Daniel Kahnemann glaubt, dieses auf flüchtige Eindrücke beschränkte „Fast Thinking" führt uns zu falschen Annahmen, weil wir auf ungenügend Informationen zurückgreifen und dabei zu wenig nachdenken [7]. Analytisches Denken und Selbstreflexion können vor Denkfehlern wie dem „Fast Thinking" schützen [3]. Analytisches Denken fördert die Fähigkeit, in der Anamnese zielgerichtet und empathisch zu kommunizieren und Untersuchungen bewusst und zielorientiert einzusetzen. Hierzu kann es u. U. erforderlich sein, eine in Ausbildung oder Studium erlernte standardisierte Routineuntersuchung und -behandlung dem klinischen Bild der Patient*in anzupassen.

Arten des Clinical Reasonings

Induktives Reasoning

„Induktives Reasoning" steht für das Erkennen von Problemen und Finden einer passenden Lösung ohne Überprüfen der zugrunde liegenden Hypothesen. Erfahrene Clinical-Reasoning-Expert*innen nutzen dieses „schnelle" Reasoning, wenn sie z. B. beim Anblick eines hinkenden Menschen direkt eine muskuloskeletale Erkrankung oder zentralnervöse Pathologie vermuten. Entscheidend ist hier die Fähigkeit, in der enormen Menge an gesammelten Daten bestimmte Regelmäßigkeiten, Wiederholungen, Ähnlichkeiten oder Gesetzmäßigkeiten, d. h. wiederkehrende Muster, zu erkennen.

Mustererkennung

Dank „Pattern Recognition" lässt sich schnell ableiten, ob Vorsichtsmaßnahmen bei Untersuchung und Behandlung notwendig sind, oder ob die Patient*in einer weiteren ärztlichen Abklärung bedarf. Die Mustererkennung offenbart neben Beeinträchtigungen von Haltung, Bewegung oder motorischer Kontrolle auch nonverbale Anzeichen negativer Emotionen.

Deduktives Reasoning

Wer noch unsicher im Erkennen klinischer Muster ist, wie Berufsanfänger*innen oder unerfahrene Therapeut*innen, nutzt „Deduktives Clinical Reasoning". Im Gegensatz zum induktiven Reasoning überprüft die deduktive Urteilsbildung die favorisierten Hypothesen durch weitere Untersuchungen während des Behandlungsverlaufs. Auch er-

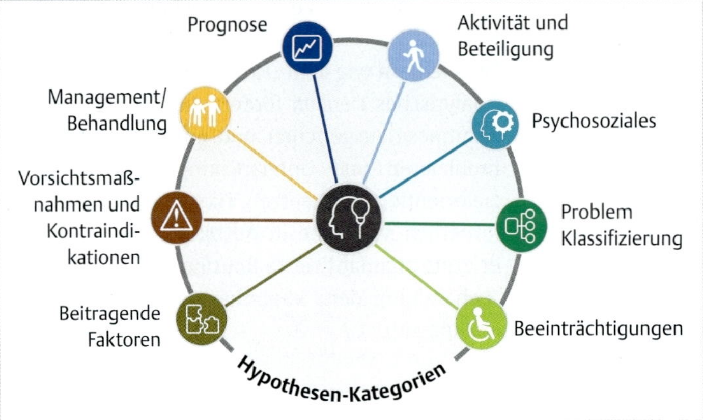

Abb. 3.7 Das Rahmenkonzept der Hypothesenkategorien umfasst wesentliche Kategorien der klinischen Urteilsbildung. Im Zentrum steht das therapeutische Verständnis für das Krankheitsbild eines Menschen, seine Person und dessen biografische Personen- und Umweltfaktoren [6].

fahrene Kolleg*innen nutzen bei unvertrauten oder komplexen Krankheitsbildern dieses „langsame“ Reasoning, um durch ihre ersten „schnellen“ Eindrücke keine falsche Mustererkennung zu erzielen. Deduktives Reasoning mindert damit die Gefahr von Bestätigungsfehlern. Ein „Confirmation Bias“ bezeichnet unsere Neigung, Informationen so auszuwählen und so zu interpretieren, dass unsere eigenen Erwartungen bestätigt werden.

3.4.2 Analytisch denken in 8 Hypothesenkategorien

Während des Clinical-Reasoning-Prozesses soll sich schrittweise ein Verständnis für die klinische Problematik eines Menschen, seine Person und seinen Kontext entwickeln. Dieses Verständnis bildet die Richtschnur für eine evidenzbasierte Praxis. Um einen Bezug zwischen diesem Verständnis für die Patient*innen, der Anamnese, der körperlichen Untersuchung und der kontinuierlichen Neubewertung der Behandlung zu ermöglichen, nutzt das Clinical Reasoning 8 Hypothesenkategorien. Die Kategorien orientieren sich am biopsychosozialen Ansatz im ICF-Framework (▶ Abb. 3.7).

Metakognition (Selbstreflexion) M!

Therapeut*innen, Auszubildende und Praxismentor*innen sollten sich kritisch hinterfragen:

- Welchen Sinn verfolgt meine subjektive und physische Untersuchung?
- Welchen Beitrag leistet meine Untersuchung für die klinische Urteilsbildung?
- Welche Breite und Tiefe hat meine Untersuchung?
- Wie präzise sind die von mir ermittelten Informationen?
- Sind meine Informationen relevant für die klinische Urteilsbildung?
- Wie vermeide ich „Fast Thinking“?

Hypothesenkategorien M!

- Beeinträchtigungen von Körperfunktion und -struktur, Problemklassifikation
- Schmerzmechanismen
- prädisponierende oder beitragende intrinsische und extrinsische Faktoren:
    - physikalische Umweltfaktoren (Ergonomie am Arbeitsplatz usw.)
    - soziale Umweltfaktoren (wahrgenommene Unterstützung durch Familie, Freunde Vorgesetzte usw.)
    - psychologische und psychosoziale Faktoren

- Vorsichtsmaßnahmen und Kontraindikationen
- Managementstrategien und Behandlung
- Gedanken der Patient*innen über ihr Problem
- Quellen der Symptome
- prognostische Faktoren

Die Netzstruktur zwischen den 8 Hypothesenkategorien illustriert, dass das Clinical Reasoning in einer Hypothesenkategorie auch das Reasoning in anderen Kategorien beeinflussen kann. Dies kommt zum Tragen, wenn bspw. eine Patient*in von psychologischen Problemen aufgrund ihrer Krankheit berichtet. Hier sollte das Reasoning zur Kategorie „Management/Behandlung" eine Aufklärung bzw. Edukation beinhalten. Und auch die Hypothese zur „Prognose" hängt mit davon ab, ob es durch die Edukation gelingt, die Patient*in zu einer konstruktiveren Haltung zu führen. Nachfolgend werden die 8 Kategorien ausführlich beschrieben.

Aktivität und Teilhabe

Unter Aktivität werden funktionale Fähigkeiten und Einschränkungen erfasst. Teilhabe steht für Fähigkeiten und Einschränkungen hinsichtlich der Partizipation an Lebenssituationen in Familie, Arbeit, Freizeit, Sport usw. Die Kategorie Aktivität und Teilhabe hat einen direkten Einfluss auf die beiden Hypothesenkategorien Management/Therapie und Prognosen.

Psychosoziales

Die Kategorie Psychosoziales erforscht die Sichtweise eines Menschen auf seine Erkrankung, seine Erfahrungen mit der Erkrankung sowie diesbezügliche soziale Einflüsse. Konkret: Was denkt eine Patient*in über ihre Krankheit? Wie geht sie mit seinen Schmerzen und Funktionseinschränkungen im Alltag um? Wie gestalten sich ihre Lebensumstände und welchen Einfluss haben diese auf die derzeitige Problematik? Dabei ist zu denken an soziales Umfeld, Familie, Freunde, Kultur, Herkunft, Arbeit usw.

Die Bandbreite psychosozialer Faktoren und ihre Bedeutung für das gesundheitliche Problem sind groß: Psychosoziale Einflüsse können die Genesung fördern und aktive Bewältigungsstrategien unterstützen, sie können aber auch den Fortbestand von Schmerzen und Behinderung dominant begünstigen. Im Verbund mit körperlichen und umweltbedingten Faktoren werden sie zum Risikofaktor für die Chronifizierung des gesundheitlichen Problems.

Nicht zuletzt angesichts des Chronifizierungsrisikos sollten Physiotherapeut*innen positiv auf das Krankheitsverständnis ihrer Patient*innen einwirken. Zur Förderung eignen sich aktive Bewältigungsstrategien und zur Unterstützung der Selbstwirksamkeit kognitive behavioristische Therapieansätze. Tieferliegende, komplexere Probleme erfordern zwingend ein Gespräch mit der Patient*in sowie die enge Kooperation mit ärztlichem und ggf. psychologischem Fachpersonal.

Psychologische Faktoren

Dauerhaft ungünstige Überzeugungen und Gefühle beeinträchtigen nicht nur die Funktionalität und die Sensibilität gegenüber mechanischen und nicht mechanischen Reizen, sondern mindern auch die Lebensqualität, stören zwischenmenschliche Beziehungen und sie reduzieren die Akzeptanz und Compliance für Physiotherapie. Katastrophisierende Gedankenspiele, das Vermeiden von Aktivität bei Schmerz oder auch Überaktivität haben entscheidenden Einfluss auf das Schmerzverhalten. Passive Bewältigungsstrategien verändern die Selbstwahrnehmung, beeinträchtigen die Selbstwirksamkeit und bahnen die Inanspruchnahme von Versorgungsleistungen.

Darüber hinaus hinterfragt das psychosoziale Reasoning nicht nur, was Patient*innen denken, sondern auch, warum sie diese Gedanken und Gefühle haben. Warum beispielsweise eine Patient*in katastrophisierende Gedankenspiele anstellt und Bewegung regelrecht fürchtet, oder warum eine andere Patient*in jeden physiotherapeutischen Ratschlag boykottiert und übermäßig zu Schmerzmedikamenten greift. Mögliche Gründe können schlechte Erfahrungen mit dem Gesundheitssystem oder falsche Informationen aus dem sozialen Umfeld oder Internet sein.

Disstress

Die Gedanken, Einstellungen und Überzeugungen eines Menschen hinsichtlich seiner Krankheit haben Auswirkungen auf seine Gefühle, seine Genesungserwartung und seine Behandlungspräferenzen. Depressionen, Ängste, Anspannung, Trauer, Frustration, Hilfslosigkeit, Wut, ein geringeres Selbstwertgefühl oder eine veränderte Selbstwahrnehmung im Zusammenhang mit dem gesundheitlichen Problem sind typische Anzeichen für Distress. Distress wird als unangenehm, bedrohlich oder überfordernd empfunden.

In diesem Kontext von besonderer Bedeutung sind das Katastrophisieren und die Hypervigilanz. Katastrophisieren steht für eine übertrieben negative Orientierung in Bezug auf den tatsächlichen oder antizipierten Schmerz bzw. die Krankheitserfahrung. Hypervigilanz bezeichnet eine erhöhte Wachsamkeit oder Sensibilität gegenüber körperlichen Empfindungen, selbst wenn sich diese im Normbereich bewegen.

In der Praxis wird zunächst geklärt, für wie ernsthaft die Person ihr gesundheitliches Problem einschätzt, wie viel Bedeutung sie ihrer Diagnose beimisst und wie fest sie daran glaubt, dass ihr geholfen werden kann. Zeigen sich Anhaltspunkte für Disstress, ist zu analysieren, ob oder in welchem Zusammenhang diese mit der gesundheitlichen Problematik stehen. Konkret stellt sich die Frage, ob Patient*innen bereits vor der Erkrankung etwa unter Depressionen, Ängsten oder einem geringen Selbstwertgefühl litten, oder ob sich diese Disstress-Anzeichen erst im Zuge der Krankheit entwickelten. Beeinflusst Distress die Symptomatik und/oder das Verhalten der Patient*innen?

Bewältigungsstrategien

Es gibt viele Arten, wie Menschen auf gesundheitliche Probleme reagieren. Ihre Bewältigungsstrategie kann adaptiv und effektiv sein, andere Strategien fördern die Problematik: Der kurzfristige Einsatz von Analgetika oder eine posttraumatische Ruhephase kann angemessen sein; falsch dosierte oder missbräuchlich konsumierte Schmerzmittel schaden jedoch, und zu ausgedehnte Schonungsphasen nach einer Verletzung verlängern die Genesungsdauer. Ähnlich verhält es sich mit Bewegung: Das Spektrum reicht vom schmerzbedingten Meiden jeder körperlichen Aktivität bis zu aktiven Bewältigungsstrategien wie Sport oder auch Meditation. Es soll nicht nur nach dem Bewältigungsstrategien gefragt werden, sondern auch, welchen Einfluss sie kurzfristig oder langfristig auf die Gesundheitsprobleme haben.

Soziale Faktoren

Disstress-Anzeichen und Bewältigungsstrategien lassen Rückschlüsse auf die Vulnerabilität bzw. Resilienz eines Menschen hinsichtlich anhaltender Symptome und Behinderungen zu. Edwards et al. zeigten den Einfluss derartiger psychosozialer Konstrukte und Prozesse auf schmerzbezogene Outcomes [2]. Laut ihrer Untersuchung erhöhen Disstress, Trauma, Furcht, übermäßiges Vermeiden, Katastrophisieren sowie ein geringes Selbstwertgefühl die Vulnerabilität. Soziale Unterstützung, eine aktive Bewältigungsstrategie, das Akzeptieren der Krankheit sowie eine gute Selbstwirksamkeit fördern hingegen die Resilienz. Auch Bildung, Gesundheitskompetenz sowie diverse soziale Faktoren können die Resilienz fördern:

- Unterstützung durch Familie, Freunde, soziale Gruppen, Arbeitsumfeld
- kulturelle Einflüsse, Überzeugungen, Erwartungen und Präferenzen
- soziale Lebenssituation (Herkunft, Interessen, soziales Engagement usw.)
- Arbeitsstatus und Auswirkungen der Erkrankung auf die Arbeit

Physiotherapeut*innen sollten alle genannten Faktoren erkennen und beurteilen können und daraufhin individuelle Strategien vorschlagen – wenn nötig in Zusammenarbeit mit anderen Gesundheitsberufen.

Problemklassifikation

Wesentlicher Bestandteil des Clinical-Reasoning-Prozesses sind die Problemklassifikation, Diagnostik oder die physiotherapeutische Dysfunktion.

> **Diagnostik**
>
> Im Clinical Reasoning beinhaltet die Problemklassifikation – neben der Bestimmung von assoziierten psychosozialen Faktoren und Beeinträchtigungen – folgende diagnostische Kategorien:
> - Pathologie/pathophysiologischer Prozess:
>   - Degeneration
>   - Entzündung
>   - Ischämie
>   - Überbeanspruchung von Gewebe usw.
>   - klinisches Syndrom oder Störung
>   - Schmerzmechanismus
>   - Ursache der Symptome bzw. der Funktionseinschränkung.

Pathologie und Pathophysiologie

Fehlender klinischer Nachweis

Nicht immer lässt sich die Ursache einer symptomatischen Pathologie durch eine physiotherapeutische Untersuchung identifizieren. Nahezu jeder kennt Patient*innen mit tiefen Rückenschmerzen, ohne dass bei Bildgebung oder Labortechnik eine Erkrankung nachgewiesen werden kann. Trotz fehlenden klinischen Nachweises für eine Pathologie ist es wichtig, Überlegungen zu einer potenziell vorliegenden Erkrankung anzustellen. Diese hypothetische Diagnose beeinflusst auch andere Hypothesenkategorien. Wenn im vorliegenden Fall ein akuter Bandscheibenvorschub hypothetisch angenommen werden würde, so wären – aufgrund von Pathophysiologie und Biomechanik – Vorsichtsmaßnahmen indiziert.

Bei dringendem Verdacht auf schwerwiegende Pathologien – tiefe Beinvenenthrombose, Lungenembolie, Myokardinfarkt, Hirnblutung, zervikale arterielle Dissektion, Fraktur, Dislokation, Cauda-equina-Syndrom usw. – sind weiterführende Untersuchungen und unter Umständen eine fachärztliche Behandlung erforderlich.

Symptom-Manifestation

Alleine die Ausprägung einer Symptomatik zu berücksichtigen – etwa durch permanentes Erfassen von Angaben zur Schmerzintensität oder zum Bewegungsumfang – reicht in der Regel nicht aus, um als Richtlinie für Untersuchung, Behandlung oder als Outcome-Parameter zu dienen. Man denke an Fußballer*innen, die trotz akuter Muskel- oder Bänderverletzungen oft wenig Symptome zeigen und weiterspielen. Gleichermaßen zielt Physiotherapie nicht allein auf Schmerzlinderung und Vergrößern des Bewegungsumfangs, sondern vor allem auf die Verbesserung von Funktionalität, Teilhabe und Genesung. Während sich medizinische Rehabilitation und Ergebnisevaluation oftmals auf die Steigerung von Bewegungsumfang, Kraft und Funktionalität fokussieren, wird physiotherapeutisch bspw. die Rückkehr zu häuslicher Aktivität und Sport empfohlen, um den Heilungsprozess zu optimieren.

Balance der Hypothesenkategorien

Zweifelsohne sind wissenschaftliche Forschungsarbeiten und Richtlinien ausgezeichnete Ressourcen – vorausgesetzt, deren Therapieempfehlungen und -prinzipien entsprechen dem individuellen Krankheitsbild der Patient*innen oder werden diesem angepasst. Aus diesem Grund meidet das Clinical-Reasoning jegliche Standardtherapie mit Schwerpunkt auf der Pathologie. Stattdessen wird auf die Ausgewogenheit zwischen Problemklassifikation, Funktionalität und anderen Hypothesenkategorien geachtet. In der Therapie selbst kann die Pathologie dann zwar berücksichtigt, der Hauptfokus aber auf Edukation und Funktionalität gesetzt werden.

Eine zu starke Schwerpunktsetzung auf die Pathologie ist aus verschiedenen Gründen problematisch:
- Pathologien können asymptomatisch sein.
- Pathologien können bei jedem Menschen unterschiedlich ausgeprägt sein.
- Symptome und Funktionseinschränkungen können auch ohne nachweisbare Pathologien bestehen.

- Symptomatische Pathologien korrelieren nicht automatisch mit körperlichen Beeinträchtigungen und Einschränkungen von Aktivität und Teilhabe.

Schmerzmechanismen

Schmerz ist nicht gleich Schmerz. Das Clinical Reasoning unterscheidet zwischen nozizeptivem, neuropathischem und noziplastischem Schmerz. Diese drei Schmerzmechanismen zu erkennen ist deshalb so wichtig, weil sich diese mit klinischen Mustern verbinden lassen, Behandlungsstrategie und Prognose beeinflussen, und weil sich aus einem Schmerzmechanismus auch Vorsichtsmaßnahmen bei Untersuchung und Behandlung ergeben könnten.

Nozizeptiver Schmerz ist lebenswichtig. Er alarmiert bei Verletzungen und warnt vor drohenden Schäden an Gelenken, Bändern, Muskeln oder Sehnen [5]. Durch Entzündungsprozesse nach einer Verletzung oder durch aktivierte Immunzellen bei einer systemischen Entzündung werden die Nozizeptoren bis zum Eintritt der Heilung hypersensibilisiert.

Zu anhaltender Hypersensitivität und Schmerzen beitragen können auch Läsionen oder Erkrankungen des peripheren oder zentralen Nervensystems. Wenn die Schmerzsymptomatik eindeutig von einer Nervenschädigung herrührt, wird das Krankheitsbild als peripherer neuropathischer Schmerz bezeichnet [5].

Selbst ohne nozizeptive oder neuropathische Ursachen können Hypersensitivität und Schmerz persistieren. Bei einer noziplastischen Pathologie dominieren Veränderungen in der Verarbeitung innerhalb des Neuroimmunsystems.

Merke **M!**

Im Clinical Reasoning unterscheidet man zwischen nozizeptivem, neuropathischem und noziplastischem Schmerz.

Symptomursachen

Einige gesundheitliche Probleme lassen sich auch entsprechend ihrer Symptomursache kategorisieren. Wird bei Patient*innen beispielsweise eine nozizeptive Schmerzursache vermutet, lässt sich dies durch eine klinische Untersuchung meistens nur schwer bestätigen. Um dennoch eine diagnostische Hypothese zu bilden, müssen stattdessen die Schmerzverteilung, Muster der Schmerzreizung und -linderung sowie Mechanismen des Schmerzausbruchs berücksichtigt werden.

Diagnostische Validität

Die Genauigkeit einer physiotherapeutischen Diagnose ist abhängig von der untersuchten Körperregion. Während sie bei Schmerzen der ischiokruralen Muskulatur oder bei Bänderverletzungen relativ hoch ist, ist sie in anatomisch komplexen Körperregionen eher geringer – so etwa bei der Wirbelsäule, Schulter oder Hüfte. Eventuell ist eine Untersuchung hinsichtlich ernsthafter Pathologien (Fraktur, Dislokation, Infektion, Malignität usw.) indiziert.

Selbst wenn sich ein spezifisches Gewebe nicht zweifelsfrei als Ursache der Symptome bestimmen lässt, wird eine grobe Unterscheidung getroffen:

- lokale somatische Ursache:
  - Nozizeption in lokalen somatischen Geweben:
    - Gelenke, Bänder, Muskeln und Sehnen
- spinale somatische Übertragung:
  - Ursache im somatischen Gewebe der Wirbelsäule
  - Übertragung der Symptome v. a. in distale Körperregionen
- viszerale Übertragung:
  - Ursache in Herz, Lunge, Bauch- oder Beckenorganen
  - Übertragung der Symptome in andere Körperregionen
- neuropathische Ursache:
  - zentrales Nervensystem (z. B. Rückenmark)
  - peripherer Nerv (z. B. Einklemmung, Reizung)
- vaskuläre Ursache:
  - Ischämie aufgrund Kreislaufproblematik.

Assessment psychosozialer Status

Das Assessment zum psychosozialen Status erfasst kognitive Faktoren, welche die Motivation zur Therapie, die Compliance und die Therapieadhärenz beeinflussen:
- Krankheitsverständnis
- Auswirkung der Erkrankung auf die Selbstwahrnehmung
- Motivation zur Verhaltensänderung
- Überzeugungen und Erwartung hinsichtlich der Behandlung
- Therapieziele
- Offenheit gegenüber neuen Therapie-Ansätzen
- Fähigkeit zur Selbsthilfe und -wirksamkeit.

Beeinträchtigungen von Körperfunktion und Körperstruktur

Die 4. Hypothesenkategorie umfasst Beeinträchtigungen von Körperfunktion und Körperstruktur. Als Beeinträchtigung wird im Clinical Reasoning ein Verlust oder eine Anomalie von Körperfunktionen oder -strukturen bezeichnet (▸ Tab. 3.7).

Asymptomatische Pathologien

Obwohl Beeinträchtigungen von Körperfunktionen oder -strukturen weit in der Bevölkerung verbreitet sind, zeigen sich bei Patient*innen oft keinerlei erkennbare Krankheitszeichen. Dennoch kann eine asymptomatische Pathologie zu Schmerzen und Funktionsstörungen anderer Strukturen beitragen. Typisches Beispiel sind verspannte Nackenmuskeln, welche die Versorgung neurovaskulärer HWS-Strukturen behindern und Kopfschmerzen triggern können. Auch eine schmerzhaft eingeschränkte Hüftextension kann bedingt sein durch eine asymptomatische Hypomobilität des Gelenks, Verspannungen der Hüftflexoren, eine Insuffizienz der Hüftextensoren oder eine anteriore Nervenreizung.

Das Clinical Reasoning berücksichtigt auch asymptomatische physische Beeinträchtigungen und analysiert diese über den kompletten Behandlungsverlauf. Um zu beurteilen, wie relevant die identifizierten asymptomatischen Beeinträchtigungen hinsichtlich der aktuellen Problematik sind, werden kinematische Korrekturen genutzt – etwa die therapeutische Kontrolle/Unterstützung des skapulothorakalen Rhythmus oder die posturale Lenden-Becken-Korrektur bei Bewegung. Anschließend werden die Auswirkungen der kinematischen Korrekturen auf die Symptomatik untersucht.

Messverfahren und -parameter

Objektive Messverfahren und -parameter prüfen die als relevant eingestuften Beeinträchtigungen und zeigen so, ob die Therapie eine Besserung der Symptomatik bewirkt. Um die Schmerzintensivität schnell zu erfassen, eignet sich die visuelle Analogskala (VAS). Um die Beweglichkeit objektiv zu beurteilen, werden aktiver und passiver Bewegungsumfang (range of motion, ROM) erfasst. Eine funk-

Tab. 3.7 Beispiele für Arten der Beeinträchtigungen von Körperfunktionen und -strukturen.

Anatomisch/ strukturell	Physiologisch	Kognitiv	Physikalisch	Psychologisch
• Skoliose • Amputation • Kontraktur • femorale Torsion	• Blutdruck • Atemfrequenz • Blutwerte	• Intellekt • Problemlösungskompetenz • Gedächtnisleistung	• Haltung • aktive und passive Bewegungen • Muskellänge • motorische Kontrolle • motorische Kraft	• Überzeugungen • Erwartungen • Disstress • Bewältigungsstrategien

tionale kinematische Analyse beurteilt Aktivierungsmuster und motorische Kontrolle. Die Messung der Kraft erfolgt zum Beispiel mittels eines Dynamometers. Zur Überprüfung des Gleichgewichts eignen sich standardisierte Tests etc.

Beitragende Faktoren

Hypothesen zu beitragenden Faktoren beziehen sich auf Aspekte, die zur Entwicklung oder zum Fortbestand eines Gesundheitsproblems beitragen oder dafür prädisponieren. Angesichts der Fülle dieser Faktoren sind entsprechende Kenntnisse und die Analyse derer Relevanz unabdingbar, um nach einer Genesung das Risiko eines Rückfalls zu minimieren (▶ Tab. 3.8).

Selbst bei Patient*innen mit der gleichen Erkrankung kommen unterschiedliche persönliche, physikalische und umweltbezogene begünstigende Faktoren zum Tragen. Bei dominant nozizeptiven und unspezifischen Rückenschmerzen können sowohl gewohnte Haltungen oder Bewegungsmuster für die Beschwerden ausschlaggebend sein als auch häusliche, arbeits- und sportbedingte Umweltfaktoren (Ergonomie, Summe aller Belastungen usw.) oder psychologische Aspekte (Überzeugungen hinsichtlich Schmerz, Pathologie, Behandlung usw.). Gleichzeitig prädisponieren eine abnorme Beweglichkeit der Lendenwirbelsäule oder eine Hyper-/Hypomobilität einzelner Wirbelsäulensegmente für dominant nozizeptive und unspezifische Rückenschmerzen.

Vorsichtsmaßnahmen und Kontraindikationen

Safety first! Im Rahmen der Clinical-Reasoning-Kategorie „Vorsichtsmaßnahmen und Kontraindikationen“ wird zunächst entschieden, ob eine körperliche Untersuchung durchgeführt werden kann, oder ob die Patien*in zur Konsultation an ärztliches Fachpersonal überwiesen werden soll. Physiotherapeut*innen müssen hierfür mit anerkannten Red Flags vertraut sein.

Im zweiten Schritt beurteilt man, ob die Untersuchung sicher und ohne Verschlechterung der Symptomatik durchführbar ist, ob Vorsichtsmaßnahmen zu treffen oder spezifische Tests indiziert sind (Test auf zervikale arterielle Dysfunktion, neurologische Untersuchungen, Messung von Blutdruck, Herzfrequenz und Sauerstoffsättigung, Instabilitätstests usw.).

Tab. 3.8 Zu einem Gesundheitsproblem beitragende intrinsische und extrinsische Faktoren.

Individuelle intrinsische Faktoren	Intrinsische physikalische Faktoren	Intrinsische biomechanische Faktoren	Extrinsische physikalische Umweltfaktoren	Extrinsische soziale Faktoren
• Alter • Geschlecht • Genetik • Komorbiditäten • Persönlichkeit • Überzeugungen • Erwartungen • Bewältigungsstrategie • Selbstwirksamkeit • Lebensstil • Gewohnheiten • Vorerfahrungen	• motorische Kontrolle • Flexibilität • Gleichgewicht	• posturale Haltung • Beinlängenunterschiede	• Ergonomie zu Hause • Ergonomie am Arbeitsplatz • Summe der physikalischen Belastungen, denen sich eine Person im Laufe ihres Lebens aussetzt, etwa durch ihre sportlichen und häuslichen Aktivitäten	• Unterstützung durch Familie und Freunde • Unterstützung am Arbeitsplatz • Erwartungshaltung an die Gesundheit • kulturelle Aspekte

Vorsichtsmaßnahmen

Die Art und der Umfang einer körperlichen Untersuchung hängen von vielen Faktoren ab: Bei entzündlichen systemischen Störungen, reduzierter Gewebefestigkeit bei Osteopenie oder Osteoporose oder bei einem sich rapide verschlechternden Gesundheitszustand gilt höchste Vorsicht hinsichtlich Kraftaufwand und Bewegungsumfang. Bei dominanten neuropathischen oder noziplastischen Schmerzmechanismen soll sich die Schmerzsymptomatik keinesfalls verstärken, gleichzeitig aber darf kein zu starker Fokus auf die Pathologie gelegt werden. Bei Patient*innen mit Anzeichen von Disstress, Furcht, Katastrophisieren oder schlechten Erfahrungen mit medizinischen Behandlungen muss eine Verschlechterung der Sensibilisierungs-Symptomatik vermieden und für eine positive Erfahrung mit der Physiotherapie gesorgt werden. Bei hoher Irritierbarkeit der Symptome in Verbindung mit einer hohen Intensität werden eine nur eingeschränkte Untersuchung und Therapie mit minimaler Symptomprovokation durchgeführt.

Allgemeines gesundheitliches Screening

Für Hypothesen zu „Vorsichtsmaßnahmen und Kontraindikationen“ ist ein ergänzendes Screening auf Komorbiditäten sowie allgemeine gesundheitliche Probleme wichtig. Voraussetzung hierfür sind Kenntnisse der Körpersysteme sowie der gemeinsamen Symptome unterschiedlicher Krankheiten – insbesondere derjenigen, die sich mit den gesundheitlichen Problemen der Patient*innen überschneiden. Eine gastroenterologische Pathologie kann sich auch als Rückenschmerz äußern. Hier fahndet die körperliche Untersuchung routinemäßig nach einer muskuloskeletalen Schmerzursache. Lassen sich hierzu relevante Hinweise identifizieren, wird die Therapie eingeleitet. Erst wenn die erwartete Besserung von Symptomatik und Funktionalität ausbleibt, wird ärztliches Fachpersonal konsultiert.

> **Merke** M!
>
> Internistische Erkrankungen können sich als Problem des Bewegungsapparates tarnen.

Das allgemeine Screening dient also nicht der Diagnostik, sondern vor allem der Identifikation jener Patient*innen, bei denen möglicherweise eine bisher nicht entdeckte Erkrankung vorliegt.

Management und Behandlung

Die 7. Hypothesenkategorie setzt sich aus Management und Behandlung zusammen. Im Clinical Reasoning steht „Management“ für das komplette Gesundheitsmanagement. Dazu gehören die Konsultation von und Überweisung an ärztliche und psychologische Fachkräfte, Maßnahmen zur Gesundheitsförderung wie Fitness-Assessment und -Management sowie ggf. die Anwaltschaft gegen Krankenversicherungen oder Arbeitgeber*innen.

„Behandlung“ steht für physiotherapeutische Interventionen und die patient*innenspezifische Edukation. Das Reasoning muss hier klären, welche Prioritäten in der Therapie gesetzt, welche Behandlungsstrategien verfolgt und wie die Interventionen dosiert werden. Welche Ergebnisparameter werden für das Monitoring verwendet, welche Informationen in der Edukation vermittelt? Können Heimübungen das Selbstmanagement und das Veränderungspotenzial zum Beispiel im Hinblick auf Krankheitsverständnis, Beeinträchtigung, Aktivität und Teilhabe optimieren?

Kontinuierliches Re-Assessment

Wissenschaftliche Studien, klinische Richtlinien, Prognoseregeln und Theorien sind zweifellos nützliche Tools für das Management diverser Gesundheitsprobleme, sie sind aber keine allgemeingültige Verordnung. Tatsächlich mangelt es für die meisten klinischen Probleme an forschungsgestützter Evidenz zur Wirksamkeit von Behandlungen. Clinical Reasoning ist das optimale physiotherapeutische Werkzeug, um das Risiko einer fehlerhaften Behandlung zu minimieren: Therapeut*innen beurteilen, inwieweit das klinische Bild mit wissenschaftlichen Forschungsberichten übereinstimmt, berücksichtigen Lebensstil, Ziele, Einschränkungen bei Aktivität und Teilhabe, eigene Sichtweise auf das Problem sowie soziale Umstände der Patient*innen und passen so ihre Behandlung dem individuellen Krankheitsbild an. Über den gesamten Behandlungsverlauf wird die

Symptomatik systematisch hinsichtlich ihrer Relevanz beobachtet und analysiert. Dies zeigt, ob etwa ein Zusammenhang zwischen körperlichen Beeinträchtigungen, Defiziten in Kraft und/oder motorischer Kontrolle und den Symptomen besteht oder ob diese lediglich unabhängig voneinander existieren. Kontinuierliches Neubewerten offenbart Wechselbeziehungen zwischen körperlichen Beeinträchtigungen und lässt Korrelationen zu psychosozialen Faktoren erkennen.

Begünstigende Faktoren

Um das Risiko eines Krankheitsrückfalls zu reduzieren, ist auch ein Management der begünstigenden Faktoren unabdingbar. Das individuelle Krankheitsverständnis zu fördern und die aktive Teilnahme der Patient*innen am täglichen Leben sind unverzichtbarer Beitrag zu Selbstwirksamkeit, zum Selbstmanagement und dem langfristigen Behandlungserfolg.

Prognose

Die klinische Urteilsbildung zur „Prognose" umfasst begründbare Hypothesen zum natürlichen Verlauf der Erkrankung, zur Effektivität der therapeutischen Intervention sowie zur Zeitdauer. Ob die gesundheitlichen Probleme gelöst bzw. verbessert werden können oder ob es den Patient*innen dank der Therapie möglich ist, mit ihrer Erkrankung zu leben, hängt davon ab, ob die der Erkrankung zugrunde liegenden Faktoren modifizierbar bzw. therapeutisch zu beeinflussen sind. Dies gilt z. B. für das Krankheitsverständnis und die Therapiemotivation.

Einfluss von biologischen, persönlichen und Umweltfaktoren

In erster Linie wird eine Prognose bestimmt durch die Natur (akut, chronisch, progredient) des gesundheitlichen Problems, dessen Ausprägung, den natürlichen Verlauf, die Wirksamkeit therapeutischer Interventionen sowie durch den Willen und die Fähigkeit von Patient*innen, Veränderungen etwa hinsichtlich des Lebensstils vorzunehmen. Das ermöglicht ihnen, selbstwirksam die Genesung zu fördern und die Lebensqualität zu verbessern. Während einige Aspekte die Rehabilitation und Heilung fördern, können andere die Dauer der Genesung verlängern. Ungeachtet dessen, dass prognostische Einschätzungen oft unpräzise sind, wird die hypothetische Prognose durch die sorgfältige Betrachtung der biologischen, umweltbedingten und persönlichen Gegebenheiten unterstützt.

Aspekte der klinischen Urteilsbildung

Die klinische Urteilsbildung zur Prognose berücksichtigt zahlreiche Aspekte aus Untersuchung und Behandlung:

- allgemeiner Gesundheitszustand, Alter und Vorerkrankungen
- Art des gesundheitlichen Problems
- Ausmaß der physischen Beeinträchtigungen
- dominanter Schmerzmechanismus
- Stadium der Wundheilung
- Irritierbarkeit der Symptomatik
- Vorgeschichte und Progression der Symptomatik
- Ausmaß der Einschränkungen bei Aktivität und Teilhabe
- Krankheitsverständnis
- Erwartungshaltung
- Motivation, Bereitschaft und Zuversicht hinsichtlich der Therapie
- Lebenserfahrungen mit Einfluss auf Vulnerabilität oder Resilienz
- Erfahrungen mit dem Gesundheitswesen
- soziale, berufliche und wirtschaftliche Hemmnisse/Förderfaktoren
- externe Anreize (z. B. Rückkehr an Arbeitsplatz)
- negative Reize (z. B. Rechtsstreitigkeiten, mangelhafte Unterstützung durch Arbeitgeber*innen).

3.4.3 Typische Fehler beim Clinical Reasoning

Bis heute sind mehr als 30 Denkfehler im Zusammenhang mit Clinical Reasoning bekannt [1]. Viele dieser kognitiven Fehlleistungen gehen auf „zu schnelle" erste Eindrücke und den Mangel an weiteren Überlegungen zurück [6], [7]. Zu den häufigsten Fehlern beim physiotherapeutischen diagnostischen Reasoning gehören:

- Priming-Effekt:
  - Fehlurteile durch bestehende Informationen (Diagnose auf Überweisung, Ergebnisse aus Bildgebung usw.) in Kombination mit Bestätigungsfehlern
  - selektive Aufmerksamkeit für Informationen, welche den ersten Eindruck bestätigen
- fehlende Gründlichkeit:
  - Fehlurteile wegen unzureichender Informationen
  - „Was nicht sichtbar ist, existiert nicht" [7].
- Vernachlässigung von Informationen, die eine favorisierte Hypothese nicht stützen oder dieser widersprechen
- mangelhafte Synthese und Gewichtung einzelner Informationen bzw. übermäßiges Beachten einzelner Informationen
- fehlendes Monitoring geeigneter Ergebnisparameter
  - Nur routinemäßig erwartete Fortschritte werden wahrgenommen.

Psychologisches Reasoning

Beim psychologischen Reasoning kommen dieselben Denkfehler zum Tragen. Zudem werden hier spezifische Fehler gemacht. Oftmals findet kein psychosoziales Screening statt und psychosoziale Faktoren wie das Krankheitsverständnis, Überzeugungen, Disstress, Bewältigungsstrategien und soziale Einflüsse werden nicht berücksichtigt. Disstress wird häufig automatisch als relevant eingestuft, ohne dessen Beziehung zum Krankheitsbild klarzustellen. Die Edukation wird oft in Form einer „Predigt" erteilt, ohne die Denkweise der Patient*innen zu ergründen. Doch gerade sie sollte mit Empathie das Krankheitsverständnis, die Überzeugungen und Erwartungen von Patient*innen ansprechen. Pacing wird als kognitive verhaltenstherapeutische Intervention verordnet, anstatt die hiermit verfolgten Ziele gemeinsam mit Patient*innen festzulegen.

Störfaktoren

Viele Einflüsse beeinträchtigen das Clinical Reasoning. Störfaktoren durch therapeutische Selbstreflexion zu erkennen und zu verstehen, erhöht die Clinical-Reasoning-Kompetenz.

Mangelhafte Flexibilität und Gründlichkeit

In Schulen, Universitäten und auf Fortbildungen lernen Auszubildende und praktizierende Therapeut*innen subjektive und physische Untersuchungsroutinen und -protokolle. Oft entwickeln sie hierbei kein solides Verständnis für die Hypothesenkategorien des Clinical Reasonings. Dementsprechend mangelt es an therapeutischer Flexibilität beim Erfassen, Bewerten und Synthetisieren von Information oder beim Bilden und Überprüfen von Hypothesen. Damit einhergehend ist zumeist ein Mangel an Gründlichkeit bei der Untersuchung – verursacht durch fehlende Wertschätzung für die Relevanz psychologischer, sozialer und umweltbedingter Faktoren.

Zeitmangel

Oft wird eine nicht gewissenhafte Untersuchung mit dem Mangel an Zeit begründet. Zeitmangel ist zweifelsfrei ein Hindernis für jede Untersuchung, mit zunehmender Erfahrung aber lernen Therapeut*innen, dass sie gründlich untersuchen können, wenn sie sich beim Erstkontakt auf das Wesentlichste konzentrieren und weitere Untersuchungen auf Folgetermine verteilen.

Aussagen von Patient*innen

Aussagen von Patient*innen können ebenfalls zu therapeutischen Denkfehlern führen. Eines der zahllosen Beispiele: Eine Patient*in berichtet, sie habe „ein Problem wegen XYZ". Diese Aussage ist natürlich unzureichend. So bleibt ungeklärt, ob Schmerzen, eine Schwäche oder Steifigkeit problematisch sind, welche Aktivitätsparameter wie Ausdauer, Intensität, Belastung betroffen sind und ob die Patient*in im Zusammenhang mit ihrem Gesundheitsproblem unter Disstress leidet. Offen ist auch, welche Bedeutung die Schwere des Gesundheitsproblems, seine Ursache, Behandlung und Genesung für die Patient*in hat.

Tab. 3.9 Schnelles weiterführendes Screening.

Weitere Symptome und gesundheitliche Probleme	Weitere Aktivitätseinschränkungen und/oder erschwerende Faktoren

• neuropathische Symptome:
  ○ Taubheitsgefühle
  ○ Parästhesien usw.
• vegetative und vaskuläre Symptome:
  ○ Schwellungen
  ○ Hautfarbe
  ○ Schwitzen usw.
• Schwäche und Steifigkeit
• Symptome in Gelenken:
  ○ Krepitation
  ○ Blockade
  ○ Instabilität usw.
• Komorbiditäten
	• spezifische Bewegungen im betroffenen Körperbereich
	• gewohnt dauerhafte Körperhaltungen und -positionen
	• Auswirkungen von Gewichtsbelastungen
	• Auswirkungen von Funktionen und Alltagsaktivitäten
	• Auswirkungen von Stress
	• psychische Faktoren
	• Umweltfaktoren

Ungenügende Datenerhebung

Viele Patient*innen antworten nur auf therapeutische Fragen und berichten ausschließlich das, was sie persönlich für wichtig erachten. Dadurch bleiben viele, mitunter auch für das gesundheitliche Problem relevante, Informationen im Verborgenen. Die Annahme, dass Gegebenheiten, zu denen keine Angaben gemacht werden, nicht bestehen, ist ein weiterer typischer Reasoning-Fehler. Dieses Fehlerrisiko minimieren kann ein Screening auf weitere gesundheitliche Probleme und Aktivitätseinschränkungen (▶ Tab. 3.9).

Missachtung konkurrierender Hypothesen

Für das Clinical Reasoning sollte man klinische Muster lernen und erkennen, sich aber nicht blind auf die „Pattern Recognition“ verlassen. Um Bestätigungsfehler durch voreilige Schlussfolgerungen zu vermeiden, eignet sich die Differenzialdiagnostik und/oder das Testen alternativer Problemkategorien. Dadurch werden auch jene Informationen berücksichtigt, die nicht zur favorisierten Hypothese passen oder dieser widersprechen. Eine tiefergehende Untersuchung liefert dann oft Hinweise, dass ein weiteres Gesundheitsproblem oder die Variation eines klinischen Musters vorliegt.

Offener Vergleich

Um die Kompetenz im Clinical-Reasoning-Prozess weiter auszubauen, kann und soll der gesamte Prozess der Urteilsbildung beispielsweise mit Kolleg*innen, Auszubildenden oder bestenfalls mit erfahrenen Therapeut*innen verglichen und diskutiert werden. Die Debatte kann sich an den 8 Hypothesenkategorien oder einem anderen Rahmenkonzept des Clinical Reasonings orientieren.

3.4.4 Zusammengefasst

So wie das Schachspiel ist Clinical Reasoning ein lebenslanger Lernprozess. Ein Großmeister im Schach kennt schätzungsweise bis zu 50.000 verschiedene Stellungen. Wie viele klinische Muster kennen erfahrene Physiotherapeut*innen? Es sind gerade die erfahren(st)en Therapeut*innen, die beständig aktuelle Fachliteratur lesen und sich bei komplizierten Fällen mit Kolleg*innen austauschen.

Die ganz persönliche Clinical-Reasoning-Kompetenz erhöht sich mit dem Wissen (klinische Muster, Untersuchung, Best Practice Management usw.), den kognitiven Fähigkeiten (Wahrnehmung, Interpretation und Synthese von Informationen usw.), der Metakognition (Selbsterkenntnis und Kritikfähigkeit usw.) sowie den Fertigkeiten bei der Datenerhebung und -verarbeitung (kommunikativ und prozedural).

Erfolgreiches Clinical Reasoning

Um die Kompetenz im Clinical Reasoning zu steigern, eignen sich u. a. diese Strategien:

- Fördern Sie Ihr Verständnis für Clinical Reasoning durch Fachliteratur.
- Verstehen Sie den Grund für Ihre Anamnesefragen und körperliche Untersuchung.
- Ordnen Sie Ihre Informationen aus der Untersuchung den einzelnen Hypothesenkategorien zu.
- Reflektieren Sie über Ihre Praxis.
- Erkennen Sie typische Fehler beim Clinical Reasoning.
- Lernen Sie klinische Muster.
- Verlassen Sie sich nicht nur auf klinische Muster.
- Entwickeln Sie ein Verständnis für die Einzigartigkeit jedes Menschen und der individuellen Manifestation seiner Probleme und Umstände.
- Überprüfen Sie den Analyseprozess Ihrer klinischen Urteilsbildung.
- Berücksichtigen Sie auch jene Informationen, die Ihrer Hypothese widersprechen.

Sich Expertise anzueignen, ist ein langer Prozess. Eine Faustregel besagt, dass wir 10 Jahre Berufserfahrung benötigen, um Expert*innen zu werden. Doch nicht alle Physiotherapeut*innen erreichen binnen einer Dekade einen solchen Status. Wie so oft, gibt es auch beim Clinical Reasoning weder eine Abkürzung noch einen Königsweg zur Expertise. Mit Sicherheit hilfreich aber sind analytisches und selbstreflektorisches Denken.

Literatur

[1] Croskerry P. The importance of cognitive errors in diagnosis and strategies to minimize them. Acad Med 2003; 78 (08) 775–780 DOI: 10.1097/00 001 888-200 308 000-00 003

[2] Edwards RR, Dworkin RH, Sullivan MD et al. The Role of Psychosocial Processes in the Development and Maintenance of Chronic Pain. J Pain 2016; 17 (Suppl. 09) T70–92 DOI: 10.1016/j.jpain.2016.01.001

[3] Elder L, Paul R. The Thinker's Guide to Analytical Thinking: How to Take Thinking Apart and What to Look for When You Do. 2nd edition. Tomales: Rowman & Littlefield Publishers/ The Foundation for Critical Thinking; 2016

[4] Harris P, Nagy S, Vardaxis N. Hrsg Mosby's Dictionary of Medicine, Nursing and Health Professions. 3 rd edition. Edinburgh: Elsevier; 2014

[5] International Association on the Study of Pain (IASP). Terminolgy. Im Internet: https://www.iasp-pain.org/resources/terminology/ Stand: 10.04.2022

[6] Jones MA. Clinical reasoning: Fast and slow thinking in musculoskeletal practice. In: Jones MA, Rivett DA (Hrsg). Clinical Reasoning in Musculoskeletal Practice. 2. Aufl. Edinburgh: Elsevier; 2019

[7] Kahneman D. Thinking, Fast and Slow. London: Allen Lane; 2011

[8] World Health Organization. International Classification of Functioning, Disability and Health. Geneva: World Health Organization, 2001. Im Internet (Stand: 10.04.2022) http://apps.who.int/iris/bitstream/handle/10 665/42 407/924 154 5 429.pdf;jsessionid = B79FBB6F781C 54B41 343D 596 CE4EE887?sequence = 1

3.5 MCTF – praxisnahes Management-Tool bei muskuloskeletalen Beschwerden

Tim Mitchell

3.5.1 Einleitung

Der Umgang mit muskuloskeletalen Schmerzen stellt oftmals eine große Herausforderung dar, nicht nur für die Betroffenen selbst, sondern auch für die Behandelnden und Pflegenden. Eine Vielzahl von Faktoren kann zusammenwirken, um ein individuelles Schmerzerleben und die damit verbundenen Folgeerscheinungen hervorzurufen. Die Rolle der Physiotherapeut*innen geht daher heute über die bloße Diagnosestellung (soweit möglich) und eine entsprechende Behandlung hinaus. Man denke dabei nur an die verwirrende Fülle von Behandlungsmöglichkeiten für den unteren Rücken.

Es wird heute allgemein als notwendig erachtet, die zum Schmerzempfinden einer Person beitragenden Faktoren zu identifizieren und für ein angemessenes Management mit einem patient*innenzentrierten Ansatz zu nutzen. Dies ist nicht immer einfach.

Es gibt eine ganze Reihe von Leitlinien zur Behandlung von muskuloskeletalen Erkrankungen wie Arthrose, rheumatoide Arthritis und Rückenschmerzen [8], [15], [38], aber es besteht oft eine Lücke zwischen diesem Wissen und der Fähigkeit der Ärzt*innen, dieses Wissen auch in der Praxis umzusetzen. Das „Musculoskeletal Clinical Translation Framework“ (MCTF; ► Abb. 3.8) wurde entwickelt, um die praktische Anwendung (d. h. das Handeln, nicht nur das Wissen) bei der Behandlung von Menschen mit muskuloskeletalen Schmerzen zu erleichtern [36].

Ziel des MCTF ist es, das – oft komplexe – Spektrum der verschiedenen Elemente, die laut aktueller Literatur die Entwicklung, Aufrechterhaltung oder Linderung der muskuloskeletalen Schmerzerkrankung einer Person beeinflussen können, logisch darzustellen. Es berücksichtigt die multidimensionale Natur von Schmerz und Beeinträchtigung und dem damit verbundenen Verhalten einer Person. Es wurde entwickelt, um Fachkräfte im Gesundheitswesen besser in die Lage zu versetzen, auf der Grundlage aktueller Erkenntnisse und theoretischer Modelle und unter Verwendung einer gemeinsamen klinischen Sprache ein zielgerichtetes Management von Menschen mit muskuloskeletalen Schmerzstörungen zu untersuchen, es zu interpretieren und umzusetzen, oder kurz: um ihnen zu helfen, anderen zu helfen.

Das Konzept, Menschen bei der Bewältigung ihrer muskuloskeletalen Schmerzen zu unterstützen, anstatt sie zu „behandeln, um ihr Problem zu beheben“, ist nicht neu. In der klinischen Praxis stellt dies jedoch nach wie vor eine Herausforderung dar. Während akute muskuloskeletale Erkrankungen häufig unabhängig von einer Behandlung abklingen, ist es sehr komplex zu verstehen, warum Schmerzen bei manchen Menschen wiederkehren oder anhalten und bei anderen nicht.

Bei der Umsetzung einer evidenzbasierten Behandlung bestehen noch erhebliche Defizite [37] [42]. Bei der Behandlung von muskuloskeletalen Schmerzen werden häufig nicht alle Elemente des biopsychosozialen Modells in Bezug auf die individuelle Situation der Person berücksichtigt. Der Einfluss der einzelnen biologischen, lebensstilbezogenen, psychologischen und sozialen Bereiche auf die Schmerzen einer Person ist unterschiedlich. Dies bedeutet nicht, dass bei allen Personen alle diese Bereiche in der Behandlung berücksichtigt werden müssen. Allerdings sollten zumindest alle Bereiche insofern betrachtet werden, dass ein individueller Behandlungsplan entwickelt werden kann, der auf die für das jeweilige Problem relevanten Faktoren abzielt.

Unterschiedliche Praxisumgebungen, betriebliche Zwänge und Vergütungsmodelle können die Fähigkeit von ärztlichen Fachkräften einschränken, integrierte biopsychosoziale Ansätze anzuwenden, wenn dies in komplexen Fällen erforderlich ist [18]. Das MCTF wurde entwickelt, um eine praktische Brücke zwischen den aktuellen klinischen Leitlinien und der realen Gesundheitspraxis zu schlagen. Es bietet einen Rahmen, der die Interaktion mehrerer Dimensionen berücksichtigt und sowohl die Physiotherapeut*innen als auch Betroffene bei der gemeinsamen Entscheidungsfindung unterstützt, um eine bessere Schmerzbehandlung zu ermöglichen.

Wichtige Ergänzung

Der biopsychosoziale Ansatz wurde in einigen Bereichen des Gesundheitswesens dahingehend missverstanden, dass er einen primär psychosozialen Ansatz bei der Behandlung von muskuloskeletalen Schmerzen bevorzugen würde. Dies ist nicht die Absicht des MCTF. Vielmehr wird damit ein Ansatz gefördert, bei dem die Angehörigen der Gesundheitsberufe alle relevanten Faktoren, einschließlich gewebebasierter Faktoren, untersuchen, um ihren relativen Beitrag zur individuellen Behandlung zu bewerten. In einigen Fällen sind gewebebasierte Faktoren der dominierende Faktor. So auch bei manchen Personen mit chronischen/persistierenden muskuloskeletalen Schmerzen. In diesen Fällen ist die Berücksichtigung der gewebebasierten Faktoren der Schlüssel zu einer fundierten klinischen Entscheidungsfindung.

Das MCTF wurde unter Berücksichtigung der Vielzahl möglicher Faktoren, die bei der Entstehung oder Aufrechterhaltung von Schmerzen zusammenwirken können, entwickelt und basiert auf dem biopsychosozialen Modell des Schmerzes [17]. Darüber hinaus gibt es zahlreiche Veröffentlichungen, in denen die einzelnen Elemente der MCTF (► Abb. 3.8) beschrieben werden, die sich etwa speziell auf Schmerzmerkmale [45], [48], [53], psychosoziale Faktoren [13] und arbeitsbezogene Faktoren beziehen [4]. Um dem oft viel-

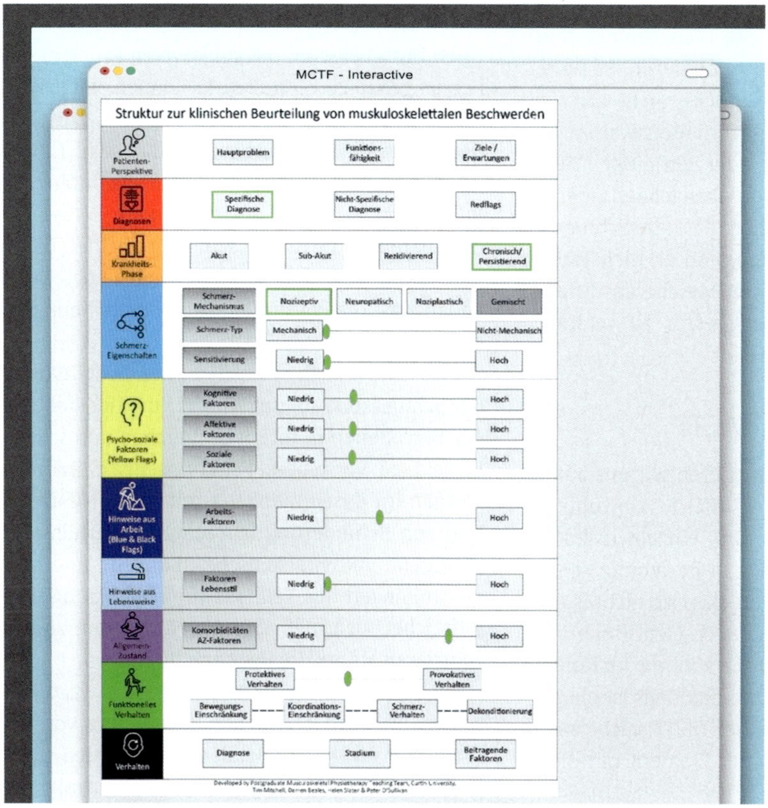

Abb. 3.8 Musculoskeletal Clinical Translation Framework (MCTF) – praxisnahes Management-Tool bei muskuloskeletalen Beschwerden. (Quelle: Luomajoki H. Bewegungsdysfunktion und Bewegungskontrolle. Stuttgart: Georg Thieme Verlag KG; 2022)

schichtigen Charakter von muskuloskeletalen Erkrankungen Rechnung zu tragen, sollte allen Betroffenen ein gewisses Maß an individualisiertem, zielgerichtetem Management zuteil werden, das ihrer einzigartigen Kombination von beitragenden Faktoren entspricht.

Der Umgang mit der Komplexität von Schmerz ist für beide Seiten weniger überwältigend, wenn ein System oder ein Rahmen zur Verfügung steht, an dem man sich bei der Beurteilung und dem Management orientieren kann.

Das MCTF hat das Potenzial, bei allen Berufen die an der Versorgung von Menschen mit muskuloskeletalen Beschwerden beteiligt sind, hilfreich zu sein: in der klinischen Praxis, in der Ausbildung zu Gesundheitsberufen, bei der Aufklärung und zur Verbesserung der Kommunikation zwischen den verschiedenen Gesundheitsberufen und auch nicht medizinischen Akteuren. Ein Haupthindernis für eine zeitgemäße Gesundheitsversorgung sind uneinheitliche oder verwirrende Botschaften, die den erkrankten Personen von den verschiedenen Gesundheitsberufen vermittelt werden [5]. Die im MCTF verwendete Sprache und Terminologie wurde so gewählt, dass sie der aktuellen Literatur in den verschiedenen Gesundheitsberufen entspricht.

3.5.2 Anwendung des MCTF

Das klinische Profil einer Person wird erstellt, indem alle Elemente des MCTF berücksichtigt und entsprechend ihrer relativen Bedeutung gewichtet werden. Jedes Element wird nicht nur danach gewichtet, ob es vorhanden ist (z. B. Schlafmangel als Lebensstilfaktor), sondern auch danach, wie diese Faktoren tatsächlich zusammenwirken und das klinische Bild der Person beeinflussen können. Dieses umfassendere klinische Profil kann dann von Seiten der Therapeut*innen genutzt werden, um die Person aufzuklären, gemeinsam mit ihr Ziele festzulegen und gezielte Managementstrategien zu entwickeln und zu priorisieren. Es sei darauf hingewiesen, dass das MCTF nicht dazu gedacht ist, Therapeut*innen Verhaltensweisen und Praktiken vorzuschreiben oder ein „Urteil" über die Schmerzen einer Person abzugeben. Vielmehr geht es darum anzuerkennen, dass die Schmerzen einer Person berechtigt sind, und ärztlich Tätigen dabei zu helfen, die Faktoren, welche das Erleben dieser Person beeinflussen, besser zu verstehen und effektiv zu behandeln.

3.5.3 Elemente des MCTF

In diesem Abschnitt konzentrieren wir uns auf die klinische Anwendung des MCTF. Obwohl die Schlüsselelemente (▶ Abb. 3.8) einzeln diskutiert werden, da sie miteinander in Beziehung stehen, wird ausdrücklich anerkannt, dass sie nicht isoliert voneinander existieren und auch nicht isoliert bewertet oder behandelt werden können. Im Kontext des biopsychosozialen Schmerzmodells ist die psychosoziale Komponente in der MCTF leicht zu erkennen, da es ein spezifisches Element mit dieser Bezeichnung gibt.

Die biologische Komponente sollte ebenfalls stark integriert werden, jedoch unter ausdrücklicher Berücksichtigung der Elemente Diagnose, Stadium, Schmerzmerkmale, Arbeitsüberlegungen, Lebensstilfaktoren, Überlegungen zur Person als Ganzes und den funktionellen Verhaltensweisen. Die Reihenfolge der Elemente innerhalb des Rahmens ist nicht präskriptiv und sollte je nach Person und Umständen oder nach Ermessen der Therapeut*in geändert werden.

Sobald alle Elemente des MCTF berücksichtigt wurden, wird ein individuelles Profil erstellt, das eine Diagnose, ein Stadium und beitragende Faktoren enthält, die entsprechend ihrer relativen Bedeutung gewichtet werden. Dieses Profil dient als Leitfaden für ein zielgerichtetes Management und setzt Prioritäten. Allerdings können sich Faktoren, die einen Anteil an den muskuloskeletalen Beschwerden haben, im Laufe der Zeit auch verändern, weshalb eine kontinuierliche und iterative Überwachung, Bewertung und Überprüfung erforderlich sind.

Die Perspektive des Individuums

Es ist entscheidend, die subjektiven Probleme der Person genau zu verstehen. Es können einfache Beschreibungen zum Schmerzempfinden, zur Funktion oder auch zur Lebensqualität sein. Obwohl dies eine Grundvoraussetzung für die anfängliche Interaktion zwischen der erkrankten Person und der Therapeut*in zu sein scheint, berichten Betroffene häufig von Frustrationen, weil sie das Gefühl haben, dass die Physiotherapeut*innen ihnen nicht oder nicht richtig zuhören [26].

Man sollte auch versuchen, die Auswirkungen der Schmerzerkrankung für die Funktionsfähigkeit der Betroffenen in ihrem beruflichen und sozialen Umfeld zu verstehen. Funktionseinschränkungen werden im Zusammenhang mit der WHO-Definition von Behinderung betrachtet, die Beeinträchtigungen, Aktivitätseinschränkungen und Einschränkungen der Teilhabe umfasst. Häufig ist es hilfreicher, sich mehr auf die Fähigkeiten zu konzentrieren als auf die Beeinträchtigungen.

Patient*innenzentrierte Ziele und Erwartungen sollten im Mittelpunkt der Behandlung von Personen mit muskuloskeletalen Beschwerden stehen [16]. Die Verringerung und/oder Kontrolle von Schmerzen und die Umkehrung von Funktionseinschränkungen sind häufige Ziele, aber dies ist nicht immer der Fall und möglicherweise auch nicht möglich. So kann etwa für manche Menschen mit chronischen Erkrankungen des Bewegungsapparates das Ziel darin bestehen, ihr Problem besser zu verstehen oder bessere Bewältigungsstrategien zu entwickeln, um dadurch ihre Lebensqualität zu erhalten oder zu verbessern.

Diagnose und Art der Erkrankung

In den Leitlinien für die Behandlung von muskuloskeletalen Schmerzen wird empfohlen, die Betroffenen in der Primärversorgung in verschiedene klinische Kategorien einzuteilen: schwere Grunderkrankung (rote Flaggen), spezifische muskuloskeletale Schmerzen und unspezifische muskuloskeletale Schmerzen [52]. Die ▶ Abb. 3.9 zeigt ein Flussdiagramm des Entscheidungsfindungsprozesses für dieses Element des MCTF.

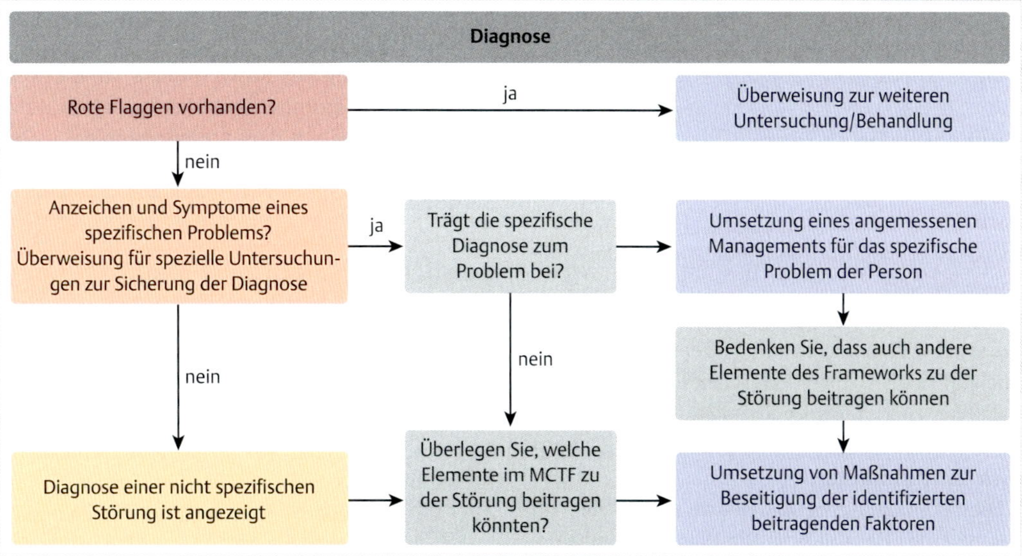

Abb. 3.9 Diagnose-Algorithmus.

Rote Flaggen

Rote Flaggen (Red Flags) beziehen sich auf klinische Merkmale (Beschwerden und/oder Symptome), die mit einer ernsthaften Erkrankung in Verbindung gebracht werden können und eine dringende ärztliche Untersuchung oder Intervention erfordern. Dazu gehören bösartige Erkrankungen, entzündliche Erkrankungen, Frakturen, Infektionen und das Cauda-equina-Syndrom. Auch wenn dies nur einen sehr geringen Anteil (1 %) der Personen mit muskuloskeletalen Beschwerden in der Primärversorgung ausmacht, ist die gebührende Berücksichtigung der Erkennung und Interpretation der roten Flaggen von grundlegender Bedeutung für die Triage. Eine sichere Versorgung hängt davon ab und diese Einordnung schützt sowohl den erkrankten Menschen als auch die Physiotherapeut*innen. Einzelne rote Flaggen wie Alter, unerklärlicher Gewichtsverlust, nächtliche Schmerzen, Schmerzen in den Beinen und keine Besserung nach Bettruhe oder nach einem Monat sind weniger prädiktiv für „Rote-Flaggen-Erkrankungen" und erhalten eher in der Summe der roten Flaggen einen größeren prädiktiven Wert [10].

Spezifische muskuloskeletale Diagnosen

Eine spezifische Diagnose bezieht sich auf eine Erkrankung, bei der Schmerzen und Symptome (zumindest teilweise) direkt auf einen biologischen (pathologischen oder krankhaften) Prozess im Zusammenhang mit dem Bewegungsapparat zurückgeführt werden können. Beispiele hierfür sind bestimmte Gelenkerkrankungen (z. B. rheumatoide Arthritis), eindeutige Störungen/Veränderungen der Gewebeintegrität (z. B. Stressfrakturen, Sehnenrisse) und bestimmte Wirbelsäulenerkrankungen (z. B. Bandscheibenprotrusion in Verbindung mit einer Radikulopathie). Es ist wichtig, sich daran zu erinnern, dass Schmerzen und Behinderungen, die mit spezifischen Erkrankungen des Bewegungsapparats verbunden sind, immer potenziell von allen im MCTF beschriebenen Elementen beeinflusst werden. So kann etwa ein Patient, der sich mit einer schleichenden zervikalen Radikulopathie vorstellt, einen bestätigenden radiologischen Befund haben. Wenn jedoch das Auftreten der Symptome mit Lebensstilfaktoren (z. B. anhaltender Schlafmangel oder übermäßige Aktivität) und psychischem Stress zusammenhängt, wäre die

Behandlung dieser Risikofaktoren in Verbindung mit dem Management der spezifischen Erkrankung eine optimale Versorgung.

Unspezifische Diagnose muskuloskeletaler Beschwerden

Nachdem ein Patient auf „Rote Flaggen“ untersucht wurde und die Therapeut*in festgestellt hat, dass entweder

- keine Grunderkrankung vorliegt oder
- (falls eine Pathologie vorliegt) keine robuste Korrelation zwischen der klinischen Präsentation und der zugrunde liegenden Pathologie besteht,

ist die Diagnose oder Einordnung als „unspezifisch“ am sinnvollsten.

Dies kann bei bis zu 90 % der muskuloskeletalen Beschwerden der Fall sein. Die Diagnose „unspezifische muskuloskeletale Beschwerden“ kann als glaubhaft, hilfreich und beruhigend angesehen werden, da sie der Therapeut*in und der Patient*in verdeutlicht, dass keine schwerwiegende Grunderkrankung vorliegt. Darüber hinaus konzentriert dieser Ansatz die weitere Beurteilung und Behandlung auf die anderen Elemente des MCTF, anstatt sich nur auf einen gewebebasierten Fokus zu verlassen, der ein begrenztes oder nicht hilfreiches Verständnis der Beziehung zwischen Schmerz und Behinderung liefern kann. Damit soll nicht gesagt werden, dass gewebebasierte Faktoren nicht wichtig sind, denn in einigen Fällen muss der Schwerpunkt der Behandlung auf diesen Faktoren liegen, um das Ergebnis für den Einzelnen zu optimieren. Eine weitere Überlegung ist, dass eine „unspezifische“ Diagnose dazu beitragen kann, eine unnötige Überdiagnostik zu vermeiden, die mit einer potenziell kostspieligen und frustrierenden Suche nach einer „spezifischen“ Diagnose einhergeht, wenn diese weder möglich noch hilfreich ist [2].

Während diese Diagnose für die Therapeut*in hilfreich ist, da sie eine schwerwiegende und spezifische strukturelle Pathologie ausschließt, ist die Diagnose „unspezifische muskuloskeletale Beschwerden“ in der Kommunikation mit der Patient*in oft nicht hilfreich. Vielmehr sollte die Therapeut*in der Patient*in mitteilen, dass ihr Schmerzproblem, auch wenn es nicht mit einer schwerwiegenden oder strukturellen Pathologie zusammenhängt, dennoch real und gültig ist und mit einer Reihe von Faktoren zusammenhängt, die während des Assessments identifiziert wurden. Eine Verlagerung des Schwerpunkts auf das Verständnis der zugrunde liegenden biopsychosozialen Faktoren, die mit dem Schmerzproblem in Zusammenhang stehen, ermöglicht eine gezieltere Behandlung.

Zeitlicher Verlauf und Stadium der Erkrankung

Die vorherrschenden Faktoren, die zum Auftreten von muskuloskeletalen Beschwerden beitragen, variieren wahrscheinlich in den verschiedenen Stadien der Störung, was jeweils unterschiedliche Behandlungsansätze erfordert. Es werden 4 Stadien unterschieden: akut, subakut, rezidivierend und chronisch/persistent.

Eine wichtige Überlegung bei Personen, die sich mit akuten muskuloskeletalen Beschwerden vorstellen, ist das Vorhandensein oder Fehlen einer eindeutigen lokalen Gewebeschädigung. Wenn eine solche Schädigung eindeutig ist, sollte eine Behandlung darauf abzielen, weitere Gewebeschäden zu verhindern und die Heilung zu fördern (z. B. die Behandlungsgrundsätze für eine akute Knöchelverstauchung). Bei einer Person mit akuten, schleichend einsetzenden Symptomen kann es jedoch sein, dass es keine Hinweise auf eine eindeutige lokale Gewebeschädigung gibt (z. B. bei einer Student*in mit akuten Nackenschmerzen, die mit erhöhtem Stress, Schlafmangel und langen Lernzeiten zusammenhängen). In diesem Fall würde der Schwerpunkt auf der Linderung der Symptome, der Wiederherstellung der Funktion und der Beseitigung der zugrunde liegenden Faktoren liegen. Daher muss der zeitliche Verlauf der Störung im Zusammenhang mit den anderen Elementen des Rahmenkonzepts betrachtet werden.

Schmerzcharakteristika

In diesem Abschnitt des Rahmenkonzepts wird das Schmerzerleben einer Person unter folgenden Gesichtspunkten betrachtet:

- Art (zugrunde liegende nozizeptive Prozesse)
- Merkmale (mechanisches/nicht mechanisches Verhalten der Symptome)

- Sensibilisierung (Grad der Reaktionsfähigkeit und Leistungsfähigkeit des Nervensystems und des Immunsystems)

Die Berücksichtigung jeder dieser 3 Komponenten kann dem Einzelnen helfen zu verstehen, was zu seinem Schmerzerleben beiträgt, und darüber auch die Entwicklung geeigneter Behandlungsstrategien vorantreiben.

Aus klinischer Sicht kann die Identifizierung der (vorherrschenden) Schmerzart(en) die spezifischen Behandlungsstrategien beeinflussen, die auf die damit verbundenen neuronalen und nicht neuronalen Prozesse abzielen, welche muskuloskeletalen Schmerzen zugrunde liegen. Dies ist vor allem bei einer medikamentösen Therapie wichtig, bei der bestimmte Medikamente auf spezifische Sensibilisierungs-/Erregungsprozesse abzielen können. Aber auch bei der nicht medikamentösen Therapie spielt es eine Rolle [50]. Die International Association for the Study of Pain empfiehlt 3 wichtige Klassifikationen für klinischen Schmerz: nozizeptiv, neuropathisch und noziplastisch [19], [28].

Dominante „mechanisch bedingte“ und dominante „nicht mechanisch bedingte“ Schmerzmerkmale sind klinische Begriffe. Die Konzepte schließen einander nicht aus. In der klinischen Praxis bedeutet die Komplexität der individuellen Präsentationen, dass die Angehörigen der Gesundheitsberufe das Konzept der mechanischen (auf den Stimulus bezogene Reaktion) und nicht mechanischen (nicht auf den Stimulus bezogene Reaktion) Merkmale als Kontinuum betrachten müssen. Dies kann bei der Ausrichtung und Fokussierung des Managements und bei der Erstellung von Prognosen hilfreich sein (▶ Abb. 3.10).

Sensibilisierung

Klinische Korrelate von Veränderungen der nozizeptiven Verarbeitung im Nervensystem sind die Allodynie und die mechanische oder die thermische Hyperalgesie. Diese Manifestationen spiegeln eine erhöhte Empfindlichkeit des Gewebes wider. Diese klinischen Korrelate können in der Klinik durch Schmerzdeskriptoren und Schmerzverhalten sowie durch die Auswertung klinischer sensorischer Tests beurteilt werden [54].

Die zentrale und die periphere Sensibilisierung (auch „Sensitivierung“ und „Sensitisierung“) sind

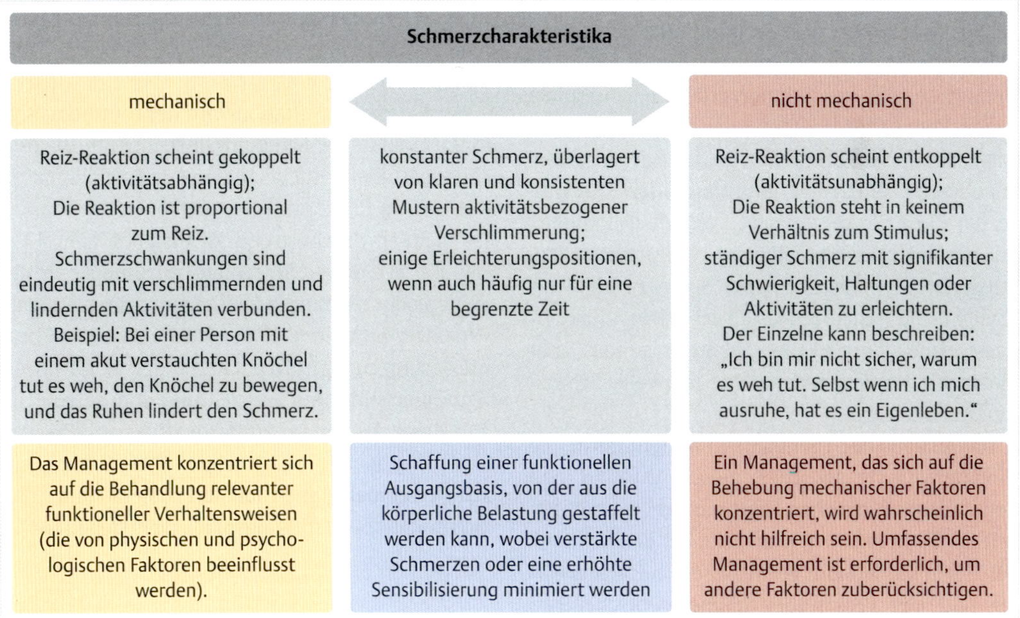

Abb. 3.10 Schmerzcharakteristika.

spezifische neurophysiologische Prozesse, die ebenfalls unter das breitere Konzept der Sensibilität fallen und bei der klinischen Beurteilung noch nicht unterschieden werden können. Wir verwenden daher den umfassenderen Begriff der Sensibilisierung. Die Identifizierung von Personen mit erhöhter Sensibilität (und die Überlegung, ob diese Sensibilität angemessen hilfreich ist oder nicht) und die Gründe dafür sind wichtig, da sie Informationen für das Management liefern sollten.

Die Allodynie und die Hyperalgesie treten typischerweise sowohl bei akuten als auch bei anhaltenden Schmerzzuständen auf. Eine erhöhte Sensibilisierung ist normal bei akuten Gewebeverletzungen (z. B. Verstauchung des Knöchels) oder nach Gewebeentzündungen oder Infektionen. Sie dient als Warnung vor einer akuten Gewebeschädigung und fördert die Heilung, indem sie in einer hochakuten Phase zunächst eine übermäßige Belastung des verletzten Gewebes verhindert.

Wenn der Schmerz über die erwartete Heilungszeit hinaus anhält oder wenn keine Gewebeschädigung vorliegt, scheint die Ursache weitgehend mit einer „Entkopplung" des eindeutigen Reiz-Reaktions-Musters zusammenzuhängen, das den nozizeptiven Schmerz definiert [53], was besser mit der mechanistischen Beschreibung des noziplastischen Schmerzes übereinstimmt [28]. Eine Sensibilisierung der neuronalen und immunologischen Netzwerke, die der Schmerzerfahrung zugrunde liegen, könnte zur Erklärung dieser Persistenz beitragen. In diesem Zustand kann das Nervensystem zunehmend „effizienter" und durch normalerweise harmlose Reize aktiviert werden (Allodynie), auf normalerweise schädigende Reize übermäßig reagieren (Hyperalgesie) oder Schmerz ohne offensichtliche schädigende Reize erleben (aktivitäts-/reizunabhängig). Der Schmerz ist real, aber biologisch sinnlos, da er keine sinnvolle Schutzfunktion mehr hat.

Die Aufgabe der Therapeut*in besteht darin, die Wechselwirkung zwischen diesem Zustand und den anderen möglichen Faktoren (ggf. einschließlich der Pathologie) zu ermitteln, die den Schmerz bei jedem Individuum beeinflussen, aufrechterhalten und/oder verursachen können. Entscheidend ist, dass alle Faktoren bei der Beurteilung und Behandlung berücksichtigt werden.

Psychosoziale Überlegungen

Schmerz ist definitionsgemäß nicht nur ein sensorisches Ereignis, sondern auch eine emotionale Erfahrung [41], und der Beitrag psychosozialer Faktoren (gelbe Fahnen) zu Schmerz und schmerzbezogenem Verhalten ist allgemein anerkannt [22] [24]. Psychosozial ist ein Oberbegriff für kognitive (Gedanken und Überzeugungen), affektive (emotionale) und soziale Faktoren. Psychosoziale Faktoren können der vorliegenden Erkrankung vorangehen oder sie begleiten. Die ▸ Abb. 3.11 zeigt Beispiele für die verschiedenen psychosozialen Faktoren, ihren möglichen Beitrag zum Schmerzerleben einer Person, einige nützliche klinische Fragen und Beispiele für validierte Screening-Instrumente.

Die Berücksichtigung psychosozialer Faktoren auf der individuellen Ebene ist notwendig, um die relative „Gewichtung" und den Beitrag dieser Faktoren zum Gesamtbild zu bestimmen. Dies spiegelt sich im „Beitrag zur Störung" wider, der für die verschiedenen psychosozialen Elemente angegeben wird (▸ Abb. 3.8). Diese Gewichtung bezieht sich auf den negativen Beitrag psychosozialer Faktoren innerhalb des MCTF, sollte jedoch nicht die Berücksichtigung positiver psychosozialer Merkmale im Profil einer Person ausschließen, die positive Ergebnisse begünstigen können (z. B. Resilienz).

Für die Erstkonsultation wird der routinemäßige Einsatz validierter Screening-Instrumente, die psychosoziale Elemente beinhalten, dringend empfohlen, um ein Risikoprofil von Personen mit muskuloskeletalen Beschwerden zu erstellen [21], [31]. Der Einsatz dieser Screening-Instrumente in der akuten oder subakuten Phase kann dazu beitragen, Personen mit einem „hohen Risiko" für eine Chronifizierung zu identifizieren und ggf. eine frühzeitige Zuweisung und Ausrichtung von Ressourcen auf diese Personen zu unterstützen [23]. Das Screening in der chronischen Phase ermöglicht auch eine mehrdimensionale Profilerstellung, um zielgerichtete Versorgungspfade zu erstellen [44].

Psychosoziale Überlegungen (Yellow Flags)

	mögliche Effekte	klinische Fragen	Screening Tools
kognitive Faktoren • Aufmerksamkeit • Einstellungen und Überzeugungen • Erwartungen • Selbstkompetenz • Selbstwirksamkeit • Katastrophisierung • Bewältigung	• Einfluss auf Verhaltensweisen im Zusammenhang mit Schmerzen wie Vermeidung, Katastrophisierung und Überaktivität • Beeinflussung von Verhaltensweisen im Zusammenhang mit der Suche nach Therapie wie passive Bewältigung und Arztbesuche • direkte Beeinflussung der Schmerzintensität und des Grads der Behinderung • Beeinflussung von Compliance, Akzeptanz und Erwartungen • Vertrauen in das biomedizinische Modell	• Was ist Ihrer Meinung nach die Ursache für Ihr Problem? • Was bedeuten Ihre Schmerzen für Sie? • Wie gehen Sie mit Ihren Schmerzen um? • Was glauben Sie, brauchen Sie, um gesund zu werden? • Was glauben Sie, wird das Ergebnis Ihres Problems sein?	• Pain Catastrophising Scale • Back Beliefs Questionnaire • Pain Self-Efficacy Scale
affektive Störungen • Depression • Ängstlichkeit • Stress • Furcht und Besorgnis • Frustration/Angst	• erhöhte Schmerzerfahrung (über veränderte neurophysiologische Prozesse entlang der nozizeptiven Systeme bis hin zur Veränderung des emotionalen Schmerzerlebnisses) • erhöhte Schmerzaufmerksamkeit/-fokussierung • erhöhte Gewebeempfindlichkeit • erhöhte Muskelspannung, Wachsamkeit und autonome Erregung • verändertes Schmerzverhalten (z.B. Angstvermeidung) • Auswirkungen auf Lebensstilelemente und soziale Faktoren	• Wie sehr belasten Sie Ihre Schmerzen? • Ihr Screening-Fragebogen deutet darauf hin, dass Sie derzeit unter erhöhtem Leidensdruck stehen – glauben Sie, dass dies einen Einfluss auf Ihr Problem hat? • Was ist Ihrer Meinung nach die Ursache für Ihren Leidensdruck? • Ist Stress, Angst oder Depression ein grundlegendes Problem für Sie? Wie wird so etwas bewältigt? • Haben Sie dafür Strategien zur Bewältigung?	• Depression, Anxiety and Stress Scales • Orebro Musculoskeletal Pain Questionnaire (lange oder kurze Form) • Tampa Scale of Kinesiophobia
soziale Faktoren • Sozioökonomie • Bildung • Beziehungen • Gesundheitskompetenz • Kultur • Gesundheitsfürsorge	• Möglichkeiten zur Inanspruchnahme von Therapieleistungen • beeinflusst Hindernisse für die Genesung • Drogen- und Alkoholkonsum/-missbrauch • Rauchen	• soziale Lage und Wohnsituation • Grad der Unterstützung • großer Lebensstress • Vorhandensein von sozialen Faktoren, die sich auf die Schmerzen auswirken könnten • Überzeugungen und Verhaltensweisen der Pflegeperson • Verstehen Sie Ihr Schmerzproblem?	• Demographie • Lebenstilfaktoren

Abb. 3.11 Psychosoziale Überlegungen (gelbe Flaggen).

Arbeit

In Australien gehen 90 % der arbeitsbedingten Krankschreibungen (mindestens 1 Woche) auf muskuloskeletale Beschwerden zurück [1]. Die persönlichen und gesellschaftlichen Kosten arbeitsbedingter Schmerzen sind enorm. Da ein Arbeitsausfall von über 9 Wochen mit einer 50 %igen Wahrscheinlichkeit verbunden ist, nicht mehr erfolgreich an den Arbeitsplatz zurückzukehren, ist eine frühzeitige und wirksame Behandlung von Menschen mit arbeitsbedingten Schmerzen von entscheidender Bedeutung [3].

Wenn eine Person unter arbeitsbedingten Beschwerden leidet oder Anspruch auf eine Entschädigung hat, sollten die Faktoren am Arbeitsplatz bei der Behandlung eine zentrale Rolle spielen. Diese Überlegungen zum Arbeitsplatz werden blauen Flaggen (Blue Flags, Wahrnehmung der Arbeit) und schwarzen Flaggen (Black Flags, Arbeitsplatzfaktoren) zugeordnet. Schlüsselelemente für ein effektives Frühmanagement sind der Einsatz validierter Screening-Instrumente zur Risikostratifizierung und eine angemessene Kommunikation zwischen den verschiedenen Beteiligten (Arbeitnehmer*innen, Arbeitgeber*innen, Versicherer und andere Leistungserbringer) [3], [51].

Es gibt überzeugende Belege für den gesundheitlichen Nutzen einer sinnvollen Arbeit und für die gesundheitsschädlichen Auswirkungen negativer Arbeitserfahrungen und längerer Arbeitslosigkeit. Angehörige der Gesundheitsberufe, die an der Versorgung von Menschen mit arbeitsbedingten Schmerzen beteiligt sind, sollten mit den aktuellen Erkenntnissen über den gesundheitlichen Nutzen guter Arbeit und den aktuellen Leitlinien für die klinische Praxis vertraut sein [34].

Überlegungen zur Lebensführung

Es gibt gute Belege dafür, wie Lebensstilfaktoren wie körperliche Aktivität [30], Schlaf [14], Ernährungsfaktoren [9] und Rauchen [43] zum Schmerzempfinden einer Person beitragen und mit diesem interagieren können. Alle im Gesundheitswesen Tätigen sind aufgefordert, solche Lebensstilfaktoren anzuerkennen und zu berücksichtigen. Strategien zur Verhaltensänderung und die Festlegung von Zielen sind oft notwendig, um den Betroffenen bei der Bewältigung von Lebensstilfaktoren zu helfen.

Ganzheitliche Betrachtung des Menschen

Schmerz ist eine Lebenserfahrung und muss aus der Perspektive der gesamten Person betrachtet werden (z. B. Genetik, Epigenetik, allgemeiner Gesundheitszustand, Schmerz und nicht schmerzbedingte Komorbiditäten). Genetische Faktoren stehen im Zusammenhang mit der Wahrscheinlichkeit der Entwicklung von muskuloskeletalen Beschwerden, der Art und Weise, wie Menschen mit chronischen Schmerzstörungen umgehen [12], [27], und der wahrscheinlichen Wirksamkeit von Schmerzmedikamenten [35]. Genetische Faktoren werden auch mit strukturellen Faktoren in Verbindung gebracht, die muskuloskeletale Beschwerden beeinflussen können, wie z. B. Bandscheibendegeneration [32] und Arthrose [49]. Die Epigenetik (Mechanismen, die dazu führen, dass sich Organismen oder Teile von Organismen verändern, ohne dass die DNA verändert wird) stellt eine plausible Verbindung zwischen Genetik, Lebensereignissen, Umwelt- und Lebensstilfaktoren, der Plastizität des zentralen Nervensystems und muskuloskeletalen Beschwerden her [6], [46].

Ein schlechterer allgemeiner Gesundheitszustand und Komorbiditäten wirken sich negativ auf die Behandlungsergebnisse aus [47]. Während einige Komorbiditäten zufällig auftreten können, wird zunehmend erkannt, dass Komorbiditäten kumulativ sein können und durch gemeinsame zugrunde liegende pathologische und neurophysiologische Prozesse miteinander verbunden sind [20]. Daher hat eine Person, die mehrere Morbiditäten zusammen mit derartigen Beschwerden aufweist, ein erhöhtes Risiko für eine schlechtere Prognose [11], [33], [39]. Bei einer Person mit unspezifischen muskuloskeletalen Beschwerden, metabolischem Syndrom und Depression ist die Entwicklung eines kardiovaskulären Trainingsprogramms angezeigt, das alle diese Probleme positiv beeinflussen könnte. Wenn signifikante Komorbiditäten festgestellt werden, sollte eine Therapeut*in erwägen, die Person an ein integratives multidisziplinäres Programm für chronische Krankheiten zu überweisen.

Funktionelle Verhaltensweisen

Dieser Abschnitt befasst sich mit den körperlichen Manifestationen des Schmerzempfindens einer Person. Veränderte Bewegungs-, Haltungs- und Schmerzverhaltensweisen wurden bei Menschen mit muskuloskeletalen Beschwerden in verschiedenen Körperregionen beschrieben [25], [29], [40]. Die Gewichtung des Einflusses, den „funktionelle Verhaltensweisen" auf die Beschwerden des Bewegungsapparates einer Person haben, wird das Management stark prägen. So würde etwa eine Patient*in, bei der subakromiale Schulterschmerzen aufgrund einer „Kontrollstörung" des Schultergürtels diagnostiziert werden, eine ganz andere Behandlung benötigen als eine andere, bei der subakromiale Schulterschmerzen aufgrund eines Mangels an Mobilität oder einer „Bewegungsstörung" des Schultergelenks diagnostiziert werden. Während die „Diagnose" Aufschluss darüber geben kann, was nicht stimmt, kann die Betrachtung der „funktionellen Verhaltensweisen", die diese Diagnose (zusammen mit anderen relevanten Faktoren) beeinflussen, Aufschluss darüber geben, was dagegen unternommen werden sollte.

Funktionelle Verhaltensweisen werden sowohl von physischen und biologischen als auch von psychosozialen Faktoren beeinflusst [7]. Daher müssen die Ergebnisse der körperlichen Untersuchung zusammen mit der Interpretation des psychosozialen Screenings bei der Beurteilung der funktionellen Verhaltensweisen einer Person berücksichtigt werden. Aus klinischer Sicht ist ein differenzialdiagnostischer Prozess erforderlich, um festzustellen, ob diese Verhaltensweisen hilfreich (schützend, adaptiv) oder nicht hilfreich (provozierend, maladaptiv) sind (▶ Abb. 3.12).

funktionelles Verhalten	
hilfreich (Protektiv)	**nicht hilfreich (Provokativ)**
zeigt Verhaltensweisen, die dazu dienen, weitere Gewebeschäden zu verhindern bzw. die Heilung von Gewebe zu ermöglichen Die „Normalisierung" des Verhaltens führt zu einer verstärkten Reaktion auf die Symptome.	zeigt Verhaltensweisen, die auf eine Störung hindeuten; kann das Fortbestehen von Verhaltensweisen bei fehlender oder über den Zeitpunkt der Gewebeheilung hinausgehender Heilung bezeichnen Die „Normalisierung" des Verhaltens führt zu einer geringeren Reaktion auf die Symptome.
Beispiele • Hinken im Zusammenhang mit einer akuten Verletzung der unteren Gliedmaßen oder Blockierung des Halses oder der Wirbelsäule im Zusammenhang mit einer akuten Wirbelsäulenverletzung. • relative Ruhe und ein vermeidendes Verhalten sind im Frühstadium dieser Art von Erkrankungen normalerweise angemessen.	Beispiele • eine chronische Knöchelverstauchung, bei der die Person Schmerzen hat, die über die natürliche Heilungszeit hinausgehen, und trotz normaler Untersuchungen beim Gehen vorsichtig hinkt; diese Verhaltensweisen können auf Angst und Schmerzvermeidung hinweisen. • eine Person mit akuten Nackenschmerzen, die schleichend beginnen und keine pathoanatomische Grundlage für die Symptome haben (die Schmerzen können nach einer Periode starken psychischen Stresses auftreten); die schützenden Bewegungs- und Schmerzverhaltensweisen sind wahrscheinlich nicht hilfreich, sondern tragen eher zum Auftreten und Fortbestehen der Schmerzen bei.

Abb. 3.12 Funktionelle Verhaltensweisen.

3.5.4 Zusätzliche Überlegungen

Obwohl in diesem Kapitel der MCTF und die verschiedenen Elemente beschrieben werden, die zu muskuloskeletalen Beschwerden beitragen können, ist es wichtig, darauf hinzuweisen, dass die Beherrschung der qualifizierten Bewertung und des Managements der einzelnen MCTF-Elemente nicht notwendigerweise in die Zuständigkeit aller Angehörigen der Gesundheitsberufe fällt. Ein umfassendes Verständnis der einzelnen Elemente und der möglichen Wechselwirkungen zwischen ihnen wird es jedoch allen Physiotherapeut*innen ermöglichen, zu erkennen, wann eine einfache Behandlung indiziert ist und wann in komplexeren Fällen eine Überweisung an spezialisierte Fachkräfte oder die Einbeziehung anderer Gesundheitsberufe angezeigt ist.

Das MCTF soll eine evidenzbasierte Brücke zwischen klinischen Leitlinien und der tatsächlichen klinischen Praxis schlagen und wurde an der Curtin University, School of Health Sciences, und bei einer Reihe anderer universitärer Gesundheitsprogramme weltweit eingeführt. Vorläufige Untersuchungen und Rückmeldungen haben gezeigt, dass es sich um ein nützliches praktisches Instrument für klinisch Tätige und für Studierende handelt. Weitere Informationen und Ressourcen finden Sie unter http://www.MusculoskeletalFramework.net.

Literatur

[1] Australia SW. Australian Workers' Compensation Statistics, 2013–14; 2015

[2] Bandovas JP, Leal B, Reis-de-Carvalho C et al. Broadening risk factor or disease definition as a driver for overdiagnosis: A narrative review. J Intern Med 2022; 291(4): 426–437

[3] Beales D, Fried K, Nicholas M et al. Management of musculoskeletal pain in a compensable environment: Implementation of helpful and unhelpful Models of Care in supporting recovery and return to work. Best Pract Res Clin Rheumatol 2016; 30(3): 445–467

[4] Bezzina A, Austin E, Nguyen H et al. Workplace Psychosocial Factors and Their Association With Musculoskeletal Disorders: A Systematic Review of Longitudinal Studies. Workplace Health Saf. DOI: 10.1177/2023:216 507 99 231 193 578

[5] Bunzli S, Smith A, Schütze R et al. Beliefs underlying pain-related fear and how they evolve: a qualitative investigation in people with chronic back pain and high pain-related fear. BMJ open 2015; 5(10): e008 847

[6] Caldji C, Hellstrom IC, Zhang TY et al. Environmental regulation of the neural epigenome. FEBS Lett 2011; 585(13): 2049–2058

[7] Cane D, Nielson WR, McCarthy M et al. Pain-related activity patterns: measurement, interrelationships, and associations with psychosocial functioning. Clin J Pain 2013; 29(5): 435–442

[8] Care ACoSaQiH. Low Back Pain Clinical Care Standard. Sydney: ACSQHC; 2022

[9] Dean E, Soderlund A. What is the role of lifestyle behaviour change associated with non-communicable disease risk in managing musculoskeletal health conditions with special reference to chronic pain? BMC Musculoskelet Disord 2015; 16:87

[10] Deyo RA, Jarvik JG, Chou R. Low back pain in primary care. Bmj 2014; 349: g4 266

[11] Dominick CH, Blyth FM, Nicholas MK. Unpacking the burden: understanding the relationships between chronic pain and comorbidity in the general population. Pain 2012; 153(2): 293–304

[12] Edwards RR. Genetic predictors of acute and chronic pain. Curr Rheumatol Rep 2006; 8(6): 411–417

[13] Fillingim RB. Individual differences in pain: understanding the mosaic that makes pain personal. Pain 2017; 158 Suppl 1 (Suppl 1): S 11-18

[14] Finan PH, Goodin BR, Smith MT. The association of sleep and pain: an update and a path forward. J Pain 2013; 14(12): 1539–1552

[15] Fraenkel L BJ, England BR et al. American College of Rheumatology Guideline for the Treatment of Rheumatoid Arthritis. Arthritis Care Res (Hoboken) 2021; 73(7): 924–939

[16] Gardner T, Refshauge K, McAuley J et al. Combined education and patient-led goal setting intervention reduced chronic low back pain disability and intensity at 12 months: a randomised controlled trial. Br J Sports Med 2019; 53(22): 1424–1431

[17] Gatchel RJ, Peng YB, Peters ML et al. The biopsychosocial approach to chronic pain: scientific advances and future directions. Psychol Bull 2007; 133(4): 581–624

[18] Gervais-Hupé J, Filleul A, Perreault K et al. Implementation of a biopsychosocial approach into physiotherapists' practice: a review of systematic reviews to map barriers and facilitators and identify specific behavior change techniques. Disabil Rehabil 2023; 45(14): 2263–2272

[19] Granan LP. We do not need a third mechanistic descriptor for chronic pain states! Not yet. Pain 2017; 158(1): 179

[20] Hestbaek L, Leboeuf-Yde C, Manniche C. Is low back pain part of a general health pattern or is it a separate and distinctive entity? A critical literature review of comorbidity with low back pain. J Manipulative Physiol Ther 2003; 26(4): 243–252

[21] Hill JC, Dunn KM, Main CJ et al. Subgrouping low back pain: a comparison of the STarT Back Tool with the Orebro Musculoskeletal Pain Screening Questionnaire. Eur J Pain 2010; 14 (1): 83–89

[22] Hill JC, Fritz JM. Psychosocial influences on low back pain, disability, and response to treatment. Phys Ther 2011; 91(5): 712–721

[23] Hill JC, Lewis M, Sim J et al. Predictors of poor outcome in patients with neck pain treated by physical therapy. Clin J Pain 2007; 23(8): 683–690

[24] Iles RA, Davidson M, Taylor NF. Psychosocial predictors of failure to return to work in non-chronic non-specific low back pain: a systematic review. Occupational and environmental medicine 2008; 65(8): 507–517

[25] Kangas J, Dankaerts W, Staes F. New approach to the diagnosis and classification of chronic foot and ankle disorders: identifying motor control and movement impairments. Man Ther 2011; 16(6): 522–530

[26] Kenny DT. Constructions of chronic pain in doctor–patient relationships: bridging the communication chasm. Patient Educ Couns 2004; 52(3): 297–305

[27] Kim DH, Schwartz CE. The genetics of pain: implications for evaluation and treatment of spinal disease. Spine J 2010; 10:827–840

[28] Kosek E, Cohen M, Baron R et al. Do we need a third mechanistic descriptor for chronic pain states? Pain 2016; 157(7): 1382–1386

[29] Lewis JS. Rotator cuff tendinopathy/subacromial impingement syndrome: is it time for a new method of assessment? Br J Sports Med 2009; 43(4): 259–264

[30] Lin CW, McAuley JH, Macedo L et al. Relationship between physical activity and disability in low back pain: a systematic review and meta-analysis. Pain 2011; 152(3): 607–613

[31] Linton SJ, Nicholas M, MacDonald S. Development of a short form of the Orebro Musculoskeletal Pain Screening Questionnaire. Spine (Phila Pa 1976) 2011; 36(22): 1891–1895

[32] Livshits G, Popham M, Malkin I et al. Lumbar disc degeneration and genetic factors are the main risk factors for low back pain in women: the UK Twin Spine Study. Ann Rheum Dis 2011; 70(10): 1740–1745

[33] Mannion AF, Elfering A. Predictors of surgical outcome and their assessment. Eur Spine J 2006; 15 Suppl 1:S 93–108

[34] Medicine AFoOaE. Consensus Statement on the Health Benefits of Good Work. AFOEM; 2018

[35] Miaskowski C. Understanding the genetic determinants of pain and pain management. Semin Oncol Nurs 2009; 25(2 Suppl 1): S 1–7

[36] Mitchell T, Beales D, Slater H et al. Musculoskeletal Clinical Translation Framework: From Knowing to Doing (eBook); 2018

[37] Ng W, Beales D, Gucciardi DF, Slater H. Applying the behavioural change wheel to guide the implementation of a biopsychosocial approach to musculoskeletal pain care. Front Pain Res (Lausanne) 2023; 4:1 169 178

[38] NICE NIfHaCE. Osteoarthritis: care and management. London: National Institute for Health and Care Excellence (NICE); 2020

[39] Nimgade A, McNeely E, Milton D et al. Increased Expenditures for Other Health Conditions After an Incident of Low Back Pain. Spine (Phila Pa 1976) 2010; 35(7): 769–777

[40] O'Sullivan P. Diagnosis and classification of chronic low back pain disorders: maladaptive movement and motor control impairments as underlying mechanism. Man Ther 2005; 10 (4): 242–55

[41] Pain IAftSo. IASP Taxonomy. International Association for the Study of Pain; 2012 [updated 26 January 2015]. Im Internet: http://iasp-pain.org/Education/Content.aspx?ItemNumber=1698&navItemNumber=576.

[42] Putrik P, Jessup R, Buchbinder R et al. Prioritising models of healthcare service delivery for a more sustainable health system: a Delphi study of Australian health policy, clinical practice and management, academic and consumer stakeholders. Aust Health Rev 2021; 45(4): 425–432

[43] Robinson CL, Kim RS, Li M et al. The Impact of Smoking on the Development and Severity of Chronic Pain. Curr Pain Headache Rep 2022; 26(8): 575–581

[44] Sattelmayer M, Lorenz T, Roder C et al. Predictive value of the Acute Low Back Pain Screening Questionnaire and the Orebro Musculoskeletal Pain Screening Questionnaire for persisting problems. Eur Spine J 2012; 21 Suppl 6:S 773–784

[45] Scholz J, Finnerup NB, Attal N et al. The IASP classification of chronic pain for ICD-11: chronic neuropathic pain. Pain 2019; 160(1): 53–59

[46] Sibille KT, Witek-Janusek L, Mathews HL et al. Telomeres and epigenetics: Potential relevance to chronic pain. Pain 2012; 153(9): 1789–1793

[47] Steenstra IA, Verbeek JH, Heymans MW et al. Prognostic factors for duration of sick leave in patients sick listed with acute low back pain: a systematic review of the literature. Occupational and environmental medicine 2005; 62(12): 851–860

[48] Treede RD, Hoheisel U, Wang D et al. Central sensitization: clinical utility of a physiological concept for the International Statistical Classification of Diseases and Related Health Problems and for nociplastic pain. Pain 2022; 163(Suppl 1): S 99-107

[49] Valdes AM, Spector TD. The clinical relevance of genetic susceptibility to osteoarthritis. Best Pract Res Clin Rheumatol 2010; 24(1): 3–14

[50] Vardeh D, Mannion RJ, Woolf CJ. Toward a Mechanism-based Approach to Pain Diagnosis. J Pain 2016; 17(9 Suppl): T 50–769

[51] Victoria W. Clinical Framework for the Delivery fo Health Services. 2012: Im Internet: https://www.comcare.gov.au/about/forms-pubs/docs/pubs/claims/clinical-framework-for-the-delivery-of-health-services.pdf

[52] Walsh NE, Brooks P, Hazes JM et al. Standards of care for acute and chronic musculoskeletal pain: the Bone and Joint Decade (2000–2010). Arch Phys Med Rehabil 2008; 89(9): 1830–1845

[53] Woolf CJ. What is this thing called pain? J Clin Invest 2010; 120(11): 3 742–3 744

[54] Zhu GC, Böttger K, Slater H, Cook C, Farrell SF, Hailey L, et al. Concurrent validity of a low-cost and time-efficient clinical sensory test battery to evaluate somatosensory dysfunction. Eur J Pain 2019; 23(10): 1826–1838

3.6 Das Flaggensystem

Kerstin Lüdtke

3.6.1 Einleitung

Das Erkennen von Flaggen ist wesentlich für den physiotherapeutischen Erstkontakt, aber nicht weniger relevant für die Arbeit in einem ärztlichen Überweisungssystem. So können Red Flags bei der ärztlichen Erstuntersuchung übersehen worden sein, weil sie von den Patient*innen vielleicht als nicht relevant oder der Erkrankung zugehörig empfunden wurden. Noch häufiger erleben Physiotherapeut*innen es, dass sich Symptome über den Behandlungsprozess verschlechtern oder zusätzliche Symptome neu auftreten.

Fallbeispiel Niklas, 34 Jahre **B**

Niklas leidet seit 7 Wochen unter Rückenschmerzen. Sein Orthopäde hat eine Verordnung für 6-mal manuelle Therapie und 6-mal Krankengymnastik am Gerät ausgestellt. Niklas ist motiviert, interessiert und möchte schnell wieder in seinen Beruf als leitender Angestellter in der Rechtsabteilung eines großen Unternehmens einsteigen und am Wochenende längere Touren mit dem Rennrad unternehmen. Die Rückenschmerzen strahlen in die rechte Gesäßhälfte aus, es gibt keine neurologischen Symptome, keine bildgebenden Verfahren und Niklas ist ansonsten völlig gesund. Wenn ihn die Schmerzen zu sehr beeinträchtigen (3- bis 4-mal pro Woche), nimmt er Ibuprofen 600 mg.

Bei der 4. Behandlung berichtet er, dass die Schmerzen nun häufig in beide Beine ausstrahlen und die Füße gelegentlich taub werden. Dies verschwindet jedoch nach etwa 1 Stunde von selbst wieder. Die Behandlung wird fortgesetzt, aber der Therapeut macht sich eine Notiz, hier wachsam zu sein.

In der 5. Sitzung fragt der Therapeut, wie sich die Taubheit verhält, ob sich auch andere Körperteile taub anfuhlen, z. B. konkret die Innenseiten der Oberschenkel und der Schambereich. Niklas bestätigt das und fügt etwas verlegen hinzu, dass er schon mehrmals Urin verloren habe. Aufgrund dieses Warnsignals veranlasst der Therapeut eine sofortige Bildgebung, die das Cauda-equina-Syndrom bestätigt.

Dieses Beispiel macht deutlich, dass das Red-Flag-Screening, also das aktive Erfragen von Warnsignalen für schwerwiegende Pathologien, ein kontinuierlicher Prozess ist, der sich nicht auf die erste Behandlungseinheit beschränkt. Das Arbeiten in der Physiotherapie bietet gegenüber der ärztlichen Routine den Vorteil, dass die erkrankten Personen über einen längeren Zeitraum begleiten werden und somit die Möglichkeit besteht, eine Krankheitsprogression wie im Fall von Niklas frühzeitig zu erkennen und somit Gefahrensituationen durch eine erneute oder erweiterte ärztliche Diagnostik abzuwenden.

3.6.2 Verschiedene Warnsignale

Die Kenntnis der verschiedenfarbigen Flaggen und die Zuordnung von Symptomen und Anzeichen zu den Flaggenfarben, unterstützt Physiotherapeut*innen beim Entscheidungsfindungsprozess im klinischen Alltag. Werden z. B. Symptome erkannt, die den roten Flaggen (als Zeichen einer ernsthaften Pathologie) zugeordnet werden können, hilft dies bei der Entscheidung, die Physiotherapie erst nach einer weiterführenden ärztlichen Diagnostik fortzusetzen. Weiße Flaggen (= Schädigung ist bereits vorhanden) können die Dosierung einer Untersuchung und Behandlung beeinflussen, da hier Vorsichtsmaßnahmen getroffen werden müssen oder sogar Kontraindikationen für eine Intervention vorliegen. Wenn gelbe Flaggen (psychosoziale Faktoren, die eine Chronifizierung begünstigen) erkannt werden, kann dies zu der Entscheidung führen, weiterführende Fragebogen zu verwenden, sich eher für eine Hands-off-Intervention zu entscheiden oder ein interprofessionelles Management in Betracht zu ziehen. Bei den Flaggen geht es weniger um die Differenzialdiagnose, d. h. die eindeutige Abgrenzung von Pathologien oder klinischen Syndromen, als vielmehr um die Begründung physiotherapeutischen Handelns. Es ist möglich, dass Symptome mehreren Flaggenfarben zugeordnet werden können (Beispiel: Einem Mobbing am Arbeitsplatz kann eine blaue, also arbeitsbezogene, aber auch eine gelbe, also psychosoziale, Flagge zugeordnet werden) und es ist ebenso möglich, dass mehrere (insbesondere rote oder gelbe) Flaggen notwendig sind, bevor sie eine klinische Konsequenz haben, da nicht alle beschriebenen Flaggen die gleiche Gewichtung haben und daher immer im Zusammenhang gesehen werden müssen.

Im Folgenden werden die am häufigsten verwendeten Flaggen definiert und ihre Bedeutung für die physiotherapeutische Intervention dargestellt (▸ Abb. 3.13).

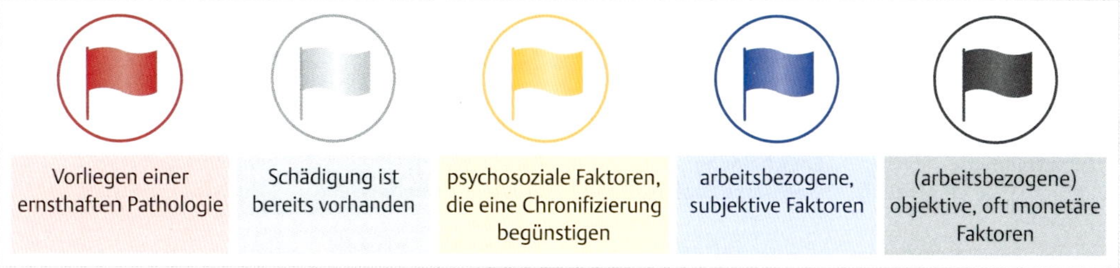

Abb. 3.13 Übersicht über die häufigsten Flaggen und ihre Bedeutung.

3.6.3 Rote Flaggen

Red Flags sind definiert als Anzeichen für das Vorliegen einer schwerwiegenden Pathologie, oder anders ausgedrückt, als Faktoren, welche die Wahrscheinlichkeit für das Vorliegen einer schwerwiegenden Pathologie erhöhen. Eine gezielte und strukturierte Anamnese ist für die Erkennung von Red Flags von großer Bedeutung. Ein Screening-Fragebogen kann diesen Prozess erleichtern. Zusätzliche körperliche Untersuchungen (z. B. Frakturtests) können die dabei entwickelten Hypothesen stützen oder abschwächen.

Es gibt zweierlei Schwierigkeiten im Umgang mit Red Flags:

- Sie können jeweils nur für eine Art von Erkrankung oder für eine bestimmte Körperregion definiert werden, z. B. Red Flags für das Vorliegen einer spinalen Metastase bei Personen mit Rückenschmerzen [4].
- Es gibt Red Flags mit unterschiedlicher Gewichtung, wie etwa ein Alter > 50 Jahre bei Rückenschmerzen oder ein unbeabsichtigter Gewichtsverlust [20]. Während das Alter allein sicherlich nicht dazu führen wird, eine Patient*in zur weiteren medizinischen Diagnostik zu überweisen, wird ein ungewollter und nicht anderweitig begründbarer Gewichtsverlust als alleiniger Faktor für eine solche Entscheidung durchaus ausreichen.

Rote Flaggen bieten daher keinen automatisierten Algorithmus für die klinische Entscheidungsfindung „behandeln oder nicht behandeln", sondern erfordern ein Clinical Reasoning und ein entsprechendes Wissen und eine Entscheidungskompetenz. Diese basieren auf der Kenntnis und Bewertung der jeweils verfügbaren aktuellen Evidenz zu den spezifischen Krankheitsbildern. Diese wiederum basieren auf der Kenntnis und Bewertung der jeweils verfügbaren aktuellen Evidenz zu den spezifischen Pathologien. Für spinale Pathologien existiert beispielsweise ein Framework zur Abschätzung der Wahrscheinlichkeit für das Vorliegen eines Cauda-equina-Syndroms, von Frakturen, infektiösen Erkrankungen und spinalen Metastasen [5]. Es stützt sich auf die verfügbaren Evidenzen zu den jeweiligen Erkrankungen und die für die Erkrankungen beschriebenen Faktoren und Tests, deren Bedeutung in einem Konsensverfahren mit Expert*innen gewichtet wurde. So sind z. B. für das Vorliegen von spinalen Metastasen eine frühere Krebserkrankung und Gewichtsverlust die einzigen Faktoren mit einem hohen Evidenzgrad, während andere bekannte Faktoren wie Nachtschmerz oder Dauerschmerz oder systemische Zeichen nur einen geringen Evidenzgrad aufweisen [5].

Am Ende des Clinical-Reasoning-Prozesses zu den Red Flags steht eine „Einschätzung des Besorgnisgrades", also der Wahrscheinlichkeit, dass die Person eine ernsthafte Pathologie hat. Das Framework bietet hierfür eine Art Schieberegler mit fließenden Übergängen von grün (keine Besorgnis) nach rot (maximale Besorgnis) (▶ Abb. 3.14). Je weiter der Regler in Richtung rot steht, desto mehr Fragen und Tests sind notwendig und desto engmaschiger wird die Person überwacht. Ab einer Einschätzung, die den Farben orange oder rot entspricht, ist eine Überweisung zur medizinischen Diagnostik notwendig. Diese erfordert das Gespräch mit der erkrankten Person darüber, warum

geringes Risiko	mittleres Risiko		hohes Risiko
keine besorgniserregenden Faktoren	wenige besorgniserregende Faktoren	einige besorgniserregende Faktoren	viele besorgniserregende Faktoren
Entscheidung: konservative Versorgung beginnen	**Entscheidung: wachsame Beobachtung**	**Entscheidung: dringende Überweisung**	**Entscheidung: Notfallüberweisung**
• einen Behandlungsversuch starten • Management überdenken, wenn Symptome sich überraschend ändern	• einen Behandlungsversuch starten • Management überdenken, wenn Symptome sich überraschend ändern • Veränderungen engmaschig beobachten	• keinen Behandlungsversuch starten • weitere Untersuchungen/Überweisung notwendig	• keinen Behandlungsversuch starten • es muss eine Notfallüberweisung erfolgen

Abb. 3.14 Entscheidungshilfe zur Einschätzung des Besorgnisgrades.

eine physiotherapeutische Behandlung zum aktuellen Zeitpunkt nicht sinnvoll ist, sowie die Rückmeldung an die zuständige ärztliche Stelle. Es wird empfohlen, hier keine Verdachtsdiagnosen zu stellen, sondern Red Flags aufzulisten, die eine medizinische Diagnostik rechtfertigen. Die erkannten Red Flags und die Tatsache, dass diese einer ärztlichen Fachkraft übermittelt wurden, müssen in der Krankenakte dokumentiert werden, um in vermeintlichen Rechtsauseinandersetzungen ein korrektes therapeutisches Handeln nachweisen zu können.

3.6.4 Weiße Flaggen

Liegen bereits (irreversible) Schädigungen vor, z. B. wenn Niklas aus dem obigen Fallbeispiel aufgrund seines Cauda-equina-Syndroms bereits über mehrere Wochen neurologische Symptome, wie z. B. eine beidseitige Fußheberschwäche, gezeigt hätte [19], werden diese als weiße Flaggen bezeichnet („signs of surrender or defeat"). Für die Physiotherapie bedeuten solche bekannten Läsionen, dass bei der Untersuchung und Behandlung möglicherweise vorsichtiger vorgegangen werden muss, um keine neurologischen Symptome zu provozieren, oder dass zusätzliche Tests (neurologische und/oder neurodynamische Untersuchungen) erforderlich sind, um den Verlauf, einschließlich einer möglichen Verschlechterung, zu erkennen.

3.6.5 Gelbe Flaggen

Niklas hätte sich auch ganz anders präsentieren können, z. B. wenn er aufgrund der Schmerzen eine starke Bewegungsangst entwickelt hätte, wenn er seit Jahren unter Depressionen gelitten hätte oder wenn er im zeitlichen Zusammenhang mit dem Auftreten der Rückenschmerzen eine belastende berufliche oder private Situation erlebt hätte.

Im Zusammenhang mit chronischen Erkrankungen und Chronifizierungsprozessen wird der Einfluss psychosozialer Faktoren betont [7]. Insbesondere bei chronifizierenden Rücken-, Nacken- und Gelenkschmerzen wird beschrieben, dass psychosoziale Faktoren eine wichtige Rolle für die Prognose spielen [17]. Angst vor Bewegung, eine passive Bewältigungsstrategie, geringe Selbstwirksamkeit, depressive Stimmung, negative Vorerfahrungen, das familiäre Setting und die Bedingungen am Arbeitsplatz sind hier von besonderer Bedeutung [14], [15]. Wenn solche Faktoren (d. h. gelbe Flaggen) vorliegen, ist die Wahrscheinlichkeit einer raschen Symptomreduktion und einer Rückkehr zum vorherigen Aktivitätsniveau geringer, sodass die physiotherapeutische Begleitung über einen längeren Zeitraum erfolgen muss. Es gibt viele Instrumente, mit denen gelbe Flaggen erfasst werden können. Beispielsweise erfasst der FABQ-D die Angst, Schmerzen durch Bewegung zu verschlimmern. Hilfreich ist auch das Instrument STarT

MSK, das entwickelt wurde, um das Chronifizierungsrisiko individueller Syndrome abschätzen zu können [10].

Während gelbe Flaggen natürlich auch bei schwerwiegenden Erkrankungen auftreten können und auch hier den Rehabilitationsprozess beeinflussen (Beispiel: Depression bei Krebserkrankungen), können sie bei scheinbar harmlosen Erkrankungen wie unspezifischen Rückenschmerzen sogar zum alleinigen krankheitserhaltenden Faktor werden. Dass in diesen Fällen eine passive Behandlung des Rückens wenig sinnvoll ist, liegt auf der Hand und ist durch eine Vielzahl von Studien belegt, was sich auch in der ablehnenden Empfehlung für passive Maßnahmen in der Nationalen Versorgungsleitlinie Kreuzschmerz der AWMF widerspiegelt [1]. Das Vorhandensein gelber Flaggen gibt den Physiotherapeut*innen somit einen Hinweis auf ein effektives Management, bei dem die Aufklärung über das jeweilige Krankheitsbild und die Adressierung psychosozialer Faktoren durch Stärkung der Selbstwirksamkeit (z. B. aktive Therapie, Selbstmanagement, Heimprogramm) im Vordergrund stehen [3]. Weniger eindeutig ist die Frage, wann eine zusätzliche Intervention durch psychotherapeutische oder psychiatrische Fachkräfte erfolgen sollte. Fragebögen wie der Gesundheitsfragebogen für Patient*innen in seiner Kurzform PHQ-9 können dabei helfen, eine klinische Depression zu erkennen und eine entsprechende Empfehlung zur Weiterbehandlung auszusprechen [12]. Beim PHQ-9 etwa gilt ein Wert von 5 Punkten als Anzeichen einer leichten Depression, ab 10 Punkten besteht ein hohes Risiko, bereits an einer mittelschweren Depression zu leiden [11]. Psychische Erkrankungen werden als Orange Flags bezeichnet. Physiotherapie im Sinne von Ausdauertraining, Übungsprogrammen, Motivation, Edukation und einfühlsamer Zuwendung ist zwar eine wirksame Begleitmaßnahme bei psychischen Erkrankungen, ersetzt aber keine professionelle psychiatrische oder psychologische Diagnostik und Intervention.

Wie fragt man nach gelben Flaggen?

Es gibt eine Vielzahl von Fragebogen zur Erfassung psychosozialer Risikofaktoren für die Chronifizierung von Schmerzen. Wer diese nicht nutzen möchte, kann das Vorliegen psychosozialer Risikofaktoren erfragen, indem das Verständnis der Betroffenen für die Krankheitsmechanismen erfragt wird:

- „Warum glauben Sie, dass Sie derzeit (noch) diese Symptome haben?“
- „Sehen Sie Faktoren, die Ihre Symptome beeinflussen könnten?“
- „Welche Strategien wenden Sie an, um Ihre Symptome zu reduzieren?“
- „Gibt es Aktivitäten, die Sie aufgrund Ihrer Symptome vermeiden?“
- „Warum denken Sie, dass bestimmte Aktivitäten Ihnen schaden könnten?“

3.6.6 Blaue Flaggen

Im Englischen sind „blue collar workers“ Personen, die bei der Ausübung ihres Berufes einen blauen Overall tragen. In der Regel müssen sie auch schwerere körperliche Tätigkeiten verrichten als „white collar workers“, die ihren Arbeitstag am Schreibtisch verbringen. Die blauen Flaggen beziehen sich also auf subjektiv empfundene schwere Bedingungen am Arbeitsplatz, wie z. B. das Heben von Gewichten, die Exposition gegenüber Witterungseinflüssen oder einen anderweitig unangenehmen Arbeitsplatz, möglicherweise aber auch Burnout, Mobbing am Arbeitsplatz oder Langeweile bei der Arbeit.

Aus physiotherapeutischer Sicht bedeutet das Vorliegen von Blue Flags häufig einen längeren Therapieprozess, aber auch die Einbeziehung der beruflichen Tätigkeit in den Behandlungsplan. Bei entsprechender Indikation kann ein sog. „Work Hardening“ sinnvoll sein, bei dem alltägliche Tätigkeiten wie das Heben schwerer Gegenstände oder das Arbeiten in einer bestimmten Körperhaltung gezielt trainiert werden [16]. Die Dauer oder das zu hebende Gewicht werden nach dem Pacing-Prinzip kontinuierlich bis zum erforderlichen Maß gesteigert [9]. Alternativ- und Ausgleichsbewegungen können unterstützend angeboten werden. Eingebettet ist das Work Hardening in edukative Einheiten zur Belastbarkeit und Anpassung des Gewebes an die jeweiligen Anforderungen.

Wie fragt man nach blauen Flaggen?

- „Sehen Sie einen Zusammenhang zwischen Ihren Symptomen und Ihrer beruflichen Tätigkeit?“
- „Wie wichtig ist es für Sie, an Ihren Arbeitsplatz zurückzukehren (und warum)?“
- „Empfinden Sie Ihr Arbeitsumfeld als unterstützend für Ihr körperliches (und psychisches) Wohlbefinden?“
- „Warum denken Sie, dass bestimmte Aktivitäten Ihnen schaden könnten?“

3.6.7 Schwarze Flaggen

Die Farbe der schwarzen Flagge bezieht sich auf monetäre und rechtliche Einflussfaktoren auf die Prognose einer Erkrankung [2]. Insbesondere nach einem Verkehrs- oder Arbeitsunfall, bei dem der Ausgang einer Schadensersatzklage, einer Schmerzensgeldklage oder eines Antrags auf Frührente noch ungewiss ist, verzögert sich häufig der Therapiefortschritt [18]. Black Flags tragen somit zur Chronifizierung der Symptome bei. Für die Physiotherapie bedeutet das Vorliegen von schwarzen Flaggen somit eine langsamere Symptomreduktion, eine längere Behandlungsphase und als therapeutische Intervention das Ansprechen und Adressieren der schwarzen Flaggen in Form von Edukation. Analog zu den gelben Flaggen lassen sich hier Strategien zur Verbesserung der Selbstwirksamkeit in Form von Heimprogrammen und Selbstmanagement hervorheben.

Wie fragt man nach schwarzen Flaggen?

- „Gibt es im Zusammenhang mit Ihren Symptomen Schadensersatz- oder Rentenansprüche?“
- „Sind Ihre Symptome ausschlaggebend für wichtige berufliche Entscheidungen in Ihrem Leben?“
- „Entsteht Ihnen durch die Besserung der Symptome ein finanzieller Nachteil?“

3.6.8 Zusammengefasst

Das Flaggensystem bietet Physiotherapeut*innen eine Entscheidungshilfe im klinischen Alltag und eine Rechtfertigung für ihr klinisches Handeln. Das betrifft auch die Entscheidung, trotz ärztlicher Verordnung keine Physiotherapie durchzuführen. Leider werden die Farben international nicht immer einheitlich verwendet. So verwenden Goodman et al. in ihrem Buch „Differential Diagnosis for Physical Therapists“ die Farbe Gelb als Ampelsystem im Sinne einer „Vorstufe zu Rot“ [8]. Gelegentlich wird auch von grünen Flaggen gesprochen, die „alles in Ordnung“ bedeuten. Eine positive Flaggenfarbe könnte auch rosa sein, die von Louis Gifford (2005) als Gegenteil von gelben Flaggen beschrieben wurde [6].

Trotz dieser Inkonsistenzen helfen die Flaggenfarben, international und interdisziplinär zu kommunizieren und physiotherapeutisches Handeln effizienter zu gestalten. Wer im Erkennen von roten und orangen Flaggen geschult ist, wird eine Person schneller und gezielter zu den entsprechenden ärztlichen oder psychotherapeutischen Fachkräften schicken und so möglicherweise zu einer besseren Prognose beitragen. Wer gezielt gelbe, blaue und schwarze Flaggen erkennt und das physiotherapeutische Management danach ausrichtet, indem er mehr aktive Therapieformen anbietet, passive Maßnahmen reduziert und den Schwerpunkt auf Edukation und Selbstmanagement legt, trägt zu einer effizienten Versorgung bei und hilft, unnötige Kosten und Wartezeiten durch unwirksame passive Interventionen zu vermeiden.

Literatur

[1] AWMF (2017). Im Internet: https://www.awmf.org/service/awmf-aktuell/nationale-versorgungsleitlinie-kreuzschmerz

[2] Buck R, Porteous C, Wynne-Jones G, Marsh K et al. Challenges to remaining at work with common health problems: What helps and what influence do organisational policies have? Journal of Occupational Rehabilitation 2011; 21(4): 501–512. DOI: 10.1007/s10 926-011-9 288-2

[3] Demmelmaier I, Denison E, Lindberg P et al. Tailored skills training for practitioners to enhance assessment of prognostic factors for persistent and disabling back pain: Four quasi-experimental single-subject studies. Physiotherapy Theory and Practice 2012; 28(5): 359–372. DOI: 10.3 109/09 593 985.2 011 629 022

[4] Downie A, Williams CM, Henschke N et al. Red flags to screen for malignancy and fracture in patients with low back pain: Systematic review. BMJ (Clinical Research Ed.) 2013; 347: f7 095. DOI: 10.1136/bmj.f7 095

[5] Finucane LM, Downie A, Mercer C et al. International Framework for Red Flags for Potential Serious Spinal Pathologies. The Journal of Orthopaedic and Sports Physical Therapy 2020; 50(7): 350–372. DOI: 10.2519/jospt.2 020 9 971

[6] Gifford (2005). Im Internet: https://giffordsachesandpains.files.wordpress.com/2013/06/issue-20-editorial-now-for-pink-flags.pdf

[7] Glattacker M, Heyduck K, Jakob T. Yellow flags as predictors of rehabilitation outcome in chronic low back pain. Rehabilitation Psychology 2018; 63(3): 408–417. DOI: 10.1037/rep0 000 200

[8] Goodman CC, Snyder TE. Differential diagnosis for physical therapists: Screening for referral (4. Aufl.). St. Louis (Mo): Saunders/Elsevier WorldCat.; 2007

[9] Hadzic R, Sharpe L, Wood BM. The Relationship Between Pacing and Avoidance in Chronic Pain: A Systematic Review and Meta-Analysis. The Journal of Pain 2017; 18(10): 1165–1173. DOI: 10.1016/j.jpain.2017.04.008

[10] Karstens S, Zebisch J, Wey J et al. Validation of the German version of the STarT-MSK-Tool: A cohort study with patients from physiotherapy clinics. PLOS ONE 2022; 17(7): e0 269 694. DOI: 10.1371/journal.pone.0 269 694

[11] Kroenke K, Spitzer RL, Williams JB. The PHQ-9: Validity of a brief depression severity measure. Journal of General Internal Medicine 2001; 16(9): 606–613. DOI: 10.1046/j.1525-1 497 2001 016 009 606.x

[12] Löwe et al. (2002). Im Internet: https://www.klinikum.uni-heidelberg.de/fileadmin/Psychosomatische_Klinik/download/PHQ_Manual1.pdf

[13] Luedtke K. Does the rectus capitis posterior minor muscle contribute to the pathogenesis of chronic headache? Cephalalgia: An International Journal of Headache 2017; 37(11): 1015–1016. DOI: 10.1177/033 310 2416 664 795

[14] Mansfield M, Thacker M, Taylor JL et al. The association between psychosocial factors and mental health symptoms in cervical spine pain with or without radiculopathy on health outcomes: A systematic review. BMC Musculoskeletal Disorders 2023; 24(1): 235. DOI: 10.1186/s12 891-023-06 343-8

[15] Ramond A, Bouton C, Richard I et al. Psychosocial risk factors for chronic low back pain in primary care – A systematic review. Family Practice 2011; 28(1): 12–21. DOI: 10.1093/fampra/cmq072

[16] Schonstein E, Kenny DT, Keating J et al. Work conditioning, work hardening and functional restoration for workers with back and neck pain. The Cochrane Database of Systematic Reviews 2003; 1: CD001 822. DOI: 10.1002/14 651 858.CD001 822

[17] Sowden G, Hill JC, Morso L et al. Advancing practice for back pain through stratified care (STarT Back). Brazilian Journal of Physical Therapy 2018; 22(4): 255–264. DOI: 10.1016/j.bjpt.2018.06.003

[18] Steenstra IA, Munhall C, Irvin E et al. Systematic Review of Prognostic Factors for Return to Work in Workers with Sub Acute and Chronic Low Back Pain. Journal of Occupational Rehabilitation 2017; 27(3): 369–381. DOI: 10.1007/s10 926-016-9 666-x

[19] Todd NV. Guidelines for cauda equina syndrome. Red flags and white flags. Systematic review and implications for triage. British Journal of Neurosurgery 2017; 31(3): 336–339. DOI: 10.1080/02 688 697.2 017 129 7 364

[20] Verhagen AP, Downie A, Popa, N et al. Red flags presented in current low back pain guidelines: A review. European Spine Journal: Official Publication of the European Spine Society, the European Spinal Deformity Society, and the European Section of the Cervical Spine Research Society 2016; 25(9): 2788–2802. DOI: 10.1007/s00 586-016-4 684-0

3.7 Angst-Vermeidungs-Verhalten

Jonas Weber

3.7.1 Einleitung

Schmerz ist ein besonders starker Motivator. Dabei steht vor allem die schmerzbedingte Veränderung gewohnter Verhaltensweisen im Vordergrund. Diese Verhaltensänderungen können sich sowohl auf alltägliche Aktivitäten als auch auf die Ausführung bestimmter Bewegungen und Bewegungsmuster und auf die Exposition gegenüber bestimmten Belastungssituationen beziehen. Während inzwischen davon ausgegangen wird, dass etwa zwei Drittel der Menschen mit chronischen Schmerzen diese Situationen und die dabei empfundenen Schmerzen zunehmend aushalten und ertragen, vermeidet jede 4. Person mit chronischen Schmerzen die beängstigenden oder schmerzauslösenden Situationen überwiegend [22]. Schmerzvermeidendes Verhalten ist nicht immer schlecht oder falsch. Entscheidend ist hier der Kontext: Welche Schmerzen hat die Person? Welche Verletzung oder Erkrankung verursacht den Schmerz? Ist es für die Heilung oder den allgemeinen Verlauf von Vorteil, wenn Belastungen oder Bewegungen vorübergehend vermieden werden? Grundsätzlich ist Vermeidungsverhalten bei akuten Schmerzen sinnvoll. Problematisch wird es, wenn das Vermeidungsverhalten keinen Vorteil mehr für den körperlichen Zustand bringt. Bei chronischen Schmerzen ist ein angstbedingtes

Vermeidungsverhalten mit mehr Schmerzen und größeren Einschränkungen verbunden. Das konnten Forschende u. a. in einer Metaanalyse aus insgesamt 9579 individuellen Daten herausfinden [7]. Besonders groß werden diese Einschränkungen, wenn sich Ängste manifestieren und generalisieren. In einer Studie zu chronischen Kopfschmerzen wurde besonders hervorgehoben, dass sich generalisierte Ängste auf allgemeine Lebenssituationen ausweiten können und die damit verbundenen Vermeidungsstrategien bereits bei der bloßen Erwartung von Schmerzen angewendet werden [19]. Daraus kann nicht nur eine Reduktion von Belastungs- und Bewegungssituationen resultieren, sondern auch ein sozialer Rückzug bis hin zur sozialen Isolation. Daher ist es für die Schmerztherapie wichtig zu wissen, wie Vermeidungsverhalten entstehen kann, was es bei Menschen auslöst, wie man es erkennt und wie man in der Therapie damit umgeht.

3.7.2 Wie kommt es zu einem Vermeidungsverhalten?

Nocebos – die Macht der Worte

Die Bedeutung der Kommunikation in der Therapie hat in den letzten Jahren stark zugenommen. Inzwischen ist eindeutig belegt, wie wichtig die Art und Weise ist, auf die in einer Therapie mit Patient*innen gesprochen wird. Eine positive und bestärkende Kommunikation kann Schmerzen reduzieren, wenn auch nur in geringem Ausmaß [15]. Diese Grundannahmen sind Teil des bekannten Placeboeffekts. Um eine Chronifizierung von Schmerzen zu vermeiden, ist es jedoch nicht nur wichtig, positiv zu kommunizieren, sondern vor allem auch negative Kommunikation zu vermeiden. Diese kann zum sog. Nocebo-Effekt führen und damit eine Chronifizierung begünstigen. In einer 2006 veröffentlichten Studie wurde die Wirkung von Kommunikation auf Schmerzen genau untersucht [21]. In diesem Experiment sollten 50 Personen mit Rückenschmerzen ein vorher ausgewähltes und immer identisches Gewicht vom Boden auf einen Tisch heben. Zuvor erhielten sie unterschiedliche Instruktionen. Während Anweisungen, die direkt auf den Schmerz abzielten, die tatsächlich empfundenen Schmerzen verstärkten, war eine Fokussierung auf die Hebeaufgabe mit einem geringeren Schmerzempfinden verbunden. Die Forschenden konnten auch feststellen, dass eine stärkere Schmerzintensität zu vermehrtem Vermeidungsverhalten führte – in diesem Experiment zu einem Abbruch der Hebeaufgabe. Aus diesem Grund ist es wichtig, in der Therapie potenziell angstauslösende, negative und rein auf die Verletzlichkeit des Körpers bezogene oder rein schmerzfokussierte Äußerungen zu vermeiden und positive, aufbauende und die allgemeine körperliche Anpassungsfähigkeit positiv betonende Äußerungen zu wählen [2], [3], [9].

Katastrophisierung

Nicht jeder Mensch, der unter Schmerzen leidet, wird durch negative Worte so verunsichert, dass eine Vermeidung von Bewegung und Belastung die Folge ist. Auch grundsätzliche Einstellungen, persönliche Erfahrungen und Erlebnisse sowie negative Gedanken können ein Vermeidungsverhalten auslösen und zur Katastrophisierung führen. Die Katastrophisierung ist nachweislich mit Vermeidungsstrategien verbunden. In einer 2021 veröffentlichten randomisierten Studie mit 80 Teilnehmenden verbrachten Personen mit katastrophisierenden Einstellungen und Gedanken weniger Zeit mit schwierigen als mit leichten Aufgaben [29]. Menschen mit ausgeprägten katastrophisierenden Gedanken bewerten Schmerzen, körperliche Verletzungen oder Belastungs- und Bewegungssituationen negativer als sie tatsächlich sind. Dies kann dazu führen, dass die Katastrophisierung zur Vermeidung dieser als schwierig oder unangenehm empfundenen Situationen führt. Für Menschen mit chronischen Schmerzen sind solche Situationen schwierig, die Schmerzen verursachen, verursachen könnten oder Angst auslösen. Dies wird auch bei Sportlern deutlich. In einer Studie mit 164 Personen, die einen Kreuzbandriss erlitten hatten, kehrten mehr als ein Jahr nach der Verletzung lediglich 40 % zu ihrem vorher absolvierten Sport zurück [1]. Hauptgründe dafür waren neben einer schlechten Kniefunktion (22 %) vor allem die Angst vor einer erneuten oder weiteren Verletzung (24 %) und fehlendes Vertrauen in das Knie (28 %).

Angst

Schmerzbezogene Ängste können u. a. durch negative Erwartungen und katastrophisierende Gedanken entstehen, die durch Nocebos hervorgerufen werden. In unserer Gesellschaft weit verbreitete Annahmen, wie die Gleichsetzung von Schmerz mit Schaden, können wesentlich zur Entstehung dieser Ängste beitragen. Angstbedingte Vermeidung kann aber auch durch negative Erfahrungen entstehen. Dies wurde u. a. in einem 2017 veröffentlichten Experiment mit 20 schmerzfreien Teilnehmenden überprüft [10]. Diese führten mit einem Roboterarm feste, kreisförmige Bewegungen aus. Während der Versuchsphase wurde die Bewegung in eine Richtung mit einem Schmerzreiz gekoppelt, die Bewegung in die andere Richtung jedoch nicht. In der anschließenden Extinktionsphase wurde der Schmerzreiz entfernt. Die in dieser Extinktionsphase erhobenen Werte umfassten die selbstberichtete schmerzbedingte Angst und den Drang, die Bewegung zu vermeiden, sowie verschiedene Parameter der Bewegungsausführung. Nach Auswertung der Daten kamen die Forschenden zu dem Schluss, dass schmerzhafte Bewegungen mit einer erhöhten schmerzbedingten Angst und einem stärkeren Vermeidungsdrang verbunden waren. In diesem Experiment wurde die Angst durch den Schmerz ausgelöst, sodass die zuvor schmerzhafte Bewegungsrichtung auch dann vermieden wurde, wenn der Schmerzreiz nicht mehr vorhanden war. Die Entstehung von Angst wurde nicht nur in diesem Experiment mit Lernmechanismen erklärt. Auch andere Gruppen beschreiben in ihren Studien und Untersuchungen das Phänomen der konditionierten Angst [19], [25]. Die klassische Konditionierung, die durch das oben beschriebene Experiment veranschaulicht wird, ist einer dieser Lernmechanismen durch eigene Erfahrung. Darüber hinaus wird auch dem Beobachtungslernen eine Rolle bei der Entstehung von schmerz- oder bewegungsbezogenen Ängsten zugeschrieben.

Der Begriff Kinesiophobie beschreibt eine Zunahme von bewegungsbezogenen Ängsten. In einer 2006 veröffentlichten Studie mit 140 Teilnehmenden konnte bei 50 % der Personen eine hohe Beteiligung von Kinesiophobien und psychologischem Distress festgestellt werden [12]. Nicht selten führen Ängste zu einer erhöhten Aufmerksamkeit gegenüber Schmerzen oder bestimmten Körperregionen. Diese Hypervigilanz konnte in Studien auch mit chronischen Schmerzen in Verbindung gebracht werden [4].

Fear-Avoidance-Modell des Schmerzes

Inzwischen gibt es viele Erklärungen dafür, warum und wie Ängste zu Vermeidungsverhalten und vermehrten Schmerzen führen können. Ein umfassendes Modell, das neben der Angst auch viele andere schmerzrelevante Faktoren einbezieht, ist das Fear-Avoidance-Modell des Schmerzes (Angst-Vermeidungs-Modell). Erstmals beschrieb Johan W. S. Vlaeyen im Jahr 2000 das Fear-Avoidance-Modell des Schmerzes [27]. Es beinhaltet neben den o. a. beitragenden Faktoren auch weitergehende negative emotionale Konsequenzen wie Depression oder negative Stimmung. Der von Vlaeyen beschriebene Teufelskreis aus Schmerz, Angst und Vermeidung wurde seit der Erstveröffentlichung mehrfach überarbeitet bis zur aktuell gültigen Version von 2016 [25]. Im Zentrum dieses Modells steht die individuelle Bewertung der Situation und der Bedrohung durch den Schmerz. Wenn eine Person ihre Schmerzen als große Bedrohung oder besonders schlimm einschätzt, folgt im Kreislauf des Fear-Avoidance-Modells eine starke Priorisierung der eigenen Schmerzkontrolle. Dieses Bedürfnis wird nach dem Modell von Vlaeyen maßgeblich durch negative Affektivität und eine besonders große Einschätzung des (körperlichen) Schadens und dem damit einhergehenden Bedürfnis nach einer Lösung ausgelöst. Auch hier spielen die Wortwahl und die daraus resultierenden negativen Gedanken und Erwartungen eine wichtige Rolle.

Die erste wichtige Folge dieser starken Schmerzkontrollüberzeugungen ist Angst. Angst vor Schmerzen, Angst vor weiterer Schädigung oder Verletzung des Körpers oder Angst vor der Zukunft sind häufig. Eine der grundlegenden Folgen dieser aufkommenden Ängste ist die Vermeidung: das Vermeiden von Schmerzen, von gefürchteten oder schmerzhaften Bewegungen, von gefürchteten oder schmerzhaften Belastungen oder von alltäglichen Aktivitäten. Vermeidungsverhalten im Allgemeinen kann wiederum Interferenzen begüns-

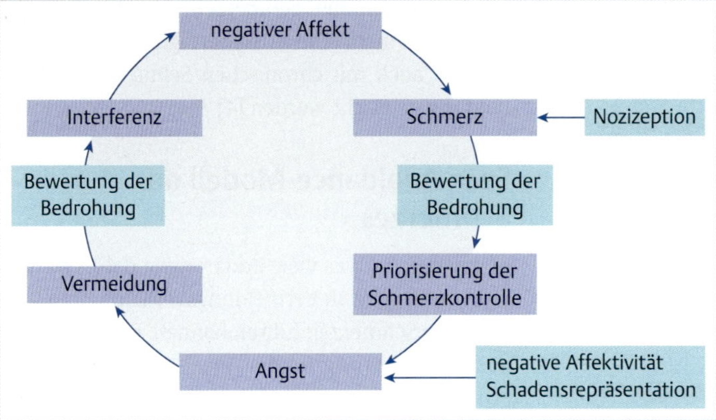

Abb. 3.15 Angst-Vermeidungs-Modell (nach Vlaeyen).

tigen. Interferenz bedeutet hier konkret, dass bisher Gelerntes, z. B. eine schmerzfreie Bewegung, überlagert wird. Die Folge kann ein negativer Affekt sein, also starke negative und unangenehme Gefühle. Diese wiederum sind mit einer höheren Schmerzintensität verbunden und bilden den Schlussstein des Kreislaufs. Dieses theoretische Modell stellt im Gegensatz zu vielen anderen Modellen ein sehr individuelles Bild von Schmerz dar. So ist es auch beabsichtigt, dass nicht alle Komponenten des Furcht-Vermeidungs-Zyklus durchlaufen werden müssen, um von einem Furcht-Vermeidungs-Verhalten auszugehen. In der ▶ Abb. 3.15 ist der Furcht-Vermeidungs-Kreislauf mit allen wichtigen Facetten dargestellt.

Fallbeispiel Alexander, 52 (1) B

Der 52-jährige Alexander leidet unter chronischen Schmerzen. Alles begann mit einem Treppensturz zu Hause, bei dem er sich die Wirbelsäule stark prellte. Ein nozizeptiver Auslöser für Rückenschmerzen. Obwohl Brüche ausgeschlossen werden konnten, empfand Alexander die Schmerzen als sehr stark und besonders bedrohlich. Durch mehrere Therapiesitzungen in der Physiotherapie, diverse Untersuchungen und Vorstellungen bei Ärzt*innen gerieten seine Rückenschmerzen so sehr in den Fokus, dass sich sein ganzes Denken darum drehte, die Schmerzen irgendwie zu kontrollieren. Durch die anhaltenden Schmerzen und die verschiedenen Aussagen des medizinischen Personals wurde er immer unsicherer. Er war davon überzeugt, dass seine Rückenschmerzen von einer Schädigung der Wirbelsäule herrührten.

Die Aussage, dass er einen großen Bandscheibenvorfall in der Lendenwirbelsäule habe, beschäftigte ihn sehr. Im Verlauf entwickelte sich auch eine negative Grundstimmung. Dies führte zur Entwicklung von Ängsten. Im Vordergrund standen Ängste vor Belastung und Bewegung der Wirbelsäule, da er davon ausging, dass dies zu weiteren Verletzungen und noch stärkeren Schmerzen führen würde. Tatsächlich versuchte er aufgrund dieser Ängste, Bewegungen und Belastungen der Wirbelsäule im Alltag möglichst zu vermeiden. Dies führte nicht nur zu einer Beeinträchtigung der normalen Bewegungen der Wirbelsäule, sondern auch zu einer allgemeinen Aktivitätsreduktion. Da Alexander viele seiner alltäglichen Aktivitäten nicht mehr ausübte, entwickelte sich eine negative Stimmungslage bis hin zur Depression. Dies wiederum begünstigte und verstärkte die Rückenschmerzen. Das folgende Schaubild zeigt Alexanders Kreislauf des Fear-Avoidance-Modells des Schmerzes (▶ Abb. 3.16).

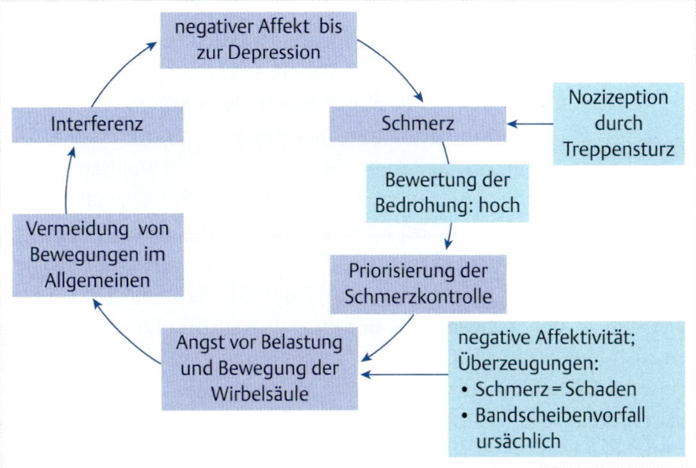

Abb. 3.16 Angst-Vermeidungs-Modell bezogen auf Alexanders Fall.

3.7.3 Womit ist Vermeidungsverhalten darüber hinaus verbunden?

Erhöhter Medikamentengebrauch

Bei Kopfschmerzen etwa ist der übermäßige Gebrauch von Medikamenten nicht nur ein Risikofaktor für das Fortbestehen der Schmerzen oder sogar für eine Progression im Laufe der Zeit, sondern auch mit Vermeidungsverhalten verbunden [19]. Manche Fachleute gehen davon aus, dass der übermäßige Gebrauch von Medikamenten nicht nur ein unterschätztes Indiz für ein Vermeidungsverhalten ist, sondern eine Art eigene Schmerzvermeidungsstrategie darstellt. In einer Studie mit 164 Personen wurde nicht nur ein Zusammenhang zwischen Schmerzen und übermäßigem Medikamentengebrauch, sondern auch zwischen übermäßigem Medikamentengebrauch und hohen Werten auf verschiedenen Angst- und Vermeidungsskalen festgestellt [19]. Eine vorbeugende Medikamenteneinnahme ist u. a. deshalb insbesondere bei chronischen Schmerzen nicht zu empfehlen.

Mehr Schmerzen

In einer Studie mit Daten von insgesamt 10.726 Menschen mit chronischen muskuloskeletalen Schmerzen fanden Forschende heraus, dass eine zu Vermeidung führende Kinesiophobie direkt mit einer höheren Schmerzintensität und Schmerzschwere verbunden ist [13]. Diese Forschungsergebnisse bestätigen erneut den von Vlaeyen beschriebenen Teufelskreis, der sich durch Vermeidungsverhalten aus Angst entwickeln kann.

Verminderte Lebensqualität und Funktionsverlust

Nicht nur Schmerzen sind ein Teil des Teufelskreises. In einer Studie zu Kreuzbandverletzungen konnte gezeigt werden, dass alle Personen, die ein Angst-Vermeidungs-Verhalten beschrieben, zu einem inaktiven Lebensstil übergingen [6], [7]. Von den Befragten beendeten 29,4 % ihren Leistungssport und 17,6 % reduzierten sogar ihre Alltagsaktivitäten. Alle teilnehmenden Personen hatten Ängste, die von „mild“ bis „schwer“ eingeordnet werden konnten, obwohl anhaltende Schmerzen dabei nicht im Vordergrund standen. Dies ist ein weiterer Hinweis darauf, dass negative körperliche Selbsteinschätzungen und daraus resultierende Ängste sich generalisieren und damit zu weitreichenden Einschränkungen führen können. Auch insgesamt sind körperliche Einschränkungen und damit verbundene Funktionseinbußen stärker mit schmerzbedingten Ängsten assoziiert als mit der Schmerzintensität oder mit biomedizinischen Befunden [24], [26]. Auch in Schmerzexperimenten konnte gezeigt werden, dass Angst vor Schmerzen und ein daraus resultierendes Vermeidungsverhalten mit einer tatsächlichen Funktions-

und Mobilitätseinschränkung verbunden sind [24].

3.7.4 Erkennen eines angstvermeidenden Verhaltens

Es ist inzwischen erwiesen, dass ein Angst-Vermeidungs-Verhalten bei chronischen Schmerzen als Strategie zu mehr Schmerz und geringerer Funktionalität führt. Aus diesem Grund ist es wichtig, ein Angst-Vermeidungs-Verhalten in der Therapie zu erkennen und am besten auch messen zu können. Mit hinreichend Erfahrung und einer entsprechenden Aufmerksamkeit lassen sich bereits anamnestisch und bei einer gründlichen Befunderhebung Hinweise auf ein Angst-Vermeidungs-Verhalten finden. Um angstauslösende Bewegungen und Alltagsaktivitäten konkret identifizieren zu können, gibt es auch schnell einsetzbare Hilfsmittel. Eines dieser therapeutischen Hilfsmittel ist PHODA (photograph series of daily activities) [23]. Ursprünglich handelt es sich dabei um eine Fotoserie, die aus insgesamt 100 verschiedenen Fotos besteht. Jedes dieser Fotos zeigt alltägliche Aktivitäten, die von Menschen mit Schmerzen oft als bedrohlich oder beängstigend empfunden werden. Aus diesen Fotos heraus sollen die Betroffenen dann eine Angsthierarchie erstellen. Das bedeutet, dass sie Aktivitäten, die sie als bedrohlich empfinden, ganz oben in der Hierarchie einordnen, während Fotos von Aktivitäten, die sie sich gut oder problemlos zutrauen, ganz unten landen. Inzwischen gibt es auch Kurzversionen von PHODA [11]. Das Erstellen der hierarchischen Liste ist auch online möglich, was den Therapeut*innen einen genaueren Einblick in die Ängste vermitteln kann. Dennoch kann es sinnvoll sein, einen Schritt weiter zu gehen und entsprechende Risikofaktoren in Fragebogen zu erheben. So kann etwa mit der Tampa Scale of Kinesiophobia der Beitrag von Kinesiophobien erfragt werden.

Der klassische Fragebogen zur Untersuchung von Angst-Vermeidungs-Verhalten ist jedoch der Fear-Avoidance-Beliefs-Questionnaire (FABQ). Neben der ausführlichen Version mit 16 Fragen existiert auch eine Kurzversion mit 11 Fragen. Der FABQ ist mittlerweile nicht nur in englischer Sprache validiert [28], sondern auch für Deutsch [17]. Der FABQ ist in 2 Teile mit allgemeinen Aussagen und Fragen zu Schmerzen sowie arbeitsbezogenen Fragen gegliedert. Jede Frage kann auf einer 7-stufigen Skala bewertet werden. Ein hoher Wert entspricht einer Zustimmung, ein niedriger Wert einer Ablehnung. Die genauen Fragen sind in ▶ Tab. 3.10 aufgeführt. Hohe Werte sind mit einem erhöhten Chronifizierungsrisiko und einem starken Angst-Vermeidungs-Verhalten verbunden.

3.7.5 Was kann gegen ein Vermeidungsverhalten unternommen werden?

Den Teufelskreis durchbrechen

Da chronische Schmerzen multifaktorielle Ursachen und Zusammenhänge haben, ist es wichtig, multimodale Therapieansätze zu wählen, um den Teufelskreis zu durchbrechen. Dafür ist es wichtig, auch mit Schmerzen zu trainieren, den betroffenen Körperbereich zu belasten und nicht nur schmerzadaptiert zu behandeln [20]. Auch das 2016 überarbeitete Fear-Avoidance-Modell zum Schmerz zeigt einen Ausweg auf, der wiederum aus mehreren Komponenten besteht [25]. Entscheidend ist dabei die individuelle Einschätzung der Bedrohung durch den Schmerz. Wird diese Bedrohung als gering eingeschätzt, kann eine Priorisierung von persönlichen Lebenszielen, verbunden mit einer optimistischen Haltung und positiven Emotionen, gelingen. Dies schafft grundlegende Voraussetzungen, um sich selbstbewusst auch schmerzhaften Situationen auszusetzen und sich direkt mit ihnen auseinanderzusetzen. Wird das Selbstvertrauen auch in der Therapie gestärkt, erhöht sich die Wahrscheinlichkeit für eine Genesung. In ▶ Abb. 3.17 ist das Durchbrechen des Teufelskreises grafisch dargestellt.

Tab. 3.10 Fear-Avoidance-Beliefs-Fragebogen.
Es folgen Aussagen anderer Patient*innen über ihren Schmerz.
Bitte beurteilen Sie, inwieweit die jeweiligen Aussagen auf ihren Schmerz zutreffen. Bitte kreuzen Sie für jede Aussage eine Nummer zwischen „0“ (keine Zustimmung) und „6“ (volle Zustimmung) an.
Bitte beantworten Sie alle Fragen gemäß Ihrem aktuellen Zustand. Sollten Sie momentan keine Beschwerden haben, dann bewerten Sie die Fragen entsprechend Ihrem Zustand in der vergangenen Woche.

Aussage	Wertung
1. Körperliche Betätigung verschlimmert meinen Schmerz.	0 1 2 3 4 5 6
2. Körperliche Betätigung könnte meinem Rücken schaden.	0 1 2 3 4 5 6
3. Ich sollte keine körperlichen Tätigkeiten verrichten, die meinen Schmerz verstärken (könnten).	0 1 2 3 4 5 6
4. Ich kann keine körperlichen Tätigkeiten verrichten, die meinen Schmerz verstärken (könnten).	0 1 2 3 4 5 6
Die folgenden Aussagen beziehen sich darauf, wie sich ihre normale Arbeit auf ihren Rücken auswirkt oder auswirken könnte.	
5. Mein Schmerz wurde durch meine Arbeit oder durch einen Unfall bei meiner Arbeit verursacht.	0 1 2 3 4 5 6
6. Meine Arbeit verstärkte meinen Schmerz.	0 1 2 3 4 5 6
7. Meine Arbeit ist für mich zu schwer.	0 1 2 3 4 5 6
8. Meine Arbeit verstärkt (oder könnte) meine Schmerzen (verstärken).	0 1 2 3 4 5 6
9. Meine Arbeit schadet meinem Rücken.	0 1 2 3 4 5 6
10. Ich sollte meiner regulären Arbeit nicht mit meinen momentanen Schmerzen nachgehen.	0 1 2 3 4 5 6
11. Ich denke nicht, dass ich innerhalb von drei Monaten zu meiner normalen Arbeit zurückkehren kann.	0 1 2 3 4 5 6

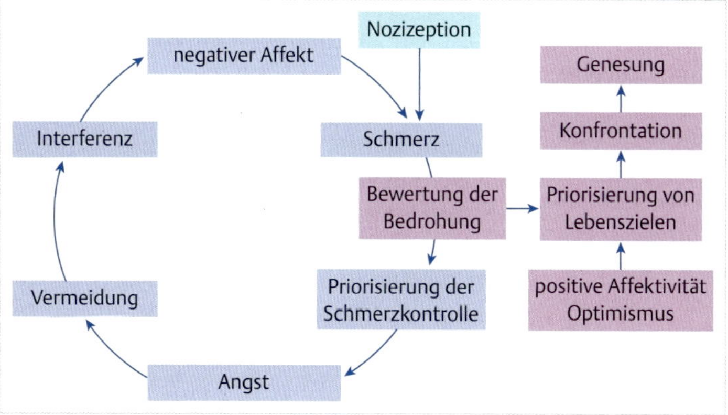

Abb. 3.17 Durchbrechen des Angst-Vermeidungs-Kreislaufs (nach Vlaeyen).

Fallbeispiel Alexander, 52 (2) – Durchbrechen des Teufelskreises **B**

Auch Alexander kann den Teufelskreis aus Angst und Vermeidung durchbrechen. Der erste Schritt besteht darin, die Bedrohung durch den Schmerz als weniger hoch oder sogar direkt als gering einzuschätzen, was zu einer stärkeren Priorisierung von Lebenszielen führen kann. Dabei kann es sich um eine positive berufliche Situation mit aufgabenorientiertem Arbeiten handeln oder auch um die Pflege sozialer Kontakte in Vereinen, mit Freunden und Familienangehörigen. Auch die Wiederaufnahme früherer Hobbys und Aktivitäten, die Alexander Spaß machen, sind mögliche Ziele, die sowohl eine positive Stimmung als auch den Optimismus fördern können. Diese wichtigen Elemente können wiederum die Priorisierung von Lebenszielen erleichtern. Um diese Ziele zu erreichen, kommt es fast automatisch zu einer Konfrontation mit den gefürchteten Bewegungen und Aktivitäten. Durch diese Exposition der angstauslösenden Funktionen wird wiederum die Angst vor Schmerz und Verletzung reduziert, und es kann eine Genesung erreicht werden.

Expositionstherapien

Expositionstherapien wie Graded Exposure und Graded Exercise sind die wichtigsten Eckpfeiler in der Therapie eines Angst-Vermeidungs-Verhaltens und den damit verbundenen Schmerzen [8], [26]. Die Inhalte dieser beiden Therapieansätze sind sich sehr ähnlich. Während bei einem Graded-Exercise-Therapieprogramm nur bestimmte Übungen schrittweise gesteigert werden, geht es bei einem Graded Exposure um die schrittweise Steigerung gefürchteter Alltagsaktivitäten. Das Kernelement dieser Therapieansätze ist die Exposition gegenüber den gefürchteten Bewegungen und Aktivitäten. Während die Implementierung von Expositionstherapien in Schmerztherapieprogramme erst in den letzten Jahrzehnten verstärkt erfolgte, werden diese Therapiestrategien bereits seit weit über 100 Jahren vor allem in psychologischen Therapieverfahren eingesetzt. So beschrieb der französische Psychologe Paul Hartenberg bereits 1901 nicht nur sein damaliges Verständnis von sozialen Phobien und deren Ursachen, sondern auch Therapiestrategien, die vor allem auf eine schrittweise Exposition gegenüber gefürchteten sozialen Kontakten abzielten [5].

Graded Activity

Eine Alternative zu den Expositionstherapien ist die Graded Activity [14], [16]. Dabei wird nach einer Zielvereinbarung ein Ausgangswert an Aktivitäten bestimmt, bei denen die betroffene Person sich sicher fühlt und die sie sich zutraut. Die Grundidee ist also das Gegenteil einer direkten Exposition mit gefürchteten Bewegungen. Die Prinzipien der abgestuften Aktivität basieren auf der operanten Konditionierung. Das bedeutet, dass sich die Patient*innen durch gemachte positive Erfahrungen schrittweise steigern und ihrem Ziel nähern sollen, während sie selbst erleben, dass die gefürchteten Aktivitäten im besten Fall gar keine Schmerzen auslösen oder sie zumindest spüren, dass die Bewegungen auch trotz Schmerzen möglich sind, ohne dass der Körper einen größeren Schaden davonträgt.

3.7.6 Zusammengefasst

Auch wenn angstvermeidendes Verhalten nicht der häufigste Verhaltensmechanismus bei chronischen Schmerzen ist, sollte es doch in der Therapie berücksichtigt werden. Schmerzkatastrophisierungen und entsprechende Ängste vor Bewegungen, Belastungen oder Alltagssituationen können u. a. durch eine negative Erwartungshaltung, die zu einem großen Teil durch negative, schadensbetonte Kommunikation im Gesundheitswesen ausgelöst wird, entstehen. Vor allem bei einer ausgeprägten Katastrophisierung ist eine Generalisierung der Ängste möglich, sodass bereits der Gedanke an eine Tätigkeit Ängste auslösen kann. Der Gesamtprozess, der im Angst-Vermeidungs-Modell des Schmerzes von Vlaeyen beschrieben wird, kann maßgeblich durch die negative Bedrohungsbewertung und eine anschließende Priorisierung der Schmerzkontrolle entstehen. Angst und Vermeidung als Folgen können dann wiederum über Interferenz und negativen Affekt in Schmerz münden. So kann ein geschlossener negativer Kreislauf entstehen, der mit einem höheren Medikamentenverbrauch, mehr Schmerzen und einer geringeren Lebensqualität verbunden ist. In der Therapie ist es wichtig, eine Angsthierarchie z. B. mit dem PHODA zu erstellen und dann mit abgestuften Therapieprogrammen den Teufelskreis zu durchbrechen. Instrumente wie der Fear-Avoidance-Beliefs-Fragebogen können eine genauere Einschätzung ermöglichen.

Literatur

[1] Ardern CL, Österberg A, Tagesson S et al. The impact of psychological readiness to return to sport and recreational activities after anterior cruciate ligament reconstruction. Br J Sports Med 2014 Dec; 48(22): 1613–1619. DOI: 10.1136/bjsports-2014-09 384. Epub 2014 Oct 7. PMID: 25 293 342

[2] Colloca L, Finniss D. Nocebo effects, patient–clinician communication, and therapeutic outcomes. JAMA 2012 Feb 8; 307 (6): 567–8. DOI: 10.1001/jama.2 012 115. PMID: 22 318 275; PMCID: PMC 6 909 539

[3] Corsi N, Emadi Andani M, Sometti D et al. When words hurt: Verbal suggestion prevails over conditioning in inducing the motor nocebo effect. Eur J Neurosci 2019 Oct;50(8):3 311–3 326. DOI: 10.1111/ejn.14 489. Epub 2019 Jul 16. PMID: 31 209 960.

[4] Crombez G, Van Damme S, Eccleston C. Hypervigilance to pain: an experimental and clinical analysis. Pain 2005 Jul; 116(1–2): 4–7. DOI: 10.1016/j.pain.2005.03.035. PMID: 15 927 387

[5] Fairbrother N. The treatment of social phobia – 100 years ago. Behav Res Ther 2002 Nov; 40(11): 1291–304. DOI: 10.1016/s0005-7 967(01)00 139-5. PMID: 12 384 324

[6] Filbay SR, Ackerman IN, Russell TG et al. Return to sport matters-longer-term quality of life after ACL reconstruction in people with knee difficulties. Scand J Med Sci Sports 2017 May;27(5):514–524. DOI: 10.1111/sms.12 698. Epub 2016 May 11. PMID: 27 167 588

[7] Filbay SR, Crossley KM, Ackerman IN. Activity preferences, lifestyle modifications and re-injury fears influence longer-term quality of life in people with knee symptoms following anterior cruciate ligament reconstruction: a qualitative study. J Physiother 2016 Apr; 62(2): 103–110. DOI: 10.1016/j.jphys.2016.02.011. Epub 2016 Mar 16. PMID: 26 994 508

[8] George SZ, Wittmer VT, Fillingim RB et al. Comparison of graded exercise and graded exposure clinical outcomes for patients with chronic low back pain. J Orthop Sports Phys Ther 2010 Nov; 40(11): 694–704. DOI: 10.2519/jospt.2 010 3 396. PMID: 20 972 340; PMCID: PMC 5 568 573

[9] Hohenschurz-Schmidt D, Thomson OP, Rossettini G et al. Avoiding nocebo and other undesirable effects in chiropractic, osteopathy and physiotherapy: An invitation to reflect. Musculoskelet Sci Pract 2022 Dec; 62: 102 677. DOI: 10.1016/j.msksp.2 022 102 677. Epub 2022 Oct 21. PMID: 36 368 170

[10] Karos K, Meulders A, Gatzounis R et al. Fear of pain changes movement: Motor behaviour following the acquisition of pain-related fear. Eur J Pain 2017 Sep;21(8): 1432–1442. DOI: 10.1002/ejp.1044. Epub 2017 Apr 25. PMID: 28 444 803

[11] Leeuw M, Goossens ME, van Breukelen GJ et al. Measuring perceived harmfulness of physical activities in patients with chronic low back pain: the Photograph Series of Daily Activities – short electronic version. J Pain 2007 Nov; 8(11): 840–849. DOI: 10.1016/j.jpain.2007.05.013. Epub 2007 Jul 13. PMID: 17 632 038

[12] Lundberg M, Larsson M, Ostlund H et al. Kinesiophobia among patients with musculoskeletal pain in primary healthcare. J Rehabil Med 2006 Jan; 38(1): 37–43. DOI: 10.1080/165 019 70 510 041 253. PMID: 16 548 085

[13] Luque-Suarez A, Martinez-Calderon J, Falla D. Role of kinesiophobia on pain, disability and quality of life in people suffering from chronic musculoskeletal pain: a systematic review. Br J Sports Med 2019 May; 53(9): 554–559. DOI: 10.1136/bjsports-2017-098 673. Epub 2018 Apr 17. PMID: 29 666 064

[14] Macedo LG, Smeets RJ, Maher CG, et al. Graded activity and graded exposure for persistent nonspecific low back pain: a systematic review. Phys Ther 2010 Jun; 90(6): 860–879. DOI: 10.2522/ptj.20 090 303. Epub 2010 Apr 15. PMID: 20 395 306

[15] Mistiaen P, van Osch M, van Vliet L et al. The effect of patient–practitioner communication on pain: a systematic review. Eur J Pain 2016 May; 20(5): 675–88. DOI: 10.1002/ejp.797. Epub 2015 Oct 22. PMID: 26 492 629

[16] Nijs J, Ickmans K, Beckwée D et al. Behavioral Graded Activity + (BGA +) for Osteoarthritis: A Paradigm Shift from Disease-based Treatment to Personalized Activity Self-Management. J Clin Med 2020 Jun 9; 9(6): 1793. DOI: 10.3 390/jcm9 061 793. PMID: 32 526 889; PMCID: PMC 7 357 101

[17] Pfingsten M, Kröner-Herwig B, Leibing E et al. Validation of the German version of the Fear-Avoidance Beliefs Questionnaire (FABQ). Eur J Pain 2000; 4(3): 259–266. DOI: 10.1053/eujp.2 000 0178. PMID: 10 985 869

[18] Rogers AH, Farris SG. A meta-analysis of the associations of elements of the fear-avoidance model of chronic pain with negative affect, depression, anxiety, pain-related disability and pain intensity. Eur J Pain 2022 Sep; 26(8): 1611–1635. DOI: 10.1002/ejp.1994. Epub 2022 Jul 7. PMID: 35 727 200; PMCID: PMC 9 541 898

[19] Rogers DG, Protti TA, Smitherman TA. Fear, Avoidance, and Disability in Headache Disorders. Curr Pain Headache Rep 2020 May 29; 24(7): 33. DOI: 10.1007/s11 916-020-00 865-9. PMID: 32 472 171

[20] Skou ST, Roos EM. Physical therapy for patients with knee and hip osteoarthritis: supervised, active treatment is current best practice. Clin Exp Rheumatol 2019 Sep-Oct;37 Suppl 120(5):112–117. Epub 2019 Oct 15. Erratum in: Clin Exp Rheumatol 2020 Sep-Oct; 38(5): 1036. PMID: 31 621 559

[21] Sullivan MJL, Thibault P, Savard A et al. The influence of communication goals and physical demands on different dimensions of pain behavior. Pain 2006 Dec 5; 125(3): 270–277. DOI: 10.1016/j.pain.2006.06.019. Epub 2006 Jul 24. PMID: 16 860 479

[22] Titze C, Hasenbring MI, Kristensen L et al. Patterns of Approach to Activity in 851 Patients With Severe Chronic Pain: Translation and Preliminary Validation of the 9-item Avoidance-Endurance Fast-Screen (AEFS) Into Danish. Clin J Pain 2021 Mar 1; 37(3): 226–236. DOI: 10.1097/AJP.000 000 0000 000 912. PMID: 33 399 395

[23] Trost Z, France CR, Thomas JS. Examination of the photograph series of daily activities (PHODA) scale in chronic low back pain patients with high and low kinesiophobia. Pain 2009 Feb; 141(3): 276–282. DOI: 10.1016/j.pain.2008.11.016. Epub 2009 Jan 7. PMID: 19 131 166
[24] Vlaeyen JW, Crombez G. Fear of movement/(re-)injury, avoidance and pain disability in chronic low back pain patients. Man Ther. 1999 Nov; 4(4): 187–195. DOI: 10.1054/math.1 999 0199. PMID: 10 593 107
[25] Vlaeyen JWS, Crombez G, Linton SJ. The fear-avoidance model of pain. Pain 2016 Aug; 157(8): 1588–1589. DOI: 10.1097/j.pain.000 000 0000 000 574. PMID: 27 428 892
[26] Vlaeyen JWS, Crombez G. Behavioral Conceptualization and Treatment of Chronic Pain. Annu Rev Clin Psychol 2020 May 7; 16: 187–212. DOI: 10.1146/annurev-clinpsy-050 718-095 744. Epub 2019 Dec 10. PMID: 31 821 023
[27] Vlaeyen JWS, Linton SJ. Fear-avoidance and its consequences in chronic musculoskeletal pain: a state of the art. Pain 2000 Apr; 85(3): 317–332. DOI: 10.1016/S 0304-3 959(99)00 242-0. PMID: 10 781 906
[28] Wertli MM, Rasmussen-Barr E, Weiser S et al. The role of fear avoidance beliefs as a prognostic factor for outcome in patients with nonspecific low back pain: a systematic review. Spine J 2014 May 1; 14(5): 816–836.e4. DOI: 10.1016/j.spinee.2013.09.036. Epub 2013 Oct 18. Erratum in: Spine J Aug 1; 14(8): a18. PMID: 24 412 032
[29] Wijenberg M, Rauwenhoff J, Stapert S et al. Do fear and catastrophizing about mental activities relate to fear-avoidance behavior in a community sample? An experimental study. J Clin Exp Neuropsychol 2021 Feb; 43(1): 66–77. DOI: 10.1080/13 803 395.2 021 187 4 881. Epub 2021 Feb 10. PMID: 33 567 961
[30] Zale EL, Lange KL, Fields SA et al. The relation between pain-related fear and disability: a meta-analysis. J Pain 2013 Oct; 14(10): 1019–1030. DOI: 10.1016/j.jpain.2013.05.005. Epub 2013 Jul 11. PMID: 23 850 095; PMCID: PMC 3 791 167

3.8 Die Durchhalter

Sebastian Löscher

3.8.1 Einleitung

Fallbeispiel Charlotte, 42 **B**

Die 42-jährige Charlotte hat rezidivierende Sprunggelenksbeschwerden und stellt sich mit der Diagnose „nicht näher bezeichnete Verletzung im Bereich des Sprunggelenks und des Fußes“ in der Physiotherapiepraxis vor. Sie leidet seit rund 10 Wochen unter Schmerzen im Gebiet Außenknöchel und vorderes oberes Sprunggelenk. Die Beschwerden begannen ohne traumatischen Auslöser, nahmen in den ersten Wochen leicht zu und sind seitdem stabil. Die Patientin gibt an, ein Coaching bei einer Lauftrainerin zu absolvieren, die sie innerhalb von sechs Monaten auf einen Halbmarathon vorbereiten möchte. Vor dem Coaching hatte sie keine konstanten Lauferfahrungen, als Studentin war sie unregelmäßig je nach Befinden gejoggt. Die Schmerzen traten innerhalb von 5 Minuten während einer Laufeinheit auf, ließen nach einiger Zeit nach und traten gegen Ende der Laufeinheit wieder auf. Ihre Trainerin riet ihr, die Schmerzen zu ignorieren und „wegzulaufen“. Da dies für einen Teil der Laufstrecke funktionierte, hat sie dies über die Wochen beibehalten und die Laufeinheiten nicht verändert.

Mittlerweile sind die Schmerzen nach dem Laufen länger anhaltend und vor allem abends in Ruhe spürbar. Eine Schwellung ist nicht vorhanden und nach einigen schmerzhaften Anlaufschritten am Morgen klingen die Beschwerden auch wieder ab.

Die Trainerin empfiehlt aufgrund der anhaltenden Beschwerden eine ärztliche Abklärung, ein Röntgenbild zum Ausschluss einer Verletzung bleibt ohne auffälligen Befund. Die Patientin macht sich keine Sorgen um ihren Fuß und den Halbmarathon und ist froh, wenn ihr geholfen werden kann.

Menschen können unterschiedliche Bewältigungsstrategien in alltäglichen Situationen als Reaktion auf eine Schmerzerfahrung anwenden. Das Beispiel der Läuferin steht im Gegensatz zum angstvermeidenden Verhalten, welches im vorherigen Kapitel beschrieben wurde (Kap. 3.7). Die Patientin zeigt ein bestehendes Durchhalteverhalten, das die Beschwerden über den Zeitraum von 10 Wochen nicht nur aufrechterhält, sondern eher noch verschlimmert.

Das ständige Durchhalten kann auch zu lang anhaltenden Beschwerden beitragen und erfordert eine individuelle Therapiestrategie.

Bereits 1993 betitelte die Professorin für medizinische Psychologie Prof. Dr. Hasenbring eine Arbeit mit „Durchhaltestrategien – ein vernachlässigtes Phänomen in Schmerzforschung und Therapie [18]?

In der Literatur werden Menschen, die mit dieser Bewältigungsstrategie zur Aufrechterhaltung ihres Gesundheitsproblems beitragen, als Durchhaltende („Endurancer") bezeichnet [18], [24].

3.8.2 Prävalenz

Titze et al. untersuchten eine Kohorte von 851 Personen mit chronischen Rückenschmerzen mit dem Ziel, maladaptive Bewältigungsstrategien zu identifizieren [48]. Dabei zeigten 15 % der teilnehmenden Personen einen adaptiven Umgang mit ihren Schmerzen, 22 % wurden als Vermeidende und 63 % als Durchhaltende klassifiziert.

In einer weiteren Arbeit derselben Forschungsgruppe wurden Personen, die Leistungssport betreiben und unter chronischen Rückenschmerzen leiden, ebenfalls nach ihren Verhaltensstrategien untergliedert [47]. In dieser insgesamt jüngeren Kohorte (18–35 Jahre) zeigte die Mehrheit der Teilnehmenden ein Durchhaltemuster (67,1 %), während nur ein geringer Anteil Vermeidungsstrategien anwandte (9,8 %).

In ▶ Tab. 3.11 werden die Prävalenzzahlen der verschiedenen Kohorten dargestellt und verglichen.

Interessanterweise scheint trotz der geringeren Prävalenzzahlen das Angst-Vermeidungs-Verhalten als Verhaltensstrategie deutlich besser erforscht zu sein als das Verhaltensmuster des Durchhaltens. Möglicherweise vermischen sich daher in der Literatur auch Begriffe wie Durchhalten, „Hyperaktivität" oder auch „Boom-Bust"-Verhalten (▶ Abb. 3.18) [9], [39]. Alle Begriffe bezeichnen im Kern ein Verhalten, bei dem die betroffene Person durch ein unangepasstes, übermäßiges Aktivitätsverhalten eine Problematik aufrechterhält.

Dies ergibt sich u. a. auch daraus, dass es verschiedene Untergruppen dieses Verhaltensmusters gibt, die weiter unten erläutert werden.

3.8.3 Motive für ein Durchhalten

Bei Schmerzproblemen wird in der Regel ein schmerzadaptiertes „stay active" (aktiv bleiben) empfohlen. Der Unterschied zwischen normaler Aktivität und Überaktivität/Durchhalten bezieht sich auf eine übermäßige Aktivität trotz hoher Schmerzintensität vor, während oder nach einer Belastung, welche die Person zu einer (auch längeren) Pause zwingt [19]. Hier kann es zu einer Diskrepanz zwischen dem therapeutischen Wunsch nach Aktivität und der bereits übermäßig aktiven Person kommen, die in ihrem Verhalten gern neue Übungen fordert. In diesem Fall können die Überaktivität und der Drang, noch mehr zu versuchen, die Problematik aufrechterhalten oder sogar verschlimmern.

Tab. 3.11 Prävalenz der Durchhaltenden und Vermeidenden in verschiedenen Kohorten. Nicht angegeben sind jeweils Personen mit adaptivem Verhalten.

Quelle	Kohorte	Durchhaltende	Vermeidende
Titze et al. (2021a) [47]	18–35 Jahre alte Athlet*innen verschiedener Sportarten mit Rückenschmerzen, Nationalkader oder potenzielle Nationalkaderathlet*innen	67,1 %	9,8 %
Titze et al. (2021b) [48]	Patient*innen mit chronischen Schmerzen > sechs Monate	63 %	22 %
Scholich et al. [42]	Patient*innen mit chronischen Rückenschmerzen > drei Monate	61,6 %	13,5 %
Hasenbring et al. [20]	Patient*innen mit akuten/subakuten Rückenschmerzen < 12 Wochen	35,6 %	9,6 %
Fehrmann et al. (2017) [14]	Patient*innen mit chronischen Rückenschmerzen > drei Monate mit mindestens 3/10 NAS	51 %	24 %

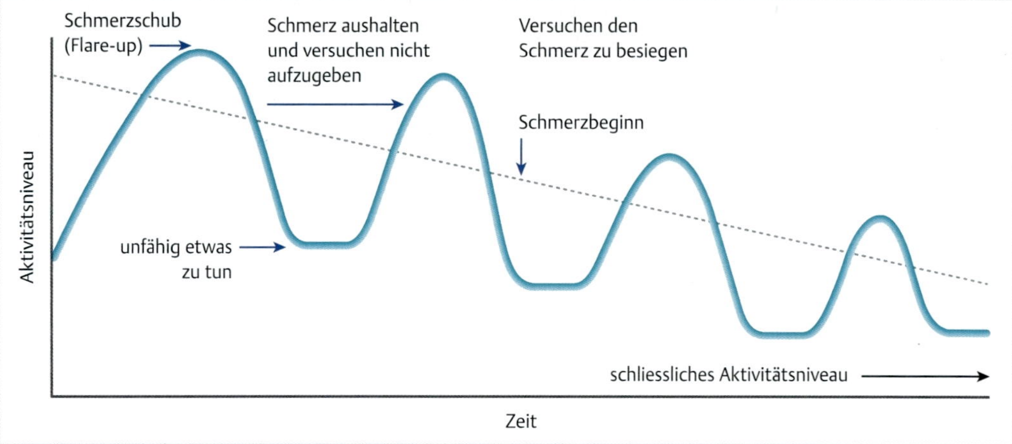

Abb. 3.18 Boom-Bust-Verhalten: In einer guten Phase wird möglichst viel erledigt, was zu einer Überlastung und Zwangspause führt.

Es gibt verschiedene Erklärungsansätze, warum sich bei manchen Menschen ein Ausdauerappell etablieren kann. Diese Ansätze lassen sich entsprechend dem biopsychosozialen Modell nach Engel in biologische, kognitive und soziale Mechanismen unterteilen [13].

Biologische Ursachen

Die Aktivierung der Hypothalamus-Hypophysen-Nebennierenrinden-Achse (HPA- oder HHN-Achse) ist eine wesentliche Reaktion des Körpers auf Stress, wie z. B. akute Schmerzen [49]. Die Aktivität der HPA-Achse kann z. B. durch die Konzentration von Cortisol im Mundspeichel als neuroendokrinologischer Marker bestimmt werden.

Personen, die ein Angst-Vermeidungs-Verhalten zeigen, weisen tendenziell eine erhöhte Cortisolkonzentration im Speichel auf, während sie bei Personen mit Durchhalteverhalten geringer ausfällt. Dies ist unabhängig davon, ob man bei Gesunden einen Schmerzreiz induziert [45] oder diese Konzentration bei Personen mit akuten oder chronischen Schmerzen über 2 Tage zu verschiedenen Zeitpunkten misst [44], [46].

Bei Patient*innen mit einer Angst-Vermeidungs-Reaktion kann es daher zu schmerzinduziertem Stress kommen. Personen, die mit einem inneren Durchhalteappell reagieren und eine geringere Cortisolausschüttung aufweisen, scheint diese schmerzbezogene Stressreaktion auszubleiben. Dies könnte zu einer Verharmlosung eines Alarmsignals führen und könnte dadurch eine wiederkehrende Schmerzsituation begünstigen.

Kognitive Ursachen

Das „Attachment-Diathesis Model of Chronic Pain" von Pamela Meredith und Kolleg*innen basiert auf der Annahme, dass ein Zusammenhang zwischen bestimmten Persönlichkeitsmerkmalen und chronischen Schmerzen besteht [34].

Als Grundlage der Persönlichkeitsmerkmale beziehen sie sich auf die Bindungstheorie von John Bowlby [8], die in ihrer Anwendung grundlegende Erkenntnisse über die Entwicklung verschiedener emotionaler, kognitiver, motivationaler und verhaltensbezogener Eigenschaften liefert, die eine Persönlichkeit ausmachen [38].

Bowlby ging davon aus, dass Kinder während der frühen Interaktionen im Säuglingsalter interne mentale Repräsentationen über sich selbst, über wichtige andere Personen und über die umgebende soziale Welt entwickeln. Diese Repräsentationen beeinflussen das Bindungsverhalten (das Streben nach physischer oder psychischer Nähe zu den Bindungspersonen) und steuern Wahrnehmung, Affekt und Verhalten in zukünftigen Interaktionen.

Bowlby bezeichnete diese Repräsentationen als „interne Arbeitsmodelle“ der Bindung und vertrat die Ansicht, dass relativ konstante Betreuungsformen in Kindheit und Jugend dazu dienen, diese Arbeitsmodelle zu strukturieren, zu stärken und zu verfestigen, so dass sie sich im Laufe des Lebens nicht mehr verändern. Längsschnittstudien haben gezeigt, dass diese Arbeitsmodelle über die gesamte Lebensspanne relativ stabil bleiben können [16], [52], [53]. So können diese einmal gebildeten inneren Arbeitsmodelle zu zentralen Persönlichkeitsmerkmalen werden, welche die soziale Wahrnehmung und das Verhalten in Interaktionen, aber auch mit sich selbst, bis ins Erwachsenenalter hinein prägen [12].

Die derzeit am weitesten verbreitete Kategorisierung der Bindung Erwachsener unterscheidet 4 Bindungstypen, die durch die Selbst- und Fremdwahrnehmung des Individuums definiert werden:

- sicherer Bindungstyp
- unsicherer Bindungstyp:
  - ängstlich-ambivalent
  - ablehnend vermeidend
  - ängstlich-vermeidend

Die unsicheren Bindungstypen zeigen entweder eine negative Selbstwahrnehmung (ängstlich-ambivalent), eine negative Fremdwahrnehmung (ablehnend vermeidend) oder eine negative Selbst- und Fremdwahrnehmung (ängstlich-vermeidend) (▶Abb. 3.19) [6]. Die Selbstwahrnehmung bestimmt das Ausmaß, in dem sich das Individuum der Unterstützung durch andere für würdig erachtet, die Fremdwahrnehmung beeinflusst das Ausmaß, in dem das Individuum glaubt, Unterstützung zu erhalten [41].

Das „Attachment-Diathesis Model of Chronic Pain“ besagt, dass Schmerz erst dann als Stressor wahrgenommen wird, wenn die betroffene Person ihn als bedrohlich empfindet und sich nicht in der Lage sieht, ihn zu bewältigen [34].

Die 4 beschriebenen Persönlichkeitsmerkmale scheinen einen prädiktiven Wert für die Bewertung von Schmerz als Stressor und das daraus resultierende Verhalten zu haben.

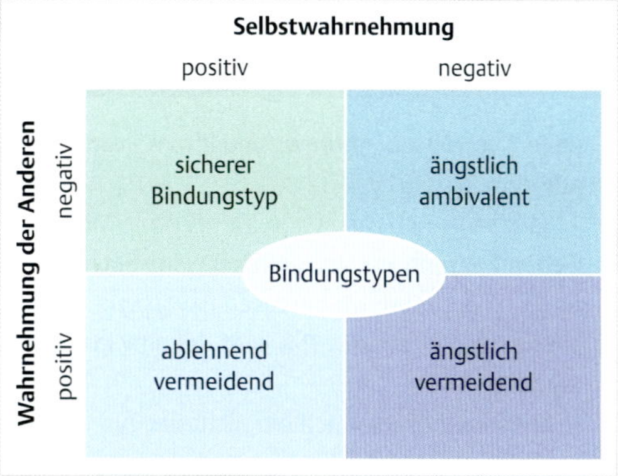

Abb. 3.19 Bindungstypen in Bezug auf Selbst- und Fremdwahrnehmung [34].

So konnte gezeigt werden, dass Personen des unsicheren Bindungstyps im Vergleich zu Personen des sicheren Bindungstyps Schmerzen häufiger als bedrohlich wahrnehmen und sich selbst als weniger fähig beschreiben damit umzugehen [36], [37], höhere Einschränkungen und eine höhere Schmerzintensität angeben [33] und eher einen emotionsfokussierten als einen lösungsfokussierten Umgang mit einer Stresssituation zeigen [37].

Betrachtet man „Durchhalten“ als eine mögliche Reaktion auf den Stressor Schmerz, so scheinen vor allem Personen des Bindungstyps ängstlich-ambivalent und ängstlich-vermeidend mit diesem Verhalten zu reagieren [2]. Personen dieser Bindungstypen scheinen eher perfektionistische Charakterzüge aufzuweisen und sind in Bezug auf ihre Arbeit überengagiert [35], [40], [50].

Menschen mit chronischen Schmerzen, die zum Durchhalten und zu Hyperaktivität neigen, beschreiben sich selbst als sehr aktiv, und dass sie diese Verhaltensweisen bereits vor ihrem Schmerzzustand gezeigt haben.

Beispiele aus Interviews mit Betroffenen **B**

(zitiert von Nicole Andrews und ihrem Team aus dem Jahr 2015 [4])

Sally sagt: „Ich war schon immer so … Mein Gehirn konzentriert sich auf diese eine Sache und ich kann ziemlich besessen davon sein, bis ich sie erledigt habe … Das liegt definitiv in meiner Natur."

Christine erklärte: „Ich bin nicht der Typ, der sich hinsetzt und das Leben auf die leichte Schulter nimmt. So bin ich nicht. Das war ich nie und werde ich auch nie sein."

Wie ein solches Verhalten im Alltag aussehen kann, zeigt zum Beispiel Margaret, eine Teilnehmerin dieser Patient*inneninterviews: „Ich sollte nur die Hälfte des Küchenschranks machen und meine Freundin sollte mir helfen und ich dachte, wäre es nicht schön, wenn sie nach Hause kommt und alles ist erledigt und ich habe es geschafft."

Die Fähigkeit, sein Verhalten an bestimmte Situationen anzupassen, um ein Ziel zu erreichen, wird als psychische oder auch kognitive Flexibilität bezeichnet [26], [32]. Durchhalter versuchen, ein für sie wichtiges Ziel zu erreichen, auch wenn sie damit rechnen müssen, dass sich ihre Symptome dadurch verschlimmern. Sie zeigen also eine gewisse Unflexibilität in ihrem Verhalten. Zusammenfassend kann davon ausgegangen werden, dass Durchhalter einem bestimmten Verhaltenstypus entsprechen und auf Stressoren mit einem gleichbleibenden Muster reagieren, auch wenn sie dadurch eine Verschlechterung ihrer Symptome in Kauf nehmen.

Soziale Ursachen

Hazan und Shaver stellten die Theorie auf, dass Personen mit einem höheren Grad an ängstlich-ambivalenter Bindung Arbeit als Mittel einsetzen, um die Aufmerksamkeit und Anerkennung anderer zu gewinnen [23]. Wenn dann ein schmerzhaftes Ereignis eintritt, versuchen sie weiterhin, diesem Anschein gerecht zu werden, was in der Folge zu Überaktivität führt. Die Betroffenen wollen vermeiden, faul zu erscheinen: „Die Leute denken, ich sei faul. Ich will nicht faul erscheinen." [4].

Die Einnahme von Opiaten kann dieses Verhalten langfristig unterstützen: „Ich nehme meine Medikamente, die Wirkung setzt ein, ich mache so viel wie möglich, bevor der Schmerz durchbricht, und dann lege ich mich hin. Ich nehme meine Nachmittagsdosis, die mir, wie ich es nenne, einen Rausch gibt … Und dann übertreibe ich es wirklich, zum Beispiel mit dem Putzen und mit den Kindern" [4].

In einer Beobachtungsstudie wurde festgestellt, dass ein höheres Ausmaß an Überaktivität mit der Verschreibung von Opiaten, einem häufigeren Gebrauch von Opiaten im Bedarfsfall und der Einnahme von mehr Medikamenten als verschrieben in Verbindung stand [3].

Diese Strategie lässt sich jedoch auf Dauer nicht durchhalten, und es kann zu wechselnden Phasen von Überaktivität und Vermeidung kommen, die schließlich in völliger Resignation enden: „Ich ging zurück zum Rock'n'Roll und zum Tanzen. Und die Erholung danach dauerte drei Tage. Also dachte ich – ich liebe es, ich will es machen, aber es ist das Leiden nicht wert" [4].

Dieser anfängliche Wechsel zwischen Überaktivität und Vermeidung wurde auch als „Boom-Bust"-Verhalten beschrieben und kann durch wiederkehrende akute Schmerzepisoden (engl. „flare-ups") langfristig zur Vermeidung führen (▸ Abb. 3.18) [9].

Die Tendenz vom Durchhalteverhalten zum Vermeidungsverhalten überzugehen, scheint durch das Ausmaß der Katastrophisierung, d. h. einer gewissen Hilflosigkeit gegenüber der aktuellen Situation, gesteuert zu werden [2]. Das heißt, je hilfloser sich eine betroffene Person gegenüber der aktuellen Situation fühlt, desto eher beginnt sie, bestimmte Aktivitäten zu vermeiden.

3.8.4 Untergruppen der Durchhaltenden

Das Avoidance-Endurance-Modell (AEM), das von Monika Hasenbring und ihrer Forschungsgruppe beschrieben und validiert wurde, beschreibt verschiedene Aufmerksamkeitsprozesse und daraus

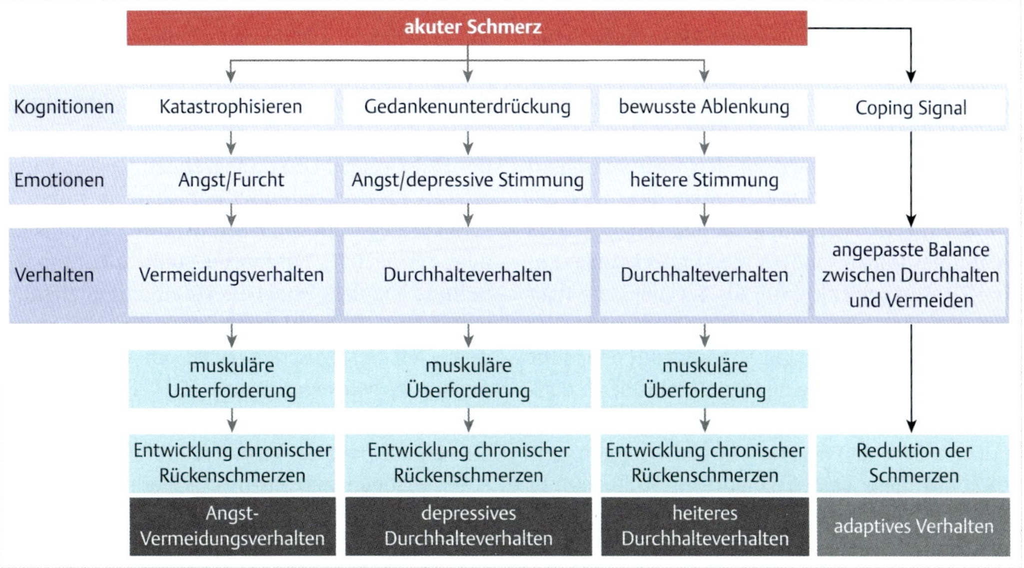

Abb. 3.20 Das Avoidance-Endurance-Modell (AEM) und die verschiedenen Reaktionen auf Schmerzen (basierend auf [28]).

resultierende Verhaltensstrategien bei der Bewältigung eines akuten Schmerzereignisses (▶ Abb. 3.20) [17], [22]. Das AEM beschreibt 4 mögliche Verhaltensweisen als Reaktion auf ein Schmerzereignis [22]:

- adaptive Response (AR; adaptives Verhalten)
- Fear-Avoidance-Response (FAR; Angst-Vermeidungsverhalten)
- Distress-Endurance-Response (DER; depressives Durchhalteverhalten)
- Eustress-Endurance-Response (EER; heiteres Durchhalteverhalten).

Adaptive Reaktion

Die AR stellt ein optimales Bewältigungsverhalten mit einem angemessenen Wechsel zwischen Aktivität und Ruhe dar. Dieses Verhaltensmuster zeigt die beste Prognose bezüglich der Entwicklung von Schmerzen und Funktionseinschränkungen bei Personen mit akuten bis subakuten und chronischen unspezifischen Rückenschmerzen [14], [20], [42].

Auf Personen mit einem FAR wurde bereits im vorherigen Kapitel eingegangen (Kap. 3.7).

Distress-Endurance-Response

Menschen mit einem entsprechenden DER-Verhalten zeigen eine kognitive Unterdrückung ihrer Gedanken (thought suppression) gegenüber dem unerwünschten Stimulus, eine affektive Verstimmung mit gereizter und depressiver Stimmungslage sowie ein exzessives Durchhalteverhalten bei Aktivitäten [19], [22].

Eustress-Endurance-Response

Bei einem EER-Verhalten suchen die Betroffenen eher eine bewusste Ablenkung (focused distraction) ihrer Gedanken weg vom schmerzhaften Reiz. Sie zeigen außerdem eine Bagatellisierung der Bedeutung des Schmerzes, eine positive und fröhliche Stimmung und ein hohes Maß an Durchhaltevermögen trotz Schmerzen [19], [22].

3.8.5 Vergleich der Untergruppen

Ein wichtiges Unterscheidungsmerkmal zwischen DER- und EER-Subgruppen ist der initiale kognitive Umgang mit einem Schmerzereignis. Während Menschen mit einem DER-Verhalten versuchen, den eintreffenden Reiz oder den Gedanken daran zu unterdrücken, wird bei dem EER-Verhalten eher versucht, sich von dem Reiz abzulenken [19], [22]. Die Gedankenunterdrückung wurde von Wegner et al. als der bewusste und mühsame Versuch beschrieben, einfach „nicht an den unerwünschten Reiz zu denken" [54]. Im Gegensatz dazu wird bei der bewussten Ablenkung der eingehende Reiz nicht unterdrückt, sondern die Aufmerksamkeit in eine Richtung gelenkt [54]. Als Beispiel kann man nun versuchen, entweder nicht an einen roten Elefanten zu denken (thought suppression) oder statt an den Elefanten an seine letzte Mahlzeit zu denken (focused distraction). Dieses Beispiel entspricht z. B. einem Versuchsaufbau aus dem Jahr 1987, um diese beiden kognitiven Strategien zu vergleichen [54]. Dabei erkannte man, dass die Gedankenunterdrückung zu einem sogenannten „Rebound-Effekt" führen kann, was andere Arbeiten bestätigten [29], [50], [51]. Das bedeutet, dass der Gedanke an den unerwünschten Reiz (z. B. Schmerz) sehr viel häufiger auftritt als bei der Ablenkungsmethode.

In experimentellen Studien mit Schmerzreizen scheint sich die Schmerzintensität mit einer Ablenkung im Vergleich zur Gedankenunterdrückung effektiver reduzieren zu lassen [11], [15], [30]. Zudem scheint die Gedankenunterdrückung affektiven Stress und damit eine negative und depressive Stimmung zu fördern [29], [30], [55]. Ablenkungen hingegen wirken sich positiv auf funktionelle Einschränkungen und die Stimmungslage aus. Die Betroffenen sind trotz ihrer Schmerzen weniger in ihren Alltagsaktivitäten beeinträchtigt und zeigen eine heitere Grundstimmung [7], [21].

In Bezug zu den Durchhalte-Subgruppen des AEM sieht man, dass sich diese unterschiedlichen kognitiven Strategien ebenso auf die Prognose der Patient*innen auswirken können. In Längsschnittstudien über sechs Monate zeigten Patient*innen aus der DER-Subgruppe im Vergleich zur EER-Subgruppe schlechtere Ergebnisse hinsichtlich Schmerzreduktion, Funktionseinschränkung sowie psychologisch assoziierter Messparameter wie Angst oder Hilflosigkeit [14], [18], [20], [42]. Menschen mit einem EER-Muster zeigen nach sechs Monaten Intervention (Training, konservative Schmerztherapie) teilweise keine signifikanten Unterschiede hinsichtlich Schmerz und Funktion im Vergleich zu solchen mit adaptivem Verhaltensmuster [14], [18], [20], [42]. In der Subgruppe DER zeigten sich in diesem Zeitraum hinsichtlich Schmerz und Funktion ähnliche Verläufe wie in der FAR-Gruppe. Diese Subgruppen unterscheiden sich zu diesem Zeitpunkt vor allem in ihrer Lösungsstrategie auf einen Schmerzreiz (durchhalten oder vermeiden). Hasenbring stellte 2010 die Hypothese auf, dass Personen mit einem Durchhalteverhalten durch Flare-ups (wiederkehrende, intensivere Schmerzepisoden) auch ein Vermeidungsmuster entwickeln können [22]. Aufgrund der oben genannten unterschiedlichen Rehabilitationsverläufe könnte vermutet werden, dass dies eher Personen mit einem DER-Verhalten betrifft. Gestützt würde diese Annahme durch die Vermutung, dass mit zunehmender Katastrophisierung bzw. zunehmender Hilflosigkeit gegenüber einer Schmerzsituation ein häufigeres Vermeidungsverhalten beobachtet werden kann [2]. Insgesamt sind Personen der Subgruppe DER hinsichtlich ihrer Schmerz- und Funktionsprognose am problematischsten einzustufen [20], [42], [47].

Aufgrund der unterschiedlichen Verläufe sowie der verschiedenen kognitiven und affektiven Merkmale der Subgruppen sollten die Betroffenen klinisch eingeordnet und ein individuelles Management erarbeitet werden.

3.8.6 Klinische Merkmale von Durchhaltenden

In der Forschung wird der validierte „Avoidance-Endurance Questionnaire" (AEQ) verwendet, um Subgruppen innerhalb des AEM zu identifizieren [21]. Für den Praxisalltag wurde eine Kurzversion des AEQ entwickelt und validiert: Der Fragebogen „Avoidance-Endurance Fast-Screening" (AE-FS) besteht aus 9 Fragen und erfasst ebenso zuverlässig die einzelnen Subgruppen des AEM [48], [56].

Der Fragebogen „Overactivity in Persistent Pain Assessment" (OPPA) besteht aus 7 Teilfragen und ist geeignet, bei Personen mit chronischen Schmerzen ein überaktives Verhalten zu erfassen [1].

Neben den Fragebogen gibt es auch klinische Merkmale, die auf eine Durchhaltementalität hinweisen.

Eine Person kann von sich aus beschreiben, dass sie eine Aktivität trotz zunehmender Schmerzen fortgesetzt hat, um sie zu beenden. Dies unterscheidet sie auch von Menschen mit einem FAR-Verhalten, die durch Katastrophisieren dazu neigen, eine Aktivität bei beginnenden Schmerzen zu vermeiden oder abzubrechen. Die 2. Frage des OPPA-Fragebogens gilt der Selbsteinschätzung einer Person zum Thema Überaktivität und Schmerz und kann auch einzeln in der Anamnese eingesetzt werden (frei übersetzt aus [1]: „Machen Sie manchmal zu viel oder verbringen Sie zu viel Zeit mit bestimmten Aktivitäten und haben danach mehr Schmerzen?").

Eine konkrete Frage in der Anamnese könnte dazu lauten: „Was dachten Sie, als Sie spürten, dass die Schmerzen bei der Aktivität xy begannen?" Menschen mit einem Durchhalteverhalten würden im Sinne einer Gedankenunterdrückung („Ich habe versucht nicht mehr daran zu denken") oder einer bewussten Ablenkung („Ich habe mich darauf konzentriert mit xy umzugehen") antworten. Ebenso sind Bagatellisierungen („Das wird schon nicht so schlimm") und Durchhalteappelle („Einfach weitermachen") als Antworten denkbar [31].

Sie klagen auch über Schmerzen in Ruhe, die nicht durch z. B. maligne oder entzündliche Prozesse verursacht werden.

Auch in der Patient*innenhistorie können Hinweise auf ein generelles überaktives Verhalten gefunden werden. Dies kann sich als Workaholic-Verhalten oder auch als sportlicher Ehrgeiz äußern.

Ob Sporttreibende häufiger als die Normalbevölkerung mit einem inneren Durchhalteappell auf einen Schmerzreiz reagieren, ist unklar. Einige Studien sprechen dafür [10], [25], [43], andere dagegen [5], [15], [27]. Ein Unterschied könnte jedoch in der Verteilung der Subgruppen liegen. Aktive Sportler*innen mit Durchhalteverhalten neigen eher zu einer positiven Grundstimmung entsprechend der EER-Subgruppe [47], was im Gegensatz zu Untersuchungen in der Normalbevölkerung steht [14], [46].

Es ist auch möglich, dass die Betroffenen von einem erhöhten Schmerzmittelkonsum sprechen, unter dem sie ihre Aktivitäten ausüben.

3.8.7 Zusammengefasst

Durchhalten ist eine häufig beobachtete Reaktion auf eine akute Schmerzsituation. Die Datenlage zu therapeutischen Ansätzen ist jedoch geringer als beim Vermeidungs-Verhalten. Im Gegensatz zum Angst-Vermeidungs-Verhalten, bei dem die Betroffenen einen konfrontativen Expositionsansatz in der Therapie erfahren, sollte mit Durchhaltern ein Therapiemodell mit kontrollierten Aktivitäts- und Pausen-/Entspannungsansätzen besprochen werden. Diese Ansätze werden in Kap. 4.3 weiter diskutiert.

Literatur

[1] Andrews NE, Chien C, Ireland D et al. Overactivity assessment in chronic pain: The development and psychometric evaluation of a multifaceted self-report assessment. European Journal of Pain 2021; 25(1): 225–242. DOI: 10.1002/ejp.1664

[2] Andrews NE, Meredith PJ, Strong J et al. Adult Attachment and Approaches to Activity Engagement in Chronic Pain. Pain Research and Management 2014; 19(6): 317–327. DOI: 10.1155/2014/838 954

[3] Andrews NE, Strong J, Meredith PJ et al. The relationship between overactivity and opioid use in chronic pain: a 5-day observational study. Pain 2016; 157(2): 466–474. DOI: 10.1097/j.pain.000 000 0000 000 384

[4] Andrews NE, Strong J, Meredith PJ et al. It's very hard to change yourself: an exploration of overactivity in people with chronic pain using interpretative phenomenological analysis. Pain 2015; 156(7): 1215–1231. DOI: 10.1097/j.pain.000 000 0000 000 161

[5] Azevedo DC, Samulski DM. Assessment of psychological pain management techniques: a comparative study between athletes and non-athletes. Rev Bras Med Esporte 2003; 9(4): 214–222. DOI: 10.1590/S 1517-869 220 03 000 400 003

[6] Bartholomew K, Horowitz LM. Attachment styles among young adults: A test of a four-category model. Journal of Personality and Social Psychology. 1991; 61(2): 226–244. DOI: 10.1037/0022-3 514.61.2.226

[7] Biss RK, Hasher L, Thomas RC. Positive mood is associated with the implicit use of distraction. Motiv Emot 2010; 34(1): 73–77. DOI: 10.1007/s11 031-010-9 156-y

[8] Bowlby J. Attachment and Loss. 1: Attachment. New York: Basic Books; 1969

[9] Butler DS, Moseley GL. Explain Pain. 2. Aufl. Adelaide: Noigroup Publications; 2013

[10] Capra J, LaBelle S. A Qualitative Analysis of Playing Through Pain and Injury: Using the Theory of Planned Behavior to Understand the Communicated Sport Ethic Among Former Youth Athletes. International Journal of Sport Communication 2022; 15(3): 233–241. DOI: 10.1123/ijsc.2022-0051

[11] Cioffi D, Holloway J. Delayed costs of suppressed pain. Journal of Personality and Social Psychology. 1993; 64(2): 274–282. DOI: 10.1037/0022-3514.64.2.274

[12] Collins N, Guichard A, Ford M et al. Working Models of Attachment: New Developments and Emerging Themes. Adult Attachment: Theory, Research, and Clinical Implications. Published online January 1, 2004

[13] Engel G. The need for a new medical model: a challenge for biomedicine. Science. 1977; 196(4286): 129–136. DOI: 10.1126/science.847460

[14] Fehrmann E, Tuechler K, Kienbacher T et al. Comparisons in Muscle Function and Training Rehabilitation Outcomes Between Avoidance-Endurance Model Subgroups. The Clinical Journal of Pain 2017; 33(10): 912–920. DOI: 10.1097/AJP.0000000000000479

[15] Gajsar H, Titze C, Levenig C et al. Psychological pain responses in athletes and non-athletes with low back pain: Avoidance and endurance matter. European Journal of Pain 2019; 23(9): 1649–1662. DOI: 10.1002/ejp.1442

[16] Hamilton CE. Continuity and Discontinuity of Attachment from Infancy through Adolescence. Child Development 2000;71(3): 690–694. DOI: 10.1111/1467-8624.00177

[17] Hasenbring M. Attentional control of pain and the process of chronification. In: Progress in Brain Research. Vol 129. Elsevier; 2000: 525–534. DOI: 10.1016/S0079-6123(00)29038-9

[18] Hasenbring M. Durchhaltestrategien – ein in Schmerzforschung und Therapie vernachlässigtes Phänomen? Schmerz 1993; 7(4): 304–313. DOI: 10.1007/BF02529867

[19] Hasenbring MI, Andrews NE, Ebenbichler G. Overactivity in Chronic Pain, the Role of Pain-related Endurance and Neuromuscular Activity: An Interdisciplinary, Narrative Review. The Clinical Journal of Pain 2020; 36(3): 162–171. DOI: 10.1097/AJP.0000000000000785

[20] Hasenbring MI, Hallner D, Klasen B et al. Pain-related avoidance versus endurance in primary care patients with subacute back pain: Psychological characteristics and outcome at a 6-month follow-up. Pain 2012; 153(1): 211–217. DOI: 10.1016/j.pain.2011.10.019

[21] Hasenbring MI, Hallner D, Rusu AC. Fear-avoidance- and endurance-related responses to pain: Development and validation of the Avoidance-Endurance Questionnaire (AEQ). European Journal of Pain 2009; 13(6): 620–628. DOI: 10.1016/j.ejpain.2008.11.001

[22] Hasenbring MI, Verbunt JA. Fear-avoidance and Endurance-related Responses to Pain: New Models of Behavior and Their Consequences for Clinical Practice. The Clinical Journal of Pain 2010; 26(9): 747–753. DOI: 10.1097/AJP.0b013e3181e104f2

[23] Hazan C, Shaver PR. Love and work: An attachment-theoretical perspective. Journal of Personality and Social Psychology 1990; 59(2): 270–280. DOI: 10.1037/0022-3514.59.2.270

[24] Hotz Boendermaker S. Durchhalten um jeden Preis? Der Schmerzpatient 2020; 3(01): 32–38. DOI: 10.1055/a-0969-4192

[25] Jessiman-Perreault G, Godley J. Playing through the Pain: A University-based Study of Sports Injury. Advances in Physical Education 2016; 06:178–194. DOI: 10.4236/ape.2016.63020

[26] Kaiser U. Verhaltenstherapie bei chronischen Schmerzpatienten. Der Schmerzpatient 2021; 4(01): 30–37. DOI: 10.1055/a-1256-1512

[27] Kontos AP, Elbin RJ, Newcomer Appaneal R et al. A Comparison of Coping Responses Among High School and College Athletes With Concussion, Orthopedic Injuries, and Healthy Controls. Research in Sports Medicine 2013; 21(4): 367–379. DOI: 10.1080/15438627.2013.825801

[28] Levenig CG, Kellmann M, Kleinert J et al. Body Image in Athletes and Nonathletes With Low Back Pain: Avoidance-Endurance-Related Subgroups and Sports Status Play a Role. Journal of Sport Rehabilitation 2021; 30(2): 182–189. DOI: 10.1123/jsr.2019-0245

[29] Lin YJ, Wicker FW. A comparison of the effects of thought suppression, distraction and concentration. Behaviour Research and Therapy 2007; 45(12): 2924–2937. DOI: 10.1016/j.brat.2007.08.004

[30] Masedo AI, Rosa Esteve M. Effects of suppression, acceptance and spontaneous coping on pain tolerance, pain intensity and distress. Behaviour Research and Therapy 2007; 45(2): 199–209. DOI: 10.1016/j.brat.2006.02.006

[31] Matheve T, De Baets L, Moog ME et al. Graded-Modelle – eine Einführung. MSK – Muskuloskelettale Physiotherapie 2023; 27(02): 73–82. DOI: 10.1055/a-2013-4773

[32] McCracken L, Morley S. The Psychological Flexibility Model: A Basis for Integration and Progress in Psychological Approaches to Chronic Pain Management. Journal of Pain 2014; 15: 221–234. DOI: 10.1016/j.jpain.2013.10.014

[33] McWilliams L, Cox B, Enns M. Impact of Adult Attachment Styles on Pain and Disability Associated With Arthritis in a Nationally Representative Sample. The Clinical journal of pain 2001; 16: 360–364. DOI: 10.1097/00002508-200012000-00014

[34] Meredith P, Ownsworth T, Strong J. A review of the evidence linking adult attachment theory and chronic pain: Presenting a conceptual model. Clinical Psychology Review 2008; 28(3): 407–429. DOI: 10.1016/j.cpr.2007.07.009

[35] Meredith P, Poulsen A, Khan A et al. The Relationship between Adult Attachment Styles and Work-related Self-Perceptions for Australian Paediatric Occupational Therapists. The British Journal of Occupational Therapy 2011; 74: 160–167. DOI: 10.4276/030802211X13021048723138

[36] Meredith PJ, Strong J, Feeney JA. Evidence of a Relationship between Adult Attachment Variables and Appraisals of Chronic Pain. Pain Research and Management 2005; 10(4): 191–200. DOI: 10.1155/2005/745650

[37] Mikulincer M, Florian V. The relationship between adult attachment styles and emotional and cognitive reactions to stressful events. In: Simpson JA, Rholes WS (Hrsg.), Attachment theory and close relationships. New York: Guilford Press; 1998: 143–165

[38] Mikulincer M, Shaver PR. Attachment in Adulthood: Structure, Dynamics, and Change. New York: Guilford Press; 2010

[39] Philips HC. The Psychological Management of Chronic Pain: A Treatment Manual. Nachdr. Springer; 1988

[40] Rice K, Lopez F, Vergara D. Parental/Social Influences on Perfectionism and Adult Attachment Orientations. Journal of Social and Clinical Psychology – J Soc Clin Psychol 2005; 24: 580–605. DOI: 10.1521/jscp.2005.24.4.580

[41] Romeo A, Tesio V, Castelnuovo G et al. Attachment Style and Chronic Pain: Toward an Interpersonal Model of Pain. Front Psychol 2017; 8. DOI: 10.3389/fpsyg.2017.00284

[42] Scholich SL, Hallner D, Wittenberg RH et al. Schmerzverarbeitungspattern bei chronischen Rückenschmerzen Pilotstudie: Der Einfluss von „Avoidance-Endurance"-Modell-Pattern auf die Lebensqualität, Schmerzintensität und Beeinträchtigung. Schmerz 2011; 25(2): 184–190. DOI: 10.1007/s00482-011-1023-6

[43] Sharma P, Sandhu J, Shenoy S. Variation in the response to pain between athletes and non-athletes. Ibnosina Journal of Medicine and Biomedical Sciences 2011; 3: 165. DOI: 10.4103/1947-489X.210889

[44] Sudhaus S, Fricke B, Stachon A et al. Salivary cortisol and psychological mechanisms in patients with acute versus chronic low back pain. Psychoneuroendocrinology 2009; 34(4): 513–522. DOI: 10.1016/j.psyneuen.2008.10.011

[45] Sudhaus S, Held S, Schoofs D et al. Associations between fear-avoidance and endurance responses to pain and salivary cortisol in the context of experimental pain induction. Psychoneuroendocrinology 2015; 52: 195–199. DOI: 10.1016/j.psyneuen.2014.11.011

[46] Sudhaus S, Möllenberg T, Plaas H et al. Cortisol Awakening Response and Pain-related Fear-Avoidance Versus Endurance in Patients Six Months After Lumbar Disc Surgery. Appl Psychophysiol Biofeedback 2012; 37(2): 121–130. DOI: 10.1007/s10 484-012-9 186-1

[47] Titze C, Fett D, Trompeter K et al. Psychosocial subgroups in high-performance athletes with low back pain: eustress-endurance is most frequent, distress-endurance most problematic! Scandinavian Journal of Pain 2021; 21(1): 59–69. DOI: 10.1515/sjpain-2020-0053

[48] Titze C, Hasenbring MI, Kristensen L et al. Patterns of Approach to Activity in 851 Patients With Severe Chronic Pain: Translation and Preliminary Validation of the 9-item Avoidance-Endurance Fast-Screen (AEFS) Into Danish. The Clinical Journal of Pain 2021; 37(3): 226–236. DOI: 10.1097/AJP.000 000 0000 000 912

[49] Ulrich-Lai YM, Herman JP. Neural regulation of endocrine and autonomic stress responses. Nat Rev Neurosci 2009; 10 (6): 397–409. DOI: 10.1038/nrn2647

[50] Ulu İ, Tezer E. Adaptive and Maladaptive Perfectionism, Adult Attachment, and Big Five Personality Traits. The Journal of psychology 2010; 144: 327–340. DOI: 10.1080/002 239 81 003 784 032

[51] Wang D (Adam), Hagger MS, Chatzisarantis NLD. Ironic Effects of Thought Suppression: A Meta-Analysis. Perspect Psychol Sci 2020; 15(3): 778–793. DOI: 10.1177/174 569 1619 898 795

[52] Wartner UG, Grossmann K, Fremmer-Bombik E et al. Attachment Patterns at Age Six in South Germany: Predictability from Infancy and Implications for Preschool Behavior. Child Development 1994; 65(4): 1014. DOI: 10.2307/1 131 301

[53] Waters E, Merrick S, Treboux D et al. Attachment security in infancy and early adulthood: a twenty-year longitudinal study. Child Dev 2000; 71(3): 684–689. DOI: 10.1111/1467-8 624 00 176

[54] Wegner DM, Schneider DJ, Carter SR et al. Paradoxical effects of thought suppression. Journal of Personality and Social Psychology 1987; 53(1): 5–13. DOI: 10.1037/0022-3 514.53.1.5

[55] Wegner DM, Zanakos S. Chronic thought suppression. J Pers 1994; 62(4): 616–640. DOI: 10.1111/j.1467-6 494 1994.tb00 311.x

[56] Wolff SV, Willburger R, Hallner D et al. Avoidance-endurance fast screening (AE-FS): Content and predictive validity of a 9-item screening instrument for patients with unspecific subacute low back pain. Schmerz 2020; 34(S 1): 1–7. DOI: 10.1007/s00 482-018-0323-5

Kapitel 4

Die Praxis – Was tun wir?

4 Die Praxis – Was tun wir?

4.1 Explain Pain – Schmerzen verstehen

Hannu Luomajoki

4.1.1 Einleitung

„Explain Pain“ ist eine ursprünglich in Australien entwickelte Methode zur Schmerzbehandlung, die im Wesentlichen auf den Forschungsarbeiten von Lorimer Moseley beruht [6]. Moseley führte Anfang der 2000er Jahre mehrere kontrollierte Studien durch, in denen sich Schmerzpatient*innen Vorträge über die Physiologie des Schmerzes anhörten [5], [6]. Ziel war es, die Schmerzkranken durch das Verständnis für die Neurophysiologie des Schmerzes in die Lage zu versetzen, ihre Bewältigungsstrategien zu verbessern und ihre Schmerzen zu reduzieren. Zusammen mit David Butler veröffentlichte Moseley 2003 ein Buch mit dem Titel „Explain Pain“, das genau das gleiche Ziel verfolgte (auf Deutsch: Butler, Moseley: Schmerzen verstehen. Heidelberg: Springer; 2016) [1]. Das Buch erfreute sich großer Beliebtheit und ist eines der meistverkauften Physiotherapiebücher überhaupt. Im Jahr 2017 wurde eine neue Version des Buches mit dem Titel „Explain Pain Supercharged“ veröffentlicht [3]. Butler und Moseley haben darin die neuesten Erkenntnisse aus der schmerzphysiologischen Forschung berücksichtigt. Die erste Version des Buches richtete sich direkt an Schmerzkranke, während sich die neuere Version vor allem an Fachpersonal richtet.

Moseley stellte in seinen ursprünglichen Studien fest, dass das Wissen über die Schmerzphysiologie bei Angehörigen der Gesundheitsberufe unzureichend ist [6]. Er begann daraufhin damit, Fortbildungskurse sowohl für Schmerzkranke als auch für Therapeut*innen zu organisieren, in denen er Wissen über die Physiologie des Schmerzes vermittelte. Anfangs umfassten die Kurse für beide Gruppen nur 4 Stunden. Heute sind die Kurse für Therapeut*innen auf 1–2 Tage ausgelegt und werden oft noch als zu kurz empfunden, da einerseits die Schmerzphysiologie relativ schwer zu verstehen ist und andererseits das Wissen ständig zunimmt.

Auch in Europa gibt es Studien zu diesem Thema, insbesondere von Jo Nijs aus den Niederlanden und seiner Forschungsgruppe [7]. Sie nennen es Pain Neurophysiology Education (PNE). Ein ähnliches Konzept wird auch von dem Australier Peter O'Sullivan propagiert [8]. Dies wird als „Make Sense of Pain“ bezeichnet (etwa „Mach Schmerzen verständlich“). Dieses Konzept wird in seinen Grundzügen in Kap. 4.2 vorgestellt.

Moseley hat zudem Wissenstests zur Schmerzphysiologie entwickelt. Die ▸Tab. 4.1 zeigt eine Version des Tests, mit dem das Wissen von Schmerzkranken über ihr Problem untersucht werden kann.

4.1.2 Inhalt von Explain Pain für Menschen mit Schmerzen

Ursprünglich handelte es sich bei den Aufklärungskursen für Schmerzkranke um einfache Vorträge zur Physiologie des Schmerzes. Die Terminologie wurde dahingehend geändert, dass schwierige, zumeist lateinische oder griechische Fachbegriffe durch verständliche Formulierungen in der jeweiligen Landessprache ersetzt wurden. So wurde etwa aus dem „Nozizeptor“ ein „Gefahrenmelder“ oder aus dem Wide-Dynamic-Range-Neuron (WDR) einfach als „Zelle des zentralen Nervensystems“ gesprochen. Im Laufe der Zeit hat sich der Inhalt leicht verändert (s. u.).

Der nachfolgende Kasten zeigt konkrete Themen für einen 4-stündigen „Explain-Pain“-Kurs, der in Gruppen oder direkt mit Einzelpersonen durchgeführt werden kann. Der Kurs kann in einer Sitzung oder (vorzugsweise) in 4 verschiedenen Teilen abgehalten werden, entsprechend dem Inhalt von Moseleys ursprünglicher Forschung über die Vorträge zum Thema Schmerz in Gruppen.

Tab. 4.1 Wissenstests zur Schmerzphysiologie nach Moseley.

Aussagen		Vorher			Nachher		
		richtig	falsch	unklar	richtig	falsch	unklar
1.	Es ist möglich, dass Sie Schmerzen haben, diese aber nicht wahrnehmen.						
2.	Wenn ein bestimmtes Körperteil verletzt wird, leiten spezialisierte Schmerzrezeptoren Gefahreninformationen an das Gehirn weiter.						
3.	Schmerzen treten nur auf, wenn Sie verletzt sind oder die Gefahr einer Verletzung besteht.						
4.	Wenn Sie verletzt sind, leiten bestimmte Rezeptoren diese Gefahreninformationen an das Rückenmark weiter.						
5.	Spezialisierte Nervenzellen im Rückenmark leiten die Gefahreninformationen an das Gehirn weiter.						
6.	Die Nervenzellen passen sich an, sodass die normale Ruheschwelle verändert wird.						
7.	Chronische Schmerzen bedeuten, dass die Verletzung nicht richtig verheilt ist.						
8.	Ihr Körper teilt Ihrem Gehirn mit, wenn er Schmerzen hat.						
9.	Die Nervenzellen passen sich so an, dass die Ionenkanäle für längere Zeit geöffnet sind.						
10.	Abwärts gerichtete Bahnen sind immer hemmend.						
11.	Schmerzen treten immer dann auf, wenn man eine Verletzung hat.						
12.	Wenn man eine Verletzung hat, haben Umweltfaktoren keinen Einfluss und die Verletzung ist immer dieselbe.						
13.	Das Gehirn entscheidet, wann Sie Schmerzen empfinden.						
14.	Ihr Schmerz ist genau derselbe, den auch Ihre Großeltern hatten.						
15.	Nervenverletzungen verursachen immer Schmerzen.						

Themen für einen „Explain-Pain“-Kurs

- Was ist eine Nervenzelle? Wie sieht sie aus, wie funktioniert sie?
- Rezeptoren und Ionenkanäle
- Aktionspotenzial: Wie wird ein Aktionspotenzial erzeugt?
- Wie wird die Information von der Nervenendigung zum zentralen Nervensystem übertragen?
- Synapse: die Rolle von Neurotransmittern, hemmenden und erregenden Neurotransmittern
- Nozizeptoren: freie Nervenendigungen, „Gefahrensignale“, ihre wichtige Rolle als solche
- Zweiter-Rang-Nervenzelle: „Möglicherweise ein Überträger von schmerzhaften Botschaften im zentrale Nervensystem“
- Reaktion des Gehirns auf einen potenziellen Schmerzreiz
- Faktoren, die mit der Reaktion des Gehirns verbunden sind, wie Ängste, Gefühle, Erfahrungen, positive und negative Faktoren
- Rolle der absteigenden Bahnen: Schmerzhemmung, einschließlich Rolle von Placebos
- Probleme mit peripheren Nervenzellen: neuropathische Schmerzen, unphysiologische Ionenkanäle, Funktion von Nervenwurzelganglien, neurogene Entzündungen, Substanz P
- mögliche Sensibilisierung der sekundären Nervenzelle: sekundäre Hyperalgesie, Wind-up, Sensibilisierung, „Volumenknopf“

4.1.3 Eine neue Art, Schmerz zu erklären – Patientenaufklärung und Schmerzedukation kombiniert

Butler und Moseley haben den Inhalt der Schmerzedukation im Laufe der Zeit verändert.

Das ursprüngliche Modell war rein neurophysiologisch ausgerichtet. In einer neueren Studie wurde das schmerzphysiologische Training wesentlich konkreter beschrieben [9], [10]. Dazu wurde ein individuelles Schmerztraining (2-mal eine Stunde) bei Personen mit akuten Rückenschmerzen durchgeführt. Die Ergebnisse hinsichtlich der Schmerzintensität in der Gruppe mit individueller Schmerzedukation waren nicht besser als in der Gruppe mit Placeboedukation. Es gab jedoch signifikante Unterschiede zwischen den beiden Gruppen im Hinblick auf die wahrgenommene Beeinträchtigung durch die Rückenschmerzen.

Inhalte des Explain-Pain-Kurses

1. Einleitung und Präsentation

- Die Therapeut*in stellt sich selbst, die eigene Ausbildung und die Berufserfahrung vor.
- Mechanismus der Verletzung; was ist passiert? Wie hat das Gewebe auf die Verletzung reagiert? Normale Heilung, Zeitfaktor, Geschwindigkeit der Gewebeheilung
- neurologische Untersuchung und ihre Ergebnisse
- Ansprechen der Bedenken einer betroffenen Person in Bezug auf Verletzungen und Schmerzen: „Machen Sie sich Sorgen?"

2. Erklärung der Diagnose

a) Erklärung der gewebebasierten Faktoren und ihrer Unspezifität

Zum Beispiel Erklärung der Funktion der Bandscheibe (betonen Sie, wie stark Bandscheiben sind), der Facettengelenke, des Iliosakralgelenks, der Nervenwurzel. Ziel ist es, eine Katastrophisierung im Zusammenhang mit gewebebasierten Befunden zu vermeiden.

b) Erläuterung der medizinischen Diagnose

Was bedeuten z. B. die Begriffe Arthrose, Arthritis, Instabilität? Es lohnt sich zu erklären, wie häufig und wie unspezifisch diese Diagnosen teilweise sind.

Viele gesunde Menschen haben diese Befunde, jedoch kaum Beschwerden. Die Zuverlässigkeit von radiologischen Untersuchungen ist gering, und mitunter interpretieren verschiedene Radiologen Befunde sogar unterschiedlich.

c) Die persönlichen Vorstellungen der betroffenen Person

Die betroffenen Menschen haben sehr unterschiedliche, oft rätselhafte Vorstellungen über die Ursachen ihrer Beschwerden (sog. Gedankenviren; „Mein Rücken ist kaputt, etwas muss verletzt sein."). Es lohnt sich aber, nach diesen zu fragen und sie zu thematisieren. Es geht darum, falsche und mystifizierende Wahrnehmungen zu korrigieren.

3. Bisher angewandte Therapien erläutern

a) Physiotherapie

- Mechanismen typischer physiotherapeutischer Maßnahmen erklären, wann sie geeignet sind und wann nicht, wie z. B. manuelle Therapie, McKenzie-Therapie, Stabilisierungsübungen, Massage, Triggerpunktbehandlung und Ähnliches.
- Erklären Sie nicht nur, wo sie nützlich sein können, sondern auch, dass es keine großen Unterschiede in der Wirkung der verschiedenen Therapien gibt. Mit anderen Worten: Die erkrankte Person benötigt eine Therapie, die für ihren individuellen Fall geeignet ist. Es gilt nicht die gleiche Therapie für alle.
- Erklären Sie, was unter Schmerztherapie zu verstehen ist und warum sie so wichtig ist, damit die Person verstehen kann, was im Nervensystem passiert, wenn Schmerzen verspürt werden.

b) Medizinische Methoden

- Die Wirkung von Medikamenten ist oft unzureichend.
- Operationen sind häufig gar nicht notwendig und der Nutzen ist überraschend gering (oft sind Placebo-Operationen ebenso wirksam).
- Die Wirkung von Injektionen und Spritzen ist begrenzt und kurzlebig.
- Neben kognitiven Aspekten können auch Medikamente eingesetzt werden, vor allem, wenn Schmerzen und das Leiden akut sind. Denken Sie aber daran zu betonen, dass Medikamente nur das Symptom behandeln, jedoch nicht das Problem selbst.
- Schmerzmittel wirken nicht wie ein Antibiotikum, das die Bakterien und damit die Ursache der Infektion abtötet. Schmerzmittel können bei den Menschen falsche Hoffnungen wecken.

c) Therapien wie Akupunktur und andere alternative Behandlungen

- Sie haben einen unterschiedlichen Nutzen und potenzielle Nachteile. Es ist ungewiss, ob die Patient*in auf die Behandlung anspricht.
- Ein Placeboeffekt ist möglich.

4. Schmerzphysiologie erklären

a) Was ist Schmerz?

- Wie entsteht das Schmerzempfinden?
- Schmerz ist normal.
- Schmerz ist ein Schutzmechanismus.
- Schmerz warnt vor Gefahren.
- Schmerz ist die Antwort des Gehirns auf Informationen, die aus der Peripherie kommen.
- Schmerzen müssen nicht gewebebedingt sein und das Ausmaß der Gewebeschädigung korreliert nicht automatisch mit der Schmerzintensität.
- Schmerz ist ein komplexes Ereignis, das von einer Vielzahl von Faktoren beeinflusst wird und daher kontextspezifisch ist:
  - Verwenden Sie eine Wortmetapher als Beispiel: Wie entsteht Durst? Es ist ein Gefühl – aber woher kommt es? Es ist ein sehr komplexes Phänomen.
  - Sie können sich Ihre eigenen Erklärungen ausdenken. Es ist eine gute Idee, verschiedene Metaphern in Ihrem Instrumentarium zu haben, die für verschiedene Menschen unterschiedlich funktionieren können.

b) Wie entsteht Schmerz und was passiert im Nervensystem?

- Nozizeption ist nicht dasselbe wie Schmerz.
- Gefahr für das Gewebe ist nicht dasselbe wie Schmerz.
- Schmerz bedeutet nicht immer Gefahr.
- Erklären Sie die verschiedenen Mechanismen des Schmerzes (Peripherie, zentrales Nervensystem, Gehirn). Zeichnen Sie ein Diagramm.
- Mechanismen der Gewebeheilung (Entzündung, Proliferation, struktureller Umbau, Zeitfaktoren; was ist der normale Heilungszeitrahmen?)
- periphere Modulation; entzündliche Verspannungen
- Schmerzmodulation im Rückenmark (Verstärker)
- hemmende Wirkung der absteigenden Bahnen; was ist daran beteiligt (Angst, aber auch Placebo, Glaube, eigene Prognose, eigenes Verständnis der Schmerzursachen)?
- Schmerzmatrix, Schmerz-„Neurotag“, Automatisierung; wie beeinflussen kontextuelle Faktoren die Schmerzverarbeitung?
- Output-Systeme, Kortisol, Stress, neuroimmunologische Faktoren
- Wie gefährlich ist Schmerz (welches Bild macht sich das Gehirn vom Schmerz)?

c) Empfindliches Warnsystem

- Die Wirbelsäule reagiert übervorsichtig (Beispiel: Pfeil und Bogen).
- Wenn das Gehirn das Leiden/den Schmerz als gefährlich einstuft, reagiert es, indem es uns mehr Schmerz empfinden lässt.
- Jeder Mensch reagiert anders, und ein und dieselbe Person reagiert anders auf verschiedene Situationen.
- Metapher für Gefahrensysteme (Feueralarm, überfülltes Glas, Stereoverstärker)
- normale Schmerzreaktion auf eine Verletzung, Entzündungsphase von einigen Tagen Dauer, dann Proliferationsphase über 2–6 Wochen, Remodellierungsphase über 6 Wochen bis 1–1½ Jahre
- Belastungsgrenze des Gewebes: In der akuten Phase ist es normal, sich zu schützen und vorsichtig zu sein, aber mit der Zeit kann und sollte man sich wieder vermehrt bewegen und weniger schonen.
- Beispiele für akute und chronische Sensibilisierung (z. B. persönliche Erfahrungen oder Erzählungen von anderen Personen)

d) Wiederkehrende Schmerzen (Schlussfolgerung)

- Schmerz ist ein Warnsystem.
- Schmerzen können das, was tatsächlich passiert ist, überbewerten; Gewebeschäden korrelieren nicht automatisch mit Schmerzen.

- Ihr eigenes Verhalten und Ihre Gedanken haben den größten Einfluss auf Ihr Schmerzempfinden.

5. Wie geht es jetzt weiter?

- Was ist zu erwarten (was bleibt zurück)?
- Prognose (meist gut)
- Pacing: Es lohnt, sich nach und nach an mögliche Maßnahmen zu gewöhnen.
- Unterschiedliche Tipps für jeden Einzelnen: Was ist für die individuelle Person wichtig? Welche guten Erfahrungen hat sie gemacht?
- Rückkehr zur Arbeit (so schnell wie möglich)

6. Typische „unangenehme Fragen", auf die Sie vorbereitet sein sollten, mit möglichen Antworten

- „Meinen Sie, dass sich alles nur in meinem Kopf abspielt?"
    - *„Es ist nicht so, dass es nur im Kopf ist. Alle Schmerzen sind wahr. Das Gehirn ist der Ort, an dem alle Wahrnehmungen verarbeitet werden."*
- „Glauben Sie, dass ich mir diese Schmerzen wirklich nur einbilde?"
    - *„Schmerz ist eine Erfahrung, so wie Durst, Hunger, Liebe oder Trauer. Erfahrungen sind immer wahr. Ihre Erfahrungen sind wahr. Schmerz ist immer mit Erinnerung, Wahrnehmung und Gefühlen verbunden. Also nein, es ist keine Einbildung."*
- „Gibt es etwas, das man übersehen/nicht untersucht hat?"
    - *„Wenn Sie schon jahrelang Schmerzen haben und bei mehreren Ärzt*innen waren, sind die Chancen gering, dass man etwas übersehen hat. Es ist oft sogar umgekehrt: Man findet fast immer etwas, aber das muss dann nicht in Zusammenhang mit chronischen Schmerzen stehen."*
- „Wieso bekomme ich keine Massage? Wieso behandeln Sie mich nicht?"
    - *„Massage und passive Maßnahmen (wie auch Wärme, Elektrotherapie, manuelle Therapie) tun meistens gut – aber nur kurzfristig. Das ist wie fasten und abnehmen. Wenn Sie ein paar Tage lang fasten, werden sie in einem Jahr kaum weniger wiegen als jetzt. Bei chronischen Schmerzen sind aktive Maßnahmen nachhaltiger (Laufen, Turnen, Gymnastik, Aktivität).*
- „Sollte ich nicht ein MRT machen lassen?"
    - *„Bei vielen Menschen ohne jegliche Schmerzen findet man im MRT Abweichungen von der Norm. Diese sind fast so häufig wie bei Personen, die Beschwerden haben. Chronische Schmerzen hängen tatsächlich nur selten mit irgendwelchen sichtbaren Schäden zusammen."*

4.1.4 Protectometer

Das Protectometer ist ebenfalls eine Idee und Methode, die von Moseley und Butler entwickelt wurde. Dabei werden gemeinsam mit der Patient*in die positiven und negativen Aspekte des Schmerzproblems thematisiert [2]. Es werden die sog. DIMs (danger in me) und SIMs (safety in me) besprochen. Das Protectometer ist als Buch und als App erhältlich. Leider sind beide nur in englischer Sprache verfügbar, sodass Sie, wenn Ihr Englisch nicht gut genug ist, ohne die elektronischen Hilfsmittel vorgehen sollten. Verwenden Sie Notizzettel mit vorformulierten SIMs und DIMs. Alternativ kann sich die Person selbst Notizen machen oder das Thema auf einem Flipchart darstellen. Dies bietet die Möglichkeit, darüber nachzudenken, was gut ist und was schädlich sein könnte.

Wenn die Dinge klar auf dem Tisch liegen, kann die betroffene Person ihre eigenen Denkmuster hinterfragen:

- Was könnte ich ändern?
- Wie kann ich mehr von dem umsetzen, was mir eigentlich gut tut?
- Was sind die Nachteile?
- Kann ich sie verbessern?

Typische SIMs und DIMs

SIMs und DIMs können in verschiedene Bereiche unterteilt werden: Dinge, die man hört, riecht, schmeckt oder berührt; Dinge, die Sie sagen; Orte,

Tab. 4.2 Typische SIMs und DIMs in verschiedenen Lebensbereichen.

Bereich	Beispiele für DIMs	Beispiele für SIMs
Dinge, die Sie hören, sehen, riechen, schmecken oder berühren	• bestimmte Geräusche (Verkehrslärm, Kindergeschrei, Nachbarschaftsstreitigkeiten, Punkrock) • Gerüche (antiseptischer Geruch wie in einem Krankenhaus, brennender Gummi, Fäulnisgeruch) • Geschmack (übermäßig scharfe Speisen, Pfeffer, Schnecken ...) • Berührung (haarig, scharf, Messer ...)	• Was ist Ihre Lieblingsmusik? • Was entspannt Sie? • Was bringt Sie in gute Stimmung? • der Geruch von Blumen, Wald, frischer Luft, Meeresluft, einer sauberen Wohnung, des Parfüms, das Sie lieben • Ihr Lieblingsessen, Ihr Lieblingsgetränk, Beeren, Obst ... • eine Massage, eine Umarmung oder eine Berührung durch einen geliebten Menschen oder ein Kind, das Streicheln eines Haustiers
Dinge, die Sie sagen	• Streit • Schimpfwörter • laute Stimme • Worte, die an Schmerz erinnern, „Ich halte das nicht aus, mein Rücken ist gebrochen ...“ • Worte können negative Gefühle und Schmerzreaktionen verstärken.	• der Name Ihres Partners, die Namen Ihrer Kinder, die Namen Ihrer Angehörigen • positive Emotionen und entsprechende Wörter
Orte, die Sie besuchen	• Krankenhaus • Orte, an denen es überfüllt ist • Verkehrsüberlastung • Kaufhaus	• Physiotherapie • Kino oder Theater • Ferienhaus • Wellness, Sauna
Dinge, die im Körper passieren	• Magenverstimmung • Stress • Verletzung • Steifheit • Menstruation • Kopfschmerzen	• Entspannung • guter Schlaf • Schwitzen in der Sauna • bevorzugter Sport, Radfahren, Wandern
Gedanken und Vorstellungen	• Es wird nie besser werden. • Keiner weiß, was ich habe. • Sie verstehen mich nicht. • Sie denken, ich sei ein Hypochonder. • Das muss etwas Gefährliches sein. • Das wird nie funktionieren. • Mein Rücken fühlt sich an wie der eines Hundertjährigen.	• Mir geht es besser als vor einem Monat. • Ich habe eine gute Therapeut*in/ eine gute Ärzt*in. • Ich bin in bester Obhut. • Ich bin in guten Händen. • Ich denke, dass es gelingen wird. • Ich werde das durchstehen.
Menschen um Sie herum, in Ihrem Leben	• eine streitlustige Nachbar*in • eine Versicherungsvertreter*in • die Chef*in • eine Kolleg*in • ein lästiger Verwandter	• Kinder und Familienangehörige • Partner • Freunde • eine gute Ärzt*in/eine gute Therapeut*in

an die Sie gehen; Dinge, die in Ihrem Körper geschehen; Gedanken und Überzeugungen; Menschen in Ihrem Umfeld, in Ihrem Leben; andere wichtige Faktoren.

Diese Faktoren werden auf Zettel geschrieben und entweder auf die positive oder die bedrohliche Seite des Bildes gelegt (▶ Tab. 4.2).

Weitere Faktoren – Denkmuster und Metaphern

Den Betroffenen sollte deutlich werden, dass sowohl die Dinge, die ihnen Sicherheit geben, als auch die Dinge, die sie bedrohen, in Wirklichkeit Gedanken und Bilder sind. Es sind die eigenen Gedanken, die man selbst beeinflussen kann. Dieses Denkmodell entspricht der Idee der Gedankenkontrolle und der bewussten Präsenz, die auch in anderen Methoden wie der ACT-Therapie verwendet wird (Kap. 4.4).

Literatur

[1] Butler D, Moseley LG. Explain pain. Noi Publications; 2003

[2] Butler D, Moseley LG. The explain pain workbook: Protectometer. NOI Publications; 2015

[3] Moseley LG, Butler D. Explain pain supercharged. Noigroup publications; 2017

[4] Moseley LG, Nicholas MK, Hodges PW. A randomized controlled trial of intensive neurophysiology education in chronic low back pain. Clin J Pain 2004; 20(5): 324–330. DOI: 00 002 508-200 409 000-00 007 [pii]

[5] Moseley LG. Evidence for a direct relationship between cognitive and physical change during an education intervention in people with chronic low back pain. Eur J Pain 2004; 8(1): 39–45. DOI: S 1090–3 801(03)00 063–6 [pii] 10.1016/S 1090–3 801(03)00 063–6

[6] Moseley LG. Unraveling the barriers to reconceptualization of the problem in chronic pain: the actual and perceived ability of patients and health professionals to understand the neurophysiology. The Journal of Pain: Official Journal of the American Pain Society 2003; 4(4): 184–189. Im Internet: https://www.ncbi.nlm.nih.gov/pubmed/14 622 702

[7] Nijs J, Meeus M, Cagnie B et al. A modern neuroscience approach to chronic spinal pain: combining pain neuroscience education with cognition-targeted motor control training. Phys Ther 2014; 94(5): 730–738. DOI: 10.2522/ptj.20 130 258

[8] O'Sullivan PB, Caneiro JP, O'Keeffe M et al. Cognitive Functional Therapy: An Integrated Behavioral Approach for the Targeted Management of Disabling Low Back Pain. Phys Ther 2018; 98(5): 408–423. DOI: 10.1093/ptj/pzy022

[9] Traeger AC, Lee H, Hübscher M et al. Effect of Intensive Patient Education vs Placebo Patient Education on Outcomes in Patients With Acute Low Back Pain: A Randomized Clinical Trial. JAMA Neurology 2019; 76(2): 161–169. DOI: 10.1001/jamaneurol.2 018 3 376

[10] Traeger AC, O'Hagan ET, Cashin A et al. Reassurance for patients with non-specific conditions – a user's guide. Brazilian Journal of Physical Therapy 2017; 21(1): 1–6. DOI: https://doi.org/10.1016/j.bjpt.2016.12.007

4.2 Kognitive funktionelle Therapie

Riikka Holopainen, Peter O'Sullivan

4.2.1 Einleitung

Lumbale Rückenbeschwerden sind weltweit die häufigste Ursache für Behinderungen im Alltag. Schwere (1 %) und spezifische (5 %) Erkrankungen machen dabei nur einen kleinen Teil aus. Bei den meisten Menschen mit lumbalen Rückenbeschwerden liegt keine Erkrankung vor, die mit den Schmerzen in Verbindung gebracht werden kann. Dies wird häufig als unspezifischer Rückenschmerz definiert, der als multidimensionaler chronischer Gesundheitszustand betrachtet wird, der häufig zu einem Teufelskreis aus Schmerz, Leiden und Behinderung führt [6]. Er entwickelt sich aus einem Zusammenspiel von psychischen (z. B. negative Überzeugungen, Schmerzangst, Depression, Angst), sozialen (z. B. Lebensstress, arbeitsbezogene Faktoren) und Lebensstilfaktoren (z. B. Inaktivität, Schlafmangel) in Verbindung mit nicht hilfreichen Verhaltensreaktionen auf Schmerzen (z. B. Schutz- und Vermeidungsverhalten). Die Kombination dieser Faktoren ist individuell recht unterschiedlich [4], [13], [17].

Unser Gesundheitssystem ist nicht in der Lage, das Problem anhaltender Rückenschmerzen und anderer muskuloskeletaler Schmerzprobleme zu lösen. Es besteht ein dringender Bedarf an wirksamen Interventionen für die Personen, bei denen eine frühzeitige Standardbehandlung keine Linderung bringt, um die Chronifizierung zu verringern und die Zahl der Menschen zu begrenzen, die in einen Teufelskreis aus behindernden Dauerschmerzen geraten.

Als Reaktion darauf wurde vorgeschlagen, unspezifische lumbale Rückenbeschwerden als chronischen Gesundheitszustand zu betrachten, der durch die gezielte Beeinflussung negativer Krankheitswahrnehmungen, Emotionen und Verhaltensweisen bewältigt werden kann, sodass die Betroffenen ihr Problem selbst in die Hand nehmen können [4], [17].

Die Leitlinien fordern eine patient*innenzentrierte Versorgung, die biopsychosoziale Hindernisse für die Genesung identifiziert und adressiert, aktives Selbstmanagement fördert und über Schmerzen aufklärt [1], [2], [12]. Viele Physiotherapeut*innen berichten jedoch, dass sie nicht über die Fähigkeiten oder das Vertrauen verfügen, diese Art der Versorgung durchzuführen [20].

Die kognitive Funktionstherapie (auch kognitiv-funktionelle Therapie, KFT, cognitive functional therapy, CFT) ist eine von Physiotherapeut*innen geleitete kognitiv-behaviorale Intervention, die sich an Best-Practice-Richtlinien orientiert und evidenzbasierte Theorie und Praxis integriert. Sie nutzt einen biopsychosozialen klinischen Denkrahmen, um veränderbare Faktoren, die zu Schmerz und Behinderung beitragen, zu identifizieren und patient*innenzentriert zu behandeln. Es handelt sich um einen individualisierten, verhaltensorientierten Selbstmanagementansatz, der greift, sobald eine schwerwiegende und spezifische Pathologie ausgeschlossen wurde [17], [22].

Das Ziel der CFT ist es, Menschen dabei zu helfen, ihre Schmerzen aus einer biopsychosozialen Perspektive neu zu konzeptualisieren, dabei nicht hilfreiche Überzeugungen abzubauen und neue kognitive und verhaltensbezogene Reaktionen auf Schmerzen zu identifizieren. Die Schmerzkontrolle soll so verbessert und das Vertrauen in den Körper gestärkt werden, indem protektive Verhaltensweisen während einer stufenweisen Exposition gegenüber zuvor schmerzhaften, gefürchteten und vermiedenen, aber genussvollen Aktivitäten abgebaut werden. Diese neuen Verhaltensweisen werden auf die von den Betroffenen geschätzten Ziele verallgemeinert. Schließlich erfolgt die Anleitung zu einem gesunden Lebensstil, wobei je nach Bedarf die Themen körperliche Aktivität, Schlafgewohnheiten, Stressmanagement und Ernährung angesprochen werden. Die Therapeut*innen arbeiten hier mehr als Coaches und weniger in der Behandlung, wobei die Person im Mittelpunkt steht [18].

Die CFT hat sich aus der Praxis heraus entwickelt und wurde von Menschen geprägt, die mit anhaltenden Rückenschmerzen leben. Sie unterscheidet sich von traditionellen Ansätzen zur Behandlung der lumbalen Rückenbeschwerden, da sie ganzheitlich auf die multidimensionalen individuellen Faktoren eingeht, die zu anhaltenden Schmerzen und Behinderungen führen können. Dabei kombiniert sie Konzepte der physiotherapeutischen Rehabilitation mit kognitiv-verhaltenstherapeutischen Interventionen, basierend auf dem Modell der Angstvermeidung [23], [24]. In den ersten Jahren (etwa 1997–2005) basierte die CFT auf der Klassifikation maladaptiver Bewegungsmuster und wurde daher zunächst CB-CFT (Classification-based CFT) genannt. Im Laufe der Zeit und mit Aufbau einer neuen Evidenzbasis und klinischer Erfahrung verlagerte sich der Schwerpunkt von der Klassifikation von Bewegungsmustern hin zu einem individuellen, multidimensionalen Ansatz zur Beurteilung und Behandlung der LWS. Später wurden die Ideen der CFT auch auf andere muskuloskeletale Erkrankungen übertragen. Die CFT ist ein sich ständig weiterentwickelnder Ansatz, der auf aktuellen Erkenntnissen und Erfahrungen aus der Klinik beruht und keine starre Methode darstellt.

4.2.2 Evidenzbasis der kognitiven Funktionstherapie

Die CFT wurde in randomisierten kontrollierten Studien mit der Regelversorgung und anderen physiotherapeutischen Interventionen verglichen [10], [18], [21]. In der jüngsten RESTORE-Studie wurden dazu auch die wirtschaftlichen Auswirkungen untersucht.

Im Vergleich zur Standardversorgung zeigte die CFT mit und ohne Sensorfeedback eine starke und über 12 Monate anhaltende Reduktion der schmerzbedingten Aktivitätseinschränkung und der Schmerzintensität [10]. Dies sind ungewöhnliche Ergebnisse in der Behandlung von lumbalen Rückenbeschwerden, wo die Ergebnisse oft nach zwischen 6 und 12 Monaten zurückgehen [6], [7]. Die Auswirkungen auf andere Maße wie Schmerzselbstwirksamkeit, schmerzbedingte Angst und Schmerzkatastrophisierung waren ebenfalls signifikant und anhaltend. Die Verringerung der Gesundheitskosten und die Verbesserung der Produktivität führten zu Einsparungen für die Gesellschaft in Höhe von umgerechnet rund 3.000 € pro Person über ein Jahr hinweg, womit die Behandlungskosten übertroffen wurden [10]. Darüber hinaus zeigte eine kürzlich durchgeführte Fall-Kontroll-Studie, dass die CFT für Menschen mit schweren, anhaltenden Rückenschmerzen wirksamer war als eine multidisziplinäre Schmerzbehandlung und nur 7 % der Kosten verursachte [20].

Zuvor waren 2 kleinere Studien zur CFT bei Menschen mit chronischen Rückenschmerzen im Vergleich zu anderen physiotherapeutischen Interventionen durchgeführt worden [18], [21], die eine langfristige Wirksamkeit dieser Methode belegten, wenn sie von 3 Physiotherapeut*innen durchgeführt wurde, die jeweils über eine entsprechende Ausbildung verfügten. Castro et al. (2022) führten eine Studie zur CFT im Vergleich zu Basisübungen und manueller Therapie durch, die keinen langfristigen Nutzen für Menschen mit chronischen Rückenschmerzen nachweisen konnte [2]. Dabei wurde die Intervention von einem einzigen neu ausgebildeten Physiotherapeuten durchgeführt, was die Verallgemeinerbarkeit der Ergebnisse einschränkt. Eine sehr kleine Studie (n = 34) mit Ruderern mit chronischen Kreuzschmerzen verglich die CFT mit der üblichen Behandlung, die von einem einzigen Physiotherapeuten mit entsprechender Ausbildung durchgeführt wurde, und zeigte eine Wirksamkeit, aber auch hier schränkt die Beteiligung einer einzigen behandelnden Person die Verallgemeinerbarkeit der Ergebnisse ein [15].

Die Ausbildung der Physiotherapeut*innen scheint dabei also wichtig zu sein. Die RESTORE-Studie zeigt, dass man nach mehrjähriger klinischer Erfahrung in der effektiven Durchführung der CFT geschult werden kann, doch erfordert dies weit mehr als einen Workshop. Das Training erstreckte sich über sechs Monate und umfasste die Entwicklung von Wissen, spezifischen Fähigkeiten und klinischer Kompetenz zur Durchführung der CFT. Letztere beinhaltete vor allem die direkte Anleitung bei der Behandlung von Menschen mit chronischen Rückenschmerzen. Um die Kompetenz zur Durchführung der CFT zu erlangen, sind Engagement und Training unter fachkundiger Anleitung erforderlich [11].

4.2.3 Kognitive Funktionstherapie in der Praxis

Ein wesentlicher Unterschied zwischen der CFT und traditionellen verhaltenstherapeutischen Ansätzen besteht darin, dass die CFT explizit auf die Schmerzkontrolle während der Exposition gegenüber angstbesetzten und/oder provozierenden Bewegungen abzielt. Dies wird erreicht, indem negative und ungenaue Kognitionen infrage gestellt und die Art und Weise verändert werden, wie eine Aufgabe körperlich ausgeführt wird (durch Körperentspannung, Körperkontrolle und -wahrnehmung und Unterdrückung von Schon- und Sicherheitsverhalten) [11], [18].

Vor dem Termin füllt die Person einen Fragebogen mit einer Körperkarte, einer patient*innenspezifischen Funktionsskala und der Kurzform des Örebro Pain Screening Questionnaire aus [14].

Befragung

Eine Schlüsselkomponente der CFT ist der Aufbau einer starken therapeutischen Allianz und die Verwendung einer offenen, nicht wertenden und reflektierenden Kommunikation im Stil des Motivational Interviewings. Es ist wichtig, die Person zu bestätigen und ihr das offene Beantworten der Fragen zu erleichtern. Alles beginnt damit, ihr Zeit zu geben, ihre Geschichte zu erzählen. Die Person soll das Gefühl bekommen, gehört, bestätigt und verstanden zu werden. Das Gespräch beginnt mit einer offenen Frage wie „Würden Sie mir Ihre Geschichte erzählen?“

Während des Gesprächs werden in einfühlsamer Weise die folgenden Themen durch reflektierende Nachfragen angesprochen. Es ist jedoch wichtig zu beachten, dass das Gespräch nicht in dieser Reihenfolge strukturiert ist, sondern dass der Person der nötige Raum gegeben wird, ihre Geschichte zu erzählen. Bei Bedarf werden zusätzliche Fragen gestellt, ohne jedoch die Patient*in unnötig zu unterbrechen [17]:

- die Schmerzanamnese und das Vorhandensein von Kontextfaktoren (z. B. soziale, kognitive, emotionale, körperliche, Lebensstil- und Gesundheitsfaktoren) zum Zeitpunkt des Schmerzbeginns („Was passierte sonst noch in Ihrem Leben, als Ihre Schmerzen begannen?“)

- Schmerzprovokation und Linderungsreaktionen auf Haltung, Bewegung, Belastung und Ruhe, um alle mechanischen Reiz-Schmerz-Reaktionsmuster zu erfassen („Lösen Aktivitäten und Bewegungen Schmerzen aus bzw. lindern sie Schmerzen?“)
- Identifizierung schmerzhafter, angstbesetzter und gemiedener funktioneller Aktivitäten
- das individuelle Schmerzmodell (Überzeugungen über die Ursache des Schmerzes, seinen zeitlichen Verlauf, seine Kontrollierbarkeit, seine Vorhersagbarkeit und seine Schwere); Besprechung radiologischer Bildgebungsbefunde, insbesondere, wenn diese negative Überzeugungen verstärken
- emotionale Reaktionen auf den Schmerz, wie Angst und schmerzbedingter Kummer, und der aktuelle soziale Kontext
- Verhaltensreaktionen auf den Schmerz, wie z. B. Strategien zur Schmerzbewältigung, Schmerzvermeidung und/oder Schmerzunterdrückung, Schutzmaßnahmen, Haltungs- und Bewegungsgewohnheiten sowie Lebensstilfaktoren (z. B. körperliche Aktivität und Schlafgewohnheiten)
- soziale Faktoren und Stressoren zu Hause und am Arbeitsplatz
- allgemeiner Gesundheitszustand, Erschöpfung und Begleiterkrankungen und deren Zusammenhang mit Schmerz und Behinderung, Screening auf „rote Flaggen“ (Red Flags), schwerwiegende und spezifische Erkrankungen
- persönlich relevante Ziele, wahrgenommene Barrieren für das Erreichen von Zielen und die Annahme eines gesunden Lebensstils sowie Behandlungserwartungen

Am Ende des Gesprächs wird eine Zusammenfassung der anamnestischen Angaben erstellt, um sicherzustellen, dass verstanden wurde, was die betroffene Person berichtet hat. Es ist sinnvoll, während des gesamten Gesprächs kurze Zusammenfassungen zu erstellen. Die Kliniker*in bestätigt auch die primären funktionellen Aktivitäten, die die Ziele der Person behindern.

Beurteilung

Die Beurteilung konzentriert sich auf funktionelle Aufgaben, die die Patient*in für wichtig erachtet (Wirbelsäulenhaltungen, Bewegungen und Aktivitäten, die aktuell schmerzhaft oder angstbesetzt sind und/oder gemieden werden). Die Aufgaben werden im Gespräch identifiziert. Die Therapeut*in beobachtet die Verhaltensstrategien, wie z. B. Sicherheit (Luftanhalten, Vermeiden von Bewegungen, Abstützen mit der Hand), kommunikatives Verhalten (Grimassieren) und sympathische Reaktionen (schnelle Atmung des oberen Brustkorbs), welche die Patient*in bei diesen funktionellen Aufgaben einsetzt. Handelt es sich bei den bewerteten Aufgaben um anstrengende Aktivitäten, wird auch der aktuelle körperliche Zustand der Patient*in berücksichtigt.

Der Grad der Sensibilität des Gewebes, die Rumpfmuskulatur und das Atemmuster werden während der Durchführung der funktionellen Aufgaben durch Palpation beurteilt. Es werden auch Fragen zu Überzeugungen, Gefühlen, Körperwahrnehmungen und Schmerzreaktionen gestellt. Diese Bewertung gibt Aufschluss über das Empfindlichkeitsprofil der Person (Reaktionen auf Berührung, Bewegung und Belastung).

Während der Untersuchung führt die Therapeut*in eine Reihe von Verhaltensexperimenten durch, bei denen die Person ihren schmerzhaften, angstbesetzten und gemiedenen funktionellen Aufgaben ausgesetzt wird, ohne jedoch Schutz- und Sicherheitsverhalten zu zeigen. Zeigt die Versuchsperson z. B. eine sympathische Übererregung, eine schützende Muskelabschirmung und Sicherheitsverhalten beim Vorbeugen im Stehen (z. B. Anhalten der Atmung, Vermeiden der Lendenbeugung und Abstützen mit den Händen), so wird sie angewiesen, während der Bewegung Zwerchfellatmung und Körperentspannung zu üben und sich nicht mit den Händen abzustützen. Wenn die Patient*in sehr ängstlich ist, wird die Bewegung zunächst in „sicheren“, weniger bedrohlichen Positionen geübt (z. B. Rückenlage mit aufgestellten Beinen) und dann in bedrohlichere Positionen weiterentwickelt (Rückenlage mit Knien an der Brust, sitzende, entspannte Vorwärtsbeuge, Hocke mit Vorwärtsbeuge und schließlich Vorwärtsbeuge im Stehen). Während dieses Prozesses überwacht die Therapeut*in die Schmerzen und die Belastung der Patient*in und sorgt dafür, dass sie sich weiterhin sicher fühlt. Wenn sich die Patient*in unwohl fühlt und die Schmerzen zunehmen, wird die Exposition beendet, damit sie ein Gefühl der Kontrolle über ihren Körper und ihre emotionalen Reaktionen entwickelt. Während dieses Prozesses beurteilt die Therapeut*in, ob die Schmerzen und das Verhalten der Patient*in veränderbar sind.

Häufig erfüllen sich dabei die Erwartungen einer Person nicht (z. B. erwartet die Person mehr Schmerzen, wenn sie ihren Rücken beim Vorbeugen nicht schützt, erlebt aber tatsächlich weniger Schmerzen). Die Therapeut*in leitet die Patient*in an, darüber nachzudenken, inwiefern das Nichtschützen ihres Körpers tatsächlich ihre Schmerzen und ihre Belastungen verringert. Dies ist eine gute Gelegenheit, im Rahmen des Aspekts „Schmerzen verstehen" der CFT-Intervention zu lernen, wie negative Gedanken, Emotionen und Verhaltensweisen einen Schmerz verstärken können [17].

Intervention

Basierend auf einem Gespräch und einer Untersuchung werden veränderbare Faktoren, die zu Schmerzen, Beschwerden und Beeinträchtigungen beitragen, identifiziert und patient*innenzentriert behandelt. Dies ermöglicht es der Physiotherapeut*in, einen Behandlungsplan zu erstellen, der auf die einzigartige klinische Situation und den Kontext der Person zugeschnitten ist [17]. Die Intervention besteht aus 3 separat dargestellten Komponenten, die jedoch tatsächlich keine getrennten Interventionen darstellen, sondern sich von Beginn der Sitzung an überschneiden:

1. Die Bedeutung des Schmerzes erkennen

Die personalisierte Rekonzeptualisierung von Schmerz wird durch einen Reflexionsprozess erreicht, der die eigenen Erzählungen und Erfahrungen einer Person kombiniert, um die Erwartung zu durchbrechen, dass Schmerz gleichbedeutend mit Schaden ist, und um zuvor gehaltene, nicht hilfreiche Überzeugungen zu widerlegen. Ziel ist es, ein persönlich relevantes, mehrdimensionales Verständnis von Schmerz zu entwickeln. In diesem Prozess wird deutlich, wie Gedanken, Verhaltensweisen und Gefühle zum Schmerzerleben beigetragen haben. Es wird gezeigt, dass diese Faktoren veränderbar sind und zu Behandlungszielen werden können, damit die Person ihre persönlichen Ziele erreichen kann. Diese Ziele und der dafür mutmaßlich erforderliche Zeitrahmen werden schriftlich festgehalten. Es wird auch betont, dass die Rolle der Therapeut*in darin besteht, die Person zu coachen, damit sie die Fähigkeiten und das Selbstvertrauen entwickelt, ihren Zustand effektiv selbst zu managen, und nicht darin, sie zu behandeln [17].

2. Exposition mit Kontrolle

Exposition mit Kontrolle ist ein Prozess der Verhaltensänderung durch erfahrungsbasiertes Lernen. Der Prozess verwendet ein abgestuftes Expositionsmodell, das darauf abzielt, die Erwartungen in Bezug auf Schmerz und Schädigung durch angeleitete Verhaltensexperimente zu verletzen.

Auf der Grundlage der während der Untersuchung gemachten Beobachtungen wird eine Reihe von geführten Verhaltensexperimenten, wie in der Untersuchung beschrieben, durchgeführt. Ziel der Experimente ist es, sympathische Reaktionen zu reduzieren und das Sicherheits- und Schutzverhalten zu vermindern. Dies geschieht durch entspannte Zwerchfellatmung, Körperentspannung, Achtsamkeit und Kontrolle, während die Person schrittweise ihren schmerzhaften, angstbesetzten, gemiedenen und persönlich wichtigen Aufgaben ausgesetzt wird. Wenn die Person sehr ängstlich ist, kann die Exposition mit einer Visualisierung beginnen, bevor die eigentliche Aufgabe ausgeführt wird.

Während des Expositionsprozesses wird visuelles Feedback, z. B. durch Spiegel, Video und Demonstration durch die Therapeut*in sowie praktisches Feedback verwendet. Die Schmerzreaktionen der Patient*in auf Bewegungen werden ebenfalls berücksichtigt, um die Exposition so schmerzarm wie möglich zu gestalten. Die Aufmerksamkeit wird vom Schmerz abgelenkt, indem sie auf die Verwendung der Beine oder die Entspannung des Nackens bei der Ausführung einer

Aufgabe gerichtet wird. Häufig hört man, dass die Schmerzen während dieses Prozesses nachlassen. Wenn die Symptome während der funktionellen Aufgaben nicht verändert werden können, wird der Schwerpunkt auf Entspannung und Veränderung des Schmerzverhaltens gelegt, während gleichzeitig an den für die Patient*in wichtigen Zielen gearbeitet wird, indem man die Selbstwirksamkeit der Person unterstützt. Während dieses Prozesses versichert die Therapeut*in der Patient*in, dass Bewegungen und Aktivitäten, auch wenn sie schmerzhaft sind, sicher sind, dass Schmerzen kein verlässlicher Gradmesser für Gewebeschäden sind und dass die Ausübung normaler, entspannter Bewegungen der Weg zur Genesung und zum Erreichen der Ziele ist.

Diskrepanzen zwischen Schmerzerwartung und tatsächlicher Schmerzerfahrung werden aufgezeigt, um die Überzeugung des Einzelnen zu widerlegen, dass Bewegung bedrohlich ist. Der Prozess zeigt der Person, dass es sicher ist, die Wirbelsäule zu bewegen und zu belasten, ohne sie zu schützen oder die Bewegung zu vermeiden, und dass sie ihre Schmerzreaktionen kontrollieren kann. Es ist auch eine gute Gelegenheit, der Patient*in zu helfen, sich ihre Wirbelsäule als eine starke und belastbare Struktur vorzustellen, die in der Lage ist, die angestrebten Ziele zu erreichen. Diese Erfahrungen geben eine klare Richtung für das Management vor.

Eine unangemessene Eskalation von Schmerzen, emotionaler Belastung und sympathischen Reaktionen muss während des Verfahrens vermieden werden. Der Prozess kann starke emotionale Reaktionen, Angst und sogar Panik auslösen. Die Therapeut*in muss dabei ruhig und einfühlsam bleiben und das Leid der Patient*in anerkennen. Die Entstehung des Leidens muss reflektiert und das Sicherheitsgefühl der Person gestärkt werden. Um Selbstwirksamkeit aufzubauen und das Gelernte zu generalisieren, müssen die neuen Strategien direkt mit den Zielen der Person verknüpft und in die täglichen Aktivitäten integriert werden [17].

3. Anpassung des Lebensstils

Eine Verhaltensänderung wird eingesetzt, um ungünstige Lebensstilfaktoren anzugehen, wie z. B. die Vermeidung von körperlicher Aktivität, soziale Teilhabe und ggf. Schlafprobleme. Wenn das Ausmaß der körperlichen Aktivität unzureichend ist, beinhaltet dies die Förderung einer schrittweisen Erhöhung des Aktivitätsniveaus, bis die Richtlinien für die körperliche Aktivität im Einklang mit den Zielen der Person stehen. Bei der Wahl der Art der körperlichen Aktivität und der sozialen Teilhabe werden die Präferenzen der Person und das Krankheitsbild berücksichtigt. Der Person wird ein schrittweises Selbstmanagementprogramm angeboten, das auf ihre Ziele zugeschnitten ist. Ihre Fortschritte werden überwacht [17].

Umgang mit Schmerzschüben

Während des Prozesses werden Schmerzschübe als Gelegenheiten gesehen, neue Wege zu erlernen, um auf Schmerzen zu reagieren, ohne Sicherheitsverhalten und Vermeidung. Es ist wichtig, einen Flare-up-Plan zu entwickeln, damit die Patient*in weiß, was zu tun ist, wenn sich die Symptome verschlimmern. Der Flare-up-Plan basiert auf einem Gespräch mit der Patient*in über schmerzauslösende Faktoren in einem biopsychosozialen Rahmen, in dem frühere Reaktionen auf Flare-ups wie Panik, Anspannung, Vermeidung, Ruhe und Krankschreibung identifiziert werden. Anschließend werden neue Wege im Umgang mit Schmerzen aufgezeigt, z. B. die Erkenntnis, dass Schmerzen ohne ein Trauma in der Regel keine Gewebeschädigung bedeuten und dass Entspannung, Atemtechniken, sanfte, abgestufte Bewegungen und Ruhe den Weg zur Genesung ebnen. Die Patient*in hat die Möglichkeit, die Therapeut*in zu kontaktieren, wenn sie Fragen hat oder der Plan nicht funktioniert [17].

4.2.4 Praktische Fragen

In den bisher durchgeführten Studien dauerten die ersten CFT-Sitzungen 1 Stunde und die Folgesitzungen 30–45 Minuten. Die Patient*innen wurden 5- bis 8-mal gesehen, anfangs wöchentlich und nach den ersten 2–3 Sitzungen, wenn die Selbstwirksamkeit und die Selbstmanagementfähigkeiten der Patient*innen zunahmen, mit einer Sitzung alle 2–3 Wochen über einen Interventionszeitraum von 12 Wochen. In der RESTORE-Studie wurde eine Auffrischungssitzung nach sechs Monaten durchgeführt. In den Studien wurde die Häufigkeit der Behandlungen dem Ermessen der Physiotherapeut*in überlassen, abhängig von den Bedürfnissen der Patient*in und der Praxis, da die Anzahl der erforderlichen Sitzungen individuell variiert. Die Patient*innen benötigen unterschiedlich viel Unterstützung. Menschen mit geringer Selbstwirksamkeit, anhaltendem sozialem Stress oder komorbiden psychischen und physischen Gesundheitsproblemen benötigen möglicherweise zusätzliche Unterstützung und Co-Therapie [11].

4.2.5 Wie erlernt man die kognitive Funktionstherapie?

Die Kompetenz zur effektiven Durchführung der CFT erfordert Fähigkeiten in personenzentrierter Kommunikation und Pflege; Fähigkeiten zur sensiblen Untersuchung, Exploration und gezielten Beeinflussung persönlich relevanter Faktoren von Schmerz und Behinderung (z. B. Überzeugungen, emotionale und verhaltensbezogene Reaktionen der Patient*in auf Schmerzen) sowie Techniken zur Verhaltensänderung, um eine positive Einstellung zu Schmerzen und zum Körper zu fördern und Menschen zu befähigen, ihre Erkrankung selbst zu managen und einen gesunden Lebensstil zu führen [17], [18].

Physiotherapeut*innen fehlt es oft an Selbstvertrauen, wenn sie den psychischen Bereich des Schmerzerlebens einer Person ansprechen [20], selbst wenn sie an einem biopsychosozialen Trainingsprogramm teilgenommen haben [10].

Das CFT-Training zielt darauf ab, diesen Herausforderungen zu begegnen. Dieser Prozess wurde mehrfach als abenteuerliche Lernreise beschrieben, als Prozess der komplexen Verhaltensänderung [5], [9], [19]. Dies kann nicht allein durch die Teilnahme an kurzen Workshops erreicht werden, sondern erfordert ein längeres Trainingsprogramm mit Mentoring und Feedback. Bei der Schulung von Therapeut*innen für die RESTORE-Studie erreichten alle die erforderliche Kompetenz (wenn auch zu unterschiedlichen Zeitpunkten), obwohl sie mit erheblichen Hindernissen konfrontiert waren. Die Teilnehmenden betonten die Bedeutung des transformativen Lernens durch erfahrungsbasierte Lernkomponenten in der Ausbildung (direkte Supervision, Feedback und Selbstreflexion bei der Behandlung von Menschen mit Rückenschmerzen) sowie die Zeit zum Üben in ihrem klinischen Umfeld als wichtige Aspekte der Ausbildung [18].

Weitere Informationen

Weitere Informationen zur CFT finden Sie unter www.restorebackpain.com.

Literatur

[1] Australian Commission on Safety and Quality in Health Care. Australian Low Back Pain Clinical Care Standard. Sydney: ACSQHC; 2022

[2] Bernstein IA, Malik Q, Carville S et al. Low back pain and sciatica: summary of NICE guidance. BMJ 2017; 356: i6 748. DOI: 10.1136/bmj.i6 748

[3] Castro J, Correia L, Donato BS et al. Cognitive functional therapy compared with core exercise and manual therapy in patients with chronic low back pain: randomised controlled trial. Pain 2022; 163(12): 2430–2437. DOI: 10.1097/j.pain.000 000 0000 002 644

[4] Chen Y, Campbell P, Strauss VY et al. Trajectories and predictors of the long-term course of low back pain: cohort study with 5-year follow-up. Pain 2018 F; 159(2): 252–260. DOI: 10.1097/j.pain.000 000 0000 001 097

[5] Cowell I, McGregor A, O'Sullivan P et al. Physiotherapists' approaches to patients' concerns in back pain consultations following a psychologically informed training program. Qualitative Health Research 2021; 31(13): 2486–2501. DOI: 10.1177/104 973 23 211 037 651

[6] Hartvigsen J, Buchbinder R et al. What low back pain is and why we need to pay attention. Lancet 2018;3 91(10 137): 2345–2367. DOI: 10.1016/S 0140-6 736(18)30 480-X

[7] Hayden JA, Ellis J, Ogilvie R et al. Exercise therapy for chronic low back pain. Cochrane Database Syst Rev 2021; 9(9): Cd009 790. DOI: 10.1002/14 651 858.CD009 790.pub2

[8] Ho EK, Chen L, Simic M et al. Psychological interventions for chronic, non-specific low back pain: systematic review with network meta-analysis. BMJ 2022; 376: e067 718. DOI: 10.1136/bmj-2021-067 718

[9] Holopainen R, Piirainen A, Karppinen J et al. An adventurous learning journey. Physiotherapists' conceptions of learning and integrating cognitive functional therapy into clinical practice. Physiotherapy Theory and Practice 2022; 38(2): 309–326. DOI: 10.1080/09 593 985.2 020 175 3 271

[10] Holopainen R, Simpson P, Piirainen A et al. Physiotherapists' perceptions of learning and implementing a biopsychosocial intervention to treat musculoskeletal pain conditions: a systematic review and metasynthesis of qualitative studies. Pain 2020; 161(6): 1150–1168. DOI: 10.1097/j.pain.000 000 0000 001 809

[11] Kent P, O'Sullivan P, Smith A et al. Cognitive functional therapy with or without movement sensor biofeedback versus usual care for chronic, disabling low back pain (RESTORE): a randomised, controlled, three-arm, parallel group, phase 3, clinical trial. The Lancet 2023; 401(10 391): 1866–1877. DOI: 10.1016/S 0140-6 736(23)00 441-5

[12] Lin I, Wiles L, Waller R et al. Patient-centred care: the cornerstone for high-value musculoskeletal pain management. British Journal of Sports Medicine 2020; 54(21): 1240–1242. DOI: 10.1136/bjsports-2019-101 918

[13] Linton S, Flink I, Vlaeyen J. Understanding the Etiology of Chronic Pain From a Psychological Perspective. Physical therapy 2018; 98(5): 315–324. DOI: 10.1093/ptj/pzy027

[14] Linton SJ, Nicholas M, MacDonald S. Development of a short form of the Orebro Musculoskeletal Pain Screening Questionnaire. Spine (Phila Pa 1976). 2011; 36(22): 1891–1895. DOI: 10.1097/BRS.0b013e3 181f8f775

[15] Ng L, Cañeiro JP, Campbell A, Smith A et al. Cognitive functional approach to manage low back pain in male adolescent rowers: a randomised controlled trial. Br J Sports Med 2015; 49(17): 1125–1131. 10.1136/bjsports-2014-093 984

[16] O'Keeffe M, O'Sullivan P, Purtill H et al. Cognitive functional therapy compared with a group-based exercise and education intervention for chronic low back pain: a multicentre randomised controlled trial (RCT). Br J Sports Med 2020; 54 (13): 782–789. DOI: 10.1136/bjsports-2019-100 780

[17] O'Sullivan P, Caneiro J.P, O'Keeffe M et al. Cognitive Functional Therapy: An integrated behavioral approach for the targeted management of disabling low back pain. Physical Therapy 2018; 98(5): 408–423. DOI: 10.1093/ptj/pzy022

[18] O'Sullivan P, Kent P, Caneiro JP et al. Training clinicians to competently deliver Cognitive Functional Therapy; 2023. Im Internet: https://www.restorebackpain.com/clinican-journey

[19] Simpson P, Holopainen R, Schütze R et al. Becoming confidently competent: a qualitative investigation of training in cognitive functional therapy for persistent low back pain. Physiotherapy Theory and Practice 2022; 26: 1–3. Online ahead of print. DOI: 10.1080/09 593 985.2 022 215 1333

[20] Synnott A, O'Keeffe M, Bunzli S et al. Physiotherapists may stigmatise or feel unprepared to treat people with low back pain and psychosocial factors that influence recovery: a systematic review. Journal of Physiotherapy 2015; 61(2): 68–76. DOI: 10.1016/j.jphys.2015.02.016

[21] Vaegter HB, Ussing K, Johansen JV et al. Improvements in clinical pain and experimental pain sensitivity after cognitive functional therapy in patients with severe persistent low back pain. Pain Rep 2020; 5(1): e802. DOI: 10.1097/PR9 000 000 000 000 0802

[22] Vibe Fersum K, O'Sullivan P, Skouen J et al. Efficacy of classification-based cognitive functional therapy in patients with non-specific chronic low back pain: A randomized controlled trial. European journal of pain 2013; 17(6): 916–928. DOI: 10.1002/j.1532-2 149 2012.00 252.x

[23] Vlaeyen J, Linton S. Fear-avoidance and its consequences in chronic musculoskeletal pain: a state of the art. Pain 2000; 85(3): 317–332. DOI: 10.1016/S 0304-3 959(99)00 242-0

[24] Vlaeyen J, Linton S. Fear-avoidance model of chronic musculoskeletal pain: 12 years on. Pain 2012; 153(6): 1144–1147. DOI: 10.1016/j.pain.2011.12.009

4.3 Graded Activity, Graded Balance und Expositionstherapien

Sebastian Löscher

4.3.1 Einleitung

Die psychologisch informierte Physiotherapie (PIPT) war bereits Gegenstand in Kap. 1. Es wurde gezeigt, dass Faktoren wie Gedanken, Überzeugungen, Sorgen und das daraus resultierende Verhalten die Prognose von muskuloskeletalen Beschwerden beeinflussen können.

Die Idee einer PIPT wurde bereits früher entwickelt und als Modell vorgestellt [29]. Physiotherapeut*innen fühlen sich jedoch für den Umgang mit psychosozialen Faktoren schlecht gerüstet, was möglicherweise daran liegt, dass viele Ausbildungen biomedizinisch orientiert sind und biopsychosoziale Managementmodelle nur wenig integrieren [13]. Therapeut*innen sollen in diesem Zusammenhang auch keine psychologischen Fachkräfte ersetzen, da es nicht um die Therapie vordergründiger psychologischer Erkrankungen geht. Vielmehr sollen biomedizinisch orientierte Überzeugungen zu Bewegung und Belastung, die den Rehabilitationsverlauf negativ beeinflussen, mit den Betroffenen erörtert und besprochen werden. Die alleinige Aufklärung über diese Zusammenhänge führt jedoch bei Personen mit akuten oder chronischen Schmerzproblemen noch nicht zu klinisch relevanten Veränderungen von Schmerzen und Funktionseinschränkungen [28], [42]. Man könnte es mit dem Kochen eines neuen Gerichts vergleichen: Nur weil ich das Kochbuch gelesen habe, kann ich das Gericht noch lange nicht kochen. Da ärztliche Fachkräfte in Deutschland, Österreich und der Schweiz durchschnittlich nur 5–15 min pro Fall aufwenden (Österreich: 5 min; Deutschland: 8 min; Schweiz: 15,6 min) [19], sind Therapeut*innen aufgrund ihrer größeren zeitlichen Ressourcen eher in der Lage, die theoretischen Konstrukte des Schmerzes in die Praxis umzusetzen. Hierfür stehen verschiedene Therapieansätze zur Verfügung, die im Folgenden dargestellt werden: Graded Activity, Graded Balance und Formen der Expositionstherapie.

4.3.2 Graded Activity

Graded Activity (GA) ist eine verhaltenstherapeutische Intervention, die auf der Lernmethodik der operanten Konditionierung basiert [31]. Bereits 1978 beschrieb Sternbach die Grundzüge der operanten Konditionierung im Zusammenhang mit chronischen Erkrankungen [40]: „Es ist ein Prinzip des operanten Konditionierens in Rehabilitationseinrichtungen, dass gesundes Verhalten aufgebaut werden muss, während pathologisches Verhalten abgebaut werden muss."

Die Grundlage einer GA-basierten Therapie ist die Ermittlung des aktuellen Leistungsniveaus, welches die Basis für die weitere Therapieplanung darstellt. Ziel ist es, ausgehend vom ermittelten Leistungsniveau, verschiedene Aktivitäten (z. B. Bewegung, Hobby, Alltagsaktivitäten) im submaximalen Bereich durchzuführen und schrittweise zu steigern. Die Steigerung erfolgt unabhängig von möglichen Schwankungen der Schmerzintensität, um dem Schmerz die leitende Rolle bei der Aktivitätsplanung zu nehmen [27]. Die Belastungssteigerung erfolgt somit zeitbasiert nach einer festgelegten Quote.

Pacing

Voraussetzung für die GA ist ein gutes Pacing [31]. Aus dem Englischen übersetzt bedeutet „pace" auch Schritttempo. Es gibt jedoch keine allgemeingültige Definition von Pacing und so wird der Begriff in der Literatur unterschiedlich beschrieben [2], [4]. Jamieson-Lega et al. haben daher versucht, eine einheitliche Definition zu etablieren: „Pacing ist eine aktive Selbstmanagement-Strategie, bei der die Betroffenen lernen, ein angemessenes Verhältnis zwischen Aktivitäts- und Ruhezeiten zu finden, um eine verbesserte Funktion und Teilnahme an bedeutsamen Aktivitäten zu erreichen" [20]. Pacing als Teil der GA-Intervention beinhaltet also den Aspekt der Planung und Reflexion der richtigen Dosierung von Belastung und Entlastung. Die entsprechende Dosis wird innerhalb der GA durch eine Leistungsbestimmung ermittelt.

Ablauf einer GA-Maßnahme

Die Phasen und Inhalte der GA-Intervention sind in ▶ Abb. 4.1 dargestellt.

Das Schema gliedert sich in 4 Phasen und entspricht formal der üblichen physiotherapeutischen Praxis von Befunderhebung, klinischer Entscheidungsfindung mit der betroffenen Person, Behandlung und Hinführung zum Selbstmanagement. In der GA werden diese Phasen als Orientierungsphase, Aufbauphase, Behandlungsphase und Generalisierungsphase bezeichnet.

Das Ziel der Orientierungsphase ist zum einen die Erfassung des aktuellen Status einer Person und zum anderen die Bereitstellung vorbereitender edukativer Informationen. Dazu muss der Wissensstand zu den Themen Schmerz, Alarmsignal und Gewebezustand auf einen gemeinsamen, aber auch aktuellen Nenner gebracht werden (Kap. 4.1). Ausgehend von diesen Informationen soll den Betroffenen vermittelt werden, nicht mehr nach einem Schmerzkontingent, sondern nach einem Zeitkontingent zu handeln (▶ Abb. 4.2). Der Fokus liegt also primär auf der Verbesserung der Funktion unabhängig vom Schmerz [45].

In der Aufbauphase werden die aktuell eingeschränkten Aktivitäten besprochen, die aktuelle Leistungsfähigkeit ermittelt und ein konkreter Plan für die Belastung in den kommenden Wochen entwickelt.

Orientierungsphase	1	Anamnese
	2	Befundung
	3	Edukation
Aufbauphase	4	Auswahl an Aktivitäten
	5	Bestimmung der Basislinie (schmerzkontingent)
	6	Besprechung von Ziel und Aufbau
Behandlungsphase	7	Ausführung des Aktivitätsplans (zeitkontingent)
Generalisierungsphase	8	Verallgemeinerung und Alltagsübertragung

Abb. 4.1 Übersicht der GA-Interventionen [52].

Situation: Gartenarbeit an einem freien Tag.				
ungefähre Uhrzeit	Welchen Schmerzanstieg habe ich gespürt?	Welche Gedanken kamen mir in den Sinn?	Was habe ich getan?	Wie habe ich mich gefühlt?
11:00 Beginn	2/10 → 3/10	„Ist das wieder viel heute!“	angefangen, ein Feld umzugraben	etwas müde
11:30	3/10 → 4/10	„Ach, mein Rücken, na, macht nichts.“	weiter umgraben	müde, gelangweilt
12:00	4/10 → 5/10	„Wird das jetzt schlimmer? Na, reiß dich mal zusammen!“	weiter umgraben	ängstlich, angespannt
12:30	5/10 → 7/10	„Was ist, wenn ich wieder eine Blockade bekomme? Wenn ich nicht rechtzeitig fertig werde schaffe ich es nicht mehr, mein Kind vom Sport abzuholen!“	mit einiger Anstrengung weiter gearbeitet	Angst vor Blockade, aber auch Angst, das Kind nicht rechtzeitig abholen zu können
13:00	7/10 → 9/10	„Die Schmerzen sind ja unerträglich! Unmöglich, mein Kind jetzt abzuholen.“	auf das Sofa legen, Beine auf ein Kissen (Stufenbett)	niedergeschlagen, gereizte Stimmung, Angst vor Blockade

Abb. 4.2 Situationsanalyse zum Schmerzverlauf bei depressiv-suppressiver Schmerzverarbeitung. (Quelle: Matheve T, De Baets L, Moog ME et al. Graded-Modelle – eine Einführung. MSK – Muskuloskelettale Physiotherapie 2023; 27: 73–82)

Bestimmung der aktuellen Leistungsfähigkeit

Gemeinsam mit der betroffenen Person werden wichtige Aktivitätsziele definiert. Diese müssen messbar sein, damit sie in der weiteren Therapieplanung in ihrem Umfang konkret angepasst werden können. Ein Beispiel könnte sein, dass die Patient*in wieder länger wandern möchte. Die zurückgelegte Strecke kann hier zum messbaren Ziel werden. Ein anderes Beispiel könnte die Gartenarbeit sein. Mögliche Messparameter wären hier die Gesamtzeit, die Zeit einer einzelnen Aktivität (z. B. Blumen gießen) oder auch das allgemeine Erschöpfungsgefühl (z. B. mithilfe der Borg-Skala, die das Empfinden von Anstrengung misst).

Zur Bestimmung der Leistungsfähigkeit bzw. des Trainingsanfangsniveaus stehen der Therapeut*in 2 Möglichkeiten zur Verfügung: „top-down“ oder „bottom-up“.

Top-down

Zuerst wird die sog. Abbruchleistung bestimmt. Dabei soll die Patient*in die beschriebene Aktivität so lange durchführen, bis sie sich nicht mehr wohl fühlt.

Mögliche Zeichen für das Erreichen der Abbruchgrenze

- Schmerzgrenze
  - Schmerzintensität, die die Patient*in nicht mehr tolerieren möchte.
  - Schmerzintensität, die in der Vergangenheit zu einem Flare-up geführt hat.
- Funktionsgrenze
  - Erschöpfung
  - assoziierte Symptome wie Muskelverspannungen, Schwindel usw.
  - psychische Belastungen wie Unbehagen, emotionaler Stress usw.
- neurologische assoziierte Symptome wie Kribbeln oder Taubheit

Dieses Verfahren wird an mindestens 2 Tagen [31], besser allerdings an 3–5 Tagen wiederholt [52]. Für den Einstiegswert der Belastung wird der Mittelwert dieser Daten genommen und ein Puffer von 20–25 % abgezogen [27], [31].

Berechnungsbeispiel für eine Person, die längere Wanderungen unternehmen möchte

- Gehleistung in km an 4 Tagen: 6 km, 4 km, 5 km und 5 km
  - Durchschnitt: 6 km + 4 km + 5 km + 5 km/ 4 = 5 km
  - abzüglich Puffer (20–25 %): 5 km – 1 km = 4 km

In diesem Beispiel wäre der Ausgangswert unter Berücksichtigung eines Leistungspuffers 4 km.

Bottom-up

Manchmal ist es nicht sinnvoll, die Abbruchleistung zu bestimmen. Bei einigen Patient*innen mit einem zu starken Durchhalteverhalten (Kap. 3.8) könnte die tatsächliche Abbruchgrenze ignoriert werden, was zu hohe Ausgangswerte generieren würde. Erkennbar wäre dies an starken Schwankungen bei der Bestimmung des Leistungsniveaus (z. B. über 30 % [31]) oder auch an lang anhaltenden Symptomverschlechterungen nach der Aktivität. In diesem Fall kann kein konkreter Ausstiegswert berechnet werden und man orientiert sich an realistischen oder auch an anamnesebasierten Werten. Würde man z. B. 10 km, 2 km, 1 km und 9 km als Abbruchwerte angeben, würden die Werte zu weit auseinanderliegen, da nicht ersichtlich ist, ab wann genau die Überreizung der Person beginnt. Wenn die Person jedoch während der Anamnese angibt, dass sie bei einem täglichen Arbeitsweg von 5 km nur eine geringe Symptomzunahme verspürt, die auch schnell wieder abklingt, könnte dieser Wert als Ausgangswert verwendet werden.

Praktischer Ablauf der GA-Intervention

Nach Festlegung des Einstiegswertes wird in der Aufbauphase ein praktikabler Plan mit Steigerungsquoten erstellt. Die Patient*in soll die Zielaktivität 4–5-mal pro Woche durchführen und sich von Woche zu Woche um etwa 10 % oder einen für sie zuversichtlichen Wert steigern [25], [31]. Durch dieses „therapeutisch initiierte Pacing“ werden also schrittweise Belastungssteigerungen sowie Pausen eingeplant, ähnlich einem Stundenplan. Die Patient*innen werden instruiert, von diesem Wochenplan nicht abzuweichen, um sich weder zu über- noch zu unterfordern [25], [27], [45]. Eine akute Entzündung sollte jedoch vorab als Stoppregel definiert werden, von der aus wieder mit einem niedrigeren Einstiegswert begonnen wird [45]. In dieser Phase sollen die Patient*innen ihre Belastungen dokumentieren und motiviert oder gelobt werden, wenn sie sich an den vorgegebenen Plan halten, um das erlernte Verhalten, sich nicht vom Schmerz leiten zu lassen, zu verstärken [25], [45].

In der Generalisierungsphase sollen die Patient*innen dieses Verhalten auf andere Aktivitäten übertragen. Dies kann z. B. ein Hobby oder auch andere Alltagsaktivitäten von geringerer Priorität betreffen.

4.3.3 Graded Balance

Der Ansatz der Graded Balance (GB) basiert auf dem Avoidance-Endurance-Modell (AEM), das in Kap. 3.8.4 näher erläutert wird.

Das Ziel der GB ist es, Patient*innen mit einem maladaptiven Verhaltensmuster der Vermeidung oder des Durchhaltens zu einem adaptiven Muster mit Wechsel zwischen erholsamen Pausen und Wiederaufnahme von Alltagsaktivitäten bei gleichzeitiger Schmerzlinderung zu führen [30].

Ein wesentlicher Unterschied zur GA-Intervention ist das hier verwendete Schmerzkontingent. Die Betroffenen planen also ihre zukünftigen Verhaltensmuster in Abhängigkeit von der Schmerzintensität.

Da ein wesentliches Instrument des GB die Einführung von entspannungsfördernden Maßnahmen (Pausen, aber auch aktive Tätigkeiten) ist, wird dieser Ansatz eher bei Personen eingesetzt, die als Durchhalter eingestuft werden [17].

Die GB-Intervention lässt sich grob in 6 Abschnitte gliedern [8], [31]:

- Basisedukation
- Analyse der individuellen Situation mit Schmerzverstärkung

- Analyse und Aufbau von entspannungsfördernden Verhaltensweisen
- Analyse dysfunktionaler Kognitionen – Aufbau entspannungsfördernder Kognitionen
- Verhaltensexperimente
- Modifikation kognitiv-affektiver Barrieren und Verhaltensdefizite

Basisedukation

Das Coping der Patient*in wurde im Vorfeld durch ein geeignetes Screening ermittelt (Kap. 3.8). Das Ergebnis wird mit der Patient*in z. B. anhand eines Fragebogens besprochen. Sie wird dabei auch dazu befragt, ob sie sich in dem Ergebnis wiedererkennt. Dadurch soll die Adhärenz für die nachfolgende Intervention gestärkt werden. Im Fall eines Vermeidungsmusters wäre dies die Expositionstherapie. Bei einem Durchhaltemuster würde man mit den Schritten 2–6 fortfahren und die Überlastungssituationen analysieren.

Analyse der individuellen Situation mit Schmerzverstärkung

In dieser Phase sollten typische Tagesabläufe besprochen werden. Außerdem soll sich die Patient*in an den Verlauf der Schmerzintensität über den Tag und an ihre Gedanken zu den einzelnen Schmerzstadien erinnern. Typischerweise bagatellisieren die „Durchhaltenden" bei geringeren Schmerzintensitäten („Ach, mein Rücken, na, macht doch nichts") und appellieren bei steigender Intensität an sich selbst, weiter auszuhalten („Wird es jetzt schlimmer? Na, reiß dich mal zusammen") [1], [8]. Häufig finden die Betroffenen aus verschiedenen Gründen keinen Ausweg aus der Situation (ständiger Vergleich mit dem früheren „Ich", soziale Aspekte, kognitive Rigidität).

Analyse und Aufbau von entspannungsfördernden Verhaltensweisen

In diesem Schritt ist es wichtig zu verstehen, warum die Person die Aktivität trotz der Zunahme der Schmerzintensität fortsetzt. Häufig wird als Grund angegeben, dass die begonnene Aktivität beendet werden muss, da sonst das tägliche Arbeitspensum nicht bewältigt werden kann [1], [8]. Hier wird als Einstieg eine kurze, zeitlich festgelegte Pause vereinbart (z. B. 5 min mit Zeitschaltuhr). Die Pause sollte in den niedrigen Schmerzintensitäten genommen werden und kann mit einer Zahl auf der numerischen Analogskala verbunden werden (z. B. 3/10). Die Patient*in soll in dieser Zeit eine für sich entspannende Tätigkeit ausführen. Dies kann ein einfaches Hinsetzen, das Hören eines Liedes, das Genießen der Sonne usw. sein. Zusätzlich soll in dieser Zeit auf die eigenen Gedanken geachtet werden, um mögliche Bedenken („Ich schaffe die Arbeit nicht") objektiver zu überprüfen und im besten Fall zu verwerfen („Ich bin trotz der Pause fertig geworden"). Ebenso soll beurteilt werden, ob Zeitpunkt und Dauer der Pause geeignet waren, die Schmerzintensität zu reduzieren. Nach der besprochenen Pausenzeit sollte die Aktivität wieder aufgenommen werden.

Analyse dysfunktionaler Kognitionen – Aufbau entspannungsfördernder Kognitionen

Nachdem die Patient*in als Hausaufgabe eine entspannungsfördernde Maßnahme in der individuellen Situation getestet hat, werden die Gedanken in der Situation analysiert. Ziel ist es, die kognitive Barriere („Ich schaffe die Arbeit nicht") durch den positiven Gewinn zu ersetzen („Die Pause hat mir gutgetan. Ich hatte mehr Energie und habe die Arbeit geschafft").

Verhaltensexperimente

Ähnlich wie bei der GA ist das Ziel der GB, ein neues Verhalten zu generalisieren. In diesem Zusammenhang werden weitere individuelle Situationen analysiert, in denen das Durchhalteverhalten zur Schmerzverstärkung beiträgt. Situationen, in denen andere Personen involviert sind (Ablehnung eines Wunsches, Äußerung eines eigenen Wunsches), können hier eine größere Barriere darstellen [8] und der Übergang von der physiotherapeutischen Kompetenz zur notwendigen Schmerzpsychotherapie ist nicht klar definiert. Zeigt die Patient*in Merkmale des Durchhaltens und kann trotz der vorangegangenen Schritte ihr Verhalten und ihre Kognitionen nicht verändern, ist dies womöglich ein wichtiger Hinweis auf eine erforderliche zusätzliche interdisziplinäre Verstärkung (z. B. Schmerzpsychologie).

Modifikation von kognitiv-affektiven Barrieren und Verhaltensdefiziten

Dieser Schritt ist in erster Linie Aufgabe des Psychologen. Hier geht es darum, hartnäckige, angstbesetzte Kognitionen zu analysieren und aufzulösen bzw. zu ersetzen. Beispielsweise werden in Rollenspielen Situationen nachgestellt, in denen die Patient*in ihre Gedanken offenlegen und ihr Verhalten bewusst verändern soll. Dabei geht es um verfestigte Überzeugungen („Wenn ich schon bei leichten Schmerzen nachgebe, kann ich mir ja gar nichts mehr zumuten"), die im Mittelpunkt der Therapie stehen [8].

4.3.4 Expositionstherapie

Der Begriff Exposition beschreibt grob die Konfrontation mit einer Situation oder einem Ereignis. Ursprünglich stammt diese Therapieform aus dem psychotherapeutischen Bereich der Verhaltenstherapien bei Angststörungen [34], [51]. Im Zusammenhang mit Schmerzen bezieht sich die Expositionstherapie auf das Angst-Vermeidungs-Modell (Kap. 3.7). Wichtig für den therapeutischen Ansatz ist die Grundlage, dass die Angst vor einer resultierenden Konsequenz bereits im Vorfeld zu einer Vermeidung führen kann, welche die Aufrechterhaltung der Beschwerden begünstigt [46], [48] [54]. Expositionsbasierte Therapien zielen darauf ab, Ängsten, die einer Aktivität oder Situation im Wege stehen, konfrontativ zu begegnen, um Vermeidungsverhalten abzubauen [47].

Als grundlegender Wirkmechanismus der Expositionstherapie wird ein inhibitorischer Lernprozess angenommen [6], [34]. Im klassischen Konditionierungsmodell von Pawlow entsteht assoziatives Lernen, wenn auf einen neutralen Reiz (z. B. Schuhe zubinden) ein unangenehmer, aversiver Reiz folgt (z. B. Rückenschmerzen: in diesem Fall ein noch unkonditionierter Reiz). Wenn diese 2 Reize häufig genug oder intensiv genug zusammen auftreten, wird aus dem neutralen Reiz ein konditionierter Reiz, der eine antizipatorische Reaktion (konditionierte Reaktion, z. B. Angst) auslöst. Es wird angenommen, dass im Gedächtnis eine Verknüpfung zwischen dem ursprünglich neutralen Reiz und dem aversiven Reiz gebildet wird und in Zukunft allein die Präsentation des konditionierten Reizes indirekt eine Repräsentation des aversiven Reizes bewirkt [34]. Dieser Konditionierungsprozess gilt als valides Lernmodell für viele Angststörungen [16].

In der Expositionstherapie gibt es verschiedene Strategien und Anwendungsformen, um diese Verknüpfung von konditioniertem Reiz und aversiver Konsequenz zu lösen. Zum einen gibt es verschiedene Expositionssettings (live/in vivo, imaginativ oder interozeptiv), zum anderen verschiedene inhaltliche Ansätze (Graded Exposure, Flooding; ▶ Tab. 4.3) [8], [32], [33]. Die Therapie gliedert sich in die Phasen Anamnese und Diagnostik, Edukation und Zielbesprechung, Aufbau einer Angsthierarchie, Exposition und Abschluss [38], [39].

Anamnese und Diagnostik

Der Ersttermin soll klären, ob die Patient*in von einer Expositionstherapie profitieren kann. Neben den üblichen persönlichen Daten und dem Ausschluss der Red Flags sollten Aspekte eines angstvermeidenden Verhaltens erfasst werden [12], [35], [53]. Eine Expositionstherapie scheint vor allem dann geeignet zu sein, wenn eine starke Beeinträchtigung durch Schmerzen besteht und gleichzeitig ein hohes Maß an schmerzbezogener Angst vorliegt [11], [38]. In der Forschung werden hierfür Fragebogen wie die Quebec-Back-Pain-Disability-Skala (Erfassung schmerzbedingter Einschränkungen) und die Pain-Anxiety-Symptoms-Skala 20 (Erfassung schmerzbezogener Ängste) verwendet [23], [37]. Ein etwas klinischeres Verfahren könnte hier der Behavioral Avoidance Test – Back Pain (kurz: BAT-Back) darstellen. Im Testverfahren des BAT-Backs werden 3 Bewegungsabläufe demonstriert (Vorbeugen mit gestreckten Knien, Heben eines Wasserkastens mit gestreckten Knien, Rotation des unteren Rückens), welche die Patient*in 10-mal wiederholen soll (die Instruktion

Tab. 4.3 Verschiedene Expositionsansätze.

Art und Intensität von Expositionen	Ausführung
Art der Exposition	
In-vivo-Exposition	Direkte (live) Konfrontation mit einer Situation, einem Objekt oder einer Aktivität, welche angstbehaftet ist, z. B. einen hohen Turm besteigen bei Höhenangst, eine Rede vor einem Publikum halten bei einer Soziophobie oder ein Gewicht heben, wenn man körperliche Belastungsängste hat.
imaginäre Exposition	Die betroffene Person wird gebeten, sich in die Situation oder Aktivität die angstbehaftet ist, hineinzuversetzen. Dies kann z. B. bei schwierig reproduzierbaren Ereignissen (etwa Kriegstraumata) angewandt werden, um den konditionierten Reiz hervorzurufen. Eine neuere Ableitung dieser Form dieser Variante ist die Exposition durch die virtuelle Realität, wenn die In-vivo-Exposition unpraktikabel erscheint (z. B. bei Flugangst).
interozeptive Exposition	Hierbei wird absichtlich eine Empfindung hervorgerufen, die an sich harmlos aber gefürchtet ist. Dies kann zum Beispiel eine Schmerzreproduktion oder ein spürbarer Pulsanstieg sein.
Intensität der Exposition	
Graded Exposure	langsames stufenweises Steigern der Intensität in der Angsthierarchie
Flooding	direktes und wiederholtes Konfrontieren mit einem stark angstbehafteten Reiz

lautet „so oft wie möglich", die Proband*in wird jedoch nach 10 Ausführungen unterbrochen). Es wird beobachtet, ob die Proband*in die Bewegung auf natürliche Art und Weise ausführt, Sicherheitsverhalten zeigt (▶ Tab. 4.4) oder die Bewegung weniger als 10-mal oder gar nicht ausführt.

Das BAT-Back-Screening erscheint als geeignetes Mittel, um sowohl körperliche Einschränkungen als auch schmerzbezogene Ängste zu identifizieren [18]. Allerdings könnten Personen mit Angst-Vermeidungs-Verhalten durch diese 3 Tests fälschlicherweise als „nicht vermeidend und nicht ängstlich" diagnostiziert werden. Schmerz- und funktionsbezogene Ängste können spezifisch für eine bestimmte Alltagsaktivität sein, sodass es primär in der spezifischen Bewegung zu einem Sicherheitsverhalten kommt, aber nicht bei allen Bewegungen [21], [30]. Darüber hinaus bezieht sich das BAT-Back-Screening primär auf Aktivitäten, die den unteren Rücken betreffen, und es wurde nur an einer Kohorte mit unspezifischen chronischen Kreuzschmerzen validiert. Daher ist es sinnvoll, zusätzlich zu den 3 Bewegungen des BAT-Backs auch Bewegungen und Aktivitäten einzubeziehen und zu analysieren, die von den Betroffenen als eingeschränkt und/oder besorgniserregend angegeben werden [5].

Edukation und Zielbesprechung

Nach der Identifikation eines Angst-Vermeidungs-Verhalten sollte eine vorbereitende Informationsvermittlung stattfinden. Diese sollte allgemeine Informationen zum Thema chronischer Schmerz (Kap. 4.1) sowie ein individualisiertes Schema des Angst-Vermeidungs-Modells (Kap. 3.7) umfassen [38], [39]. Auf Basis dieses individualisierten Schemas werden die Rationale der Expositionstherapie vermittelt sowie individuelle Therapieziele, welche für diese Person relevant sind, festgelegt [38].

Aufbau einer Angsthierarchie

Eine Angsthierarchie ordnet die konditionierten Reize und Aktivitäten nach der Intensität, mit welcher die Patient*in die aversive Reaktion oder Konsequenz erwartet. Ein geeignetes Instrument dafür

Tab. 4.4 Mögliche Sicherheitsverhalten.

Sicherheitsverhalten	Erläuterung
Bracing	Mit Bracing ist eine Art motorischer Selbstschutz gemeint. Durch eine Ko-Kontraktion umgebender Muskeln wird das zu schützende Areal bei einer Aktivität möglichst wenig bewegt. Bei Nackenschmerzen wird dann beim Schulterblick eher eine thorakale Rotation durchgeführt, bei Rückenschmerzen wird während des Bückens die LWS nicht flektiert.
Luft anhalten	Während einer Bewegung/Aktivität aber auch in Ruhe nimmt man wahr, dass die Patient*in die Luft anhält. Dies wird häufiger bei lumbalen Belastungen beobachtet, da durch das Bracing der die LWS umgebenden Muskeln die Bauchatmung nicht mehr durchgeführt werden kann.
Geschwindigkeit	Die Geschwindigkeit ist aus Unsicherheit vor dem Auftreten der ungewünschten Reaktion häufiger vermindert.
Unterstützungshilfe	Die Patient*in stützt sich ab, um die betroffenen Körperareale weniger zu belasten.
Zögern	Vor der Ausführung der Aktivität wird die Patient*in nervös und versucht mehrere Anläufe, ohne sich richtig zu trauen. Eventuell geschieht dies aus der Hoffnung, die Aktivität vermeiden zu können.

ist der PHODA-Fragebogen (Photograph Series of Daily Activities) bzw. die verkürzte elektronische Version (PHODA-SeV) des Fragebogens [24], [43]. Der Fragebogen zeigt auf Bildern (100 Bilder im PHODA, 40 Bilder im PHODA-SeV) Aktivitäten des täglichen Lebens wie Socken anziehen, einen Blumentopf heben, Staubsaugen usw. Die Testperson soll auf einer Skala von 0–100 bewerten, wie schädlich sie die gezeigte Tätigkeit für den eigenen Rücken einschätzt (▶ Abb. 4.3).

Eine kürzere Alternative ist der AMIKA-K-Fragebogen („Ältere Menschen in körperlicher Aktivität" - Kurzfassung). Er basiert auf dem gleichen Prinzip wie der PHODA-Fragebogen, umfasst jedoch nur 8 Bilder und bewertet diese auf einer Skala von 0–10 [36]. Alle vorgestellten bildbasierten Fragebögen wurden jedoch nur an Menschen mit chronischen unspezifischen Rückenschmerzen validiert, der AMIKA-K-Fragebogen zudem nur bei einer Population älterer Menschen mit einem Durchschnittsalter von rund 71 Jahren.

Eine Option für die praktische Anwendung wäre hier, eigene Bilder von Aktivitäten, die verschiedene Körperregionen beanspruchen, zu verwenden (selbst erstellt oder aus Zeitschriften) und diese ebenfalls von 0 bis 100 zu bewerten. Da der Zeitaufwand jedoch zu groß werden könnte, bis alle Bilder bewertet sind, wäre nach der Edukation auch eine konkrete Abfrage dieser Aktivitäten mit anschließender Bewertung denkbar und praktikabel. Die Hierarchisierung besteht darin, die Aktivitäten von der am wenigsten schädlichen bis zur am schädlichsten empfundenen Aktivität zu ordnen.

Exposition

Die Art der Exposition (in vivo, imaginativ oder interozeptiv) muss an das Ziel und das klinische Setting angepasst werden. Bei chronischen Schmerzen ist die Exposition in vivo die häufigste Therapieform [3], [47] und kann auch von Physiotherapeut*innen erfolgreich eingesetzt werden [10], [26], [39]. Bezüglich der optimalen Expositionsintensität (Graded Exposure, Flooding) gibt es in den letzten Jahren zunehmend Hinweise, dass eine höhere Konfrontationsintensität (höhere Werte in der Angsthierarchie) zu besseren Therapieergebnissen im Bereich der Angst führen kann [49]. Die Begründung hierfür liegt in der sog. „expectancy violation" (Erwartungsverletzung) [31]. Wenn eine Reaktion (z. B. Schmerz) mit hohem Angstpotenzial auf einen konditionierten Reiz (z. B. Bücken) ausbleibt, soll der inhibitorische Lerneffekt ver-

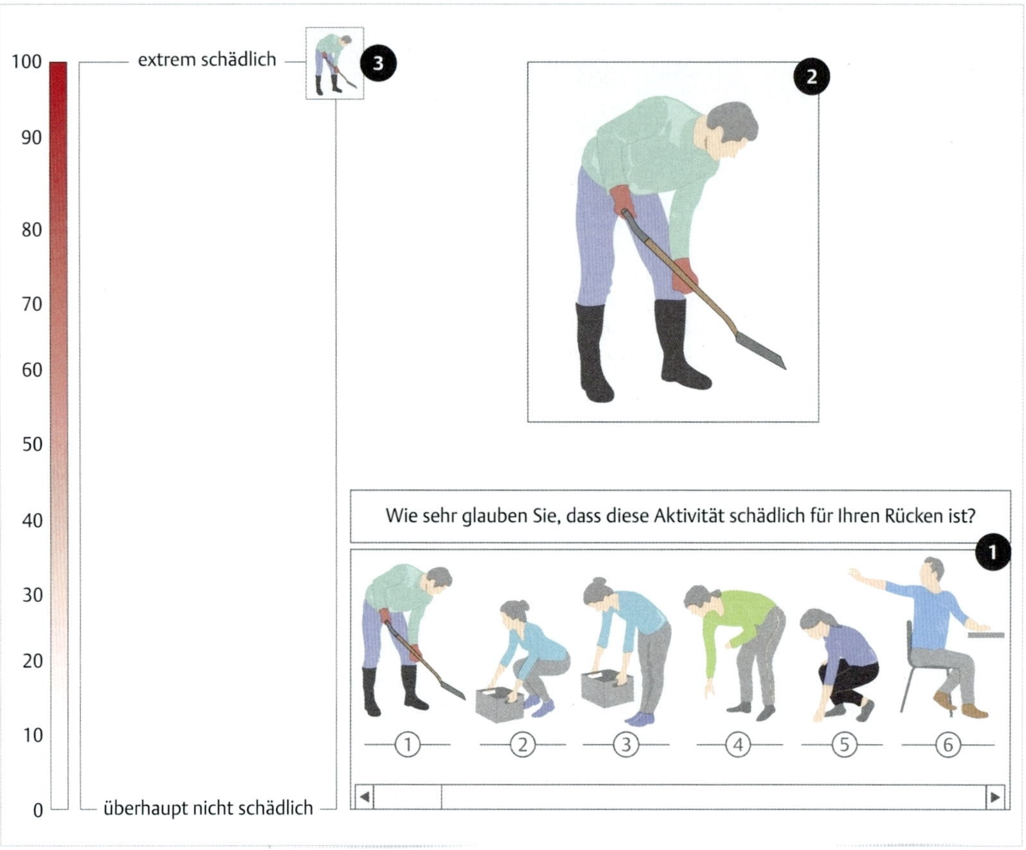

Abb. 4.3 Beispiel aus dem PHODA-SeV-Fragebogen.

stärkt werden. Dazu sollen die erwartete und die tatsächliche Reaktion möglichst weit auseinanderliegen, was zu einer Erwartungsverletzung führt und so den Lerneffekt maximieren soll [6], [22]. Ein optimaler Beginn der Exposition in vivo soll demnach bei einer Schädlichkeitserwartung von 50–70 auf der Angsthierarchie liegen [15], [38] und es soll mit möglichst hoch bewerteten Aktivitäten begonnen werden [6]. Im Gegensatz dazu steht die Variante des Graded Exposures, bei der mit niedrigeren Intensitäten begonnen und sich schrittweise in der Angsthierarchie nach oben gearbeitet wird. Es wird jedoch angenommen, dass diese Methode den Effekt der Erwartungsverletzung reduziert, da durch die „kleinen Erfolge“ der Angstreduktion die Differenz zwischen erwarteter und tatsächlicher Reaktion kleiner wird [31].

In diesem Zusammenhang ist auch zu bedenken, dass die Konfrontation mit Ängsten auch zu Therapieabbrüchen führen kann. In einer Arbeit von Glombiewski et al. wurde eine Dropout-Rate von 30 % in der Expositionsgruppe festgestellt (3-mal so viele Abbrüche wie in der Vergleichsgruppe der kognitiven Verhaltenstherapie) [14]. Daher sollte im Rahmen der Konfrontation ein flexibles Vorgehen mit Einverständnis der Patient*in erfolgen. Ein Wechsel zwischen hoch und niedrig bewerteten Schädlichkeitserwartungen scheint darüber hinaus keinen Nachteil für die Therapieeffekte zu haben [22].

Wenn sich die Patient*in keinen intensiven Einstieg zutraut, könnte man im klinischen Setting durchaus mit einem niedrigen Einstiegswert beginnen und in naher Zukunft einen höheren Wert versuchen. Alternativ könnte auch mit einer hohen Schädlichkeitserwartung (z. B. beim Bücken) begonnen werden, wobei ein gewisses Sicherheitsverhalten (Abstützen, Bracing, langsames Bewegen) zugelassen wird.

Im klinischen Setting soll die Patient*in genau formulieren, was sie erwartet, wenn sie eine ausgewählte Aktivität durchführt (Beispiel: „Wenn ich den Wasserkasten anhebe, werde ich mir den Rücken verrenken", Schädlichkeitserwartung 70). Die Therapeut*in kann dann die Zielbewegung vormachen und mögliche Sicherheitsverhalten ansprechen, welche nicht zugelassen werden sollen (z. B. Luft anhalten als Bracing, Abstützen usw.). Anschließend führt die Patient*in die Aktivität aus, und es wird gemeinsam evaluiert, ob der befürchtete Reiz eingetreten ist.

Abschluss

Diese Expositionen werden von Behandlung zu Behandlung wechselnd durchgeführt und im Abschluss wird gemeinsam reflektiert, inwieweit sich die Ängste bezüglich einer Aktivität verändert haben. Bei der Exposition sollte auch mit wechselnden Reizen gearbeitet werden (Gewicht statt Wasserkasten, Wasserkasten steht seitlich, Wasserkasten muss zusätzlich einige Meter getragen werden usw.) [31]. Darüber hinaus sollten die Übungen zwischen den Therapieeinheiten auch zu Hause durchgeführt werden, um das therapeutische Setting als Sicherheitsaspekt aufzulösen und eine Generalisierung des Lerneffektes zu ermöglichen [7].

Die gemeinsame Reflexion ist ein wichtiger Bestandteil der Expositionstherapie, um den konditionierten Reiz von der aversiven Konsequenz zu trennen.

Limitierungen

Die Expositionstherapie ist in Bezug auf chronische Schmerzen und Physiotherapie als Behandlungsform noch relativ jung. Zudem unterliegt das Feld neuen technischen Möglichkeiten, wie z. B. der virtuellen Realität, die in die Expositionstherapie bei Schmerzen integriert werden können [44]. Eine Schwierigkeit kann auch die genaue Identifikation des konditionierten Reizes darstellen. Statt der Aktivität könnte auch der Schmerz selbst, der z. B. als wahrgenommener Indikator für eine Schädigung dient, die Angst auslösen. In diesem Fall würde der Fokus auf dem körpereigenen Reiz und nicht auf der Bewegung liegen und es müsste eine interozeptive Exposition stattfinden [9], [22], [47]. Dies zeigt uns erneut die Komplexität von anhaltenden Schmerzen und die Notwendigkeit, sich Teilwissen in anderen Kompetenzbereichen anzueignen, um Betroffenen gegebenenfalls an andere Disziplinen zu überweisen oder multidisziplinär zusammenzuarbeiten.

4.3.5 Die Ansätze in der physiotherapeutischen Praxis

Auch in der psychologisch informierten Physiotherapie gibt es keinen „One-size-fits-all"-Ansatz. Daher ist es sinnvoll, die verschiedenen Ansätze personenspezifisch auszuwählen. Eine Grundlage hierfür kann das AEM mittels Avoidance-Endurace-Fast-Screening als Screening innerhalb der ersten Therapieeinheit darstellen [41], [50]. Hier wird eine Verhaltensgrundlage der Patient*innen erhoben, auf die sich die weitere Therapie beziehen sollte. Diese kann zum einen durch die Erarbeitung entspannungsfördernder Maßnahmen (entsprechend der GB) oder durch die Konfrontation mit angstauslösenden Reizen (entsprechend der Expositionstherapie) gekennzeichnet sein. Die GA-Intervention kann beide Ansätze zusätzlich unterstützen. Bei Menschen, die sich immer wieder überfordern, um dann eine längere Pause einlegen zu müssen („Boom-Bust"-Verhalten, Kap. 3.8.2), kann der vorgegebene Aktivitätsplan ein gutes Mittel zur Aktivitätseinteilung sein. Bei Personen mit schon länger bestehendem und eventuell generalisiertem Angst-Vermeidungs-Verhalten kann die GA-Intervention einen guten Einstieg in die Rückkehr zu einem aktiven Lebensstil bieten.

Literatur

[1] Andrews NE, Strong J, Meredith PJ et al. It's very hard to change yourself: an exploration of overactivity in people with chronic pain using interpretative phenomenological analysis. Pain 2015; 156: 1215–1231

[2] Antcliff D, Campbell M, Woby S et al. Assessing the Psychometric Properties of an Activity Pacing Questionnaire for Chronic Pain and Fatigue. Physical Therapy 2015; 95: 1274–1286

[3] Bailey KM, Carleton RN, Vlaeyen JW et al. Treatments Addressing Pain-related Fear and Anxiety in Patients with Chronic Musculoskeletal Pain: A Preliminary Review. Cognitive Behaviour Therapy 2010; 39: 46–63

[4] Birkholtz M, Aylwin L, Harman RM. Activity Pacing in Chronic Pain Management: One Aim, but Which Method? Part One: Introduction and Literature Review. British Journal of Occupational Therapy 2004; 67: 447–452

[5] Christe G. et al. Relationship between psychological factors and spinal motor behaviour in low back pain: a systematic review and meta-analysis. Pain 2021; 162: 672–686

[6] Craske MG, Treanor M, Conway CC et al. Maximizing exposure therapy: An inhibitory learning approach. Behaviour Research and Therapy 2014; 58: 10–23

[7] Craske MG, Treanor M, Zbozinek TD et al. Optimizing exposure therapy with an inhibitory retrieval approach and the OptEx Nexus. Behaviour Research and Therapy 2022; 152: 104 069

[8] De Baets L, Matheve T, Moog ME et al. Graded-Modelle in der Praxis. MSK – Muskuloskelettale Physiotherapie 2023; 27: 83–91

[9] Deacon B et al. Maximizing the efficacy of interoceptive exposure by optimizing inhibitory learning: A randomized controlled trial. Behaviour Research and Therapy 2013; 51: 588–596

[10] Den Hollander M et al. Expose or protect? A randomized controlled trial of exposure in vivo vs pain-contingent treatment as usual in patients with complex regional pain syndrome type 1. Pain 2016; 157: 2318–2329

[11] Den Hollander M et al. Exposure in Vivo as a Treatment Approach to Target Pain-related Fear: Theory and New Insights From Research and Clinical Practice. Physical Therapy 2022; 102: pzab270

[12] Finucane LM et al. International Framework for Red Flags for Potential Serious Spinal Pathologies. J Orthop Sports Phys Ther 2020; 50: 350–372

[13] Foster NE, Delitto A. Embedding Psychosocial Perspectives Within Clinical Management of Low Back Pain: Integration of Psychosocially Informed Management Principles Into Physical Therapist Practice—Challenges and Opportunities. Physical Therapy 2011; 91: 790–803

[14] Glombiewski JA et al. Exposure and CBT for chronic back pain: An RCT on differential efficacy and optimal length of treatment. Journal of Consulting and Clinical Psychology 2018; 86: 533–545

[15] Glombiewski JA. Expositionstherapie bei chronischen Rückenschmerzen. Schmerz 2018; 32: 274–282

[16] Grillon C. Models and mechanisms of anxiety: evidence from startle studies. Psychopharmacology 2008; 199: 421–437

[17] Hasenbring M, Ulrich HW, Hartmann M et al. The Efficacy of a Risk Factor-based Cognitive Behavioral Intervention and Electromyographic Biofeedback in Patients with Acute Sciatic Pain: An Attempt to Prevent Chronicity. Spine 1999; 24: 2525

[18] Holzapfel S, Riecke J, Rief W et al. Development and Validation of the Behavioral Avoidance Test—Back Pain BAT-Back for Patients With Chronic Low Back Pain. The Clinical Journal of Pain 2016; 32: 940–947

[19] Irving G et al. International variations in primary care physician consultation time: a systematic review of 67 countries. BMJ Open 2017; 7: e017 902

[20] Jamieson-Lega K, Berry R, Brown CA. Pacing: A Concept Analysis of a Chronic Pain Intervention. Pain Research and Management 2013; 18: 207–213

[21] Knechtle D et al. Fear-avoidance beliefs are associated with reduced lumbar spine flexion during object lifting in pain-free adults. Pain 2021; 162: 1621–1631

[22] Knowles KA, Olatunji BO. Enhancing Inhibitory Learning: The Utility of Variability in Exposure. Cognitive and Behavioral Practice 2019; 26: 186–200

[23] Kreddig N, Rusu AC, Burkhardt K et al. The German PASS-20 in Patients with Low Back Pain: New Aspects of Convergent, Divergent, and Criterion-related Validity. Int J Behav Med 2015; 22: 197–205

[24] Leeuw M, Goossens ME, Van Breukelen GJ et al. Measuring Perceived Harmfulness of Physical Activities in Patients With Chronic Low Back Pain: The Photograph Series of Daily Activities—Short Electronic Version. The Journal of Pain 2007; 8: 840–849

[25] Leeuw M et al. Exposure in vivo versus operant graded activity in chronic low back pain patients: Results of a randomized controlled trial. Pain 2008; 138: 192–207

[26] Leonhardt C et al. Graded Exposure for Chronic Low Back Pain in Older Adults: A Pilot Study. Journal of Geriatric Physical Therapy 2017; 40: 51–59

[27] Lindström I et al. The Effect of Graded Activity on Patients with Subacute Low Back Pain: A Randomized Prospective Clinical Study with an Operant-Conditioning Behavioral Approach. Physical Therapy 1992; 72: 279–290

[28] Louw A, Sluka KA, Nijs J et al. Revisiting the Provision of Pain Neuroscience Education: An Adjunct Intervention for Patients but a Primary Focus of Clinician Education. J Orthop Sports Phys Ther 2021; 51: 57–59

[29] Main CJ, George SZ. Psychologically Informed Practice for Management of Low Back Pain: Future Directions in Practice and Research. Physical Therapy 2011; 91: 820–824

[30] Matheve T, De Baets L, Bogaert, K et al. Lumbar range of motion in chronic low back pain is predicted by task-specific, but not by general measures of pain-related fear. Eur J Pain 2019; 23: 1171–1184

[31] Matheve T, De Baets L, Moog ME et al. Graded-Modelle – eine Einführung. MSK – Muskuloskelettale Physiotherapie 2023; 27: 73–82

[32] Meuret AE, Wolitzky-Taylor KB, Twohig MP et al. Coping Skills and Exposure Therapy in Panic Disorder and Agoraphobia: Latest Advances and Future Directions. Behavior Therapy 2012; 43: 271–284

[33] Petri JM, Cullum KA. Hunnicutt-Ferguson, K. Exposure Therapy for Multiple Anxiety Targets: Clinical Decisions Guided by Functional Assessment. FOC 2022; 20: 307–308

[34] Pittig A et al. Optimierung expositionsbasierter Therapie: Ein Ansatz des inhibitorischen Lernens. Psychotherapeut 2015; 60: 401–418

[35] Premkumar A, Godfrey W, Gottschalk MB et al. Red Flags for Low Back Pain Are Not Always Really Red: A Prospective Evaluation of the Clinical Utility of Commonly Used Screening Questions for Low Back Pain. The Journal of Bone and Joint Surgery 2018; 100: 368–374

[36] Raich M. Erfassung von Fear-Avoidance Beliefs bei älteren Patienten mit chronischem Rückenschmerz durch zwei Kurzfragebögen: AMI- KA-K KVS-D-65+. in Fachbereich Humanmedizin. Philipps-Universität, Marburg; 2009:147

[37] Riecke J, Holzapfel S, Rief W et al. Cross-cultural adaption of the German Quebec Back Pain Disability Scale: an exposure-specific measurement for back pain patients. J Pain Res 2016 Jan 11; 9: 9–15. DOI: 10.2147/JPR.S 92 615. eCollection 2016

[38] Schemer L, Riecke J, Glombiewski JA. Expositionstherapie bei chronischen Rückenschmerzen: Nicht ohne Verhaltensexperimente. Verhaltenstherapie 2021; 31: 20–29
[39] Simons LE et al. Avoid or engage? Outcomes of graded exposure in youth with chronic pain using a sequential replicated single-case randomized design. Pain 2020; 161: 520–531
[40] Sternbach RA. Treatment of the Chronic Pain Patient. Journal of Human Stress 1978; 4: 11–15
[41] Titze C, Hasenbring MI, Kristensen L et al. Patterns of Approach to Activity in 851 Patients With Severe Chronic Pain: Translation and Preliminary Validation of the 9-item Avoidance-Endurance Fast-Screen AEFS Into Danish. The Clinical Journal of Pain 2021; 37: 226–236
[42] Traeger AC et al. Effect of Intensive Patient Education vs Placebo Patient Education on Outcomes in Patients With Acute Low Back Pain: A Randomized Clinical Trial. JAMA Neurol 2019; 76: 161
[43] Trost Z, France CR, Thomas JS. Examination of the photograph series of daily activities PHODA scale in chronic low back pain patients with high and low kinesiophobia. Pain 2009; 141: 276–282
[44] Trost Z et al. The promise and challenge of virtual gaming technologies for chronic pain: the case of graded exposure for low back pain. Pain Management 2015; 5: 197–206
[45] Veenhof C et al. Effectiveness of behavioral graded activity in patients with osteoarthritis of the hip and/or knee: A randomized clinical trial. Arthritis Rheum 2006; 55: 925–934
[46] Vlaeyen JW, Crombez G, Linton SJ. The fear-avoidance model of pain: Pain 2016; 157: 1588–1589
[47] Vlaeyen JW, Crombez G. Behavioral Conceptualization and Treatment of Chronic Pain. Annu Rev Clin Psychol 2020; 16: 187–212
[48] Vlaeyen JW, Linton SJ. Fear-avoidance and its consequences in chronic musculoskeletal pain: a state of the art: Pain 2000; 85: 317–332
[49] Weisman JS, Rodebaugh TL. Exposure therapy augmentation: A review and extension of techniques informed by an inhibitory learning approach. Clinical Psychology Review 2018; 59: 41–51
[50] Wolff SV et al. Avoidance-endurance fast screening AE-FS: Content and predictive validity of a 9-item screening instrument for patients with unspecific subacute low back pain. Schmerz 2020; 34: 1–7
[51] Wolpe J. Psychotherapy by reciprocal inhibition. Conditional Reflex 1968; 3: 234–240
[52] Würtz KR. Back at Work: Graded Activity und arbeitsplatzbezogene Bewegungsmaßnahmen; 2023. DOI: 10.13140/RG.2.2.28624 38409
[53] Yusuf M, Finucane L, Selfe J. Red flags for the early detection of spinal infection in back pain patients. BMC Musculoskelet Disord 2019; 20: 606
[54] Zale EL, Lange KL, Fields SA et al. The Relation Between Pain-related Fear and Disability: A Meta-Analysis. The Journal of Pain 2013; 14: 1019–1030

4.4 Akzeptanz- und Commitment-Therapie zur Schmerzbehandlung

Tiina Röning

4.4.1 Einleitung

Die Akzeptanz- und Commitment-Therapie (ACT) ist eine innerhalb der kognitiven Verhaltenstherapie (KVT) entwickelte Methode, deren Hauptziel darin besteht, die Funktionsfähigkeit und Lebensqualität einer Person durch die Steigerung ihrer psychischen Widerstandsfähigkeit zu verbessern.

Unter Resilienz versteht man in der Psychologie die Fähigkeit, im Einklang mit Werten und langfristigen Zielen zu handeln, auch wenn man inneres Unbehagen, Schmerz und Angst erlebt [8]. Vom Rahmen her gehört sie zu den sog. Therapien der dritten Welle und basiert auf Verhaltenstherapie, kognitiver Psychologie und dem Studium der Sprache und ihrer Bedeutungen.

Ihre grundlegende philosophische Prämisse ist, dass das Ziel nicht darin besteht, die persönliche Erfahrung eines Menschen zu verändern, sondern vielmehr darin, die Bedeutung (Funktion, Wirkung) der Erfahrung zu verändern. Es geht nicht darum, unangenehme Gefühle oder Gedanken loszuwerden, sondern zu lernen, die eigene Einstellung dazu zu ändern. Das ist oft etwas ganz anderes als das, was Menschen mit Schmerzen und Ängsten gewohnt sind. Der Einsatz von ACT in der Behandlung chronischer Schmerzen ist weltweit gut etabliert und die Forschungsergebnisse für verschiedene Gruppen von Patient*innen sind überzeugend.

Im Gegensatz zur traditionellen KVT versucht die ACT nicht, verzerrtes Denken zu verändern oder zu beseitigen, sondern konzentriert sich auf die Konsequenzen des Denkens. Der Schwerpunkt liegt darauf, ein gutes Leben zu führen und Dinge zu tun, die für einen selbst wichtig und sinnvoll sind. Die Zunahme wertorientierter Handlungen und Aktivitäten ist oft etwas, das wir beeinflussen können und für das wir uns aktiv entscheiden. Gleichzeitig lernen wir, Gedanken und Gefühle (Dinge, die sich unserer Kontrolle entziehen) so zu akzeptieren, wie sie kommen und gehen. Probleme entwickeln sich oft dann, wenn wir Dinge, Gedanken, Annahmen und Überzeugungen in unseren Köpfen festhalten, die nicht mehr den Tatsachen entsprechen, aber trotzdem danach handeln. Diese neigen dazu, automatische Verhaltensketten zu schaffen, über welche die Menschen wenig Kontrolle oder Einfluss haben [4], die wiederum die Menschen mitreißen, allmählich ihr Denken und Fühlen übernehmen und ihr Leben z. B. durch Sprachregelungen und Ängste einschränken.

4.4.2 Schmerz und ACT

Warum ist Schmerz ein psychisches Problem? Chronischer Schmerz ist ein sehr komplexes Phänomen. Je mehr man versucht, ihn zu bekämpfen und zu vermeiden, desto schwieriger wird die Situation. Viele kurzfristige Bewältigungsmechanismen beeinträchtigen langfristig die Lebensqualität und das Wohlbefinden. Nach dem Konzept der Akzeptanz und Eigenverantwortung besteht die wirksamste Bewältigung darin, die Dimensionen des Schmerzes zu akzeptieren, über die wir keine Kontrolle haben. Dazu gehören belastende Gedanken, Gefühle und körperliche Empfindungen. Wenn Schmerzen nicht beseitigt oder vermieden werden können, konzentriert sich die Veränderung auf das Leiden und die Einschränkungen des Lebens, die das Leiden mit sich bringt [1], [2].

Es ist für Menschen sehr typisch, alle unangenehmen emotionalen Erfahrungen, wie auch Schmerz oder Leid, so lange wie möglich zu vermeiden. Im wahren Leben ist das aber nicht möglich. Wenn alles, was unangenehm ist, einfach vermieden oder abgelehnt wird, werden die Mittel, mit denen dies geschieht, zum Problem. Das bleibt oft unbemerkt und der Teufelskreis schließt sich. So sind z. B. Mittel, die bei akuten Schmerzzuständen zur Linderung beitragen (z. B. Analgetika), bei chronischen Schmerzen oft relativ wirkungslos, machen abhängig und verstärken das Schmerzerleben allmählich. Vermeidung und Unterdrückung führen zu langfristigen Leiden, indem sie die Lebensqualität mindern und die Funktionsfähigkeit einschränken. Es ist nicht immer der Schmerz selbst, der uns daran hindert, etwas zu tun, sondern die Regeln und Bedrohungen, die wir in unserem Kopf damit verbinden.

In der ACT-Methode werden diese beiden Schmerzdilemmata als „reiner" und „schmutziger" Schmerz bezeichnet („clear and dirty pain"). Beide beeinflussen unsere Entscheidungen und Wahlmöglichkeiten. Der reine Schmerz bezieht sich auf alle körperlichen Empfindungen, die wir erleben. Der schmutzige Schmerz beschreibt all die Gedanken und Gefühle, die wir nicht erleben wollen und die einen großen Teil unseres Leidens verursachen [1].

Denkmuster, die zu Sorgen und Ängsten beitragen (z. B. Grübeln, Katastrophisieren), sind Beispiele für verzerrte Aufmerksamkeitsprozesse und den schmutzigen Schmerz. Es ist, als ob der Verstand abschweift und in einem falschen Rahmen gefangen bleibt, in dem die Realität eingeengt und allmählich zu einem schwarzen und bedrohlichen Bild verzerrt wird. Zu dem ursprünglichen Problem (reiner Schmerz) gesellt sich ein weiteres (schmutziger Schmerz). Diese Denkweisen machen aus dem Schmerz ein Leiden und sind auch mit depressiven Symptomen, Schlafproblemen und Angstzuständen verbunden [9].

Der Versuch, Schmerzen zu vermeiden, ist oft auch ein Versuch, die unangenehmen Gefühle zu vermeiden, die Schmerzen verursachen. Die Vermeidung von Gefühlen und Empfindungen führt zur Vermeidung von Dingen und Aktivitäten, die früher ein gutes Gefühl vermittelten und das Leben lebenswert machten. Das Vermeidungsverhalten wird automatisch und überträgt sich leicht auf immer mehr Lebensbereiche durch Gefühle von Depression und Wertlosigkeit.

Die psychologische Resilienz zielt darauf ab, die Fähigkeit einer Person, mit dem Schmerz zu leben, zu verbessern, sodass der Schmerz zum Wegbegleiter wird und kein Feind mehr ist. Das Gegenteil von Schmerzvermeidung ist Akzeptanz, d. h. die Bereitschaft, mit dem Schmerz zu leben.

Bei der psychologischen Resilienz geht es oft darum, an mehreren Prozessen gleichzeitig zu arbeiten. Die Reihenfolge der Prozesse ist nicht genau festgelegt, aber der Schlüssel ist zu verstehen, worum es bei jedem Prozess geht, sodass das Ganze entsprechend der aktuellen Situation eines Menschen angewendet werden kann (► Abb. 4.4) [4].

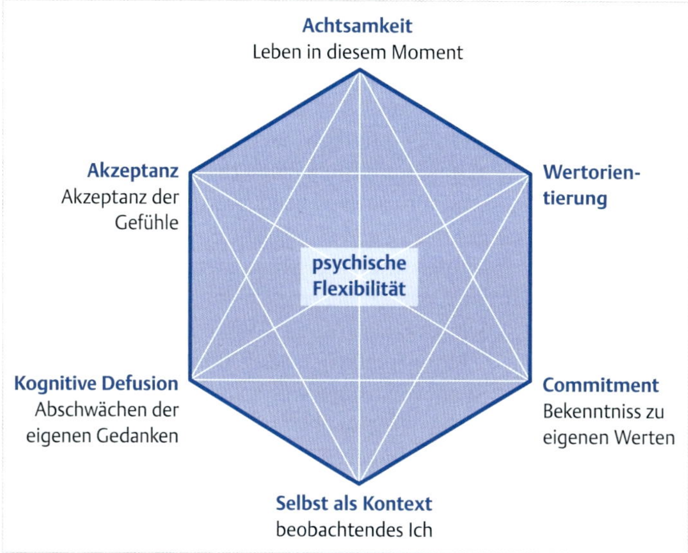

Abb. 4.4 Psychische Flexibilität.

4.4.3 Wertearbeit

Werte sind das, was wir als sinnvoll und wichtig erachten. Sie leiten unsere Entscheidungen und bestimmen, was wir im Leben anstreben. Wenn die Werte nicht klar genug sind, kann es leicht passieren, dass sich Menschen durch ihre Entscheidungen immer weiter von einem sinnvollen Leben entfernen. Bei der Arbeit mit Werten geht es um die Schlüsselbereiche im Leben einer Person und darum, was für sie ein gutes und lohnendes Leben ausmacht. Werte entstehen durch Erziehung, Lebenserfahrung, Ideale und Kultur. Wichtig ist jedoch, dass Werte freiwillig gewählt werden. Werte werden in Bezug auf Lebensbereiche wie Arbeit, Familie, Beziehungen, Selbstverwirklichung, Freizeit, Hobbys und Gemeinschaft diskutiert [3].

Das Gespräch über Werte zielt auch darauf ab, die Dinge zu beschreiben, die die Klient*in in ihrem Leben erreichen möchte. Dabei ist jedoch zu beachten, dass Werte keine Ziele sein können, da werteorientiertes Handeln nie abgeschlossen ist. Niemand kann zu 100 % gesund leben oder eine vollkommen harmonische Beziehung führen. Aber man kann sich zum Ziel setzen, zu jeder Mahlzeit Gemüse zu essen oder freundlicher mit seinen Lieben zu sprechen. Werte helfen also, Ziele zu setzen, und eine gute Fähigkeit, Ziele zu setzen, erhöht unter anderem die Motivation zur Veränderung und die Erfolgswahrscheinlichkeit [5], [10].

Die Wertediskussion ist eine Motivationsanalyse, die genutzt werden kann, um zu überlegen, warum und in welche Richtung Veränderungen vorgenommen werden sollten. Werte können geklärt werden, indem über sie sowohl als Richtung als auch als Handlung gesprochen wird.

Die bewusste Präsenz beinhaltet die Idee, dass man bei unangenehmen Gefühlen einfach abwarten und beobachten kann, was passiert, und dass man Gefühle und Gedanken kommen und gehen lassen kann, ohne einzugreifen.

Werte ermöglichen es den Menschen, ihr Verhalten trotz unterschiedlicher Emotionen bewusst zu wählen, und zwar nicht auf der Grundlage des Gefühls oder des Gedankens, der ihnen gerade durch den Kopf geht, sondern auf der Grundlage dessen, was sie als sinnvoll empfinden und wonach sie streben. Ein werteorientiertes Leben zu führen bedeutet, sich bewusst zu machen, was in wichtigen Bereichen des Lebens sinnvoll ist, und von diesen Zielen aus zu handeln, anstatt auf Gefühle zu reagieren. Auf diese Weise werden alltägliche Verhaltensentscheidungen sinnvoll und führen in kleinen Schritten zu den Zielen. Dabei muss man allerdings großzügig mit sich selbst sein und auch in dieser Hinsicht Flexibilität zeigen.

4.4.4 Kognitive Defusion

Sich von Gedanken zu distanzieren, bedeutet, einen innerlichen Abstand zu den eigenen Gedanken, Gefühlen und Erinnerungen einzunehmen, um sich in diesen nicht zu verstricken. Man lernt, die eigenen Gedanken zu beobachten, ohne sich ihnen auszuliefern oder sie immer für wahr zu halten. Wird man sich der eigenen Gedanken als sprachliche Geschichte bewusst, lässt sich ihr Einfluss auf das eigene Verhalten und die Gefühle steuern oder verringern, sodass man fundiertere Entscheidungen treffen und im Einklang mit seinen Werten leben kann. Dies ist eine nützliche Technik, um mit Stress, Ängsten und anderen psychologischen Herausforderungen umzugehen [4]. Je mehr man sich von den eigenen Gedanken zu distanzieren vermag, desto weniger wird man von ihnen beherrscht.

Der Verstand schafft gern sprachliche Regeln und schnelle Interpretationen. Er neigt dazu, Probleme durch Nachdenken zu lösen. Eine verlockende Idee ist es etwa, gar nicht an Schmerz zu denken. Aber das ist unmöglich. Wenn man sich entscheidet, nicht an etwas zu denken, wird es sich seinen Weg in den Kopf bahnen. Im Sinne der kognitiven Verschmelzung ist es unmöglich, Gedanken durch Denken zu bekämpfen. Jedes Mal, wenn Sie versuchen, nicht an etwas zu denken, d. h. einen unangenehmen Gedanken zu vermeiden, werden Sie noch tiefer in den Denkprozess hineingezogen. Die Alternative ist, sich nicht mehr in die Gedankenfalle locken zu lassen.

Anstatt zu versuchen, die Gedanken zu kontrollieren, könnte man sie einfach als Gedanken akzeptieren, als „endloses Geplapper des Geistes", und sich von ihnen distanzieren. Wie ein Beobachter, der nur die verschiedenen Gedanken wahrnimmt. Wenn Gedanken keine Tatsachen mehr sind, auf die man reagieren muss, kann man frei entscheiden, wie man reagieren oder sich verhalten will. Man kann das eine denken und das andere tun. Beim Schwimmen kann man z. B. denken oder sogar sagen, dass man das kalte Wasser nicht erleben will, während man immer tiefer geht (weil man weiß, wie gut es sich danach anfühlt). Dies wird vergessen, wenn wir Gedanken als Tatsachen betrachten und uns in den Inhalten unseres Geistes verlieren.

Die kognitive Defusion ist also die Fähigkeit, Gedanken aus einer gewissen Distanz zu betrachten und sich ihrer bewusst zu werden. Sie ermöglicht es uns, uns nicht in ihnen zu verfangen und zu entscheiden, wie wir handeln wollen. Das erhöht die Flexibilität und ermöglicht es uns, Entscheidungen auf der Grundlage unserer Werte zu treffen. Und diese Dinge haben sich in Studien positiv auf Schmerzkranke ausgewirkt.

Ein wesentlicher Bestandteil der ACT-Methode ist die Vorstellung vom Selbst als Ort oder Kontext. Ich bin nicht das, was ich erlebe. Ich bin der Ort, an dem Gedanken, Gefühle und körperliche Schmerzempfindungen stattfinden. Unsere Gewohnheit, Erfahrungen zu verallgemeinern, um uns selbst zu beschreiben, erweitert leicht den Kreis des Leidens.

Die ACT-Methode versucht, uns durch eine Vielzahl von Techniken von der sprachlichen Geschichte oder dem Kampf, der in unserem Kopf stattfindet, zu distanzieren. Starre und unflexible Selbstkonzepte werden infrage gestellt, um uns daran zu hindern, Dinge zu tun, die wir aufgrund entmutigender oder einschränkender Gedanken, Selbstkonzepte oder Rollen im Zusammenhang mit dem Schmerz nicht tun.

Beispiele für Sprachfallen

- „Ich habe es nicht geschafft, einen geeigneten Job zu finden." = „Ich bin ein Versager."
- „Ich habe bei der Ärztin Gefühle der Hilflosigkeit und Hoffnungslosigkeit erlebt." = „Ich bin hilflos."
- „Ich habe Schmerzen, also muss ich mich auf meine Krankheit konzentrieren." = „Meine Rolle als kranke Person bestimmt, was ich machen kann."

Wenn der innere Beobachter durch Übungen zur Gedankenablösung gestärkt wird, ist es möglich, dass eine Person beginnt, sich als getrennt von ihren Rollen, Gedanken, Gefühlen und vergangenen

Handlungen zu erleben. Wenn man nicht mehr in den Rollen gefangen ist, die einem zugewiesen wurden, können Ängste abgebaut werden. Dadurch wird die Person frei, in jedem Moment das zu wählen, was in der jeweiligen Situation zielführend ist, anstatt in starren Mustern, Rollen oder vom Verstand geschaffenen „Haken" zu verharren.

4.4.5 Akzeptanz

Akzeptanz bedeutet, sowohl negativen als auch positiven Gefühlen freundlich und neugierig zu begegnen. Aus Erfahrung wissen wir, dass sich auch diese Gefühle verändern werden. Wir nehmen unseren Platz im Hier und Jetzt ein und trennen uns von unseren Erfahrungen.

Das Annehmen der bewussten Präsenz bedeutet einen Zustand des Seins, in dem Körperempfindungen, verschiedene Gefühlszustände und Gedanken als sich ständig verändernd wahrgenommen werden. Die Patient*innen lernen, nicht an etwas festzuhalten, das nicht von Dauer ist; Gedanken kommen und gehen einfach. Akzeptanz bedeutet in diesem Zusammenhang, einen Gedanken oder ein Gefühl so wahrzunehmen und zu verstehen, wie wir es durch unsere Sinne im Körper erfahren. Schmerz wird als körperliche Empfindung wahrgenommen und erkannt und dann als Teil der sich verändernden Empfindungen und Gedanken akzeptiert [7].

Geschichten und Metaphern werden häufig verwendet, um die Akzeptanz zu unterstützen. Die Identifikation mit den eigenen sprachlichen Geschichten führt zu Unbeweglichkeit und vergrößert das menschliche Leiden, während Metaphern und Geschichten der Klient*in helfen, die Tricks des menschlichen Geistes zu erkennen. Durch Metaphern und Geschichten verwenden Physiotherapeut*innen Sprache in einer erfahrungsorientierten Weise. Dies ist eine Schlüsseltechnik in der ACT-Methode, wie auch in anderen Therapien der dritten Welle, um Akzeptanz und Widerstandsfähigkeit zu erhöhen [4].

4.4.6 Im Augenblick leben

Die Fähigkeit, im gegenwärtigen Moment zu leben und präsent zu sein, wird als Achtsamkeit bezeichnet. Achtsame Präsenz beinhaltet auch die Fähigkeit, die eigenen Gedanken, Gefühle und Körperempfindungen gleichzeitig zu beobachten. Dabei wird die Fähigkeit entwickelt, Aufmerksamkeit und Konzentration zu lenken. Es geht darum, die Aufmerksamkeit auf das zu richten, was getan wird oder geschieht, ohne sich in den eigenen Gedanken oder Gefühlen zu verlieren, ohne an ihnen festzuhalten oder sie zu kontrollieren [14].

Verschiedene Achtsamkeitsmethoden haben sich in den 2000er Jahren zu einem bedeutenden Phänomen entwickelt und werden für ein breites Spektrum körperlicher und geistiger Probleme gelehrt und angewendet. Die Methode der Achtsamkeit ist jedoch bereits seit Jahrtausenden in der fernöstlichen Meditationstradition bekannt. Die westliche Anwendung dieser Fähigkeiten setzte in den 1970er Jahren ein, als der US-Amerikaner Jon Kabat-Zinn begann, chronisch Kranken und Schmerzpatient*innen ein auf Achtsamkeit basierendes Stressbewältigungsprogramm zu vermitteln [7]. Diese westliche Version hat sich in der Folge zu einer Reihe wirksamer Methoden entwickelt, die u. a. in der Krankenpflege, in der Erziehung, in der Gestaltung von Arbeitsplätzen und in der Therapie eingesetzt werden.

In der klassischen Zen-Meditation richtet sich die Aufmerksamkeit auf die Empfindungen des Körpers und die Bewegungen des Geistes. Die Praxis beginnt oft damit, die Aufmerksamkeit auf das Erleben des gegenwärtigen Augenblicks zu richten. Gleichzeitig beobachtet man die Veränderungen der Gedanken, Gefühle und verschiedenen Empfindungen. Die Aufmerksamkeit wird reguliert, indem man sich auf einen Teil des Körpers konzentriert und versucht, die Aufmerksamkeit auf diesem Objekt zu halten. Ein Beispiel für ein solches Körperobjekt ist die Zwerchfellatmung: Wenn der Geist abschweift, wird die Aufmerksamkeit immer wieder auf die Bewegung der Zwerchfellatmung gelenkt. Achtsamkeitsübungen führen Menschen zu ihrer eigenen Körpererfahrung [7].

Die physiologischen Determinanten der Körpererfahrung werden seit den 1970er Jahren in Studien untersucht. Eine der ersten Einrichtungen, die solche Forschungen durchführte, war die Pain Clinic an der University of Massachusetts Medical School [13]. In diesen Studien wurde festgestellt, dass Achtsamkeitsübungen körperliche Verspannungen und Schmerzen lindern können. Es wurde auch festgestellt, dass Achtsamkeitsübungen einem Rückfall in eine chronische Depression vorbeugen können [11]. Die Methode wurde auch erfolgreich zur Behandlung von Schlaflosigkeit, Stress und Angstsymptomen eingesetzt [6].

Mehr als 30 Jahre medizinischer Forschung liefern vielversprechende Ergebnisse zu den Effekten eines regelmäßigen Achtsamkeitstrainings [12]. Auch die neuesten wissenschaftlichen Erkenntnisse über die Wirksamkeit von Achtsamkeitsübungen bei der Behandlung chronischer Schmerzen beginnen zu überzeugen.

Achtsamkeitsübungen können nicht nur bei der Linderung von Angst, Stress und Schmerzen helfen, sondern auch der Schlüssel zu einem erfolgreicheren, entspannteren und achtsameren Leben sein. Es wurde sogar festgestellt, dass regelmäßige Achtsamkeitsübungen die körperliche Gesundheit fördern und das Immunsystem stärken. Auch Kinder und Jugendliche profitieren von Achtsamkeitsübungen, die mit gutem Erfolg in Schulen und Kindergärten eingesetzt werden. Sie helfen ihnen dabei, sich zu konzentrieren, zu beruhigen und zu lernen.

4.4.7 Die therapeutische Beziehung in der ACT-Methode

Die ACT-Methode kombiniert zwei der wichtigsten therapeutischen Komponenten einer engen Beziehung: das Verständnis der Verletzlichkeit und der persönlichen Werte. Die Menschen, die uns am nächsten stehen, neigen dazu, sowohl unsere Ängste (Verletzlichkeit) als auch unsere Wünsche (Werte) zu verstehen. In ähnlicher Weise bitten wir in der ACT-Therapie die Menschen, uns sowohl ihre Wünsche als auch die Barrieren zu benennen, die sie daran hindern, sich diesen Wünschen zu nähern [15], [16]. Auf diese Weise können wir gemeinsam beginnen, Schritte in Richtung der Wünsche und eines wertebasierten Lebens zu konkretisieren.

Barrieren sind oft Kopfgeburten. Sie sind entweder Ängste oder Aber-Aussagen:

- „Ich würde gern mit Freunden ins Theater gehen, aber ich habe Angst, dass dort die Schmerzen anfangen."
- „Ich würde mich gern für meinen Traumberuf bewerben, aber ich habe das Gefühl, dass es keinen Sinn hat, die Aufnahmeprüfung zu machen, weil ich wegen der Schmerzen sowieso nicht am Unterricht teilnehmen kann."

Wenn man das Wort „aber" durch „und" ersetzt, kann man gleichzeitig Angst oder Frustration erleben und sich mit schwierigen Gefühlen und Unsicherheit auf etwas zubewegen, das mit den eigenen Werten übereinstimmt. Hindernisse sind im Wesentlichen sprachliche Fallen, die uns dazu bringen, uns von einem Verhalten abzuwenden, anstatt uns für ein Verhalten zu entscheiden. Diese Hindernisse und Fallen werden in den Sitzungen identifiziert und erforscht.

Menschen, die unter Schmerzen leiden, sind in der Regel sehr zurückhaltend, wenn es darum geht, Schmerzen zu empfinden oder etwas zu sagen, das auf Schmerzen hindeuten könnte. Sie denken auch nur ungern über ein ideales Leben oder ein Leben ohne Schmerzen nach, weil der Gedanke daran das Leiden nur verstärkt. So hat z. B. eine Patientin mit chronischen Schmerzen, die lange Zeit krankgeschrieben war, Angst vor der Rückkehr an ihren Arbeitsplatz und hofft gleichzeitig, wieder arbeiten zu können und ein vollwertiges Mitglied der Gesellschaft zu werden und ihren Lebensunterhalt selbst bestreiten zu können. Dieser klassische Annäherungs-Vermeidungs-Konflikt führt leicht dazu, dass die Betroffenen in ihren Symptomen stecken bleiben und keine konkreten Schritte in Richtung ihres Ziels unternehmen können. Wenn die Hindernisse nicht erkannt und angegangen werden, kommt die Rehabilitation nicht voran. Das Verständnis und die Offenheit für diese Dialektik sind entscheidend, um Veränderungen zu erreichen [1].

Psychologische Resilienz ist die Fähigkeit eines Menschen, sein Verhalten in Richtung gemeinsam geklärter Werte und konkreter Ziele zu aktivieren und gleichzeitig einen bewussten und offenen Umgang mit unbequemen und unangenehmen Erfahrungen zu pflegen. Wenn eine Patient*in über diese Fähigkeit verfügt, kann sie Schmerzen „aktiv annehmen" und das Leben mit all seinen Erfahrungen leben, was ihre Lebensqualität verbessern und die psychischen Symptome verringern kann.

Literatur

[1] Dahl J, Lundgren T. Living Beyond Your Pain. Oakland (CA): New Harbinger; 2006

[2] Dahl JL. Living beyond your pain. Using acceptance commitment therapy to ease chronic pain. Oakland (CA): New Harbinger Publications Inc.; 2006

[3] Feliu-Soler A, Montesinos F, Gutierrez-Martinez O et al. Current status of acceptance and commitment therapy for chronic pain: a narrative review. J Pain Res 2018; 11: 2145–2159. DOI: 10.2147/JPR.S 144 631

[4] Hayes S. Acceptance and Commitment Therapy: A Working manual for the Treatment of Emotional Avoidance. Context Press; 1991

[5] Hettema J, Steele J, Miller WR. Motivational interviewing. Annu Rev Clin Psychol 2005; 1: 91–111. DOI: 10.1146/annurev.clinpsy.1 102 803.143 833

[6] Hofmann SG, Sawyer AT, Witt AA The effect of mindfulness-based therapy on anxiety and depression: A meta-analytic review. J Consult Clin Psychol 2010; 78(2): 169–183. DOI: 10.1037/a0 018 555

[7] Kabat-Zinn J. Full catastrophe living: Using the wisdom of your body and mind to face stress, pain and illness. Delacorte; 1990

[8] Lappalainen R. Hyväksymis- ja omistautumisterapia käytännön työssä. Applying Acceptance and Commitment Therapy (ACT) a clinical manual. Suomen käyttäytymistieteellinen Tutkimuslaitos; 2004

[9] Meinz SE. Evaluating Psychosocial Contributions to Chroninc Pain Outcomes. Prog Neuropsychopharmacol Biological Psychiatry 2018; 87

[10] Pietikäinen A. Kohti arvoistasi: suuntaa mielekkäisiin muutoksiin. Duodecim; 2014

[11] Segal ZW, Teasdale J. Mindfulness-based Cognitive Therapy for Depression. The Guilford Press; 2013

[12] Shapiro SL, Bootzin RR, Figueredo AJ. The efficacy of mindfulness-based stress reduction in the treatment of sleep disturbance in women with breast cancer: an exploratory study. J Psychosom Res 2003; 54(1): 85–91. DOI: 10.1016/s0022-3 999(02)00 546-9

[13] Siegel D. Mindfulness training and neural integration: differentiation of distinct streams of awareness and the cultivation of well-being. Social Cognitive and Affective Neuroscience 2007; 2(4): 259–263

[14] Weber MA. Achtsamkeit – ein Begriff zwischen den Welten. Teil Eins – Zur Psychologie buddhistischer Geistesgegenwart. Transpersonale Psycliologie und Psychotherapie 2009; 2: 71–82

[15] Wilson IR. Management of chronic pain through pain management programmes. British Medical Bulletin 2017; 124 (1): 55–64. DOI: 10.1093/bmb/ldx032

[16] Wilson S, Cramp F. Combining a psychological intervention with physiotherapy: A systematic review to determine the effect on physical function and quality of life for adults with chronic pain. Physical Therapy Reviews 2018; 23(3): 214–226. DOI: 10.1080/10 833 196.2 018 148 3 550

4.5 Physiotherapeutisches Patient*innenmanagement am Beispiel des GLA:D-Rückenprogramms

Thomas Benz

4.5.1 Einleitung – die GLA:D-Programme

Das dänische GLA:D-Programm für Knie- und Hüftarthrose wurde von Skou und Roos an der „Research Unit of Musculoskeletal Function and Physiotherapy“ der Universität von Süddänemark (SDU) entwickelt und initiiert [29]. GLA:D steht für „Good Life with osteoArthritis in Denmark“ und verfolgt das Ziel, die Lücke zwischen Behandlungsleitlinien und klinischer Praxis (Evidence-Performance-Gap) zu schließen und die Umsetzung im klinischen Alltag zu erleichtern [28]. Die erfolgreiche Implementierung des GLA:D-Arthroseprogramms hat zu einer Nachfrage nach einem ähnlichen Angebot für Menschen mit Kreuzschmerzen geführt. In 2018 wurde dann an der SDU das GLA:D-Rückenprogramm für Menschen mit chronischen oder rezidivierenden lumbalen Rückenschmerzen entwickelt. Beide Programme sind in enger Zusammenarbeit von Expert*innen aus Forschung und Klinik sowie Patient*innen entstanden. Zehn Jahre nach der Einführung von GLA:D (2023) werden die Programme inzwischen von über 8.000 zertifizierten GLA:D-Therapeut*innen in 10 Ländern durchgeführt und weltweit haben mehr als 100.000 Menschen an beiden GLA:D-Programmen teilgenommen [11].

Diese bestehen aus 3 Elementen:

- Zertifizierungskurse: Ausbildung von Physiotherapeut*innen für die Durchführung von Behandlungen nach den klinischen Leitlinien, basierend auf dem GLA:D-Konzept
- GLA:D-Programme für betroffene Personen mit chronischen und rezidivierenden Rückenschmerzen oder mit Hüft- und Kniearthrose
- Datenerfassung im GLA:D-Register (klinische Tests, Zieldefinition, Fragebogen) zur Qualitätssicherung der Programme

In den Programmen werden die Empfehlungen der internationalen klinischen Leitlinien zur Behandlung von benignen und chronischen, unspezifischen oder rezidivierenden Kreuzschmerzen [25], [26], [30] bzw. Hüft- und Kniearthrose [2], [10], [18] integriert und umgesetzt.

Bei Kreuzschmerzen empfehlen die Leitlinien den Betroffenen:

- Information und Aufklärung über ihre Rückenschmerzen
- Empfehlungen zur Erhaltung der Aktivität und des Arbeitsplatzes
- Übungen zur Verbesserung der Beweglichkeit und der körperlichen Aktivität

Und bei Hüft- und Kniearthrose sehen sie

- primär ein spezifisches Training,
- eine Patient*innenedukation und
- ggf. eine Gewichtsreduktion vor.

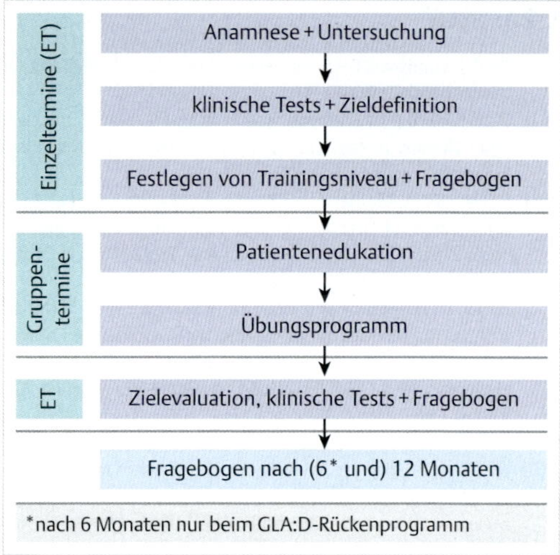

Abb. 4.5 Ablauf der GLA:D-Programme.

Die Programme werden als Gesamtkonzept auf der Basis der dänischen Originalprogramme mit geringfügigen Anpassungen an die jeweiligen länderspezifischen Rahmenbedingungen in verschiedenen Ländern in gleicher Weise umgesetzt [17]. GLA:D-Therapeut*innen dürfen nach einem 2-tägigen Zertifizierungskurs die GLA:D-Programme anbieten.

Die Behandlungen beginnen mit 3 Einzelsitzungen, in denen eine körperliche Untersuchung, klinische Funktionstests, Zieldefinition und die Instruktion des Übungsprogramms durchgeführt werden. Es folgen die Patient*innenedukation in der Gruppe (2 Sitzungen) und ein supervidiertes Gruppentraining über einen Zeitraum von 8–10 Wochen. In jeder Trainingseinheit wird ein standardisiertes, individuell dosierbares und anpassbares Trainingsprogramm durchgeführt, das über 4 Schwierigkeitsstufen gesteigert werden kann. Das Programm wird mit einer vierten individuellen Therapieeinheit abgeschlossen, in der die klinischen Funktionstests erneut durchgeführt und die Ziele evaluiert werden sowie die Fortsetzung des Trainingsprogramms mit den Teilnehmenden besprochen und geplant wird (▸ Abb. 4.5) [17].

Die Programme werden durch eine Datenerhebung zur Qualitätssicherung ergänzt. Diese in die Programme integrierte Datenerhebung in Form eines Registers ermöglicht Einblicke in die „Black Box“ der therapeutischen Behandlung und deren Wirkung. Die Behandlungsinhalte werden transparent und der Behandlungserfolg kann durch den Einsatz von standardisierten und validierten klinischen Tests sowie Selbstbeurteilungsinstrumenten (Fragebogen) evaluiert werden. Auf individueller Basis kann in gewissen Ländern (z. B. Schweiz) ein Austrittsbericht für die Teilnehmenden und auch für die Zuweisenden erstellt werden. Das Datenregister ermöglicht darüber hinaus in anonymisierter Form eine Qualitätskontrolle der GLA:D-Programme und die Weiterentwicklung der Programme durch weiterführende Analysen [17], [29].

4.5.2 GLA:D-Rückenprogramm und Selbstmanagement

Das GLA:D-Rückenprogramm besteht aus einer einheitlichen Grundstruktur mit Einzelbehandlungen zur Abklärung, für die klinischen Tests und zur Zieldefinition zu Beginn und am Ende des Programms, 2 Patient*innenedukationen in der Gruppe und supervidierten Übungseinheiten in der Gruppe über 8 Wochen. Diese Kernelemente des Programms können je nach landesspezifischen Gegebenheiten in den Durchführungsländern hinsichtlich Dauer, Häufigkeit und Rhythmus der Behandlungseinheiten leicht variieren. Das primäre Ziel und die Inhalte des Programms sind hingegen in allen Durchführungsländern identisch und orientieren sich an den internationalen Leitlinien [21], [30].

Vorrangiges Ziel des Programms ist die Verbesserung des Selbstmanagements von Menschen mit unspezifischen oder rezidivierenden Kreuzschmerzen [19]. Es basiert auf einem kognitiv-verhaltenstherapeutischen Ansatz und stellt durch supervidierte Übungseinheiten in Kombination mit zusätzlichem Wissen über Kreuzschmerzen (Patient*innenedukation) die Fähigkeit und das Selbstvertrauen der Teilnehmenden wieder her, sich frei zu bewegen [19]. Selbstmanagement wurde definiert als „die Fähigkeit des Einzelnen, mit den Symptomen, der Behandlung, den körperlichen und psychischen Folgen und den Veränderungen der Lebensweise umzugehen, die mit einer chronischen Erkrankung einhergehen" [3]. Eine Selbstmanagement-Intervention ist eine strukturierte Intervention, die sich in erster Linie an Betroffene richtet und darauf abzielt, den Teilnehmenden mit chronischer Erkrankung Fertigkeiten zu vermitteln, die in Alltagssituationen angewendet werden können und den Gesundheitszustand oder die Lebensqualität verbessern [6].

Das GLA:D-Rückenprogramm integriert verschiedene Maßnahmen zur Unterstützung des Selbstmanagements und der Selbstwirksamkeit von Menschen mit Kreuzschmerzen, wie z. B. Zieldefinition, Problemlösefertigkeiten, Entscheidungsfindung und Aktivitätsplanung. Dabei handelt es sich um Maßnahmen, die unter anderem als Kernelemente von Selbstmanagement-Interventionen identifiziert wurden [8]. Diese Elemente werden sowohl in den Einzel- als auch in den Gruppensitzungen der Programme systematisch und gezielt umgesetzt. Gruppentherapien für Menschen mit chronischen muskuloskeletalen Schmerzen mit Selbstmanagement-Inhalten, die von Gesundheitsfachpersonen (z. B. zertifizierten GLA:D-Therapeut*innen) durchgeführt werden, zeigen im Vergleich zu anderen Durchführungsformen bessere Ergebnisse hinsichtlich Schmerzreduktion und Selbstwirksamkeit [6]. Zudem fördern Gruppen den Austausch untereinander und steigern die Motivation [4]. Bei Personen mit chronischen Rückenschmerzen konnte ein positiver Effekt auf Schmerzintensität und Behinderung nachgewiesen werden [8].

Selbstwirksamkeit ist die Überzeugung einer Person, eine Handlung, die das eigene Leben betrifft, erfolgreich beeinflussen und in einer bestimmten Situation ein gewünschtes Ergebnis erzielen zu können [1]. Für die eigenständige Umsetzung von Selbstmanagementstrategien müssen die Betroffenen davon überzeugt sein, dass ihr Verhalten, ihre Handlungen und ihr Selbstmanagement die gewünschte Wirkung erzielen [20]. Grundlage dafür ist das Wissen, dass Kreuzschmerzen gutartig sind, häufig wiederkehren und durch eine Vielzahl von Faktoren beeinflusst werden [19]. Dies ermöglicht den Betroffenen, Verantwortung für ihr persönliches Gesundheits- und Selbstmanagement zu übernehmen [3]. Die Selbstwirksamkeit bei chronischen Kreuzschmerzen hängt mit der Funktionsfähigkeit, der Behinderung und der Schmerzintensität zusammen [16], [23].

Erste Einzelsitzungen

In den ersten 3 Einzelsitzungen des Programms werden neben der körperlichen Untersuchung, den klinischen Funktionstests und der Instruktion des Übungsprogramms gemeinsam mit den Teilnehmenden individuelle Ziele für die weitere Behandlung festgelegt. Mit der SMART-Methode werden „spezifische, messbare, akzeptable sowie realistische und terminierte" Ziele für die Dauer des Programms in einem Shared-Decision-Making-Prozess festgelegt [5], [14]. Der Dialog auf Augenhöhe in den Einzelsitzungen ermöglicht, dass sich persönliche Werte, Wünsche und individuelle Lebensumstände in den definierten Zielen widerspiegeln, die für die Teilnehmenden von Bedeutung sind. Die Festlegung dieser individuellen Ziele bietet die Möglichkeit, sich über mögliche Barrieren und Fazilitatoren der Zielerreichung sowie damit verbundene Gedanken, Emotionen und Verhaltensweisen auszutauschen und kann die Adhärenz und Compliance verbessern [7], [27]. Die Frage im Zusammenhang mit der Zieldefinition des Programms an die Teilnehmenden lautet: „Was sollte sich ändern, damit das Programm für Sie einen wichtigen und relevanten Unterschied macht?". Es wird empfohlen, die Ziele mit Bezug zu Alltagsaktivitäten, sozialer Partizipation oder der Arbeit zu definieren und Ziele, die sich direkt auf Schmerzen oder die Schmerzreduktion beziehen, zu vermeiden [9].

Patient*innenedukation

Das GLA:D-Rückenprogramm basiert auf dem biopsychosozialen Behandlungsansatz und konzentriert sich nicht auf die Behandlung einer strukturellen Diagnose [17]. Das traditionelle biomedizinische Erklärungsmodell kann Kreuzschmerzen und auch andere muskuloskeletale Diagnosen in vielen Fällen nur unzureichend erklären. In 90% der Fälle von Rückenschmerzen kann keine spezifische Struktur oder Erkrankung als Ursache identifiziert werden [12]. Mit anderen Worten, der Behandlungsansatz geht davon aus, dass das Verhalten der Betroffenen Schmerzen, Beschwerden und Einschränkungen aufrechterhalten kann und dass Vorstellungen, Überzeugungen und Annahmen darüber, was falsch ist, was man tun kann und was nicht, ebenso behindernd und einschränkend sein können wie die Schmerzen selbst [17], [24].

Patient*innenedukation, definiert als „ein geplanter interaktiver Lernprozess, der darauf abzielt, Patient*innen zu unterstützen und zu befähigen, ihr Leben mit der Erkrankung zu bewältigen und ihre Gesundheit und ihr Wohlbefinden zu verbessern", kann nicht auf die Vermittlung von Wissen und theoretischen Kenntnissen reduziert werden [22], [31]. Informationsvermittlung, Beratung, Anleitung und Austausch in der Gruppe sind wichtige Elemente der Patient*innenedukationseinheiten in den GLA:D-Programmen und bilden die Grundlage für die anschließenden supervidierten Übungseinheiten in der Gruppe. Die Patient*innenedukation vermittelt Kernbotschaften über Rückenschmerzen als harmlose, aber häufig wiederkehrende und zum Teil lang andauernde Beschwerden, die von verschiedenen Faktoren beeinflusst werden. Aussagen wie „Der Rücken ist stark und für Bewegung gemacht" oder „Schmerz ist nicht gleich Gewebeschaden" sowie Informationen über Diagnose, Prognose und mögliche Reaktionen auf ein Ungleichgewicht von Belastung und Belastbarkeit bei körperlichen, psychischen und sozialen Belastungen sind Inhalte der Patient*innenedukation. Die Aufklärung über Rückenschmerzen erfolgt anhand eines verhaltensorientierten Gleichgewichtsmodells mit dem Ziel einer ausgewogenen Belastung und Belastbarkeit [13], [17].

Durch die systematische Integration der Patient*innenedukation in das supervidierte Gruppentraining können Unsicherheiten und offene Fragen, die während der Übungsdurchführung auftreten, direkt mit den Inhalten der Patient*innenedukationseinheiten verknüpft und beantwortet werden. Hierfür stehen verschiedene Hilfsmittel für die supervidierten Trainingseinheiten zur Verfügung.

Supervidiertes Gruppentraining

Nach der Patient*innenedukation wird das Gruppentraining unter Aufsicht der GLA:D-Therapeut*innen durchgeführt. Die GLA:D-Rückenübungen werden in den initialen Einzelsitzungen individuell instruiert und das anfängliche Leistungsniveau (Schwierigkeitsgrad) der Übungen gemeinsam mit den Teilnehmenden festgelegt. Bereits die Instruktion der Übungen und die Definition des initialen Leistungsniveaus bieten eine erste Gelegenheit für positive Erfahrungen in Bezug auf die Bewegungs- und Aktivitätsfähigkeit der Teilnehmenden. Im supervidierten Gruppentraining werden die Übungen zu Beginn von den Teilnehmenden entsprechend der anfänglichen Instruktion durchgeführt.

Während des Gruppentrainings werden die Kernbotschaften der Patient*innenedukation mit den Teilnehmenden wiederholt und in Erinnerung gerufen. Dafür stehen den GLA:D-Therapeut*innen Hilfsmittel wie ein GLA:D-Rücken-Edukationsposter und thematisch gegliederte Edukationskarten zur Verfügung. Diese Hilfsmittel dienen der kontinuierlichen Vermittlung der Kernbotschaften, die bereits während der Patient*innenedukation thematisiert wurden, haben durch die Verwendung der identischen Bildsprache einen Wiedererkennungswert und ermöglichen eine zeitsparende Integration der Edukation in die Trainingseinheiten [17].

Unter Aufsicht der GLA:D-Therapeut*innen haben die Teilnehmenden die Gelegenheit, ihre Bewegungsmuster zu normalisieren, alte Bewegungsabläufe wiederzuentdecken und neue Bewegungsvarianten kennenzulernen. Ängste und Bedenken in Bezug auf Diagnose, Prognose oder Reaktionen auf die Übungen während oder nach einer Rücken-Übungseinheit sowie daraus abgeleitete Unsicherheiten sollen durch die Patient*innenedukation und das Verhalten der GLA:D-Therapeut*innen reduziert werden. Die positiven Erfahrungen der Teilnehmenden sollen das Selbstmanagement fördern, die Selbstwirksamkeit unterstützen und den Glauben an die eigene Bewegungs- und Aktivitätsfähigkeit stärken [17]. Krankheits- und diagnosebezogene Überzeugungen werden hinterfragt und Problemlösungskompetenzen auf der Basis der Patient*innenedukation vermittelt.

Konkret bedeutet dies, dass die Teilnehmenden während der Übungseinheiten ermutigt werden, selbstständig Übungs- und Bewegungsvariationen auszuprobieren, um zu bemerken, ob sich z. B. ihre körperliche Reaktion auf eine Übung verändert. Ebenso werden die Teilnehmenden aufgefordert, eigenständig über eine Anpassung des Schwierigkeitsgrades der Übungen zu entscheiden und die Auswirkungen dieser Anpassung zu reflektieren [17]. Zur besseren Übersicht über die verschiedenen Übungen und die 4 Leistungsstufen steht ein Übersichtsposter mit allen GLA:D-Rückenübungen zur Verfügung.

Menschen mit einem guten Selbstmanagement im Alltag sind in der Lage, mit unterschiedlichen Belastungen, Körperpositionen und Bewegungsvariationen selbstständig umzugehen. Daher steht die Ermutigung der Teilnehmenden, verschiedene Positionen, Bewegungsmöglichkeiten und -varianten auszuprobieren, im Vordergrund [17]. Die Übungen werden durch die GLA:D-Therapeut*innen nicht korrigiert und auf eine „richtige" Art und Weise vermittelt. In einer Expertenrolle korrigieren die Therapeut*innen die Patient*innen bei der Durchführung der Übungen, wenn die Ausführung von der initialen Instruktion abweicht. Dabei gehen die Therapeut*innen davon aus, dass der Nutzen einer Übung von der Art und Weise der Durchführung abhängt und diese die Ergebnisse beeinflusst. Es gibt jedoch kaum Belege dafür, dass ein Zusammenhang zwischen der Durchführung (Qualität der Ausführung) und dem Ergebnis einer Übung besteht [20]. Aus diesem Grund steht in den supervidierten Gruppentrainings des GLA:D-Rückenprogramms die „richtige" Übungsausführung nicht im Mittelpunkt. Vielmehr geht es darum, Überzeugungen und Erklärungsmodelle in Bezug auf Rückenschmerzen zu verändern und durch neue positive Erfahrungen wieder Vertrauen in den Körper und in Bewegung bzw. körperliche Aktivität zu gewinnen [17]. Der selbstbewusste Umgang mit wechselnden Körperhaltungen, Bewegungen, Belastungsabstufungen und körperlicher Aktivität sowie ein gesunder Lebensstil können zu einer veränderten Einstellung gegenüber Kreuzschmerzen führen, Stress reduzieren und die Selbstwirksamkeit stärken [24].

Abschlusssitzung und Auswertung

In der letzten Einzelsitzung des Programms werden neben den klinischen Funktionstests die individuellen Ziele evaluiert und mögliche nächste Schritte zur Umsetzung nachhaltiger und langfristiger Selbstmanagementstrategien besprochen. Die Teilnehmenden evaluieren die für das GLA:D-Rückenprogramm definierten Ziele. Dabei liegt der Fokus ausschließlich auf den Verhaltensänderungen der Teilnehmenden und nicht primär auf einer Bewertung der Behandlung hinsichtlich einer möglichen Symptomreduktion. Das primäre Ziel des Programms ist die Vermittlung von Selbstmanagementstrategien im Umgang mit chronischen lumbalen Rückenschmerzen und dieses Ziel soll bei der individuellen Zielevaluation im Vordergrund stehen. Die Evaluation des GLA:D-Rückenprogramms mit Wiederholung der klinischen Funktionstests, der Zielevaluation und der weiteren Planung von Bewegungsaktivitäten unterstützt die Umsetzung der Selbstmanagementstrategien der Teilnehmer*innen.

Das Datenregister des „GLA:D Schweiz Rücken- und Arthroseprogramms" ermöglicht eine unmittelbare und individuelle Evaluation des Programms und die Besprechung der Veränderungen während des letzten Einzeltermins anhand eines Austrittsberichts, der als Abschlussbericht an die Zuweisenden verschickt werden kann. Das Ausfüllen der Fragebogen nach sechs Monaten (GLA:D-Rückenprogramm) und nach 12 Monaten (GLA:D-Rücken- und -Arthroseprogramm) ermöglicht den Teilnehmenden, ebenfalls einen individuellen Bericht zu generieren.

Die im „GLA:D Schweiz Jahresbericht 2023“ veröffentlichten Ergebnisse zeigen eine Schmerzreduktion, eine Verbesserung der Funktionsfähigkeit mit reduzierter Angst vor körperlicher Aktivität und eine Reduktion der Krankheitstage nach der Teilnahme am Programm. Diese Verbesserungen halten bei teilweise leichtem Rückgang auch nach 6 und 12 Monaten noch an, was darauf hinweist, dass die Teilnehmenden eine höhere Selbstmanagementkompetenz mit Blick auf ihre Kreuzschmerzen erlangt haben. Diese Ergebnisse sind vergleichbar mit dänischen Ergebnissen, wo in den Jahren 2018–2022 über 5 000 Teilnehmende evaluiert wurden [11], [15].

4.5.3 Die Rolle der zertifizierten GLA:D-Therapeut*innen

Das GLA:D-Rückenprogramm ist ein Behandlungsprogramm, das durch unveränderliche Kernelemente und einen Ablauf strukturiert ist (► Abb. 4.5). Dennoch sind die GLA:D-Therapeut*innen aufgefordert, individuelle Anpassungen an die teilnehmenden Personen vorzunehmen. Neben der Patient*innenedukation und dem Trainingsprogramm, das individuell dosierbar und anpassbar ist und über 4 Schwierigkeitsstufen gesteigert werden kann, müssen die beschriebenen Elemente des Programms zur Verbesserung des Selbstmanagements von den GLA:D-Therapeut*innen in die Behandlungseinheiten integriert werden [17]. Dies erfordert neben diagnostischen und kommunikativen Kompetenzen auch die Bereitschaft, den kognitiv-verhaltenstherapeutischen Behandlungsansatz des Programms umzusetzen. Darüber hinaus ist eine Organisation (Praxis, Klinik oder Institution) erforderlich, welche seine Durchführung ermöglicht.

Die GLA:D-Therapeut*innen sollen während der supervidierten Übungseinheiten ihre Expert*innenrolle ablegen und sich auf die Anleitung und Unterstützung der Teilnehmenden bei der Exploration von Bewegungsmöglichkeiten und -variationen konzentrieren. Basierend auf den persönlichen Erfahrungen der Teilnehmenden und dem vermittelten Wissen aus der Patient*innenedukation zu Rückenschmerz, Bewegung, Belastung und Belastbarkeit sind die Teilnehmenden aufgefordert, Entscheidungen zu treffen, diese zu bewerten und daraus Konsequenzen für die weitere Bewegungsausführung, das angemessene Belastungsniveau und das Verhalten im Alltag abzuleiten [17]. Die im Verlauf des Programms abnehmende Unterstützung durch die Therapeut*innen und die zunehmenden Kompetenzen der Teilnehmenden sollen insgesamt zu einem verbesserten Selbstmanagement mit veränderten Überzeugungen, verbesserter Selbstwirksamkeit, verminderten Einschränkungen sowie einer erhöhten Lebensqualität mit reduzierten krankheitsbedingten Fehlzeiten führen [12].

Literatur

[1] Bandura A. Self-efficacy: toward a unifying theory of behavioral change. Psychol Rev 1977; 84: 191–215. DOI: 10.1037/0033-295x.84.2.191

[2] Bannuru RR, Osani MC, Vaysbrot EE et al. OARSI guidelines for the non-surgical management of knee, hip, and polyarticular osteoarthritis. Osteoarthritis Cartilage 2019; 27: 1578–1589. DOI: 10.1016/j.joca.2019.06.011

[3] Barlow J, Wright C, Sheasby J et al. Self-management approaches for people with chronic conditions: a review. Patient Educ Couns 2002; 48: 177–187. DOI: 10.1016/s0738-3991(02)00032-0

[4] Bechter S, Benz T, Niedermann K. Spezifisches Training und Edukation. SchmerzTherapie 2022; 5: 86–90. DOI: 10.1055/a-1756-9434

[5] Bovend'Eerdt TJH, Botell RE, Wade DT. Writing SMART rehabilitation goals and achieving goal attainment scaling: a practical guide. Clin Rehabil 2009; 23: 352–361. DOI: 10.1177/0269215508101741

[6] Carnes D, Homer KE, Miles CL et al. Effective delivery styles and content for self-management interventions for chronic musculoskeletal pain: a systematic literature review. Clin J Pain 2012; 28: 344–354. DOI: 10.1097/AJP.0b013e31822ed2f3

[7] Coppack RJ, Kristensen J, Karageorghis CI. Use of a goal setting intervention to increase adherence to low back pain rehabilitation: a randomized controlled trial. Clin Rehabil 2012; 26: 1032–1042. DOI: 10.1177/0269215512436613

[8] Du S, Hu L, Dong J et al. Self-management program for chronic low back pain: A systematic review and meta-analysis. Patient Education and Counseling 2017; 100: 37–49. DOI: 10.1016/j.pec.2016.07.029

[9] Eccleston C, Crombez G. Worry and chronic pain: a misdirected problem solving model. Pain 2007; 132: 233–236. DOI: 10.1016/j.pain.2007.09.014

[10] Fernandes L, Hagen KB, Bijlsma JW et al. EULAR recommendations for the non-pharmacological core management of hip and knee osteoarthritis. Ann Rheum Dis 2013; 72: 1125–1135. DOI: 10.1136/annrheumdis-2012-202 745
[11] Grønne DT, Roos E, Thorgaard S et al. GLA:D Denmark Annual Report 2022.
[12] Hartvigsen J, Hancock MJ, Kongsted A et al. What low back pain is and why we need to pay attention. Lancet 2018; 391: 2356–2367. DOI: 10.1016/S 0140-6 736(18)30 480-X
[13] Hasenbring MI, Pincus T. Effective reassurance in primary care of low back pain: what messages from clinicians are most beneficial at early stages? Clin J Pain 2015; 31: 133–136. DOI: 10.1097/AJP.000 000 0000 000 097
[14] Hoffmann T, Bakhit M, Michaleff Z. Shared decision making and physical therapy: What, when, how, and why? Braz J Phys Ther 2022; 26: 100 382. DOI: 10.1016/j.bjpt.2 021 100 382
[15] IG GLA:D Schweiz. GLA:D Schweiz Arthrose und Rücken – Jahresbericht 2023
[16] Jackson T, Wang Y, Wang Y et al. Self-Efficacy and Chronic Pain Outcomes: A Meta-Analytic Review. The Journal of Pain 2014; 15: 800–814. DOI: 10.1016/j.jpain.2014.05.002
[17] Kjaer P, Kongsted A, Ris I et al. GLA:D Back group-based patient education integrated with exercises to support self-management of back pain – development, theories and scientific evidence. BMC Musculoskelet Disord 2018; 19: 418. DOI: 10.1186/s12 891-018-2334-x
[18] Kolasinski SL, Neogi T, Hochberg MC et al. 2019 American College of Rheumatology/Arthritis Foundation Guideline for the Management of Osteoarthritis of the Hand, Hip, and Knee. Arthritis Care Res (Hoboken) 2020; 72: 149–162. DOI: 10.1002/acr.24 131
[19] Kongsted A, Ris I, Kjaer P et al. GLA:D Back: implementation of group-based patient education integrated with exercises to support self-management of back pain – protocol for a hybrid effectiveness-implementation study. BMC Musculoskelet Disord 2019; 20: 85. DOI: 10.1186/s12 891-019-2443-1
[20] Kongsted A, Ris I, Kjaer P et al. Self-management at the core of back pain care: 10 key points for clinicians. Braz J Phys Ther 2021; 25: 396–406. DOI: 10.1016/j.bjpt.2021.05.002
[21] National Guideline Centre (UK). Low Back Pain and Sciatica in Over 16s: Assessment and Management. London: National Institute for Health and Care Excellence (UK); 2016
[22] Niedermann K. Patient Education und Selbstmanagement-Interventionen in der Physiotherapie. manuelletherapie 2018; 22: 211–216. DOI: 10.1055/a-0762-3 638
[23] O'Neill A, O'Sullivan K, O'Sullivan P et al. Examining what factors mediate treatment effect in chronic low back pain: A mediation analysis of a Cognitive Functional Therapy clinical trial. Eur J Pain 2020; 24: 1765–1774. DOI: 10.1002/ejp.1624
[24] O'Sullivan PB, Caneiro JP, O'Sullivan K et al. Back to basics: 10 facts every person should know about back pain. Br J Sports Med 2020; 54: 698–699. DOI: 10.1136/bjsports-2019-101 611
[25] Oliveira CB, Maher CG, Pinto RZ et al. Clinical practice guidelines for the management of non-specific low back pain in primary care: an updated overview. Eur Spine J 2018; 27: 2791–2803. DOI: 10.1007/s00 586-018-5 673-2
[26] Qaseem A, Wilt TJ, McLean RM et al. Noninvasive Treatments for Acute, Subacute, and Chronic Low Back Pain: A Clinical Practice Guideline From the American College of Physicians. Ann Intern Med 2017; 166: 514–530. DOI: 10.7 326/M16-2367
[27] Riediger M, Freund AM. Interference and facilitation among personal goals: differential associations with subjective well-being and persistent goal pursuit. Pers Soc Psychol Bull 2004; 30: 1511–1523. DOI: 10.1177/014 616 7 204 271 184
[28] Roos EM, Barton CJ, Davis AM et al. GLA:D to have a high-value option for patients with knee and hip arthritis across four continents: Good Life with osteoArthritis from Denmark. Br J Sports Med 2018; 52: 1544–1545. DOI: 10.1136/bjsports-2017-098 904
[29] Skou ST, Roos EM. Good Life with osteoArthritis in Denmark (GLA:D®): evidence-based education and supervised neuromuscular exercise delivered by certified physiotherapists nationwide. BMC Musculoskelet Disord 2017; 18: 72. DOI: 10.1186/s12 891-017-1439-y
[30] Stochkendahl MJ, Kjaer P, Hartvigsen J et al. National Clinical Guidelines for non-surgical treatment of patients with recent onset low back pain or lumbar radiculopathy. Eur Spine J 2018; 27: 60–75. DOI: 10.1007/s00 586-017-5 099-2
[31] Zangi HA, Ndosi M, Adams J et al. EULAR recommendations for patient education for people with inflammatory arthritis. Ann Rheum Dis 2015; 74: 954–962. DOI: 10.1136/annrheumdis-2014-206 807

4.6 Kommunikation in der manuellen Therapie

Chad E. Cook

4.6.1 Wertschätzung der Patient*innen

Jeder Mensch ist einzigartig. Jeder Mensch hat unterschiedliche Bedürfnisse, unterschiedliche Schmerzmechanismen und beitragende Faktoren (Interventionselemente), die sein Schmerzerleben beeinflussen. Die Annahme, dass eine einzige Intervention (oder Technik) allen Menschen helfen wird, ist allzu simpel – und respektlos. Obwohl eine übermäßige Variabilität in der Behandlung nicht sinnvoll ist, wird die Fähigkeit, Behandlungen anzupassen, ein Markenzeichen der personalisierten Medizin und eine potenziell wertvolle Ressource für alle klinisch Tätigen [6]. Jeder Mensch braucht das, was er braucht, und es ist Aufgabe der Physiotherapeut*innen, herauszufinden, was genau seine Bedürfnisse sind.

In diesem Kapitel geht es darum, wie man einer Person vermitteln kann, was die manuelle Therapie tut und wie sie funktioniert. Dieses Kapitel soll dabei helfen, Informationen in ehrlicher Weise zu vermitteln, damit die Patient*innen effektiv in den Entscheidungsprozess über die Behandlung einbezogen werden können. Da in den vorhergehen-

Tab. 4.6 Modulation von Schmerzen durch manuelle Therapie.

Methode der endogenen Modulation	Übertragungsphase	Relevanz der manuellen Therapie?
Gate-Control-Theorie	Übertragung	ja
endogene Opioid-Modulation von Schmerzen	Wahrnehmung	ja
autonome Modulation von Schmerzen – dopaminerge Modulation von Schmerzen	Leitung	unbekannt
autonome Modulation von Schmerzen – noradrenerge Modulation von Schmerzen	Leitung	ja
autonome Modulation von Schmerzen – serotonerge Modulation von Schmerzen	Leitung	ja
hemmende Aminosäuren und Modulation von Schmerz	Transduktion	unbekannt
Placebo-/Nocebo-Mechanismen	3 Phasen	ja
endogene Cannabinoide	Transduktion	ja

lich begrenzten schmerzlindernden Effekte nach einer Schubmanipulation mit hoher Geschwindigkeit und geringer Amplitude bei Personen mit Wirbelsäulenschmerzen sofort und kurzfristig auftreten und bei alleiniger Anwendung wenig oder gar nicht anhalten [8].

Der kurzfristige Charakter der manuellen Therapie erfordert die aktive Mitarbeit der betroffenen Person an der weiteren Behandlung [16]. Dies unterstreicht die Bedeutung eines Übungsprogramms für zu Hause und/oder anderer modulierender Aktivitäten ergänzend zur manuellen Therapie sowie die Notwendigkeit von Selbstmanagementansätzen (s. u.).

Das Gespräch in der manuellen Therapie

Schritt 1 – der patient*innenzentrierte Ansatz

Für Physiotherapeut*innen hat das wachsende Interesse an patient*innenzentrierten Ansätzen dazu beigetragen, die Bedeutung der Beziehung zu den Patient*innen und der Kommunikation in der klinischen Praxis hervorzuheben [1]. Die jüngste Betonung der patient*innenzentrierten Versorgung hat zu einer Ablehnung des „behandler*innenzentrierten“ Ansatzes geführt (d. h. die Kommunikation ist strukturiert und konzentriert sich hauptsächlich auf die körperlichen Aspekte des Gesundheitsproblems einer Person). Obwohl es keine Forschungsergebnisse gibt, die belegen, dass gute Kommunikationsfähigkeiten in der manuellen Therapie zu besseren Ergebnissen führen [13], ist es wahr, dass die Menschen an einer zweiseitigen Kommunikation interessiert sind, die eine gemeinsame Entscheidungsfindung zwischen ihnen und den Physiotherapeut*innen ermöglicht [10].

Die gemeinsame Entscheidungsfindung (shared decision making) ist ein gemeinschaftlicher Ansatz in der Gesundheitsversorgung, bei dem die Betroffenen und die Therapeut*innen zusammenarbeiten, um Entscheidungen über die Versorgung der erkrankten Person zu treffen. Dieser Prozess erkennt an, dass alle Individuen einzigartige Werte, Präferenzen und Perspektiven haben, und versucht, sie aktiv in den Entscheidungsprozess einzubeziehen. Die gemeinsame Entscheidungsfindung ist besonders wichtig in Situationen, in denen es nicht nur eine „beste“ Behandlungsoption gibt, wenn Behandlungsentscheidungen Abwägungen zwischen Nutzen und Risiken beinhalten. Sie ist auch wichtig, wenn die Präferenzen der Betroffenen eine wichtige Rolle bei der Entscheidung spielen.

Die Art und Weise, wie eine Behandlungsoption präsentiert wird, kann die Überzeugung einer Person von der Wirksamkeit der Behandlung stark beeinflussen. Interessanterweise weisen die meisten Behandlungsoptionen für muskuloskeletale Erkrankungen ähnliche Gesamtergebnisse auf [2], [3], [5]. Daher ist es sinnvoll, die Behandlungsoptionen mit den Präferenzen abzugleichen. Der Person jedoch zu sagen, dass es keine besseren Optionen gibt, kann zu schlechteren Ergebnissen führen und wird nicht empfohlen. Die Menschen sind an dem interessiert, was Physiotherapeut*innen als vorteilhaft für ihren Zustand ansehen.

Schritt 2 – Einführung der manuellen Therapie

In der Vergangenheit wurde die manuelle Therapie als ein mystischer Behandlungsansatz dargestellt, der stark von den Fähigkeiten der ausführenden Person abhängig ist. Obwohl dies die Wirksamkeit der Behandlung bis zu einem gewissen Grad beeinflussen kann, wissen wir heute, dass die angewandte Technik wahrscheinlich weniger wichtig ist als früher angenommen [15]. Eine gute Einführung in die manuelle Therapie ist die Beschreibung als „eine Intervention, bei der wir unsere Hände (oder Nadeln oder was auch immer) am Körper einsetzen, um die Heilung zu verbessern, die Beweglichkeit zu erhöhen und, was vielleicht am wichtigsten ist, Schmerzen zu reduzieren". Wenn den Betroffenen frühzeitig auch die Grenzen beschrieben werden, z. B. dass „wir diese Behandlung in der Regel am Anfang anwenden, um zu sehen, ob sie etwas bewirkt" und dass „wir gerne frühzeitig zu aktiven Verfahren übergehen, um Ihre Schmerzen und Ihre Beweglichkeit zu verbessern", wird bald deutlich, dass es sich um einen vorübergehenden Behandlungsansatz handelt, der wahrscheinlich eine kürzere Wirksamkeit besitzt als andere Maßnahmen, wie etwa Bewegung. Die betroffene Person sollte zudem wissen, dass die meisten Menschen, bei denen die manuelle Therapie hilft, sehr schnelle Fortschritte erzielen. Andernfalls ist der Ansatz möglicherweise nicht für ihren Zustand geeignet. Es ist dabei wichtig, den Ansatz weder zu unter- noch zu überschätzen.

Merke **M!**

Es ist wichtig, das Potenzial der manuellen Therapie gegenüber den Patient*innen nicht überzubewerten und auch nicht kleinzureden, sondern sich um eine möglichst realistische Einordnung zu bemühen.

Schritt 3 – Mechanismen der manuellen Therapie erläutern

Die Fähigkeit zu beschreiben, was bei der manuellen Therapie geschieht, ist für Physiotherapeut*innen unerlässlich. Es ist eine wertvolle Fähigkeit, die Mechanismen so zu beschreiben, dass sie für die Betroffenen verständlich sind. Zu den besten Methoden gehören folgende Formulierungen:

- „Es hat sich gezeigt, dass die manuelle Therapie ein wirksamer Modulator von Schmerzen ist und bei ausgewählten Personen Muskelverspannungen oder -krämpfe lindern, die Beweglichkeit verbessern und die Durchblutung fördern kann."

Beziehen Sie die Anwendung der manuellen Therapie auf das, was Sie bei der klinischen Untersuchung festgestellt haben:

- „Mir ist aufgefallen, dass Sie über Schmerzen von 7/10 … berichten."
- „Mir ist aufgefallen, dass Sie eine starke Schwellung haben …"
- „Mir ist aufgefallen, dass Sie eine Bewegungseinschränkung haben …"
- „Da dies etwas ist, das bei Ihnen schon einmal funktioniert hat …"
- „Es ist wichtig zu wissen, dass diese Reaktionen oft von den vorherrschenden Schmerzmechanismen eines Menschen abhängen und von Person zu Person variieren."

Wenn Sie betonen, dass nach Ihrer Erfahrung die manuelle Therapie eine wertvolle Ergänzung zu einem aktiven Behandlungsansatz sein kann, wird dies die Akzeptanz des Verfahrens bei den Betroffenen erhöhen, die noch keine Erfahrung mit der manuellen Therapie haben. Die ▶ Abb. 4.6 und ▶ Abb. 4.7 sind hilfreich, wenn Sie die zu erwar-

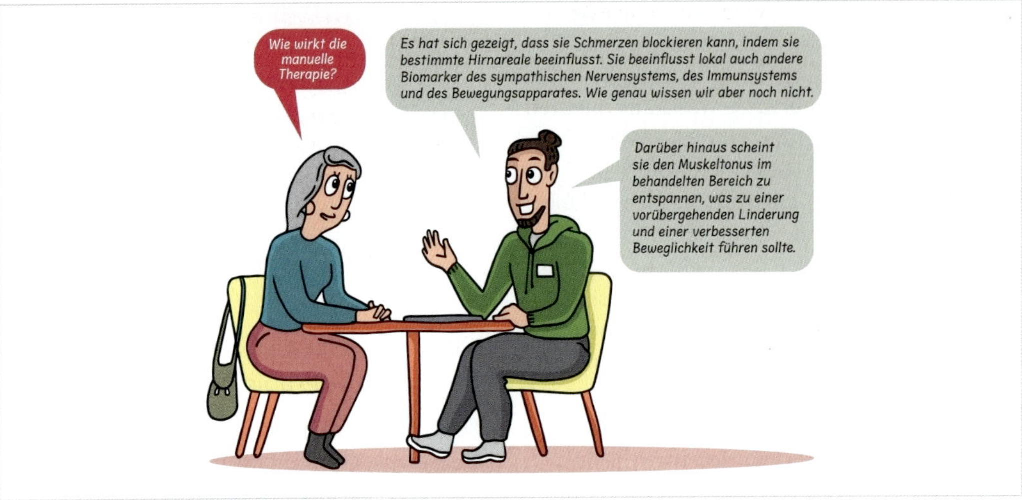

Abb. 4.6 Wie wirkt die manuelle Therapie?

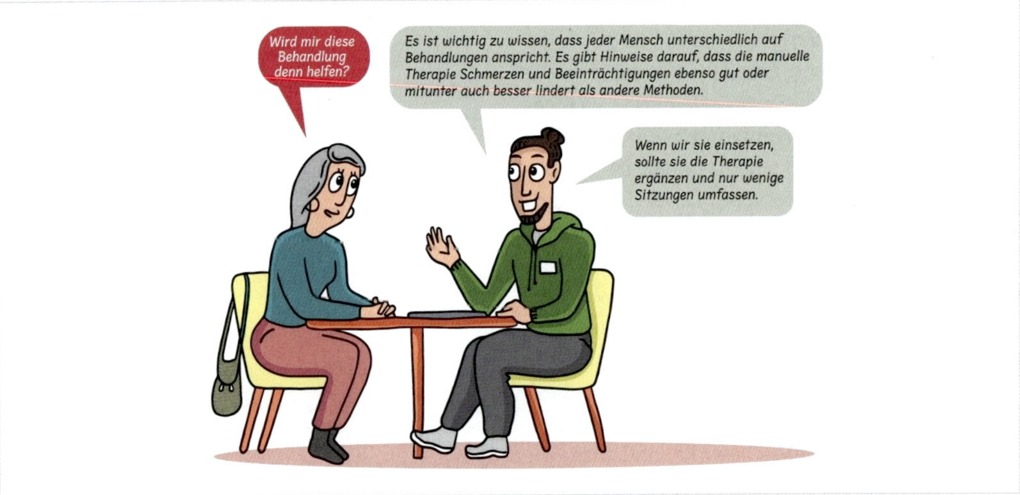

Abb. 4.7 Wird mir diese Behandlung denn helfen?

tenden Wirkungen einer manuellen Therapie erklären möchten.

Schritt 4 – Besprechung der Risiken

Es ist wichtig, darauf hinzuweisen, dass die manuelle Therapie mit Risiken verbunden ist. Die Manipulation des Nackens birgt ernsthafte Risiken, die in anderen Kapiteln ausführlicher behandelt werden können. Die meisten unerwünschten Wirkungen in anderen Körperregionen sind Schmerzen oder Müdigkeit, die in der Regel vorübergehend sind [18]. Weisen Sie die Person darauf hin, dass sie immer selbst für ihre Behandlung verantwortlich ist und dass Sie die Behandlung sofort abbrechen können, wenn sie mit einer der Behandlungsoptionen nicht zufrieden ist.

Schritt 5 – Informierung über andere Behandlungsmöglichkeiten

Obwohl wir nicht vorhersagen können, wer von einer Behandlung im Vergleich zu einer anderen profitieren wird (bei keiner unserer Behandlungen), lohnt es sich darauf hinzuweisen, dass es mehrere Optionen gibt, die ähnliche Vorteile zu haben scheinen. Wenn Sie etwa erwähnen, dass „bei Ihrer Art von Schmerzmechanismus (nozizeptiv) wahrscheinlich auch ein Bewegungsprogramm von Vorteil wäre, bei dessen Entwicklung wir Ihnen helfen können", erhalten die Betroffenen sinnvolle Optionen. Es ist wichtig, dass Sie Optionen anbieten, von denen Sie glauben, dass sie der Person helfen können, und nicht nur das, was die Person vielleicht möchte.

Schritt 6 – Abschätzung des Effektes

Die Reaktion auf die manuelle Therapie hängt in der Regel vom vorherrschenden Schmerzmechanismus der erkrankten Person ab. Nozizeptive Schmerzen erfahren oft innerhalb von 2 Sitzungen eine Veränderung, noziplastische Schmerzen jedoch in der Regel nicht unmittelbar. Bei neuropathischen Schmerzen sind die Reaktionen manchmal langsamer als bei nozizeptiven Schmerzen, aber es kann dennoch zu einer Linderung der Symptome kommen. Wenn die Person den Wahrscheinlichkeitscharakter der manuellen Therapie anerkennt, wird es weniger Diskrepanzen in den Erwartungen geben.

Schritt 7 – Zusammenfassung der Diskussion

Die Wiederholung der vorangegangenen 6 Schritte hilft der Person, sich für die manuelle Therapie zu entscheiden. Lassen Sie sie wissen, ob die manuelle Therapie für sie infrage kommt und stellen Sie sicher, dass die Person auch damit einverstanden ist. Die manuelle Therapie sollte niemals aufgezwungen werden, wenn eine Person nicht an dieser Behandlungsform interessiert ist. Die Einholung der Zustimmung zur Anwendung wird in Zukunft wahrscheinlich eine Voraussetzung sein, sodass es sinnvoll ist, dies bereits jetzt in den Kommunikationsprozess mit einzubeziehen.

4.6.5 Zusammengefasst

Die patient*innenzentrierte Versorgung ist ein Ansatz in der Gesundheitsversorgung, der die individuellen Bedürfnisse, Präferenzen und Werte der Menschen in den Mittelpunkt stellt. Eine echte patient*innenzentrierte Kommunikation bedeutet, den Menschen ausreichend zu informieren und ihn in den Prozess der Behandlungsentscheidung einzubeziehen. Die manuelle Therapie ist ein optionaler Behandlungsansatz, der einigen Menschen helfen kann, insbesondere solchen mit nozizeptiven Schmerzmechanismen. Die effektive Kommunikation der Mechanismen, der Risiken, anderer Behandlungsmöglichkeiten und der Erwartungen an die Behandlung sind die Mindestanforderungen an die Kommunikation von Physiotherapeut*innen, welche die manuelle Therapie anwenden.

Literatur

[1] Ahlsen B, Nilsen AB. Getting in touch: Communication in physical therapy practice and the multiple functions of language. Front Rehabil Sci 2022 Aug 4; 3: 882 099

[2] Chmielewski TL, George SZ, Tillman SM et al. Niedrig- versus hochintensives plyometrisches Training während der Rehabilitation nach Rekonstruktion des vorderen Kreuzbandes. Am J Sports Med 2016; 44: 609–617

[3] Cook CE, George SZ, Keefe F. Different interventions, same outcomes? Here are four good reasons. Br J Sports Med 2018; 52(15): 951–952

[4] Coronado RA, Bialosky JE, Cook CE. Die zeitlichen Auswirkungen einer einzigen Sitzung der Schubmanipulation mit hoher Geschwindigkeit und niedriger Amplitude auf Personen mit Wirbelsäulenschmerzen. Physical Therapy Reviews 2010; 15 (1): 29–35

[5] Day MA, Ehde DM, Burns J et al. A randomized trial to examine the mechanisms of cognitive, behavioral and mindfulness-based psychosocial treatments for chronic pain: Studienprotokoll. Contemp Clin Trials. 2020; 93: 106 000.

[6] Dudley JT, Listgarten J, Stegle O et al. Personalized medicine: from genotypes, molecular phenotypes and the quantified self, towards improved medicine. Pac Symp Biocomput 2015: 342–346

[7] Epstein RM, Street RL Jr. The values and value of patient-centered care. Ann Fam Med 2011 Mar-Apr; 9(2): 100–103

[8] Hegedus EJ, Goode A, Butler RJ et al. The neurophysiological effects of a single session of spinal joint mobilization: does the effect last? J Man Manip Ther 2011; 19(3): 143–151

[9] Heinricher MM. Pain Modulation and the Transition from Acute to Chronic Pain. Adv Exp Med Biol 2016; 904: 105–115

[10] Kava CM, Fishleder S, Steinman L et al. Provider-Patient-Kommunikation und Beteiligung an Bewegungsprogrammen bei Patienten, die physiotherapeutische Leistungen erhalten: A Qualitative Study. Zeitschrift für angewandte Gerontologie 2020; 39(9): 1000–1007

[11] Kazdin A. Mediatoren und Mechanismen der Veränderung in der Psychotherapieforschung. Annu Rev Clin Psychol 2007; 3: 1–7
[12] Kirkpatrick DR, McEntire DM, Hambsch ZJ et al. Therapeutic basis of clinical pain modulation. Clin Transl Sci 2015; 8(6): 848–856
[13] Muddle L, O'Malley CJ, Stupans I. Learning and teaching of patient-centred communication skills in allied healthcare manual therapy students: A systematic review, International Journal of Osteopathic Medicine 2019; 32: 21–27
[14] National Institutes of Health. Neural Mechanisms of Force-based Manipulations: High Priority Research Networks. RFA-AT-21-006. Im Internet: https://grants.nih.gov/grants/guide/rfa-files/RFA-AT-21-006.html
[15] Nim CG, Downie A, O'Neill S et al. The importance of selecting the correct site to apply spinal manipulation when treating spinal pain: Mythos oder Realität? Eine systematische Übersicht. Sci Rep. 2021 Dec 3; 11(1): 23 415
[16] Petersen SB, Cook C, Donaldson M et al. The effect of manual therapy with augmentative exercises for neck pain: a randomised clinical trial. J Man Manip Ther 2015 Dec; 23(5): 264–275
[17] Petrie KJ, Frampton T, Large RG et al. Was erwarten Patienten von ihrem ersten Besuch in einer Schmerzklinik? Clin J Pain 2005 Jul-Aug; 21(4): 297–301
[18] Sheldon A, Karas S. Unerwünschte Ereignisse im Zusammenhang mit manueller Therapie der peripheren Gelenke: A scoping review. J Bodyw Mov Ther 2022 Jul; 31: 159–163
[19] Verbeek J, Sengers MJ, Riemens L et al. Patient expectations of treatment for back pain: a systematic review of qualitative and quantitative studies. Spine (Phila Pa 1976) 2004 Oct 15; 29(20): 2309–2318
[20] Vigotsky AD, Bruhns RP. Die Rolle der absteigenden Modulation in der manuellen Therapie und ihre analgetischen Implikationen: A narrative review. Pain Res Treat 2015; 2015: 292 805

4.7 Das HAPA-Modell – Wo befindet sich mein Patient?

Dominik Klaes

4.7.1 Einleitung

Das Gesundheitsverhalten der Menschen hat insgesamt an Bedeutung gewonnen, insbesondere durch die Erkenntnis, dass ein Großteil der Erkrankungen durch präventive Maßnahmen positiv beeinflusst werden kann [5].

Veränderungen des Gesundheitsverhaltens sind auch im Setting der Physiotherapie häufig notwendig, um mittel- und langfristige Behandlungserfolge zu erzielen. Untersuchungen konnten zeigen, dass Gesundheitsverhalten häufig in bestimmten Phasen abläuft. Um Patient*innen auch in der Physiotherapie gezielt bei diesem Prozess unterstützen zu können, ist es hilfreich zu wissen, in welchem Stadium der Verhaltensänderung sich eine Person befindet. Um die Erkenntnisse aus der Gesundheitsverhaltensforschung entsprechend einordnen und Strategien für die Umsetzung ableiten zu können, wurden verschiedene Modelle entwickelt. Diese lassen sich grob in kontinuierliche und dynamische Modelle unterteilen [22], [54].

An dieser Stelle soll eine kurze Einführung in die verschiedenen Modelle gegeben werden. Abschließend wird näher auf die Stadien des HAPA-Modells ▶ Abb. 4.8 und mögliche Anwendungsmöglichkeiten in der Physiotherapie eingegangen.

4.7.2 Übersicht relevanter gesundheitspsychologischer Modelle

Kontinuierliche Prädiktionsmodelle

Kontinuierliche Prädiktionsmodelle beschäftigen sich mit der Frage, ob die Wahrscheinlichkeit einer Verhaltensänderung durch bestimmte, von der individuellen Person unabhängige, allgemeine Faktoren (Prädiktoren) vorhergesagt werden kann. In diesem Modell durchlaufen Personen kontinuierliche Phasen. Bei entsprechenden Interventionen durchlaufen in der Regel alle Teilnehmenden identische Programme. Eine Individualisierung findet kaum oder nur in geringem Maße statt. Zu den kontinuierlichen Modellen gehören die Theorie der Schutzmotivation, die Theorie des geplanten Verhaltens, das Modell der Gesundheitsüberzeugungen und die sozial-kognitive Theorie von Bandura [22], [48].

In der physiotherapeutischen Einzelbehandlung steht in der Regel die Arbeit mit dem Individuum und seinem individuellen Beschwerdebild im Vordergrund. Dementsprechend sind rein kontinuierliche Vorhersagemodelle für den praktischen Einsatz in der Physiotherapie i. d. R. eher weniger geeignet.

Dynamische Stadienmodelle

Das Konzept der dynamischen Stadienmodelle geht davon aus, dass Menschen bei Verhaltensänderungen qualitativ unterschiedliche Stadien oder Phasen durchlaufen. Sowohl die Hindernisse, mit denen die Menschen konfrontiert sind, als auch ihre Bedürfnisse unterscheiden sich in den ver-

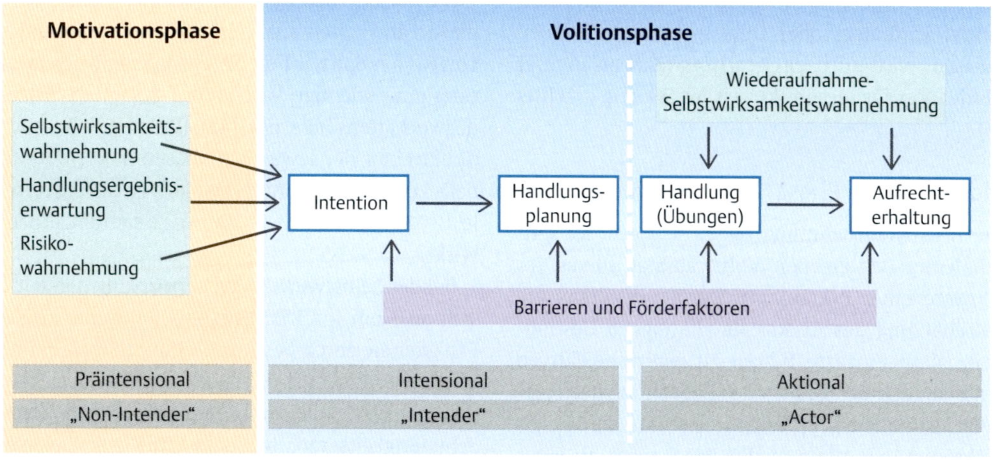

Abb. 4.8 HAPA-Modell. (Quelle: Lüdtke K, Schäfer B, Gaul C, ed. Physiotherapie bei Kopfschmerzen und Migräne. Stuttgart: Georg Thieme Verlag; 2019)

schiedenen Phasen. Entsprechende Interventionen werden an die jeweiligen Phasen und Personen angepasst. Zu den dynamischen Stadienmodellen gehören das Prozessmodell des präventiven Handelns, das transtheoretische Modell der Verhaltensänderung und das sozial-kognitive Prozessmodell des Gesundheitshandelns [22], [48].

Integrative Modelle

Integrative Modelle fassen kontinuierliche Modelle und Stufenmodelle zusammen [48]. Ein Beispiel für ein solches integratives Modell ist das sozial-kognitive Prozessmodell des Gesundheitshandelns (auch Health Action Process Approach), auf das hier näher eingegangen wird [47].

Die Prinzipien des HAPA-Modells eignen sich gut für die konkrete Anwendung in der Arbeit mit Patient*innen [14], [22], [26], [27], [31], [36], [50].

Das sozial-kognitive Prozessmodell gesundheitlichen Handelns (Health Action Process Approach)

Das sozial-kognitive Prozessmodell gesundheitlichen Handelns (auch Health Action Process Approach, HAPA) ist ein „... dynamisches Modell zur Erklärung und Vorhersage gesundheitsförderlichen und gesundheitsschädlichen Verhaltens“ [47]. Es unterscheidet zunächst grob zwischen 2 Phasen, in denen sich Individuen befinden können.

Die Phase der Absichtslosigkeit (präintentionale oder motivationale Phase) und die darauf folgende Phase der Umsetzung (volitionale Phase mit postintentionalen Umsetzungsprozessen). Wichtige Kernprinzipien des Modells sind das Sequenzierungsprinzip (ein Schritt folgt dem anderen) sowie die Annahme, dass ein gewisses Maß an Selbstwirksamkeitserwartung vorhanden sein muss, um im Prozess der Verhaltensänderung voranzukommen [22], [47].

Die motivationale Phase: Intentionsbildung als Ziel

Kern der motivationalen Phase ist die Bildung von Absichten (Intentionen) zur Veränderung des eigenen Verhaltens (sog. Verhaltensintentionen). Ein Beispiel aus der Physiotherapie könnte sein, wenn Menschen sagen: „Ich sollte mich mehr bewegen.“

Will man als Physiotherapeut*in die Patient*in in dieser Phase unterstützen, ist es sinnvoll, die relevanten Einflussfaktoren dieser Phase zu kennen. Dies sind insbesondere die Selbstwirksamkeitserwartung, die Risikowahrnehmung und die

Handlungsergebniserwartung. Da häufig Gewohnheiten verändert oder neue geschaffen werden müssen, wird auch ein gewisses Maß an innerer Motivation für diesen Prozess als wichtig erachtet [47].

Motivationale Phase: Risikowahrnehmung

Die Risikowahrnehmung bildet sich aus der Einschätzung der eigenen Vulnerabilität sowie der Schwere einer Erkrankung. Daraus resultiert die Einschätzung des Risikos für die eigene Gesundheit. Diese Prozesse führen zu einer subjektiven Einschätzung des Grades der Bedrohung der eigenen Gesundheit [47]. Wichtig ist, dass die Risikowahrnehmung allein in der Regel nicht zu einer Veränderungsabsicht führt. Vielmehr ist die Risikowahrnehmung als Beginn des Prozesses der Veränderungsmotivation zu sehen [45].

Motivationale Phase: Handlungsergebniserwartungen

Bei den Handlungsergebniserwartungen werden die Konsequenzen einer Handlung sowie deren Ergebnis antizipiert. Jede Handlungsalternative wird mit Pro- und Contra-Argumenten abgewogen, um am Ende eventuell umgesetzt oder verworfen zu werden (ähnlich einer Kosten-Nutzen-Rechnung). Je höher der erwartete Nutzen einer Verhaltensänderung ist, desto wahrscheinlicher ist die Bildung einer Veränderungsabsicht. Je mehr Handlungsalternativen zur Verfügung stehen, desto vielfältiger können Veränderungen durchdacht und ggf. umgesetzt werden [22], [45].

Motivationale Phase: Selbstwirksamkeitserwartung

Um die Absicht zu bilden, sein Verhalten oder seine Gewohnheiten zu ändern, muss die Überzeugung zugrunde liegen, etwas an diesen Gewohnheiten ändern zu können. Diese Überzeugung oder Zuversicht, durch eigene Fähigkeiten und Handlungen ein Ziel auch unter schwierigen Umständen erreichen zu können, wird auch als Selbstwirksamkeitserwartung (oder oft auch nur Selbstwirksamkeit) bezeichnet. Personen mit einer hohen Selbstwirksamkeitserwartung sind ehrgeiziger, ausdauernder in der Zielerreichung, erleiden weniger Rückschläge und strengen sich mehr an. All diese Fähigkeiten sind für Verhaltensänderungen vorteilhaft, daher ist die Selbstwirksamkeitserwartung eine wichtige Variable im gesamten Prozess der Verhaltensänderung [47]. Sie kann daher nicht direkt einer der jeweiligen Phasen des HAPA-Modells zugeordnet werden, sondern ist als universelle Größe zu verstehen, die im gesamten Prozess wirkt.

Bei der Selbstwirksamkeitserwartung handelt es sich also um die Überzeugung, aufgrund eigener Fähigkeiten durch bestimmte Handlungen ein gewünschtes Ergebnis zu erreichen [29]. Häufig handelt es sich dabei um Aufgaben mit höherem Schwierigkeitsgrad, bei denen die zur Zielerreichung notwendigen Handlungsabläufe Anstrengung und Ausdauer erfordern [18]. Die Selbstwirksamkeitserwartung kann somit als eine Art Vertrauen in die eigenen Fähigkeiten bezeichnet werden [30]. In Abhängigkeit von der zu bewältigenden Aufgabe und der jeweiligen Situation kann die Selbstwirksamkeitserwartung eines Individuums erheblichen Schwankungen unterliegen. In die Einschätzung der eigenen Selbstwirksamkeit fließen sowohl die Art und Häufigkeit der zu erwartenden Aufgaben als auch bereits gemachte Erfahrungen und mögliche Erfolgs- oder Misserfolgserlebnisse ein [30].

Nach Bandura et al. unterscheiden sich Personen hinsichtlich ihrer Selbstwirksamkeit in 3 Dimensionen [3]:

- in der Einschätzung des Schwierigkeitsgrades der bevorstehenden Handlung
- in der Ausprägung ihrer individuellen Selbstwirksamkeit
- in der Ausprägung der generalisierten Selbstwirksamkeit

Die Ausprägung der Selbstwirksamkeit bestimmt, ob Personen überhaupt versuchen zu handeln, wie lange sie bei Schwierigkeiten oder Misserfolgen ihre Bemühungen aufrechterhalten und inwieweit Misserfolge oder Erfolge bei der Bewältigung einer Aufgabe ihr zukünftiges Verhalten beeinflussen [44].

Selbstwirksamkeitsüberzeugungen entstehen aus 4 Arten von Informationen [44]. Die wichtigsten Informationen sind die eigenen Erfahrungen,

z. B. Erfolge und Misserfolge in der Vergangenheit. An zweiter Stelle stehen stellvertretende Erfahrungen, z. B. Beobachtungen anderer Individuen. Es folgen die verbalen Überzeugungen, z. B. verbaler Rat oder Zuspruch anderer Personen, und als Viertes stehen schließlich die eigenen emotionalen Reaktionen, z. B. die eigenen Gefühle.

Alle genannten Informationstypen werden vom Individuum gemeinsam bewertet, um die eigenen Erwartungen über Erfolg oder Misserfolg der beabsichtigten Handlung zu antizipieren. Das Modell der Selbstwirksamkeitserwartung spielt in der Gesundheitsprävention eine wichtige Rolle. Bandura et al. konnten zeigen, dass hohe Werte der Selbstwirksamkeitserwartung die Erfolgschancen von Verhaltensänderungen (z. B. im Gesundheitsverhalten) deutlich erhöhen [3]. Wenn Menschen nicht glauben, dass sie gesundheitsförderliches Verhalten umsetzen können, ist die Wahrscheinlichkeit geringer, dass sie es überhaupt versuchen [44]. Da viele Ansätze der Gesundheitsprävention eine Verhaltensänderung erfordern, ist eine ausreichende Selbstwirksamkeit grundsätzlich wichtig, um entsprechende Handlungen zu initiieren [43]. Die Selbstwirksamkeit gilt somit als Prädiktor, um überhaupt mit gesundheitsförderlichem Verhalten zu beginnen [53]. Erfreulicherweise konnte in Studien gezeigt werden, dass sich die Selbstwirksamkeit steigern lässt [29].

Bei Brustkrebspatient*innen erwies sich die Selbstwirksamkeit als wichtigster Prädiktor für psychische Aspekte der Lebensqualität [35]. Menschen mit hoher Selbstwirksamkeit haben ein besser funktionierendes Immunsystem und sind bei der Lösung von Aufgaben weniger ängstlich [2], [6], [55]. Eine niedrige Selbstwirksamkeit könnte ein Hinweis auf eine Depression sein, da depressive Menschen sich häufig in zentralen Lebensbereichen als unfähig erleben. Eine hohe Selbstwirksamkeit hingegen kann eine gute psychische Anpassung und Bewältigung positiv beeinflussen [6] [28]. Eine hohe Selbstwirksamkeit dämpft zudem die Stärke physiologischer Stressreaktionen bei Menschen mit Panikattacken, Phobien und emotionalen Störungen. Bei hoher Selbstwirksamkeit wird häufiger Copingverhalten gezeigt [3], [6], [19]. Eine Erhöhung der Selbstwirksamkeit kann bei Menschen mit Fibromyalgie zu einer Linderung der Beschwerden und zu Verbesserungen auf der Ebene der Bewältigungsmechanismen führen [33]. Eine hohe Selbstwirksamkeit ist auch mit niedrigen Werten für Angst und Depression assoziiert. Ihre therapeutische Förderung führt zu einer Reduktion von Schmerzen, Suchtverhalten, Medikamentenkonsum sowie zu einer Verbesserung des Coping-Verhaltens bei chronisch kranken Menschen [13], [40].

Zusammenfassend kann also eine hohe Selbstwirksamkeit als präventiver Faktor für psychische Erkrankungen sowie für die Chronifizierung körperlicher Beschwerden angesehen werden. Sie erhöht zudem die Chance auf gesundheitsförderliche Verhaltensänderungen.

Durch das Zusammenspiel von Abwägungsprozessen zwischen Risikowahrnehmung und Handlungsergebniserwartung sowie einem ausreichenden Maß an Selbstwirksamkeitserwartung kann die Intention zur Verhaltensänderung entstehen. Je stärker diese Intention ist, desto wahrscheinlicher ist eine Verhaltensänderung [1], [47]. Dabei scheinen Risikowahrnehmung und Handlungsergebniserwartung vor allem zu Beginn wichtig für die Ausbildung der Änderungsintention zu sein. Die Selbstwirksamkeitserwartung scheint jedoch über den gesamten Prozess hinweg von großer Bedeutung zu sein [37], [38], [47].

Mit der Bildung einer Zielintention endet die motivationale Phase des HAPA-Modells und die volitionale Phase der Umsetzung beginnt.

Die volitionale Phase: Planung und Umsetzung

Mit der Bildung einer Zielintention kann die Volitionsphase (postintentionale Phase) beginnen. In der Volitionsphase wird das intendierte Verhalten geplant (präaktionale Phase), umgesetzt (aktionale Phase) und trotz Hindernissen aufrechterhalten (postaktionale Phase). Die Volitionsphase wird im HAPA-Modell in aufeinanderfolgende Prozesse und zugehörige Phasen unterteilt.

Die volitionale Phase: präaktional

Zu Beginn steht die präaktionale Phase, diese beinhaltet Planungs- (wie, was, wo, wann usw.) und Initiativprozesse notwendiger Handlungen zur

Zielerreichung. Handlungsalternativen werden durchdacht, abgewogen und schließlich entschieden oder verworfen. Diese Planungsprozesse konkretisieren nicht nur die Zielintention, sondern sorgen auch für zielgerichtetes Handeln und verhindern Ressourcenverschwendung und impulsives Handeln.

Handlungspläne können so geplant werden, dass Handlungen durch Umweltsituationen ausgelöst werden („In der Situation X werde ich die Handlung Y ausführen"). Diese Einbeziehung der Umwelt in die Verhaltensplanung hat den Vorteil, dass die Verknüpfung von Situation und Handlung zu einer Art automatisiertem Handlungsablauf verbunden werden kann. Es muss also nicht in der Situation selbst entschieden und neu geplant werden, was die Umsetzung vereinfacht. Um Handlungen auszulösen, sind also nicht nur Ziele (Verhaltensintentionen), sondern auch Ausführungspläne (idealerweise Handlungsabläufe für bestimmte Situationen) von großer Bedeutung [17], [24], [47], [51].

Da meist mehrere Handlungspläne zur Zielerreichung existieren, werden diese vom Individuum an die Situation angepasst. In der Regel wird die Alternative gewählt, die in der jeweiligen Situation mit dem geringsten Ressourceneinsatz das beste Ergebnis verspricht. Auch die Selbstwirksamkeit spielt in der Planungsphase eine wichtige Rolle. Wer nicht daran glaubt, seine Absichten umsetzen zu können, wird sich nicht auf Planungsprozesse einlassen. Geplante Handlungen werden eher umgesetzt, wobei schriftliche Handlungspläne besonders effektiv sind [8], [9], [11], [46], [47].

Die volitionale Phase: aktional

In der aktionalen Phase steht die Ausführung geplanter Handlungen sowie deren Aufrechterhaltung im Vordergrund. Um das neue Zielverhalten nicht aus den Augen zu verlieren, muss die Aufmerksamkeit auf die Zielintention gerichtet bleiben. Ablenkungen sollen vermieden werden (z. B. durch kognitive Abschirmung) und es werden Durchhaltestrategien angewandt (z. B. Belohnungsaufschub). Eine genaue Hierarchisierung der Zielplanung in Nah- und Fernziele ist in dieser Phase ebenso notwendig wie die ständige Regulation von Aufmerksamkeits- und Emotionsprozessen. Diese „Durchhaltephase" fällt Personen mit niedriger Selbstwirksamkeitserwartung schwerer, da sie sich häufiger mit Misserfolgsszenarien und eigenen Defiziten beschäftigen und früher aufgeben. Eine realistisch-optimistische Selbstwirksamkeitserwartung erhöht die Wahrscheinlichkeit einer erfolgreichen Zielerreichung [47].

Die volitionale Phase: postaktional

Nach erfolgter Handlung beginnt die postaktionale Phase, in der die durchgeführte Handlung als erfolgreich oder nicht erfolgreich bewertet wird. Erfolgreiche Handlungen stärken sowohl die Selbstwirksamkeit als auch die Volition. Dies gilt insbesondere dann, wenn der Erfolg den eigenen Ressourcen/Fähigkeiten zugeschrieben wird. Wird der Handlungserfolg externen Faktoren (anderen Personen oder Umweltfaktoren) zugeschrieben, kann dies das Ausmaß an Selbstwirksamkeit und Volition schwächen [47].

Während der gesamten Volitionsphase ist die Selbstwirksamkeitserwartung von großer Bedeutung. Sie hilft, Rückschläge zu verkraften, sorgt für die nötige Ausdauer, um das Verhalten aufrechtzuerhalten und reguliert den Grad der investierten Anstrengung [47]. In der volitionalen Phase wird die Verhaltensänderung geplant, umgesetzt und Hindernisse werden überwunden. Dabei ist es wichtig, Ablenkungen zu vermeiden und aufkommende Emotionen zu regulieren [47].

4.7.3 Strategien und konkrete Umsetzung in der Physiotherapie anhand der 4 Stadien der Verhaltensänderung (HAPA)

Wo (in welcher Phase) steht eine Person?

Wird in der Physiotherapie eine Veränderung des Gesundheitsverhaltens angestrebt, sollte zunächst die Frage beantwortet werden, in welcher Phase der Verhaltensänderung sich die betreffende Person befindet. Die vorangegangenen Kapitel haben gezeigt, dass sich die Bedürfnisse der Betroffenen in den jeweiligen Phasen der Verhaltensänderung zum Teil erheblich unterscheiden. Dementsprechend ist es wichtig, Menschen bei der Verhaltensänderung „phasengerecht" zu unterstützen [25]. Im Folgenden wird ein Überblick gegeben, welche Strategien in den jeweiligen Phasen des HAPA-Modells in der Physiotherapie sinnvoll eingesetzt werden können.

Interventionsplanung mit dem HAPA-Modell in der Physiotherapie

Motivationale Phase: Intentionsbildung und Motivation

Wenn sich Menschen in der motivationalen Phase befinden, ist es wichtig, sie bei der Intentionsbildung zu unterstützen. Um hierfür eine tragfähige Beziehung zwischen Physiotherapeut*innen und Patient*innen aufzubauen und Veränderungen zu evozieren, hat sich im physiotherapeutischen Setting die Kommunikationsstrategie des „Motivational Interviewings" bewährt [32], [52]. Dieses Konzept hat seine Stärken insbesondere in der Evozierung der inneren Motivation sowie der Veränderungsmotivation [32].

Um die Intentionsbildung zur Veränderung des Gesundheitsverhaltens zu fördern, kann in der motivationalen Phase weiterhin die Methode der Risikokommunikation hilfreich sein. [38], [39], [47].

Risikokommunikation mit Patient*innen

Die Risikokommunikation zielt darauf ab, die Risikowahrnehmung bzw. Risikoeinschätzung von Menschen zu verändern, um Entscheidungen über präventives Verhalten zu ermöglichen. Es liegt auf der Hand, dass Menschen zunächst verstehen müssen, dass ihr aktuelles Verhalten Gesundheitsrisiken birgt oder eine Verbesserung ihres Gesundheitszustandes verhindert. Dann muss verstanden werden, dass eine Verhaltensänderung diese Gesundheitsrisiken verringern oder den Gesundheitszustand verbessern könnte. Aus dieser Einsicht kann der Wunsch nach Veränderung (Intention) entstehen. Wenn Menschen sich eines Risikos oder Problems nicht bewusst sind, entsteht in der Regel auch kein Veränderungswunsch. Gleichzeitig kann es aber auch sein, dass Menschen trotz eines ausreichenden Risikobewusstseins keine Veränderungsabsicht entwickeln. Wichtig ist, dass die vermittelten Informationen personenbezogen sind, das relative Erkrankungsrisiko auch in Relation zu anderen (bekannten) Erkrankungen darstellen, aufzeigen, wie das Risiko mit der Zeit oder der Expositionshäufigkeit zunimmt und Auskunft über die Erhöhung des Gesamtrisikos beim Zusammentreffen verschiedener Risikofaktoren geben [47].

Dementsprechend müssen Physiotherapeut*innen über das entsprechende Fachwissen zu den Risiken verfügen, die mit dem jeweiligen Gesundheitsproblem verbunden sind. Fachkräfte sollten in der Lage sein, die Betroffenen in Bezug auf Gesundheitsrisiken entsprechend zu beraten. Bei der Beratung sollte besonders darauf geachtet werden, dass die Informationen von diesen auch tatsächlich verstanden werden. Zudem sollte vermieden werden, dass unnötige Ängste geschürt werden[7], [21], [41].

Steigerung der Selbstwirksamkeitserwartungen

Um die Selbstwirksamkeitserwartung von Patient*innen zu steigern, ist es sinnvoll, sich noch einmal vor Augen zu führen, welche Faktoren diese beeinflussen: eigene Erfahrungen, stellvertretende Erfahrungen, verbale Überzeugungen und eigene emotionale Reaktionen [44]. Bei der Ausgestaltung der Therapie können sie berücksichtigt werden.

Um die Selbstwirksamkeit von Menschen in der Physiotherapie durch Selbsterfahrung zu erhöhen, sollten möglichst positive Erfahrungen mit dem eigenen Gesundheitsproblem gemacht werden. Dabei ist es wichtig, entsprechende Veränderungsziele in kleine, erreichbare Zwischenziele zu unterteilen. So haben sich etwa positive Bewegungserfahrungen als geeignet erwiesen, um die Selbstwirksamkeit von Patient*innen mit Bewegungsangst zu erhöhen. Dazu sollten positive Bewegungserfahrungen (z. B. unter Anleitung einer Physiotherapeut*in) ermöglicht werden. Mithilfe der so aufgebauten Selbstwirksamkeitserwartung können im späteren Behandlungsverlauf häufig gefürchtete Aufgaben oder Bewegungen durchgeführt werden [21], [29]. Hierfür eignet sich unter anderem das Konzept der Graded Activity (abgestuften Aktivität), das in der Physiotherapie bereits erfolgreich eingesetzt wird [15]. Ein weiteres Konzept, das ähnliche Ergebnisse erzielt, ist die Expositionstherapie [10], bei der Patient*innen kontrolliert mit ihren angstbesetzten Bewegungen und Situationen konfrontiert werden [15].

Die Selbstwirksamkeit von Menschen in der Physiotherapie kann auch durch stellvertretende Erfahrungen gesteigert werden. So können Erfahrungsberichte von Personen, die ähnliche Gesundheitsprobleme erfolgreich bewältigt haben, die Selbstwirksamkeitserwartung erhöhen. Je ähnlicher sich die am Austausch beteiligten Personen sind (Diagnose, Geschlecht, Lebenssituation usw.), desto höher ist die „Übertragung“ der Selbstwirksamkeitserwartung von der erzählenden auf die zuhörende Person. So könnten Physiotherapeut*innen durch die Vernetzung von Patient*innen mit ähnlichen Beschwerden (oder die Vermittlung von Selbsthilfegruppen) die Selbstwirksamkeitserwartung ihrer Patient*innen positiv beeinflussen [20].

Mithilfe verbaler Strategien lässt sich die Selbstwirksamkeitserwartung ebenfalls erhöhen. Positive Rückmeldungen durch medizinisches Fachpersonal und das eigene Umfeld können die Selbstwirksamkeitserwartung steigern [42]. Dementsprechend sollte in der Physiotherapie eine positive, ermutigende und bestärkende Kommunikation gepflegt werden.

In Bezug auf die eigenen Emotionen und Gefühle zeigt sich vor allem, dass positive emotionale Zustände die Selbstwirksamkeit erhöhen können, während negative emotionale Zustände sie eher senken. Die Strategie des optimistischen Attributionsstils scheint hilfreich zu sein, um Menschen eher in einem positiven emotionalen Zustand zu halten. Dazu werden negative Ereignisse in der Kommunikation eher externalisiert (Schuld liegt eher in der Umwelt, nicht beim Individuum), als vorübergehend beschrieben (z. B. kurzfristiger Rückschlag) und auf konkrete Situationen bezogen (dieses Problem gibt es nur in der Situation xy). Die Kommunikation konzentriert sich auch auf das Verhalten der Person und nicht auf die Person selbst. Eine gegenteilige Kommunikation kann wiederum die Stärke der Selbstwirksamkeitserwartung eher schwächen [6].

In der Physiotherapie sollte daher darauf geachtet werden, die Patient*in durch geeignete Kommunikationsstrategien in einem positiven emotionalen Zustand zu halten. Angesichts der Tatsache, dass körperliche Beschwerden häufig mit Schmerzen und Beeinträchtigungen einhergehen, keine leichte Aufgabe für Physiotherapeut*innen.

Volitionale Phase: Umsetzungsphase

Ist die motivationale Phase (Intentionsbildung) abgeschlossen, beginnt mit dem Eintritt in die volitionale Phase (Umsetzungsphase) die Planung der Verhaltensänderung (Nah- und Fernziele) [23], [34]. Untersuchungen haben gezeigt, dass eine Kombination aus Umsetzungs- und Bewältigungsplanung (Antizipation von Hindernissen) besonders effektiv sein kann. Im Planungsprozess wird zuerst mit der Umsetzungsplanung begonnen [26].

Volitionale Phase: präaktional-postintentionale Phase

In der Umsetzungsplanung werden gemeinsam mit der Patient*in Handlungspläne für ein bestimmtes Zielverhalten erarbeitet. Ziel ist es, die Planung so detailliert wie möglich durchzuführen. Dabei kann es hilfreich sein, auf eine breite Palette von W-Fragen zurückzugreifen (z. B. wo, wann, wie oft, wie lange, mit wem, was wird dafür benötigt usw.). Die Planung wird detailliert schriftlich festgehalten [17], [27]. Es kann auch hilfreich sein, Umweltsituationen im Sinne einer „Wenn-dann“-Planung einzubeziehen (z. B. „Wenn ich am Montag Feierabend habe, gehe ich spazieren“) [16], [31].

An die Umsetzungs- bzw. Handlungsplanung schließt sich die Bewältigungsplanung an. Für jedes zuvor in der Umsetzungsplanung festgelegte Zielverhalten wird genau überlegt, welche Störfaktoren die Ausführung des Zielverhaltens beeinträchtigen können. Für diese Störfaktoren werden entsprechende Lösungen erarbeitet (z. B. „Wenn am Montag von 10 bis 11 Uhr kein Training möglich ist, dann wird es am Nachmittag von 13 bis 14 Uhr nachgeholt“). Auch hier ist es sinnvoll, die Bewältigungsplanung schriftlich festzuhalten [49].

Zusammenfassend lässt sich festhalten: Ist die Bildung von Zielintentionen bereits abgeschlossen, sind vor allem Strategien zur Stärkung der Volition hilfreich [25]. Personen im postintentionalen Stadium profitieren von Zielstrukturierung, Priorisierung, Planung und der klaren Formulierung von Intentionen, die umgesetzt werden sollen [29], [47].

Volitionale Phase: postintentional-aktionale Phase

In der aktionalen Phase wird die beabsichtigte Handlung in die Tat umgesetzt. Je nach Komplexität und Dauer der beabsichtigten Veränderung kann diese Phase bereits mit dem erfolgreichen Abschluss der Handlung beendet sein (z. B. Impfungen). Bei langfristigen Handlungszielen (z. B. Gewichtsreduktion) kann die Aktionsphase deutlich längere Zeiträume in Anspruch nehmen [22]. Entsprechend länger ist die postaktionale Phase (Aufrechterhaltungsphase), auf die im Folgenden näher eingegangen wird.

Postaktionale Phase: Verhalten aufrechterhalten

In der postaktionalen Phase werden Erfolge und Misserfolge der angestrebten Verhaltensänderung kontinuierlich analysiert. Um die Volitionsstärke in dieser Phase aufrechtzuerhalten, ist es hilfreich, Misserfolge zu minimieren. Dazu ist eine Planung in kleinen, einfachen und erreichbaren Nah- und Fernzielen wichtig. Die in der Physiotherapie zu bewältigenden Aufgaben werden dafür in möglichst kleine Teilaufgaben zerlegt. Die Therapeut*in sollte (auch kommunikativ) als unterstützende Person agieren. Eventuell können weitere Personen (z. B. Partner*in, soziales Umfeld) unterstützend in den Prozess einbezogen werden. Erfolge stärken die Patient*in während der gesamten Umsetzungsphase und sollten daher nach Möglichkeit erreicht werden. Darüber hinaus sollten auftretende Erfolge immer auf das Engagement und die Fähigkeiten der Patient*in zurückgeführt werden, um ihre Selbstwirksamkeit und Volitionsstärke zu erhöhen [47].

In der gesamten weiteren Umsetzungsphase (postintentionale Phase) bleibt es wichtig, Ziele zu strukturieren, zu priorisieren, zu planen (insbesondere bei Rückschlägen) und sich die Veränderungsabsicht (Intention) immer wieder vor Augen zu führen. Physiotherapeut*innen können hier die Patient*innen bei der Umsetzung durch ermutigende Kommunikation und Planungskompetenz konkret unterstützen [47].

4.7.4 Zusammengefasst

Zusammenfassend verdeutlicht der Text die essenzielle Rolle von Physiotherapeut*innen bei der Förderung gesundheitsförderlichen Verhaltens ihrer Patient*innen. Dafür ist ein fundiertes Verständnis theoretischer Modelle der Gesundheitspsychologie sowie deren Übertragung in die praktische Arbeit mit den Patient*innen von Vorteil. Insbesondere die Kenntnis der verschiedenen Phasen der Verhaltensänderung und der Einflussfaktoren wie Selbstwirksamkeitserwartung, Risikowahrnehmung und Handlungsergebniserwartungen ermöglicht es, individuell abgestimmte Interventionen zu entwickeln und umzusetzen. Die erfolgreiche Anwendung dieser Modelle setzt nicht nur theoretisches Wissen, sondern auch praktische Fähigkeiten, insbesondere im Bereich der Kommunikation und des Gesundheitscoachings voraus, um die Patient*innen in den verschiedenen Phasen der Verhaltensänderung wirksam zu unterstützen. Weiterhin ist die Fähigkeit, die Selbstwirksamkeit zu stärken, von entscheidender Bedeutung, da diese ein wesentlicher Faktor für den Erfolg bei der Umsetzung gesundheitsförderlicher Verhaltensänderungen ist. Eine effektive Physiotherapie erfordert daher nicht nur fachspezifische Kompetenzen, sondern auch ein tiefes Verständnis für die psychosozialen Aspekte der Patient*innenbetreuung und die Fähigkeit, dieses Wissen in die Praxis umzusetzen.

Literatur

[1] Abraham C, Sheeran, P. Understanding and Changing Health. Understanding and changing health behaviour: From Health Beliefs to Self-Regulation. 3. Aufl. Amsterdam: Psychology Press; 2000

[2] Aronson E, Wilson TD, Akert R. Sozialpsychologie. 6. Aufl. München: Pearson Studium; 2008

[3] Bandura A, Barbaranelli C, Caprara GV et al. Self-Efficacy Beliefs as Shapers of Children's Aspirations and Career Trajectories. Child Development 2001; 72(1): 187–206. DOI: 10.1111/1467-8 624 00 273

[4] Bandura A. Self-efficacy mechanism in human agency. American Psychologist 1982; 37(2): 122–147. DOI: 10.1037/0003-066X.37.2.122

[5] Bareiß A, Meister A. Individuelle Perspektive der Prävention. 2. Aufl. Studienbrief der SRH Fernhochschule Riedlingen; 2016: 1–77

[6] Barysch KN. Selbstwirksamkeit. In: Frey D (Hrsg.) Psychologie der Werte. Berlin, Heidelberg: Springer; 2016: 201–211. DOI: 10.1007/978-3-662-48 014-4_18

[7] Basler HD, Quint S, Wolf U. Fear Avoidance Beliefs und Funktion bei älteren Personen mit chronischem Rückenschmerz. Der Schmerz 2006; 20(3): 189–197. DOI: 10.1007/s00482-005-0418-7
[8] Chiu CY, Lynch RT, Chan F et al. The Health Action Process Approach as a motivational model for physical activity self-management for people with multiple sclerosis: A path analysis. Rehabilitation Psychology 2011; 56(3): 171–181. DOI: 10.1037/a0024583
[9] Conner M, Sandberg T, Norman P. Using Action Planning to Promote Exercise Behavior. Annals of Behavioral Medicine 2010; 40(1): 65–76. DOI: 10.1007/s12160-010-9190-8
[10] De Jong JR, Vlaeyen JW, Onghena P et al. Reduction of pain-related fear in complex regional pain syndrome type I: The application of graded exposure in vivo. Pain 2005; 116(3): 264–275. DOI: 10.1016/j.pain.2005.04.019
[11] Dijkstra A, De Vries H, Roijackers J et al. Tailoring information to enhance quitting in smokers with low motivation to quit: three basic efficacy questions. Health Psychology 1998; 17 (6): 513
[12] Edwards A, Elwyn G. Evidence-based patient choice: inevitable or impossible? Oxford: Oxford University Press; 2001
[13] Egger JW. Integrative Verhaltenstherapie und psychotherapeutische Medizin. Wiesbaden: Springer; 2015. DOI: 10.1007/978-3-658-06803-5
[14] Gellert P, Ziegelmann JP, Krupka S et al. An Age-Tailored Intervention Sustains Physical Activity Changes in Older Adults: A Randomized Controlled Trial. International Journal of Behavioral Medicine 2014; 21(3): 519–528. DOI: 10.1007/s12529-013-9330-1
[15] Glombiewski JA. Expositionstherapie bei chronischen Rückenschmerzen. Der Schmerz 2018; 32(4): 274–282. DOI: 10.1007/s00482-018-0311-9
[16] Gollwitzer PM, Sheeran P. Implementation Intentions and Goal Achievement: A Meta-analysis of Effects and Processes. Advances in Experimental Social Psychology 2006; 38: 69–119. DOI: 10.1016/S0065-2601(06)38002-1
[17] Gollwitzer PM. Implementation Intentions Strong Effects of Simple Plans. American Psychologist 1999; 54
[18] Jerusalem M, Hopf D. Selbstwirksamkeit und Motivationsprozesse in Bildungsinstitutionen. Zeitschrift für Pädagogik 2002:54–82. URN: urn:nbn:de:0111-opus-78634
[19] Jonas K, Brömer P. Die sozial-kognitive Theorie von Bandura. Theorien der Sozialpsychologie 2002; 2: 277–299
[20] Kalch A. Persönliche Erfahrungen in Gesundheitsbotschaften. Wiesbaden: Springer; 2019. DOI: 10.1007/978-3-658-26966-1
[21] Keen S, Dowell AC, Hurst K et al. Individuals with low back pain: How do they view physical activity? Family Practice 1999; 16(1): 39–45. DOI: 10.1093/fampra/16.1.39
[22] Knoll N, Scholz U, Rieckmann N. Einführung Gesundheitspsychologie. München: Ernst Reinhardt; 2017
[23] Lewis BA, Marcus BH, Pate RR. et al. Psychosocial mediators of physical activity behavior among adults and children. American Journal of Preventive Medicine 2002; 23(2): 26–35. DOI: 10.1016/S0749-3797(02)00471-3
[24] Lippke S, Sniehotta FF. Ernährungsverhalten aus handlungsorientierter Sicht. Zeitschrift für Gesundheitspsychologie 2003; 11(4): 143–152. DOI: 10.1026//0943-8149.11.4.143
[25] Lippke S, Ziegelmann JP, Merten F. Compliancesteigerung durch stadienspezifische Intervention [Increasing compliance with stage-specific interventions]. In: Petermann F, Ehlebracht-König I (Hrsg.). Motivierung, Krankheitsbewältigung und Compliance. Regensburg: Roderer; 2004: 121–135
[26] Lippke S, Ziegelmann JP, Schwarzer R. Behavioral intentions and action plans promote physical exercise: A longitudinal study with orthopedic rehabilitation patients. Journal of Sport and Exercise Psychology 2004; 26(3): 470–483. DOI: 10.1123/jsep.26.3.470
[27] Lippke S, Ziegelmann JP, Schwarzer R. Initiation and Maintenance of Physical Exercise: Stage-Specific Effects of a Planning Intervention. Research in Sports Medicine 2004; 12(3): 221–240. DOI: 10.1080/15438620490497567
[28] Maddux JE, Meier LJ. Self-Efficacy and Depression 1995: 143–169. DOI: 10.1007/978-1-4419-6868-5_5
[29] Maltby J, Day L, Macaskill A. Differentielle Psychologie, Persönlichkeit und Intelligenz. München: Pearson Studium; 2011b
[30] Maltby J, Day L, Macaskill A. Psychologie, Persönlichkeit und Intelligenz. München: Pearson Studium; 2011a
[31] Messner T. Adhärenz in der Physiotherapie: Entwicklung und Evaluation einer Intervention zur Steigerung der Adhärenz in der ambulanten Physiotherapie [Dissertation]. Konstanz: University of Konstanz; 2011
[32] Messner T. Motivational Interviewing in der Sport- und Bewegungstherapie – ein Ansatz zur Förderung der intrinsischen Motivation. BG Bewegungstherapie und Gesundheitssport 2018; 34(04): 186–193. DOI: 10.1055/a-0642-3911
[33] Müller A, Müller K, Blumenstie, K et al. Das Konzept der Selbstwirksamkeit als bedeutsamer Prädiktor anhaltenden Behandlungserfolgs von Fibromyalgie-Patienten. Aktuelle Rheumatologie 2004; 29(02): 101–108. DOI: 10.1055/s-2004-813058
[34] Napolitano MA, Papandonatos GD, Lewis BA et al. Mediators of physical activity behavior change: a multivariate approach. Health Psychology 2008; 27(4): 409
[35] Northouse LL, Mood D, Kershaw T et al. Quality of life of women with recurrent breast cancer and their family members. Journal of Clinical Oncology 2002; 20(19): 4050–4064. DOI: 10.1200/JCO.2002.02.054
[36] Parschau L, Barz M, Richert J et al. Physical activity among adults with obesity: Testing the health action process approach. Rehabilitation psychology 2014; 59(1): 42
[37] Renner B, Knoll N, Schwarzer R. Age and body make a difference in optimistic health beliefs and nutrition behaviors. International Journal of Behavioral Medicine 2000; 7(2): 143
[38] Renner B, Schwarzer R. Risikostereotype, Risikowahrnehmung und Risikoverhalten im Zusammenhang mit HIV. Zeitschrift für Gesundheitspsychologie 2003a; 11(3): 112–121. DOI: 10.1026//0943-8149.11.3.112
[39] Renner B, Schwarzer R. Social-Cognitive Factors in Health Behavior Change. Social Psychological Foundations of Health and Illness. Malden (MA): Blackwell; 2003b: 169–196. DOI: 10.1002/9780470753552.ch7
[40] Ruholl S, Schneider F. Selbstwirksamkeit als Indikator für psychische Störungen: Status und Verlauf. Aachen: Lehrstuhl für Psychosomatik und Psychotherapie; 2007
[41] Rutten G. Die Macht der Worte – Placebo- und Nocebo-Effekte in der Physiotherapie. physiopraxis 2019; 17(11/12): 26–29. DOI: 10.1055/a-1010-0240
[42] Ryschka J, Solga M, Mattenklott A. Praxishandbuch Personalentwicklung. Wiesbaden: Gabler; 2005. DOI: 10.1007/978-3-663-11137-5
[43] Schneider W. Gesundheitsverhalten und präventive Interventionen. Psychotherapeut 2006; 51(6): 421–432. DOI: 10.1007/s00278-006-0513-y
[44] Schustrack MO, Friedmann HS. Persöhnlichkeits und Differentielle Psychologie. München: Pearson Studium; 2004

[45] Schwarzer R, Fleig L. Von der Risikowahrnehmung zur Änderung des Gesundheitsverhaltens. Zentralblatt für Arbeitsmedizin, Arbeitsschutz und Ergonomie 2014; 64(5): 338–341. DOI: 10.1007/s40 664-014-0055-z

[46] Schwarzer R, Luszczynska A, Ziegelmann J et al. Social-cognitive predictors of physical exercise adherence: Three longitudinal studies in rehabilitation. Health Psychology 2008; 27(1, Suppl): S 54–S 63. DOI: 10.1037/0278-6 133.27.1(Suppl.).S 54

[47] Schwarzer R. Psychologie des Gesundheitsverhaltens, Einführung in die Gesundheitspsychologie. Göttingen: Hogrefe; 2004. DOI: 10.1249/MSS.0b013e31 829c32fe

[48] Schwerdtfeger A, Schwerdtfeger A. Grundlagen der Gesundheitspsychologie. 2. Aufl. Studienbrief der SRH Fernhochschule Riedlingen 2012; 1043: 1–9

[49] Sniehotta FF, Scholz U, Schwarzer R. Action plans and coping plans for physical exercise: A longitudinal intervention study in cardiac rehabilitation. British Journal of Health Psychology 2006; 11(1): 23–37. DOI: 10.1348/135 910 705X43 804

[50] Sniehotta FF, Scholz U, Schwarzer R. Bridging the intention-behaviour gap: Planning, self-efficacy, and action control in the adoption and maintenance of physical exercise. Psychology Health 2005; 20(2): 143–160. DOI: 10.1080/088 704 405 123 313 17 670

[51] Taylor SE, Pham LB, Rivkin ID et al. Harnessing the imagination: Mental simulation, self-regulation, and coping. American psychologist 1998; 53(4): 429

[52] Vermeire E, Hearnshaw H, Van Royen P et al. Patient adherence to treatment: three decades of research. A comprehensive review. Journal of Clinical Pharmacy and Therapeutics 2001; 26(5): 331–342. DOI: 10.1046/j.1365-2 710 2001.00 363.x

[53] Warschburger P, Richter M. Prävention kindlichen Übergewichts. Zeitschrift für Gesundheitspsychologie 2009; 17(1): 22–29. DOI: 10.1026/0943-8 149.17.1.22

[54] Weinstein ND, Rothman AJ, Sutton SR. Stage theories of health behavior: conceptual and methodological issues. Health psychology 1998; 17(3): 290

[55] Wiedenfeld SA, O'Leary A, Bandura A et al. Impact of perceived self-efficacy in coping with stressors on components of the immune system. Journal of personality and Social Psychology 1998; 59(5): 1082

4.8 Zielorientiertes Therapiemanagement im Kontext der ICF

Alfred M. L. Rucker

4.8.1 Einleitung

Ziel dieses Kapitels ist es, das Verständnis für den theoretisch geprägten, aber äußerst praxisrelevanten Themenkomplex der Zielorientierung im Kontext einer ICF-orientierten und biopsychosozial geprägten Therapiesteuerung zu erweitern. Dazu werden im folgenden Abschnitt zunächst praxistheoretische Grundlagen zum Thema Motivation und Zielorientierung diskutiert. Daraus sollen dann Strategien für den Praxisalltag abgeleitet werden.

Der Fokus liegt hierbei auf dem ICF-orientierten Management zur Unterstützung der Therapietreue durch ein zielorientiertes Therapiemanagement als motivationale Basis der Patient*in. Das Verständnis der angewandten ICF im Patient*innenmanagement bildet hierfür die fachliche Grundlage. Jeder Mensch hat etwas, das ihn bewegt. Diese Beweggründe wiederum gilt es im biopsychosozial ausgerichteten ICF-orientierten Anamnese- und Untersuchungsprozess zu verstehen, zu identifizieren und dann schlussendlich entsprechend in das ICF-basierte und zielorientierte Therapiemanagement zu überführen und mittels entsprechender Best-Practice-Maßnahmen zu erreichen; denn bekanntlich gibt es keinen Erfolg ohne Ziel! Zielorientierung fungiert somit als Interventionsstrategie und Bindeglied zwischen Patient*innenmanagement und Therapiemanagement.

Die Begriffe Zielsetzung, Zielorientierung oder Zielbestimmung werden häufig im gleichen Bedeutungszusammenhang verwendet. Die begrifflichen Nuancen können jedoch in einer differenzierteren Anwendung durchaus sinnvoll zur Geltung kommen. Für die erfolgreiche therapeutische Anwendung der Zielorientierung im Patient*innen- und Therapiemanagement nehmen neben den fachlichen Kenntnissen die kommunikativen Kompetenzen eine wesentliche Rolle ein, sowohl im interprofessionellen Austausch als auch im Zusammenspiel von Physiotherapeut*innen und Patient*innen.

4.8.2 Zielsetzung als motivationstheoretischer Ansatz

Die Zielsetzungstheorie von Edwin Locke (1981) wird schon seit geraumer Zeit als Teil einer therapeutischen Interventionsstrategie propagiert [14]. Sie ist ein Element von mehreren motivationstheoretischen Ansätzen. Je nach Literatur und Autor*in werden die Ansätze jedoch unterschiedlich dargestellt. Die ▸ Abb. 4.9 bietet einen komprimierten Überblick.

Eines haben sie alle jedoch gemeinsam, sie diskutieren Ideen und Maßnahmen, wie Motivation für ein vermeintlich zweckdienliches Verhalten und Handeln gefördert werden kann [10].

Überblick Theorien & Ansätze		
inhaltliche Theorien/Ansätze	**Prozess** Theorien/Ansätze	
Bedürfnishierarchie (Maslow)	Equity-Theorie (Adams)	
Zweifaktorentheorie (Herzberg)	Erwartungs-Theorie (Vroom)	Weg-Ziel-Ansatz
Drei-Bedürfnis-Theorie (McClelland)	Motivationstheorie (Taylor)	
Theorie X-Y (McGregor)	Theorie der Selbstregulation (Bandura)	
ERG-Theorie (Alderfer)	Verstärkungstheorie (Skinner)	
Motivationstheorie (Mayo)	Zielsetzungstheorie (Locke)	Zielorientierung

Abb. 4.9 Motivationstheoretische Ansätze.

Motivationsquellen können intrinsisch, d. h. aus sich selbst heraus, oder extrinsisch, d. h. von jemandem oder etwas erzeugt, sein. Als intrinsische Quelle werden sowohl die Freude an etwas als auch innere, subjektive Ideale und Werte verstanden. Diese Quellen gilt es primär im Rahmen des therapeutischen Zielfindungsprozesses zu erkennen und zu adressieren. Extrinsische Quellen sind Anforderungen der Umwelt, die als Mittel zum Zweck oder Beitrag zu einem gemeinsamen Ziel beschrieben werden können [3], [10], [12]. Dabei stehen Emotion, Motivation und Volition, die als Entscheidungsprozess von der Motivation zur Handlung verstanden wird, in einer ständigen neurophysiologischen und -psychologischen Wechselbeziehung zueinander [7], [10], [11].

Nach wissenschaftlichen Erkenntnissen kann Motivation nur entstehen, wenn ein Motiv auf einen thematisch passenden Anreiz trifft. Durch diese Wechselwirkung wird das Motiv im Verhalten wirksam und Motivation kann entstehen. Daraus wird ersichtlich, dass Motive zielgerichtetes Verhalten steuern und Motivation erklärt, warum etwas getan oder unterlassen wird [2], [11], [15], [18], [26], [27].

Drei aufeinanderfolgende Schritte können ein grundlegendes Motivationsmanagement bilden:

- Bedürfnis und/oder Erwartung identifizieren.
- Verhalten und Anreize darauf ausrichten.
- Zufriedenheit mit dem identifizierten Bedürfnis und/oder der Erwartung abgleichen.

Als Begleiter einer motivationalen Maßnahme wie der Zielformulierung wird der Flow als zunehmende Balance zwischen Herausforderung und Kompetenz berücksichtigt. Diesen gilt es durch eine gemeinsame Zielformulierung bestmöglich aufrechtzuerhalten, denn Personen im Flow gelten als hochmotiviert. Eine Kompetenzsteigerung mit Zunahme herausfordernder Aufgaben fördert einen Flow weiter [30].

Neurophysiologische Untersuchungen hierzu haben gezeigt, dass applizierte Anreize (Bedürfnisse/Erwartungsreize) das mesolimbische System aktivieren und diese erzeugten Erwartungen den motorischen und/oder kognitiven Teil des Striatums dazu veranlassen, eine Verhaltensänderung in der verhaltensorientierten Leistung beim Menschen hervorzurufen. Diese ausgelösten neurologischen Aktivierungen im mesolimbischen System werden als Anreizhervorhebung oder „Incentive Salience" beschrieben und stellen so einen tieferen Aufforderungscharakter dar. Laut Literatur wird dadurch ein tief verwurzeltes „Etwas-Wollen" aufgezeigt und somit über das „Wollen" Reaktionen ausgelöst, die Motivation erzeugen und eine subjektive Bedeutsamkeit schaffen können und so ein Handeln ausgelöst werden kann.

Das neurophysiologische und -psychologische Netzwerk, das Emotionen und Motivation erzeugt, hat sein Organisationszentrum im Corpus amygdaloideum (Mandelkern, Amygdala) [7]. Hier wird es von anatomischen Bahnen des motorischen, autonomen und endokrinen Systems berührt und

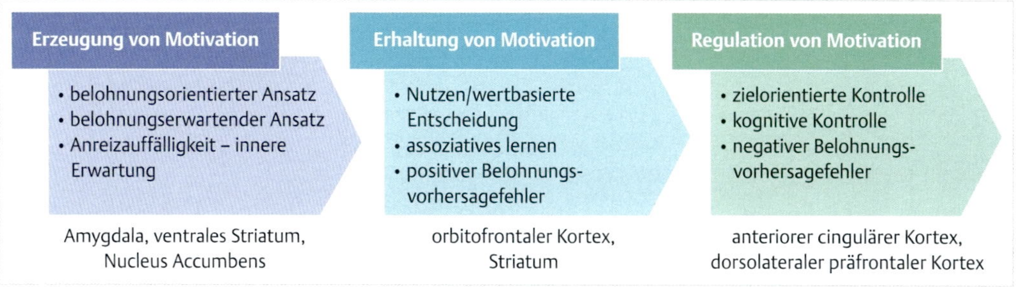

Abb. 4.10 Neurowissenschaftliches Model des Motivationsprozesses [11].

durchquert. Darüber hinaus bestehen Verbindungen zu Teilen des Großhirns, in denen visuelle, auditive, sensorische und auch gustatorische Informationen miteinander verknüpft werden. Die Amygdala übernimmt somit die Funktion eines Filtersystems und weist den jeweiligen Situationen eine spezifische Bedeutung zu. Seine direkte Verbindung zum Thalamus ermöglicht eine unmittelbare Reaktion auf gesetzte Reize. Dabei werden über dopaminerge Strukturen der Stoffwechsel, das Immunsystem und/oder das Belohnungssystem aktiviert. Eine stimulierende oder hemmende Reaktion wird gefördert, wodurch eine zielorientierte Steuerung entsteht. Dem präfrontalen Kortex wird dabei eine zentrale exekutive Rolle zugeschrieben (▶ Abb. 4.10). Er organisiert die Handlungssteuerung, die Antizipation von Handlungskonsequenzen, die Planung von Handlungen, die Organisation zukünftiger Handlungen, die nicht unmittelbar ausgeführt werden, und die Lösung neuer Probleme auf der Basis bereits gemachter Erfahrungen im Arbeitsgedächtnis [7], [11], [24].

Eine effektive Zielsetzung erweist sich somit als komplex und muss mehrdimensional verstanden und flexibel gestaltet werden. Aufgrund der vorliegenden Evidenz sollte die Zielsetzung den Anspruch haben, verschiedene neuropsychologische Ebenen anzusprechen, um die vorhandenen Motive einer Person entsprechend fördern und bedienen zu können. Bestehende Motive und ihre neurophysiologischen und psychologischen Prozesse sind mit Emotionen verbunden und manifestieren sich als Beweggründe für ein Verhalten. Motive können als biopsychosoziale Bedürfnisse und Erwartungen an menschliches Verhalten aufgefasst werden und haben einen aktivierenden Einfluss auf zielgerichtetes Verhalten. Sie werden einerseits in dynamische (aktivierende) und andererseits in steuernde (lenkende) Komponenten unterteilt [10], [21], [26]. Je selbstbestimmter und herausfordernder diese zielgerichteten Verhaltensweisen von einer Person erzeugt werden, desto höher scheint der Grad der Motivation und das damit einhergehende Arousal als Grad der ZNS-Aktivierung zu sein [5], [27].

Weiter zeigt sich, dass ein motivationales „Ziel" neurowissenschaftlich inmitten von 3 Teilebenen eingebettet ist und von diesen wiederum beeinflusst wird. Die neuronale Funktionsebene bildet dabei die Basis. Das jeweilige Ziel ist auf der psychologischen Zwischenebene verankert und wird von Nutzen und Freude begleitet, welche über die sog. Verhaltensebene beeinflusst wird. Die Verhaltensebene weist z. B. mögliche Parameter im Therapiemanagement aus (▶ Abb. 4.11). Praktisch bedeutet das z. B., dass wir sowohl ein Top-down- als auch ein Bottom-up-System bedienen. Über die Auswahl und Steuerung einer Maßnahme (z. B. Treppensteigen) als Top-down werden das Ziel und die damit einhergehende Freude und der Nutzen beeinflusst, was sich auf neuronaler Ebene widerspiegelt. Diese wiederum gibt im Bottom-up-Prozess über den Nutzen, die Freude und das Ziel positive oder negative Rückmeldung und hat damit Einfluss auf die Verhaltensebene und damit z. B. auf die Anstrengung des „Treppensteigens", was wiederum dann das Top-down-System triggert. Die Erklärungsebenen veranschaulichen so das Zusammenspiel von Motivation und Zielbestimmung.

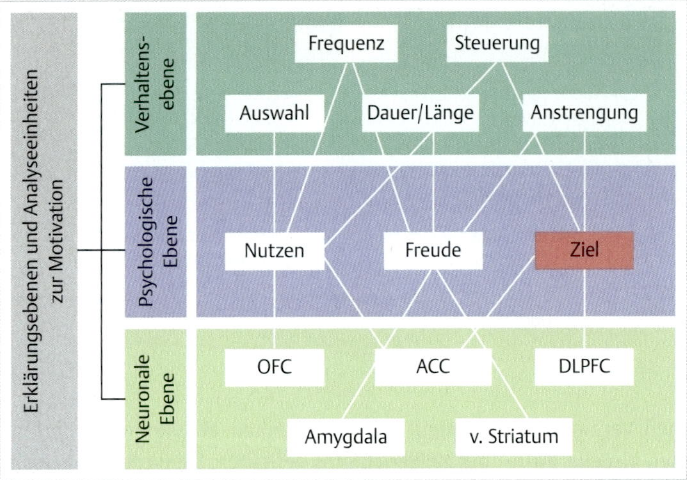

Abb. 4.11 Erklärungsebenen des Motivationsprozesses [11].

Sowohl die psychologische Ebene als auch die Verhaltensebene können direkt physiotherapeutisch im Kontext der ICF bedient werden. Die Aktivierung auf neuronaler Ebene findet dabei indirekt, also eher im Verborgenen statt [11], [24], [28]. Dieser Erklärungsansatz würde somit z. B. eine ICF-orientierte Zielformulierung praktisch betrachtet, eher in der Aktivitäts-/Partizipations-Komponente verorten, da hier physiotherapeutische Erfolge klarer zu definieren und zu erreichen wären. Nichtsdestotrotz würden aber ICF-orientiert die Struktur und Funktionsebene therapeutisch versorgt werden.

4.8.3 Zielorientierung als Unterstützung kooperativen Patient*innenverhaltens

Bei Befragungen konnten in Studien patient*innenspezifische Motive ausgemacht werden, welche eine gesteigerte kooperative Bereitschaft und dementsprechend ein vermeintlich erhöhtes Ausmaß an Therapietreue unterstützen. Eines dieser analysierten Motive ist das Bedürfnis und die Erwartung einer Zielorientierung. Die Befragten gaben an, dass sie die Zielbestimmung als motivationalen Initialimpuls und Erhaltungsimpuls betrachten, der sie motiviert, einer Therapie mit ihren Maßnahmen beizuwohnen. Demnach wünschen sich Patient*innen, als tiefes Bedürfnis, eine Zielsetzung in ihrem Therapieprozess. Dies zeigt sich sowohl im ambulanten wie auch stationären Setting. Jedoch offenbarte sich im stationären Bereich die Zielausprägung eher aktiv, partizipativ orientiert, während im ambulanten Setting eine eher passive und struktur-funktionsorientierte Ausprägung zu erkennen ist [1], [2], [21], [23]. Therapietreue (Compliance und/oder Adhärenz) sind häufig genannte therapeutische Ansprüche, die einem vermeintlich motivierten kooperativen Patient*innenverhalten zugeschrieben werden und als Notwendigkeit für positive Therapieergebnisse gesehen werden. Nicht allzu selten werden diese Attribute jedoch von extern, also von uns Therapeut*innen, auf die zu versorgende Person als dinghaft projiziert, ohne aber zu verstehen was sie dazu motiviert, der geplanten Therapie und den jeweiligen Maßnahmen „treu“ zu bleiben. Nicht selten lassen wir uns durch den Demeanour-Parameter (Auftreten, Haltung, Betragen, Erscheinungsbild) der zu versorgenden Person in der Beurteilung subtil leiten oder sogar beeinflussen [15]. Daher zeigen sich 2 Punkte in der Organisation einer Zielorientierung als relevant:

Wir als Therapeut*innen müssen unsere bestehenden persönlichen Therapieansprüche und Zielvorstellungen an die Patient*innen von den Motiven der jeweiligen zu versorgenden Person zunächst entkoppeln.

Es ist wichtig unsere Patienten*innen und deren intrinsische und extrinsische motivationale Faktoren aus ihrer Sicht und ihrer Lebenswelt heraus zu verstehen [10], [18], [22].

Hier gilt es, das Patient*innenwissen, Werte, Präferenzen und Vorstellungen, Erwartungen und unterstützende wie auch limitierende Faktoren hinsichtlich Aktivität und Partizipation zu erkunden. Diese müssen dann fachlich sinnvoll und in Absprache mit dem Gegenüber für ein Therapiemanagement spezifisch, messbar, relevant und terminiert (smart) ICF-orientiert erarbeitet werden, diverse Wege werden aufgezeigt und als Ziele implementiert [9]. Erst dann kann die geplante Therapie für die/den Einzelne*n an Bedeutung gewinnen und mit therapeutischem Sachverstand umgesetzt werden. Dabei spielt der Prozess der gemeinsamen Entscheidungsfindung (shared decision making) eine elementare Rolle, wo auch ethisch-moralische Aspekte berücksichtigt werden, da eine Zielbestimmung nicht nur positive, sondern auch negative Effekte bis hin zu manipulativen Ausprägungen haben kann. Vier Verhaltensprinzipien, die als eine Art medizinisch-therapeutischer Verhaltenskodex eine gewisse Akzeptanz genießen, sollten stets beachtet werden [4]:

- Respekt vor der Autonomie der Patient*in
- Prinzip des Wohltuns
- Prinzip des Nichtschadens
- Prinzip der Gerechtigkeit

Vorliegende Studien schreiben der Zielorientierung als Strategie zur Verbesserung des physiotherapeutischen Outcomes und der Therapieadhärenz durchaus positive Effekte zu, weshalb sie als Strategie der Therapiesteuerung genutzt werden sollte [2].

4.8.4 Zielbewusstsein als Motivationsanreiz

Der Begriff Zielbewusstsein bzw. Zieldefinition bedarf im Kontext der Prävention und Rehabilitation zunächst einer näheren Definition. Die Patient*innen bewerten in der Regel retrospektiv jedes Ergebnis als Erfolg, unabhängig davon, wie spezifisch eine Maßnahme und das daraus abgeleitete Ziel formuliert wurden, die Hauptsache ist: „Es geht mir besser.“

Im Rahmen eines strukturierten Behandlungsmanagements werden jedoch Ziele, ob subjektiv oder objektiv, als spezifisch, messbar und mit den jeweiligen Maßnahmen umsetzbar angesehen. Nur so kann festgestellt werden, ob die gewählten Maßnahmen greifen und die Ziele erreicht werden. Ebenso muss die Relevanz klar erkennbar sein. Hier zeigen sich unterschiedliche Ebenen der Relevanz, die es mit den Betroffenen abzuklären gilt [13]. Sinnvoll erscheint es, die Ziele relevant mit den Bedürfnissen und Erwartungen einer Person abzugleichen und in den jeweiligen Komponenten der ICF zu verorten [9], [17]. Aus therapeutischer Sicht spricht vieles dafür, zunächst aktivitäts- und teilhabeorientierte Ziele zu erarbeiten, bevor man sich Zielen auf der Struktur- und Funktionsebene nähert, wobei sich die Komponenten gegenseitig bedingen. Einerseits ist z. B. eine Gehstrecke aussagekräftiger und einfacher zu messen als der Hypertonus eines Muskels. Andererseits ist ein motivationaler Treiber z. B. zum selbstständigen Toilettengang therapeutisch sinnvoller (sowohl im Coaching als auch in der Zielbestimmung der Gehstrecke) als eine elektrotherapeutische Stimulation zur gezielten EMG-Verbesserung des Quadrizeps. Beides ist relevant, aber erstens auf unterschiedlichen Ebenen, zweitens in unterschiedlichen Phasen der Prä- und Rehabilitation und drittens im jeweils erforderlichen Therapiemanagement (akut/chronisch) unterschiedlich einzusetzen. Dennoch müssen die Ziele auf der Struktur- und Funktionsebene flankierend verwendet werden. Denn es liegt auf der Hand, dass eine verbesserte Anspannung und weitere Kräftigung des Quadrizeps zu einem verbesserten Gangbild und damit zu einer verlängerten Gehstrecke führt. Die Relevanz für die betroffene Person spielt jedoch die zielfördernde Rolle.

Theoretisch können sich somit quantitativ ein bis mehrere und zeitlich simultane, kurz-, mittel- und/oder langfristige ICF-orientierte Ziele herauskristallisieren, die es dann auch hierarchisch bzw. chronologisch zu ordnen und zu priorisieren gilt. Damit wird nicht nur die zeitliche, sondern auch die prognostische Fähigkeit von Zielen untermauert, die in einer wissenschaftlich fundierten Therapiesteuerung zur Geltung kommen muss, weil nur so Therapieerfolge oder -misserfolge transparent gemacht und verantwortliche Einflussfaktoren

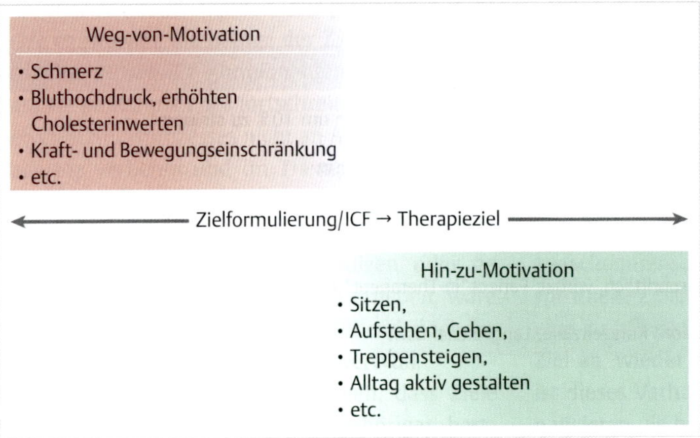

Abb. 4.14 Die Richtung einer Zielformulierung.

es zu bewältigen gilt. Ihn aber als Ziel „beseitigen“ oder gar „ausschalten“ zu wollen, wäre aus physiologischer Sicht möglicherweise nicht sinnvoll, da Schmerz lebensnotwendig ist. Vielmehr könnte die Zielorientierung positiv auf ein aktives/partizipatives Erreichen gelenkt werden. Das könnte wiederum helfen, den Schmerz indirekter und nachhaltiger zu lindern. Ähnliches wäre etwa beim Bluthochdruck denkbar. Idealerweise werden beide Formen im richtigen Kontext eingesetzt.

4.8.6 Zielsetzung im klinischen Alltag

Die Anwendung der Zielsetzung im klinischen Alltag folgt einem bestimmten Pragmatismus, dem zusammengefasst folgende Punkte in der gemeinsamen Zielbestimmung zugrunde liegen:

- aktueller und vergangener Gesundheitszustand
- aktuelle und vergangene funktionelle Fähigkeiten und Defizite
- biomedizinische Prognosewahrscheinlichkeit
- lebensweltlicher Kontext inkl. der eingenommenen sozial-gesellschaftlichen Rolle
- physische und psychische Leistungsfähigkeit
- lebensweltliche Bedingungen, in denen die Person gelebt hat bzw. in die sie zurückkehren möchte
- spezifische individuelle Stärken und Ressourcen (inkl. endogener Faktoren wie Resilienz, Kreativität, Selbstvertrauen und exogener Faktoren wie soziale Unterstützung, finanziell-wirtschaftliche Situation usw.)
- Die Werte, Moralvorstellungen und Ambitionen eines Menschen, die den Prehab-Prozess beeinflussen [13], [26].

All diese Informationen werden im Rahmen des ICF-orientierten Patient*innenmanagements erhoben, da hieraus gemeinsam mit der Person ein verständliches und patient*innenzentriertes ICF-orientiertes SMART(ER)-Ziel abgeleitet und aufgebaut werden kann, welches wiederum im Rahmen des Therapiemanagements und der jeweiligen evidenzbasierten Maßnahmen verfolgt wird [17]. Als prägendes Merkmal einer therapietreuen Verhaltensänderung durch Zielvereinbarungen sollte daher immer grundsätzlich berücksichtigt werden, dass einerseits der Nutzen/die Freude und die Bedeutsamkeit und andererseits die Verständlichkeit und Umsetzbarkeit des Ziels für die betreffende Person maßgeblich dazu beitragen, ob und inwieweit ein Ziel auch gewinnbringend verfolgt wird. Nur wenn ein Ziel von Nutzen und Bedeutung ist und auch verstanden und umgesetzt werden kann, wird die angestrebte Verhaltensänderung durch die Zielstrategie erfolgen können (▸ Abb. 4.15).

Mit der Zielerreichungsskala (goal attainment scale, GAS) steht hierfür ein gut evaluiertes Instrument zur Verfügung, um den Grad der Zielerreichung in der Praxis erfassen zu können [29]. Dabei können die gesetzten Ziele sowohl aus therapeutischer als auch aus Patient*innensicht abgeglichen bzw. verglichen werden. Die GAS ist flexibel und erlaubt die Erfassung aller ICF-Komponenten. Auch Zwischenziele können über sie organisiert werden.

Ist es für den/die Patient*in von Nutzen/Bedeutung?		Kann der/die Patient*in es umsetzen/durchführen/verstehen/verändern? – nein	Kann der/die Patient*in es umsetzen/durchführen/verstehen/verändern? – ja
	ja	Änderung möglich, wenn persönliche Barrieren überwunden werden können	Verhaltensveränderung wahrscheinlich **Dauer/Länge** Frequenz **Steuerung** Anstrengung **Auswahl**
	nein	Verhaltensveränderung unwahrscheinlich **Dauer/Länge** Frequenz **Steuerung** Anstrengung **Auswahl**	Änderung möglich, wenn eine kognitive Umgestaltung stattfindet

Abb. 4.15 4-Felder-Tafel von Nutzen und Bedeutung [8].

Die Anwendbarkeit der GAS hängt jedoch davon ab, ob eine Person die definierten Ziele überhaupt erreichen kann und inwieweit dafür klinische Prognosefaktoren zu den gewählten Test- und Assessmentverfahren vorliegen, an denen die Outcomes dann gespiegelt werden können. Neben dem Einsatz der GAS können aber auch nur Testverfahren oder Assessments bzw. Fragebogen in der Prä- und Rehabilitation zur Zielorientierung eingesetzt werden. Die GAS ist nur als zusätzlicher Indikator zu sehen, wie gut ein Ziel erreicht wurde und ermöglicht so eine bessere kritische Reflexion seitens der Patient*in. Die Bedeutung liegt primär in der ICF-orientierten Zieldefinition und der damit verbundenen Messung. So zeigt sich, dass die Zielbestimmung im klinischen Alltag noch nicht unbedingt einem Goldstandard folgt, jedoch, um effektiv und effizient eingesetzt werden zu können, einer Stringenz unterliegt und mittels SMART (ER)-Kriterien gut abgebildet werden kann. Zukünftige Forschungsanstrengungen werden standardisierte Zielbestimmungsverfahren im Rahmen der ICF-bezogenen Prävention und Rehabilitation untersuchen, um den Einsatz verschiedener ICF-Core-Sets praxistauglicher zu gestalten. Standardisierte Zielkategorien, wie sie z. B. von Rentsch und Bucher (2005) entwickelt wurden, unterstützen die Auswahl von Zielen und die damit verbundenen Datenerhebungen, um weitere Einblicke in das Therapiemanagement und seine jeweiligen Prozesse zu erhalten [20]. Hier ist die Weiterentwicklung der Therapiewissenschaften gefragt.

Für eine praxisorientierte Dokumentation ist es wichtig, die Ziele zu verschriftlichen, um einen Umsetzungsplan (action) folgen zu lassen. Die Verschriftlichung kann von der betreffenden Person gegengezeichnet werden, als eine Art gemeinsame und verbindliche Vereinbarung der Zielabsicht mit der Physiotherapie. Die Zieldokumentation sollte die folgenden aufeinander aufbauenden Fragen nach Randall und McEwen (2000) enthalten [19]: Wer? – tut was? – unter welchen Bedingungen? – wie gut? – bis wann? [13]. Zusätzlich könnte die Dokumentation noch um die Punkte beteiligte Gesundheitsfachkraft, ICF-Komponente, Zwischenziel und Notizen erweitert werden. Die ▶ Abb. 4.16 zeigt schematisch und beispielhafte eine solche Zieldokumentation für den Patienten M. nach einer Knie-TEP in der Anschlussrehabilitation.

Ziele können auch durch Tagebücher, Videoclips, Evaluationen, Fragebogen usw. dokumentiert werden. Die Zielstrategie sollte die Möglichkeiten der Zielerreichung, aber auch des Scheiterns berücksichtigen. Scobbie et al. (2011) beschreiben hierzu einen 4-stufigen Implementierungsplan [25]. Von der Zieldefinition über den Umsetzungsplan und die Zielplanung zur Umsetzung und Anwendung und schließlich zur Evaluation und Rückkopplung und gemeinsamen Entscheidung über das Ende (▶ Abb. 4.17).

Wer ...	Macht was ...	Unter welchen Bedingungen ...	Wie gut ...	Bis wann ...	Gesundheitsexpert*innen	ICF-Komponenten	Zwischenziel	Notizen
Herr M.	Beinpresse	strukturierter Trainingsplan	50 kg	nach 10 Tagen	Physiotherapeut Herr T.	Struktur	25 kg nach 6 Tagen	-
Herr M.	6-min-Gehtest	innen, ohne Gehilfen	450 m	in den nächsten 3 Wochen	Physiotherapeut*in Frau L. und Herr T.	Aktivität	-	evtl. KOOS zusätzlich und PSFS verwenden
Herr M.	Stair Climbing Test	innen, 5 standardisierte Stufen, herauf und herunter, ohne Hilfsmittel	4-mal am Stück	in den nächsten 4 Wochen	Physiotherapeut*in Frau L. und Herr T.	Aktivität	-	als Ziel 2 in der GAS aufgenommen
Herr M.	Gewichtsabnahme	strukturierter Diätplan	-	in den nächsten 8 Wochen	Ernährungsberater Herr K.	Struktur	jede 2. Woche mindestens 0,5 kg	-
. . .	. . .	. . .	. . .	. . .	. . .	. . .	. . .	. . .
Herr und Frau M.	gemeinsamer Tanzabend	regelmäßiges Tanztraining	Teilnahme mit mindestens 2 Tänzen	zum Abschlussball	Physiotherapeut*in Frau L. und Ehefrau des Patienten	Aktivität/Partizipation	4 Wochen vor Abschlussball 2 Tänze	als Ziel 1 in der GAS und der PSFS aufgenommen

Abb. 4.16 Beispiel für eine Zieldokumentation.

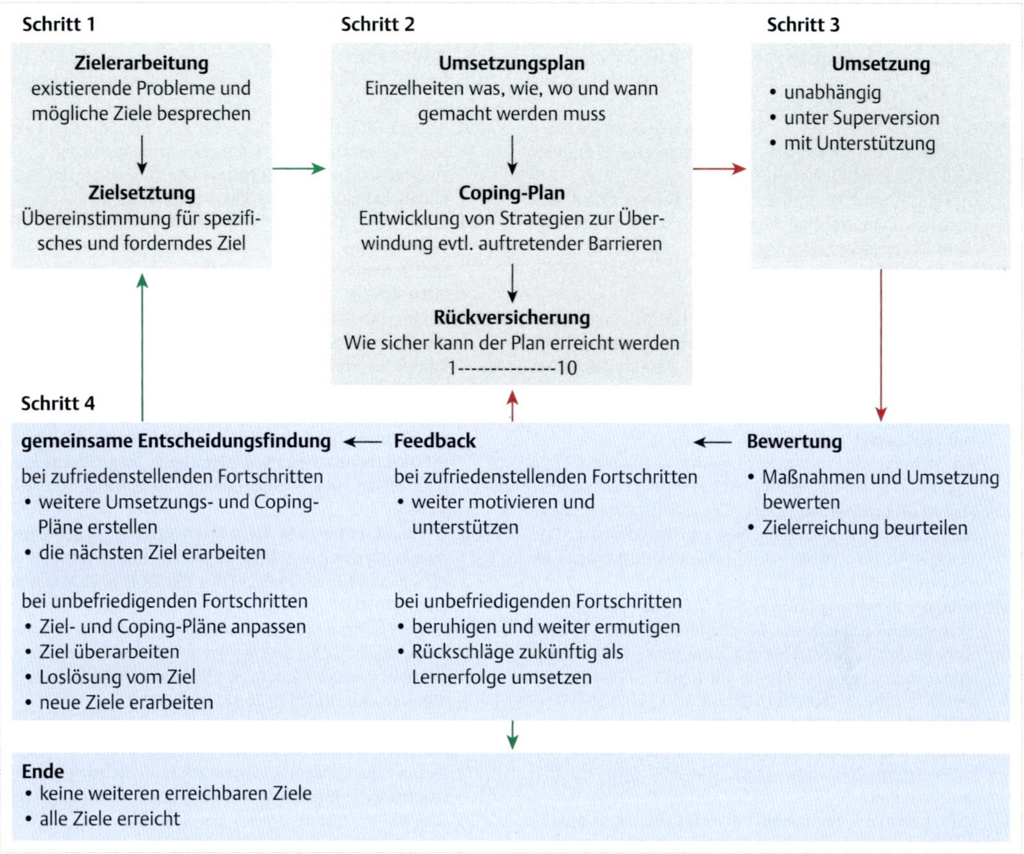

Abb. 4.17 Umsetzungsplan für die Zielsetzung [25].

Letztlich wird der Zielsetzung eine zentrale Rolle im prä- und rehabilitativen Prozess zugeschrieben [6], [23], [27]. Die bestehende Komplexität dieser Interventionsstrategie bedeutet jedoch nicht, dass sie kompliziert ist. Aus therapeutischer Sicht ist die Zielsetzung einfach zu handhaben, aber das Wissen um verschiedene erweiterte professionelle Fertigkeiten und Fähigkeiten sowie das Verständnis neurophysiologischer und psychologischer Prozesse ist wichtig, um Misserfolge zu vermeiden. Die Zielsetzung wird als Teil des Best-Practice-Ansatzes in der Rehabilitation gesehen, dessen Durchschlagskraft weiterhin wissenschaftlich verstanden und erweitert werden muss. Somit sollen die Herausforderungen der Zielsetzungstheorie im physiotherapeutischen Setting angenommen und in Theorie, praktischer Anwendung und bestehender Evidenz weiterentwickelt werden, um sie bestmöglich in der Versorgung unserer Patient*innen zum Einsatz bringen zu können.

Literatur

[1] Baier J, Rucker AML, Landenberger M. Zielorientierung von muskuloskeletal betroffenen Patienten als motivationsfördernde Maßnahme zur Verbesserung des ambulanten Therapieerfolges. physioscience 2017; 13(02): 55–64. DOI: 10.1055/s-0035-1 567 187

[2] Baier J, Rucker AML. Effect of Goal Orientation on Therapy Motivation and Results in Physiotherapeutically Treated Patients with Musculoskeletal Disorders. Systematic Review. Physioscience 2013; 9(4): 161–168. DOI: 10.1055/s-0033-1 355 973

[3] Barbuto JE, Scholl RW. Motivation sources inventory: development and validation of new scales to measure an integrative taxonomy of motivation. Psychological Reports 1998; 82:, 1011–1022

[4] Beauchamp T, Childress J. Principles of Biomedical Ethics: Marking Its Fortieth Anniversary. Am J Bioeth. 2019 Nov; 19 (11): 9–12. DOI: 10.1080/15 265 161.2 019 166 5 402

[5] Deckers L. Homeostasis: Temperature, Thirst, Hunger, and Eating. 5. Aufl. London: Routledge; 2018

[6] Dziedzic K, Hammond A. Rheumatology. Evidence-based Practice for Physiotherapists and Occpuational Therapists. London: Churchill Livingston; 2010

[7] Gutkin B, Ahmed SH. Springer Series in Computational Neuroscience. Computational Neuroscience of Drug Addiction (Band 10). Heidelberg: Springer; 2012

[8] Hannah N. Phyiso + Coach @hannahmoves. London. Abgerufen am 08.10.2020

[9] Harty M, Griesel M, Merwe van der A. The ICF as a common language for rehabilitation goal-setting: comparing client and professional priorities. Health Qual Life Outcomes 2011 Oct 7; 9: 87. DOI: 10.1186/1477-7 525-9-87

[10] Heckhausen J, Heckhausen H. Motivation und Handeln. 4. Aufl. Heidelberg: Springer; 2018

[11] Kim SI. Neuroscientific model of motivational process. Front Psychol 2013 Mar 4; 4: 98. DOI: 10.3 389/fpsyg.2 013 00 098

[12] Latham GP. Goal-Setting Theory: Causal Relationships, Mediators, and Moderators. Oxford Research Encyclopedias, Psychology; 2024. DOI.org/10.1093/acrefore/978 019 0236 557 013.12

[13] Lennon S, Ramdharry G, Verheyden G. Physical Management for Neurological Conditions. 4. Aufl. München: Elsevier; 2018

[14] Locke EA, Shaw KN, Saari LM et al. Goal setting and task performance. Psychological Bulletin 1981; 90(1): 125–152. DOI.org/10.1037/0033–2909.90.1.125

[15] Maclean N, Pound P, Wolfe C et al. The concept of patient motivation: a qualitative analysis of stroke professionals' attitudes. Stroke 2002 Feb; 33(2): 444–448. DOI: 10.1161/hs0 202 102 367

[16] Melin J, Nordin Å, Feldthusen C et al. Goal-setting in physiotherapy: exploring a person-centered perspective. Physiother Theory Pract 2021 Aug; 37(8): 863–880. DOI: 10.1080/09 593 985.2 019 165 5 822

[17] Nguyen L, Cross A, Rosenbaum P et al. Use of the International Classification of Functioning, Disability and Health to support goal-setting practices in pediatric rehabilitation: a rapid review of the literature. Disabil Rehabil 2021 Mar; 43(6): 884–894. DOI: 10.1080/09 638 288.2 019 164 3 419

[18] Porter S. Psychological Informed Physiotherapy. Embedding psychosocial perspectives within clinical management. München: Elsevier; 2017

[19] Randall KE, McEwen IR. Writing patient-centered functional goals. Phys Ther 2000 Dec; 80(12): 1197–203

[20] Rentsch HP, Bucher PO. ICF in der Rehabilitation. Die praktische Anwendung der internationalen Klassifikation der Funktionsfähigkeit, Behinderung und Gesundheit im Rehabilitationsalltag. Idstein: Schulz-Kirchner; 2005

[21] Rucker AML, Baier J, Clijsen R et al. Motivational factors for physiotherapy from the outpatients and inpatients' perspective: A hermeneutic interpretative study. It J Physiotherapy 2014; 4: 3–13

[22] Rucker AML, Baier J. Motivational Factors for Physical Therapy from the Patient's Point of View – Hermeneutic-Interpretative Pilot Study. physioscience 2012; 8(4): 163–168. DOI: 10.1055/s-0032-1 313 095

[23] Rucker AML. Zielorientierung stationär versorgter Patienten als motivationale Grundlage zur Verbesserung des physiotherapeutischen Therapieerfolges: eine kontrollierte klinische Studie. ULB Sachsen-Anhalt; 2019. DOI: 10.25 673/14 096

[24] Schmidt L, Lebreton M, Cléry-Melin ML et al. Neural mechanisms underlying motivation of mental versus physical effort. PLoS Biol 2012 Feb; 10(2): e1 001 266. DOI: 10.1371/journal.pbio.1 001 266

[25] Scobbie L, Dixon D, Wyke S. Goal setting and action planning in the rehabilitation setting: development of a theoretically informed practice framework. Clin Rehabil 2011 May; 25(5): 468–482. DOI: 10.1177/026 921 5 510 389 198

[26] Sigert RJ, Levack WM. Rehabilitation Goal Setting. Theory, Practice and Evidence. London: CRC Press; 2017

[27] Swann C, Rosenbaum S, Lawrence A et al. Updating goal-setting theory in physical activity promotion: a critical conceptual review. Health Psychol Rev 2021 Mar; 15(1): 34–50. DOI: 10.1080/17 437 199.2 019 170 6 616

[28] Telzer EH. Dopaminergic reward sensitivity can promote adolescent health: A new perspective on the mechanism of ventral striatum activation. Dev Cogn Neurosci 2016 Feb; 17: 57–67. DOI: 10.1016/j.dcn.2015.10.010

[29] Turner-Stokes L. Goal attainment scaling (GAS) in rehabilitation: a practical guide. Clin Rehabil 2009 Apr; 23(4): 362–370. DOI: 10.1177/026 921 5 508 101 742

[30] Windisch R, Zoßeder J et al. Sozialwissenschaften in der Ergotherapie. München: Elsevier; 2006

Kapitel 5

Der Ausblick – Wo geht es hin?

5

5 Der Ausblick – Wo geht es hin?

5.1 Lebensstilfaktoren

Jonas Weber

5.1.1 Einleitung

Anhaltende chronische Schmerzen haben multifaktorielle Ursachen und eine Vielzahl von Einflussfaktoren. Dazu gehören auch ungesunde Lebens- und Verhaltensweisen wie unzureichender und/oder nicht erholsamer Schlaf, ungesunde Ernährung, Suchtverhalten, mangelnde körperliche Aktivität und Bewegung [48], aber auch chronischer Stress [75]. Diese Lebensstilfaktoren haben insbesondere einen negativen Einfluss auf die Dauer und Intensität von Schmerzen [8]. In den folgenden Abschnitten werden diese Lebensstilfaktoren näher betrachtet und mögliche Konsequenzen für die Therapie chronischer Schmerzen erläutert.

5.1.2 Ernährung

Ernährung und Schmerz

Die Ernährung spielt bei der Entstehung und Aufrechterhaltung von Schmerzen eine Rolle. Die Folgen einer ungesunden Ernährung zeigen sich vor allem in der Entwicklung von Übergewicht.

In einer großen Befragung von insgesamt 1 062271 Menschen in den USA zwischen 2008 und 2010 konnte eine Korrelation zwischen einem hohen Body Mass Index (BMI) und Schmerzen festgestellt werden [65]. Dabei konnte ein Unterschied in Abhängigkeit vom BMI festgestellt werden. Im Vergleich zu normalgewichtigen Personen hatten als übergewichtig eingestufte Personen eine um 20 % höhere Wahrscheinlichkeit, Schmerzen anzugeben, als Personen mit Normalgewicht. Personen, die der Adipositasgruppe I zugeordnet wurden, hatten sogar ein um 68 % höheres Risiko, Schmerzen zu empfinden als Personen mit Normalgewicht. Diese Zahlen stiegen in den Gruppen II und III weiter an (▶ Tab. 5.1).

Diese Tabelle zeigt den Zusammenhang zwischen Übergewicht (definiert über den BMI) und Schmerzen.

Auch spezifische Schmerzerkrankungen treten bei Menschen mit Adipositas häufiger auf. So steigt beispielsweise die Prävalenz von Kreuzschmerzen mit der Höhe des BMI [63]. Weniger als 3 % der Normalgewichtigen berichteten in einer Zufallsstichprobe von Rückenschmerzen in den letzten drei Monaten. Dagegen gaben 7,7–11,6 % der Übergewichtigen im gleichen Zeitraum Rückenschmerzen an. Diese Zahlen ergaben sich aus der amerikanischen Studie, an der 6.796 Erwachsene teilnahmen. Auch die Prävalenz der Kniearthrose ist bei Übergewichtigen höher als bei Normalgewichtigen, und zwar um den Faktor 4 [18]. Fettleibigkeit im Alter verdoppelt das Risiko für chronische Schmerzen. Dies ergab eine Befragung von 840 Personen im Alter von mindestens 70 Jahren [45]. Übergewicht wird auch mit Kopfschmerzen, Fibromyalgie, Bauch- und Beckenschmerzen sowie mit neuropathischen Schmerzen in Verbindung gebracht [49].

Übergewicht in Verbindung mit ungesunder Ernährung ist nachweislich mit einem erhöhten Risiko für Schmerzen verbunden. Trotz der vorhandenen Evidenz für einen Zusammenhang zwischen Adipositas und Schmerzen ist eine direkte Kausalität nicht geklärt. Es wurden jedoch einige plausible Mechanismen untersucht, durch die eine ungesunde Ernährung Schmerzen verstärken kann.

Tab. 5.1 Schmerzempfinden in Abhängigkeit vom Körpergewicht.

	BMI 25 bis < 30	BMI 30 bis < 35	BMI 35 bis < 40	BMI ≥ 40
Schmerzhäufigkeit im Vergleich zu Normalgewichtigen (BMI < 25)	+ 20 %	+ 68 %	+ 136 %	+ 254 %

Übergewicht und Schmerz

Man geht inzwischen davon aus, dass nicht nur ein erhöhtes Körpergewicht Schmerzen verstärken kann [12], sondern auch eine vermehrte Zuckeraufnahme kurzfristig Schmerzen reduziert [17]. Die Konsequenz für Menschen mit chronischen Schmerzen kann demnach eine generell erhöhte Kohlenhydrataufnahme sein, um vermeintlich Schmerzen zu reduzieren. Langfristig werden durch das Fettgewebe jedoch auch entzündungsfördernde Hormone wie Interleukin-6 und Tumornekrosefaktor α ausgeschüttet, die dann potenziell die Schmerzen wieder erhöhen [17].

Aber nicht nur die negativen Auswirkungen von Übergewicht, sondern auch positive Effekte auf Schmerzen durch eine Reduktion von Übergewicht sind mittlerweile belegt. In einer Studie aus dem Jahr 2013 konnte gezeigt werden, dass eine Gewichtsreduktion von 10 % die Schmerzintensität bei Menschen mit symptomatischer Gonarthrose um 50 % reduzieren kann [45]. Diese positive Botschaft sollte unbedingt an die Patient*innen weitergegeben werden, um auch die Motivation dafür zu steigern, das eigene Körpergewicht nachhaltig zu reduzieren.

Ernährung und Entzündung

Niedrigschwellige, chronische Entzündungsprozesse – auch als Metainflammation bezeichnet – rücken zunehmend ins Blickfeld der Forschung. Sie stehen im direkten Zusammenhang mit einer erhöhten Schmerzwahrnehmung bei Erkrankungen wie chronischen Rückenschmerzen, rheumatoider Arthritis, Überlastungssyndromen, nozizeptiven Schmerzen, Arthrose und Fibromyalgie [18]. Da über längere Zeit schwelende Entzündungsprozesse mit einer erhöhten Schmerzintensität einhergehen, gehen Forschende heute davon aus, dass diese Veränderungen das Nervensystem sensibilisieren und dadurch Schmerzen verstärken [11], [36], [78].

Konkret konnte gezeigt werden, dass Ernährungsweisen, die reich an Gemüse, Obst, gesunden Ölen und Ballaststoffen sind, wie z. B. die mediterrane Kost, entzündungshemmend wirken und Entzündungswerte senken, während der Konsum von Fleisch, Zucker, Brot, frittierten Lebensmitteln und Gebäck entzündungsfördernd wirkt [9], [40], [69].

Ernährung und zentrale Sensibilisierung

Die Folge von Übergewicht und chronischen Entzündungsprozessen im Körper ist vor allem die Entstehung zentraler Sensibilisierungsprozesse. Auch wenn hier die direkte Kausalität noch nicht geklärt ist, zeigen Tierversuche bereits, dass eine besonders fettreiche Ernährung die Ausschüttung von Gamma-Aminobuttersäure (GABA) reduziert [60]. Die Folge ist eine verminderte Schmerzhemmung und die mögliche Entstehung einer zentralen Sensibilisierung.

Die folgende Grafik fasst die wichtigsten Mechanismen zusammen, über die eine ungesunde Ernährung Schmerzen verursachen kann (▶ Abb. 5.1). So besteht ein direkter Zusammenhang zwischen Übergewicht und dem Vorliegen einer Metainflammation. Diese wiederum ist ein Faktor, der eine zentrale Sensibilisierung des Nervensystems auslösen kann. Übergewicht als Chronifizierungsrisiko kann ebenfalls eine zentrale Sensibilisierungskomponente bedingen.

5.1.3 Rauchen

Rauchen und Schmerz

Rauchen ist für viele verschiedene Erkrankungen ein wichtiger Risikofaktor. Am bekanntesten ist die Schädigung der Lunge. In einer Metaanalyse von 218 Studien konnte unter anderem ein Zusammenhang zwischen Rauchverhalten und chronisch obstruktiver Bronchitis (COPD), Lungenemphysem und chronischer Bronchitis festgestellt werden [20].

Auch der Zusammenhang mit der Entwicklung von chronischen Darmerkrankungen wie Diver-

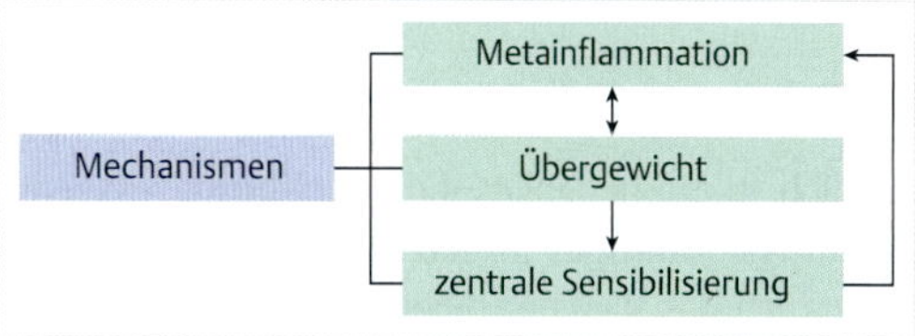

Abb. 5.1 Mechanismen der Schmerzverstärkung durch ungesunde Ernährung.

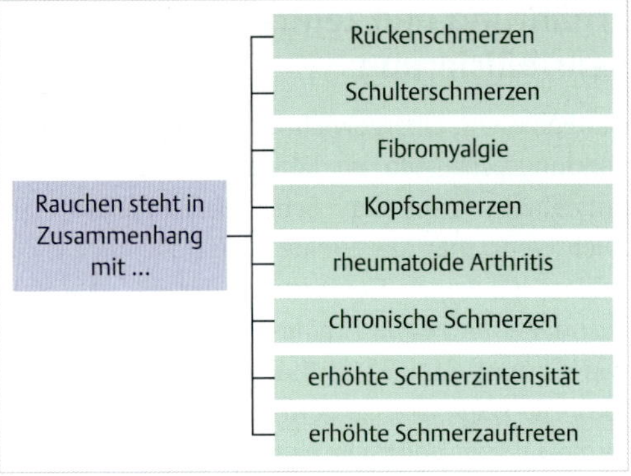

Abb. 5.2 Zusammenhang zwischen Rauchen und Schmerz.

tikulitis [3], einem erhöhten Risiko für Schlaganfall und koronare Herzkrankheit [26] sowie Diabetes mellitus [51] ist inzwischen gut belegt. Rauchen ist zudem mit einer erhöhten Wahrscheinlichkeit für die Alzheimer-Krankheit verbunden und hat einen negativen Einfluss auf die allgemeine Lebenserwartung [29], [74].

Und schließlich ist inzwischen auch bekannt, dass Rauchen in direktem Zusammenhang mit Schmerzen steht [12]. Nicht nur die Schmerzprävalenz steigt mit dem Rauchverhalten, sondern auch die Schmerzintensität. In einer Befragung von insgesamt 12.368 Menschen mit chronischen Schmerzen konnte eine signifikant höhere Schmerzintensität bei Rauchenden im Vergleich zu Nichtrauchenden festgestellt werden [35]. Darüber hinaus konnten in dieser Studie direkte Zusammenhänge zwischen Rauchen und Schmerzverhalten, körperlicher Funktionsfähigkeit, Erschöpfung, Schlafstörungen, Ärger, Depression und Angstsymptomen festgestellt werden. Die folgende Grafik zeigt alle bekannten Zusammenhänge zwischen Rauchen und Schmerzen (▶ Abb. 5.2).

Rauchen und Entzündung

Ähnlich wie eine ungesunde Ernährung ein entzündungsförderndes Milieu im Körper schafft, erhöht auch das Rauchen über diesen Mechanismus das Risiko für die Entstehung von Schmerzen [50]. Rauchen hat aber nicht nur einen negativen Einfluss auf Entzündungsprozesse im Körper.

Rauchen und das Gehirn

Bei lang anhaltenden Schmerzen lässt sich eine verstärkte Aktivierung kortikostriataler Areale nachweisen. Diese Hirnareale werden beispielsweise für den Übergang von akuten zu chronischen Rückenschmerzen verantwortlich gemacht [3]. Die Verbindung des Kortex zum Striatum ist bei Rauchenden ebenfalls stärker ausgeprägt und kann leichter aktiviert werden [52]. Konkret ist hier eine verstärkte funktionelle Verbindung zwischen dem Nucleus accumbens und dem medialen präfrontalen Kortex bekannt. Dies ist eine hirnphysiologische Erklärung für den Zusammenhang zwischen Rauchen und Schmerz. In einer 2020 veröffentlichten Forschungsarbeit konnte außerdem festgestellt werden, dass Rauchende durch Dysfunktionen des µ-Opioid-Rezeptorsystems über eine schlechtere Schmerzhemmung verfügen [33]. Das Opioidsystem ist ein wesentlicher Bestandteil der schmerzhemmenden Areale im Gehirn. Bei Rauchenden ist laut der Untersuchung an insgesamt 204 Personen die Funktionalität der Opioidrezeptoren im Vergleich zu Nichtrauchenden eingeschränkt. Das bedeutet, dass die natürlichen Schmerzhemmungsmechanismen schlechter funktionieren und somit eine verminderte Schmerzhemmung vorliegt, was die Wahrscheinlichkeit für Schmerzen und auch deren Intensität erhöht. Neben den negativen Folgen des Rauchens für Gehirnprozesse wirkt es sich auch negativ auf das menschliche Immunsystem aus.

Rauchen und Immunsystem

Die beim Rauchen in den menschlichen Körper freigesetzten toxischen Substanzen und Moleküle wie Nikotin, reaktive Stickstoffspezies (RNS) und reaktive Sauerstoffspezies (ROS) verursachen oxidativen Stress, Entzündungen und DNA-Schäden [54].

Durch die Freisetzung von Zytokinen und Chemokinen wird das menschliche Immunsystem negativ beeinflusst. Dies spielt eine entscheidende Rolle bei der Entstehung von Dauerschmerzen durch den reizverstärkenden Einfluss auf das menschliche Zentralnervensystem. Der daraus resultierende zentrale Sensibilisierungsmechanismus wird mit starken und lang anhaltenden Schmerzen in Verbindung gebracht [32].

5.1.4 Alkohol

Der negative Einfluss von übermäßigem Konsum alkoholischer Getränke auf unsere Gesundheit ist mittlerweile hinreichend belegt. Alkohol kann auch Schmerzen beeinflussen. Wie dieser Zusammenhang aussieht, wird im folgenden Abschnitt dargestellt.

In Deutschland sind etwa 1,8 Millionen Menschen alkoholabhängig [4]. Alkohol selbst ist aber nicht nur schädlich. Er hat auch wichtige hygienische Funktionen und wird seit Langem als Reinigungs- und Desinfektionsmittel eingesetzt. So kann Alkohol akute Schmerzen, Infektionen und Krankheiten verhindern oder lindern und Leben retten [68]. Darüber hinaus wirkt Alkohol akut schmerzlindernd, beruhigend und stimmungsaufhellend [76].

Langfristig hoher Alkoholkonsum kann jedoch die Schmerzempfindlichkeit erhöhen. Ganz konkret konnte in einer 2005 veröffentlichten Untersuchung herausgefunden werden, dass 58,2 % der alkoholabhängigen Studienteilnehmer*innen unter einer Polyneuropathie litten. Die Häufigkeit stand dabei in einem signifikanten Zusammenhang mit dem Alter der Personen, der Dauer des Alkoholmissbrauchs, der Funktionsfähigkeit der Leber sowie dem Blutzuckerspiegel [77]. Die Schädigung des peripheren und zentralen Nervensystems durch exzessiven Alkoholkonsum wird maßgeblich für die Entwicklung neuropathischer Schmerzen verantwortlich gemacht [76]. Langfristig kann exzessiver Alkoholkonsum laut einem 2018 veröffentlichten Gesundheitsbericht der WHO zur Entstehung verschiedener chronischer Krankheiten und anderer schwerwiegender körperlicher Beschwerden und Erkrankungen führen [15]. Dazu gehören Herz-Kreislauf-Erkrankungen wie Bluthochdruck, Verdauungsstörungen und Krebs, Lern- und Gedächtnisstörungen, Herzerkrankungen und Schlaganfälle. Die Verarbeitung von Giftstoffen findet hauptsächlich in der Leber statt, und so ist die belegte erhöhte Prävalenz von Lebererkrankungen durch Alkoholkonsum auch nicht überraschend.

Alkohol und zentrale Sensibilisierung

Der bereits bei den Themen Ernährung und Rauchen diskutierte Mechanismus der zentralen Sensibilisierung zur Schmerzverstärkung gilt auch für Alkohol.

Übermäßiger Alkoholkonsum kann zu einer Sensibilisierung des peripheren und zentralen Nervensystems führen [71]. Die daraus resultierende Reizverstärkung und erhöhte Empfindlichkeit des Körpers wird u. a. durch eine alkoholinduzierte erhöhte Zytokinproduktion und erhöhten oxidativen Stress sowie eine verstärkte Aktivierung und Hypertrophie von Mikroglia erklärt [55]. Dies führt auch mit erhöhter Wahrscheinlichkeit zu einer Schädigung peripherer Nerven und den damit verbundenen und bereits thematisierten Neuropathien [55]. Eine Sensibilisierung des zentralen Nervensystems kann ebenso durch Veränderungen der Strukturen und Funktionen des Gehirns verursacht werden. Auch hier gibt es Parallelen zwischen Menschen mit chronischen Schmerzen und Menschen mit hohem Alkoholkonsum [17]. Nicht nur Veränderungen in Bereichen des Nucleus accumbens, der Amygdala und des präfrontalen Kortex sowie der Insula, sondern auch eine verminderte Wirksamkeit des körpereigenen Opioidsystems und eine damit verbundene reduzierte absteigende Hemmung sind hier auffällig [17], [55].

Alkohol und Gefühle, Stress und Sozialverhalten

Da chronische Schmerzen häufig mit Ängsten und daraus resultierenden Vermeidungsstrategien verbunden sind, ist eine Angstreduktion durch akuten Alkoholkonsum und eine damit verbundene Schmerzreduktion als kurzfristige Schmerzreduktionsstrategie denkbar. Nicht nur Angst als emotionaler Schmerzverstärker, sondern auch Stress und soziales Verhalten sind wichtige Themen bei Menschen mit chronischen Schmerzen. In diesem Zusammenhang kann moderater Alkoholkonsum durch die häufig damit verbundene soziale Integration und stressreduzierende Wirkung kurzfristig schmerzreduzierend wirken [55]. Problema-

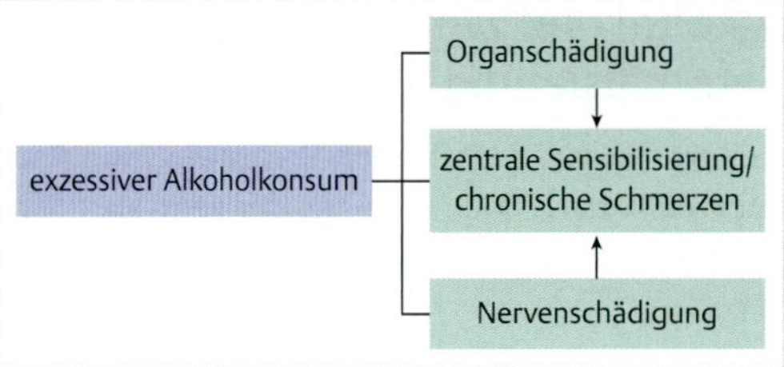

Abb. 5.3 Folgen exzessiven Alkoholkonsums.

tisch wird es vor allem dann, wenn dadurch die Selbstwirksamkeit sinkt und eine Schmerzreduktion ohne Alkohol nicht mehr möglich ist. Auch ein Gewöhnungseffekt kann dazu führen, dass immer mehr Alkohol benötigt wird, um eine ähnlich starke schmerzlindernde Wirkung zu erzielen. Zusammenfassend zeigt die folgende Grafik nicht nur, dass die Schädigung der Organe, sondern insbesondere des Nervensystems bei Menschen mit hohem Alkoholkonsum häufig zu Polyneuropathien und anderen chronischen Schmerzerkrankungen führen kann. Das erhöhte Risiko für die Entstehung alkoholbedingter Schmerzen wird dabei vor allem mit der Sensibilisierung des Nervensystems begründet (▶ Abb. 5.3).

5.1.5 Bewegungsmangel

Nach einer 2017 veröffentlichten Studie erreichen 86 % der amerikanischen Bevölkerung nicht die von der WHO empfohlene Aktivitätsmenge [10]. Bei einem systematischen Review und einer Metaanalyse aus dem Jahr 2023 mit Daten von insgesamt rund 3,4 Millionen Menschen kamen nur 17,2 % auf das aktuell empfohlene Mindestmaß an körperlicher Bewegung [23]. Das daraus resultierende niedrige Fitnessniveau steht in direktem Zusammenhang mit einem hohen Risiko für Herz-Kreislauf-Erkrankungen und einer erhöhten Sterblichkeit [10], [58]. Nicht nur über die Folgen dieser Erkrankungen, sondern auch direkt haben Bewegungsmangel und körperliche Inaktivität einen Einfluss auf Schmerzen. So ist nicht nur das Risiko für die Entstehung von Gelenkschmerzen [22] und Rückenschmerzen [73] erhöht, sondern es werden auch bereits bestehende Gelenkschmerzen durch Bewegungsmangel verstärkt [57]. Insgesamt gilt es heute als gesichert, dass körperliche Inaktivität ein Risikofaktor für viele Erkrankungen sowie für die Entstehung von Schmerzen ist. Die Gründe hierfür sind vielfältig und werden im Folgenden näher erläutert.

Bewegung und Entzündung

Ähnlich wie ungesunde Ernährung, Rauchen und übermäßiger Alkoholkonsum kann auch ein Bewegungsmangel chronische Entzündungsreaktionen im Körper hervorrufen [6], [21], [41]. Dieser Zusammenhang zeigt sich auch in Studien, welche die positiven Effekte von körperlicher Aktivität untersuchen. So fördert regelmäßige körperliche Aktivität die Entwicklung eines antiinflammatorischen Phänotyps [47]. Zahlreiche Prozesse im Körper, durch die entzündungshemmende Substanzen freigesetzt werden, sind bereits erforscht. Insgesamt gibt es sowohl Hinweise darauf, dass Inaktivität entzündliche Prozesse im Körper direkt und indirekt fördert, als auch darauf, dass regelmäßige körperliche Aktivität sie reduzieren kann. Ein weiterer Faktor ist die Ausschüttung bestimmter Substanzen.

Bewegung und Stoffwechsel

Bewegung ist auch mit dem Verlust von Wachstumsfaktoren verbunden [43]. Diese sind wichtig für die Gesundheit von Körperstrukturen wie Knorpelgewebe. Auch andere Botenstoffe wie Zytokine, die für eine Sensibilisierung des menschlichen Nervensystems und die damit verbundene Schmerzverstärkung verantwortlich sein können, werden bei Bewegungsmangel und Inaktivität vermehrt ausgeschüttet [67]. Im Gegensatz dazu werden bei körperlicher Aktivität und Belastung potenziell schmerzreduzierende Hormone ausgeschüttet [37]. Dazu gehören Serotonin, Dopamin, Noradrenalin und endogene Opioide [14], [37], [42]. Auch eine Stärkung der antinozizeptiven Funktionen in Teilen des menschlichen Gehirns, wie der rostralen ventromedialen Medulla, konnte durch körperliche Aktivität bereits nachgewiesen werden [42]. Die folgende Grafik verdeutlicht noch einmal, welche Folgen ein Bewegungsmangel, aber auch körperliche Aktivität auf den menschlichen Körper haben können (▶ Abb. 5.4).

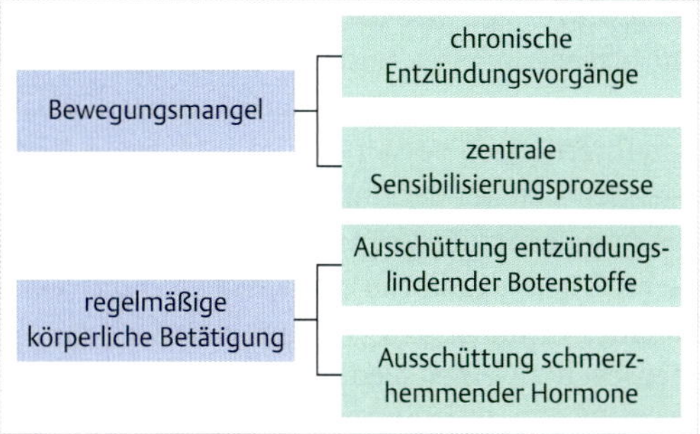

Abb. 5.4 Folgen von Bewegungsmangel und regelmäßiger körperlicher Aktivität.

Die Grafik zeigt, dass Bewegungsmangel chronische Entzündungsprozesse und zentrale Sensibilisierungsprozesse auslösen kann. Aus diesem Grund ist es besonders wichtig, wirksame Maßnahmen zur Steigerung der körperlichen Aktivität zu entwickeln. Zusammenfassend kann festgehalten werden, dass Bewegungsmangel ein Faktor ist, der über verstärkte Entzündungsprozesse und die Ausschüttung schädlicher Botenstoffe die Schmerzentstehung auslösen kann. Es ist wichtig zu betonen, dass regelmäßige körperliche Aktivität genau diese Entzündungsprozesse reduzieren und schmerzlindernde Substanzen im Körper freisetzen kann.

5.1.6 Schlafmangel

Ausreichend Schlaf ist für jeden Menschen wichtig. Dabei spielt nicht nur die Zeit, die wir im Bett verbringen, eine Rolle. Auch die Frage nach der optimalen Schlafdauer ist von grundlegender Bedeutung. In einer 2015 veröffentlichten Studie analysierten Fachleute die vorliegenden wissenschaftlichen Erkenntnisse über die empfohlene Schlafdauer. Dabei wurde übereinstimmend festgestellt, dass die benötigte Schlafdauer vom Alter der Menschen abhängt [30]. Die optimale Schlafdauer für Erwachsene liegt bei 7–9 Stunden pro Nacht. Wie viel Schlaf in welchem Alter ungefähr sinnvoll ist, kann im Detail der ▶ Tab. 5.2 entnommen werden.

Eine Schlafdauer von unter 7 Stunden pro Nacht steht in direktem Zusammenhang mit längeren Arbeitszeiten und Übergewicht [44], mit dem metabolischen Syndrom, einem Diabetes und einem Hypertonus. Darüber hinaus wird Schlafmangel mit vermehrter Kortisolausschüttung, verminderter kognitiver Leistungsfähigkeit, depressiven Symptomen und häufigeren Suizidversuchen in Verbindung gebracht [39]. In einer 2015 veröffentlichten Studie wurde die Schlafqualität von 268 Menschen mit lang anhaltenden Schmerzen und 774 schmerzfreien Personen mithilfe von Fragebogen evaluiert [56]. Dabei wurde die Häufigkeit von nicht erholsamem Schlaf und schlechter Schlafqualität untersucht. Schmerzfreie Personen gaben zu 37,11 % an, nach dem Schlaf nicht erholt zu sein, während dies 81,67 % der Menschen mit anhaltenden Schmerzen sagten. Dieser Unterschied bestätigte sich auch bei den Angaben zur allgemein empfundenen Schlafqualität. Eine geringe Schlafqualität, die durch häufiges Aufwachen und Schwierigkeiten beim Einschlafen charakterisiert ist, gaben 23,02 % der schmerzfreien Personen und 60,01 % der Menschen mit lang anhaltenden Schmerzen an. Eine subjektiv empfundene schlechte Schlafqualität steht also in direktem Zusammenhang mit lang anhaltenden Schmerzen. In einer Studie mit insgesamt 240.820 Personen aus Ländern mit niedrigem und mittlerem Einkommen wurden Daten zu Schlaf und Schmerzen ausgewertet. Im Vergleich zu Menschen ohne Schmerzen konnte für Menschen mit moderaten, starken und extremen Schmerzen eine Odds Ratio für schwere Schlafprobleme von 3,65 (3,24–4,11), 9,35 (8,19–10,67) und 16,84 (13,91–20,39) Punkten ermittelt werden [66]. Menschen mit Schmerzen haben also häufiger Schlafprobleme als Menschen

Tab. 5.2 Empfohlene Schlafdauer in Stunden pro Nacht.

Alter	0–3 Monate	1–2 Jahre	6–13 Jahre	14–17 Jahre	18–64 Jahre	≥65 Jahre
empfohlene Schlafdauer in Stunden	14–17	11–14	9–11	8–10	7–9	7–8

ohne Schmerzen. Eine Analyse von insgesamt 16 Studien mit insgesamt 61.000 Personen ergab, dass eine Abnahme der Schlafqualität und -quantität mit einem 2- bis 3-fach erhöhten Risiko für die Entwicklung von Schmerzen in Verbindung steht [1]. Der Zusammenhang zwischen unzureichendem Schlaf und Schmerzen wurde aber nicht nur in dieser Studie festgestellt. Auch in einer Literaturrecherche aus dem Jahr 2013 konnte festgestellt werden, dass Schlafeinschränkungen stärker und zuverlässiger zu Schmerzen führen als umgekehrt [19]. Zudem haben Schlafstörungen einen signifikanten Einfluss auf Faktoren, welche die Entstehung und Aufrechterhaltung von chronischen Schmerzen erklären. Insgesamt ist also eine Schlafdauer von 7–9 Stunden pro Nacht wichtig, um die Wahrscheinlichkeit, an Schmerzen zu leiden, zu reduzieren. Dies zeigen nicht nur die Zusammenhänge zwischen Schlafmangel und Schmerzen, sondern auch die Zusammenhänge zwischen Schlafmangel und Übergewicht sowie der allgemeinen Gesundheit. Auch dies sind Gründe für eine erhöhte Wahrscheinlichkeit, Schmerzen zu entwickeln.

Schlafmangel und zentrale Sensibilisierung

Auch Schlafmangel kann zur Entwicklung dieser schmerzverstärkenden Prozesse im Körper beitragen [25], [28], [62]. Dabei ist unter anderem aus Schlafexperimenten bekannt, dass Schlafunterbrechungen zu zentralen Sensibilisierungsphänomenen führen können [28]. In diesen Experimenten wird der Schlaf von Menschen künstlich unterbrochen und während der Tests die Schmerzintensität durch einen applizierten Stimulus gemessen. Nicht nur Schlafunterbrechungen, sondern auch eine ebenfalls in Studien künstlich herbeigeführte kurze Schlafdauer von unter 4 Stunden Schlaf pro Nacht erhöhen Parameter, die mit einer zentralen Sensibilisierung assoziiert sind, wie etwa erhöhte Spontanschmerzen, verminderte Hitze- und Kältetoleranz und die gemessene zeitliche Summation des Nervensystems [28], [62]. Ein direkter Mechanismus, der Schlafmangel als Ursache für zentrale Sensibilisierungsprozesse erklärt, ist die veränderte Gehirnaktivität durch Schlafmangel. Experimente haben gezeigt, dass die funktionelle Verbindung und Aktivierung des Nucleus accumbens und des anterioren midzingulären Kortex durch Schlafunterbrechungen verstärkt wird [61]. Diese Hirnregionen sind mit der Nutzung kognitiver Ressourcen und der Schmerzregulation assoziiert. Experimentell herbeigeführter Schlafmangel führt auch zu einer verminderten Thalamusaktivität, was bei Menschen zu einer niedrigeren Schmerzschwelle führt [28]. Darüber hinaus reduziert Schlafmangel die Funktionalität des Opioid- und des Canabinoidsystems im Gehirn [25]. Beide Systeme sind unter normalen Umständen für die Schmerzhemmung verantwortlich.

Schlafmangel und Entzündungsprozesse

Auf anhaltenden Schlafmangel, der durch häufige Schlafunterbrechungen oder eine zu kurze Schlafdauer entstehen kann, kann der menschliche Körper mit einer erhöhten Ausschüttung von proinflammatorischen Zytokinen reagieren. Diese können geringgradige, systemische Entzündungsreaktionen im Körper und damit verbundene Schmerzen hervorrufen [7], [28], [78]. Darüber hinaus kann Schlafmangel die Funktion der Hypothalamus-Hypophysen-Nebennierenrinden-Achse beeinträchtigen. Diese ist maßgeblich für die Stressregulation im Körper verantwortlich und kann zu einer erhöhten Ausschüttung von proinflammatorischen Zytokinen wie Interleukin-6 oder Tumornekrosefaktoren führen [28]. Insgesamt deuten die vorliegenden wissenschaftlichen Daten darauf hin, dass Schlafmangel einen Einfluss auf die Entstehung von Entzündungsprozessen haben kann.

Schlafmangel und negative emotionale Befindlichkeit

Ein Zusammenhang zwischen Schlafmangel und negativer emotionaler Befindlichkeit ist mittlerweile bestätigt [27], [38], [72]. Zusätzlich führt Schlafmangel auch zu einer Abnahme positiver emotionaler Bewertungen [38]. Berechnungen zufolge ist die negative emotionale Befindlichkeit zu 22 % für den Gesamteffekt schlechter Schlafqualität auf die Schmerzintensität verantwortlich [72].

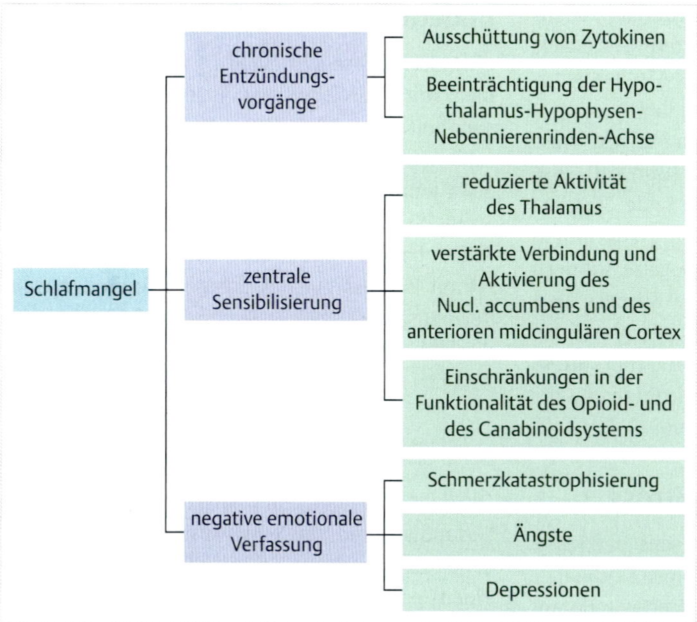

Abb. 5.5 Folgen von Schlafmangel.

Angst und Depression können ebenfalls einen Teil des negativen Effekts, den Schlafmangel für das Schmerzempfinden hat, erklären [16], [24]. In einer britischen Untersuchung an 221 Menschen mit chronischen Schmerzen konnte herausgefunden werden, dass depressive Symptome im Zusammenhang mit einer höheren Schmerzintensität und einer schlechteren Schlafqualität stehen [27]. Nach einer Querschnittsstudie gehen 45 % des Effekts schlechter Schlafqualität auf Angst als Ursache für eine höhere Schmerzintensität zurück [52]. Die ▸ Abb. 5.5 veranschaulicht die Mechanismen, durch die Schlafmangel zu Schmerzen führen kann.

5.1.7 Stress

Einfach ausgedrückt kann Stress als negative oder auch überfordernde Reaktion oder Bewertung einer kritischen Situation beschrieben werden. Natürlich können Anforderungen von außen einfach als zu viel empfunden werden. Menschen reagieren jedoch sehr unterschiedlich auf solche Situationen. Bedeutet eine vermeintlich stressige Situation für jemanden eine große Belastung, kann die gleiche Situation von einer anderen Person als Herausforderung wahrgenommen werden und die Leistungsfähigkeit steigern.

Stresssysteme

Die individuelle Betrachtung von Stresssituationen verdeutlicht die wichtigste Ursache für die Entstehung von Stress: die persönliche Bewertung einer Situation. Bei der Entstehung von Stress laufen jedoch nicht nur Prozesse im Gehirn ab. Vor allem 2 Systeme stehen im Vordergrund: das SAM-System und die HPA-Achse. Als SAM-System (sympathetic-adrenal-medullary oder „Sympathikus-Nebennierenmark“) werden körperliche Reaktionen bezeichnet, die direkt über unser Nervensystem ablaufen. Dabei wird bei negativer Bewertung einer Situation das sympathische Nervensystem aktiviert. Dieses stimuliert das Nebennierenmark (Medulla glandulae suprarenalis). Dort kommt es dann zur Ausschüttung von Katecholaminen wie Adrenalin. Die HPA-Achse (hypothalamus-pituitary-adrenocortical-axis, Hypothalamus-Hypophysen-Nebennierenrinden-Achse) ist das bekanntere der beiden Stresssysteme. Dabei kommt es zur CRH-Ausschüttung im Hypothalamus (Corticotropin-Releasing-Hormon), das dann seinerseits die

ACTH-Synthese im Hypophysenvorderlappen stimuliert (adrenokortikotropes Hormon), welches schließlich mithilfe eines Feedback-Mechanismus die Nebennierenrindenfunktion reguliert.

In der Nebennierenrinde kommt es zur Ausschüttung von Glukokortikoiden (Cortisol) und Mineralokortikoiden (Aldosteron). Beide Systeme arbeiten bei der Stresswahrnehmung zusammen [70]. Akuter Stress ist dabei nicht negativ, sondern kann die Leistungsbereitschaft des Körpers steigern, die Konzentrationsfähigkeit fördern und uns aufmerksamer machen [59]. Chronischer Stress und die damit verbundene Ausschüttung von Cortisol haben hingegen negative Folgen.

Folgen von chronischem Stress

Chronischer Stress ist in unserer Gesellschaft keine Seltenheit. Die gesundheitlichen Folgen sind daher ein ernst zu nehmendes Thema. Unter anderem wirkt er sich negativ auf das Gehirn aus [75]. Konkret konnte bisher gezeigt werden, dass sowohl die Größe des Gehirns als auch die Neurogenese reduziert sind. Damit verbunden sind eine schlechtere Kognition sowie Lern- und Denkstörungen. Bei vielen Untersuchungen zum Thema Stress fällt auf, dass die Bewertung der Situation die entscheidende Komponente ist, um Stress negativ werden zu lassen. Dies ist unter anderem auch im Zusammenhang mit psychischen Erkrankungen wie Depressionen und Angstzuständen bekannt [34]. Chronischer Stress wirkt sich auch negativ auf wichtige Funktionen des Immunsystems und des endokrinen Systems aus [75]. In der Folge werden Diabetes mellitus, Gewichtsschwankungen und Entzündungszustände sowie Infektionskrankheiten häufiger. Dieser Zusammenhang ist auch für das Herz-Kreislauf-System bekannt, sodass vor allem Bluthochdruck und daraus resultierende Folgeerkrankungen durch chronischen Stress häufiger werden [64]. Auch ein negativer Einfluss auf den Schlaf, ein erhöhtes Schmerzempfinden und sogar eine verkürzte Lebenserwartung werden mit negativ empfundenem Stress in Verbindung gebracht [34], [75].

Bedeutung für die Praxis

Chronischer Stress ist ein ernst zu nehmendes Problem mit zahlreichen negativen Folgen für die Gesundheit. Auch in der konservativen Schmerztherapie ist Stress von großer Bedeutung. So fanden etwa Jennings et al. heraus, dass der empfundene Stress einen großen Einfluss auf das Schmerzempfinden hat [31]. Stress hat aber nicht nur einen direkten Einfluss auf das Schmerzempfinden, sondern zusätzlich (bei Verletzungen) auch einen indirekten über einen verlangsamten Heilungsprozess [2].

5.1.8 Zusammengefasst

Die Bedeutung des Lebensstils für die menschliche Gesundheit und den Schmerz ist groß. Eine ungesunde Ernährung als Teil davon führt nicht nur zu einem erhöhten Risiko, an Adipositas zu erkranken, sondern kann auch Schmerzen direkt negativ beeinflussen. Ein Zusammenhang zwischen ungesunder Ernährung und Schmerzen ist daher vor allem durch die Entstehung von zentralen Sensibilisierungsprozessen und geringgradigen Entzündungsprozessen zu erklären.

Während die Forschung einen klaren Zusammenhang zwischen Rauchen und chronischen Schmerzen nachweisen konnte, erhöht übermäßiger Alkoholkonsum vor allem das Risiko für neuropathische Schmerzen. Auch bei diesen Suchtverhaltensweisen ist die zentrale Sensibilisierung eine wahrscheinliche Ursache für verstärkte Schmerzen. Während dabei ein Weniger immer besser ist, gilt für die körperliche Aktivität das Gegenteil: Ein Mangel ist nachweislich mit chronischen Schmerzen verbunden, während die Vorteile regelmäßiger körperlicher Aktivität vielfältig sind und einer Vielzahl von Krankheiten vorbeugen. Aber auch Regeneration ist wichtig. Schlaf als effektivste Regenerationsmaßnahme ist der Lebensstilfaktor, der am ehesten nicht nur mit Schmerzen in Verbindung gebracht wird, sondern auch zunehmend einen Risikofaktor darstellt. Stress hat einen ähnlich großen Einfluss auf den menschlichen Körper. Entscheidend ist hier jedoch das persönliche Stressempfinden.

Literatur

[1] Afolalu EF, Ramlee F, Tang N et al. Effects of sleep changes on pain-related health outcomes in the general population: A systematic review of longitudinal studies with exploratory meta-analysis. Sleep medicine reviews 2018; 39: 82–97. DOI: 10.1016/j.smrv.2017.08.001

[2] Alford L. Findings of interest from immunology and psychoneuroimmunology. Manual Therapy 2007 May; 12(2): 176–180. doi: 10.1016/j.math.2006.06.007

[3] Aune D, Sen A, Leitzmann MF et al. Tobacco smoking and the risk of diverticular disease – a systematic review and meta-analysis of prospective studies. Colorectal disease: the official journal of the Association of Coloproctology of Great Britain and Ireland 2017; 19 (7): 621–633. DOI: 10.1111/codi.13 748

[4] Baliki MN, Petre B, Torbey S et al. Corticostriatal functional connectivity predicts transition to chronic back pain. Nature neuroscience 2012; 15 (8): 1117–1119. DOI: 10.1038/nn.3 153

[5] Batra A, Müller CA, Mann K et al. Alcohol Dependence and Harmful Use of Alcohol. Deutsches Arzteblatt international 2016; 113 (17): 301–310. DOI: 10.3 238/arztebl.2 016 0301

[6] Berk M, Williams LJ, Jacka FN et al. So depression is an inflammatory disease, but where does the inflammation come from? BioMed Central medicine 2013; 11: 200. DOI: 10.1186/1741-7 015-11-200

[7] Besedovsky L, Lange T, Haack M. The Sleep-Immune Crosstalk in Health and Disease. Physiological reviews 2019; 99 (3): 1325–1380. DOI: 10.1152/physrev.00 010 2018

[8] Björck-van Dijken C, Fjellman-Wiklund A, Hildingsson C. Low back pain, lifestyle factors and physical activity: a population based-study. Journal of Rehabilitation Medicine 2008; 40 (10): 864–869. DOI: 10.2340/16 501 977-0273. PMID: 19 242 625

[9] Bonaccio M, Pounis G, Cerletti C et al. Mediterranean diet, dietary polyphenols and low grade inflammation: results from the MOLI-SANI study. British journal of clinical pharmacology 2017; 83 (1): 107–113. DOI: 10.1111/bcp.12 924

[10] Booth FW, Roberts CK, Thyfault JP et al. Role of Inactivity in Chronic Diseases: Evolutionary Insight and Pathophysiological Mechanisms. Physiological reviews 2017; 97 (4): 1351–1402. DOI: 10.1152/physrev.00 019 2016

[11] Briggs MS, Givens DL, Schmitt LC et al. Relations of C-reactive protein and obesity to the prevalence and the odds of reporting low back pain. Archives of physical medicine and rehabilitation 2013; 94(4): 745–752. DOI: 10.1016/j.apmr.2012.11.026

[12] Chapman SL, Wu Li-Tzy. Associations between cigarette smoking and pain among veterans. Epidemiologic reviews 2015; 37(1): 86–102. DOI: 10.1093/epirev/mxu008

[13] Chin Shao-Hua, Huang Wei-Lin, Akter S et al. Obesity and pain: a systematic review. International journal of obesity 2005; 44(5): 969–979. DOI: 10.1038/s41 366-019-0505-y

[14] Daenen L, Varkey E, Kellmann M et al. Exercise, not to exercise, or how to exercise in patients with chronic pain? Applying science to practice. The Clinical journal of pain 2015; 31 (2): 108–114. DOI: 10.1097/AJP.000 000 0000 000 099

[15] Drugs, Alcohol; Behaviors, Addictive (2018): Global status report on alcohol and health 2018. World Health Organization 2018; 27.09.2018. Im Internet: https://www.who.int/publications/i/item/978 924 156 5 639

[16] Dunietz GL, Swanson LM, Jansen EC. Key insomnia symptoms and incident pain in older adults: direct and mediated pathways through depression and anxiety. Sleep 2018; 41(9). DOI: 10.1093/sleep/zsy125

[17] Egli M, Koob GF, Edwards S. Alcohol dependence as a chronic pain disorder. Neuroscience and biobehavioral reviews 2012; 36(10): 2179–2192. DOI: 10.1016/j.neubiorev.2012.07.010

[18] Elma Ö, Yilmaz ST, Deliens T et al. Do Nutritional Factors Interact with Chronic Musculoskeletal Pain? A Systematic Review. Journal of Clinical Medicine 2020 Mar 5; 9(3): 702. DOI: 10.3 390/jcm9 030 702. PMID: 32 150 934; PMCID: PMC7 141 322

[19] Finan PH, Goodin BR, Smith MT. The association of sleep and pain: an update and a path forward. The journal of pain 2013; 14(12): 1539–1552. DOI: 10.1016/j.jpain.2013.08.007

[20] Forey BA, Thornton AJ, Lee PN. Systematic review with meta-analysis of the epidemiological evidence relating smoking to COPD, chronic bronchitis and emphysema. British Journal of Clinical Pulmonary Medicine 2011 Jun 14; 11:36. DOI: 10.1186/1471-2466-11-36. PMID: 21 672 193; PMCID: PMC3 128 042

[21] Furman D, Campisi J, Verdin E et al. Chronic inflammation in the etiology of disease across the life span. Nature medicine 2019; 25(12): 1822–1832. DOI: 10.1038/s41 591-019-0675-0

[22] Gao Yu-Hang, Zhao Cheng-Wu, Liu B et al. An update on the association between metabolic syndrome and osteoarthritis and on the potential role of leptin in osteoarthritis. Cytokine 2020; 129: 155 043. DOI: 10.1016/j.cyto.2 020 155 043

[23] Garcia-Hermoso A, López-Gil JF, Ramírez-Vélez R, et al. Adherence to aerobic and muscle-strengthening activities guidelines: a systematic review and meta-analysis of 3.3 million participants across 32 countries. British Journal of Sports Medicine 2023; 57: 225–229

[24] Generaal E, Vogelzangs N, Penninx BW et al. Insomnia, Sleep Duration, Depressive Symptoms, and the Onset of Chronic Multisite Musculoskeletal Pain. Sleep 2017; 40(1). DOI: 10.1093/sleep/zsw030

[25] Haack M, Simpson N, Sethna N et al. Sleep deficiency and chronic pain: potential underlying mechanisms and clinical implications. American College of Neuropsychopharmacology 2020; 45(1): 205–216. DOI: 10.1038/s41 386-019-0439-z

[26] Hackshaw A, Morris JK, Boniface S et al. Low cigarette consumption and risk of coronary heart disease and stroke: meta-analysis of 141 cohort studies in 55 study reports. The British Medicine Journal 2018; 360, j5 855. DOI: 10.1136/bmj.j5 855

[27] Harrison L, Wilson S, Heron J et al. Exploring the associations shared by mood, pain-related attention and pain outcomes related to sleep disturbance in a chronic pain sample. Psychology & health 2016; 31(5): 565–577. DOI: 10.1080/08 870 446.2 015 112 4 106

[28] Herrero Babiloni A, Koninck BP de, Beetz G et al. Sleep and pain: recent insights, mechanisms, and future directions in the investigation of this relationship. Journal of neural transmission 2020; 127(4): 647–660. DOI: 10.1007/s00 702-019-02 067-z

[29] Hersi M, Irvine B, Gupta P et al. Risk factors associated with the onset and progression of Alzheimer's disease: A systematic review of the evidence; Neurotoxicology 2017; 61: 143–187. DOI: 10.1016/j.neuro.2017.03.006

[30] Hirshkowitz M, Whiton K, Albert SM et al. National Sleep Foundation's sleep time duration recommendations: methodology and results summary. Sleep health 2015; 1(1): 40–43. DOI: 10.1016/j.sleh.2014.12.010

[31] Jennings EM, Okine BN, Roche M et al. Stress-induced hyperalgesia. Progress in Neurobiology 2014 Oct; 121:1–18. DOI: 10.1016/j.pneurobio.2014.06.003

[32] Ji Ru-Rong, Nackley A, Huh Y et al. Neuroinflammation and Central Sensitization in Chronic and Widespread Pain. Anesthesiology 2018; 129(2): 343–366. DOI: 10.1097/ALN.000 000 0000 002 130

[33] Kantonen T, Karjalainen T, Isojärvi J et al. Interindividual variability and lateralization of μ-opioid receptors in the human brain. NeuroImage 2020; 217: 116 922. DOI: 10.1016/j.neuroimage.2 020 116 922

[34] Keller A, Litzelman K, Wisk LE et al. Does the perception that stress affects health matter? The association with health and mortality. Health Psychology 2012 Sep; 31(5): 677–684. DOI: 10.1037/a0 026 743

[35] Khan JS, Hah JM, Mackey SC. Effects of smoking on patients with chronic pain: a propensity-weighted analysis on the Collaborative Health Outcomes Information Registry. Pain 2019; 160(10): 2374–2379. DOI: 10.1097/j.pain.000 000 0000 001 631

[36] Koch A, Zacharowski K, Boehm O et al. Nitric oxide and pro-inflammatory cytokines correlate with pain intensity in chronic pain patients. Inflammation research: official journal of the European Histamine Research Society 2007; 56(1): 32–37. DOI: 10.1007/s00 011-007-6 088-4

[37] Koltyn KF, Brellenthin A, Cook DB et al. Mechanisms of exercise-induced hypoalgesia. The journal of pain 2014; 15(12): 1294–1304. DOI: 10.1016/j.jpain.2014.09.006

[38] Konjarski M, Murray G, Lee V. et al. Reciprocal relationships between daily sleep and mood: A systematic review of naturalistic prospective studies. Sleep medicine reviews 2018; 42: 47–58. DOI: 10.1016/j.smrv.2018.05.005

[39] Kurina LM, McClintock MK, Chen Jen-Hao et al. Sleep duration and all-cause mortality: a critical review of measurement and associations. Annals of epidemiology 2013; 23(6): 361–370. DOI: 10.1016/j.annepidem.2013.03.015

[40] Lahoz C, Castillo E, Mostaza JM et al. Relationship of the Adherence to a Mediterranean Diet and Its Main Components with CRP Levels in the Spanish Population. Nutrients 2018; 10(3). DOI: 10.3 390/nu10 030 379

[41] Leung A, Gregory NS, Allen LA et al. Regular physical activity prevents chronic pain by altering resident muscle macrophage phenotype and increasing interleukin-10 in mice. Pain 2016; 157(1): 70–79. DOI: 10.1097/j.pain.000 000 0000 000 312

[42] Lima LV, Abner TS, Sluka KA. Does exercise increase or decrease pain? Central mechanisms underlying these two phenomena. The Journal of physiology 2017; 595(13): 4 141–4 150. DOI: 10.1113/JP273 355

[43] Madej W, Caam A van, Blaney Davidson E et al. Unloading results in rapid loss of TGFβ signaling in articular cartilage: role of loading-induced TGFβ signaling in maintenance of articular chondrocyte phenotype? Osteoarthritis and cartilage 2016; 24(10): 1807–1815. DOI: 10.1016/j.joca.2016.05.018

[44] Magee CA, Iverson DC, Caputi P. Factors associated with short and long sleep. Preventive medicine 2009; 49(6): 461–467. DOI: 10.1016/j.ypmed.2009.10.006

[45] McCarthy LH, Bigal ME, Katz M et al. Chronic pain and obesity in elderly people: results from the Einstein aging study. Journal of the American Geriatrics Society 2009; 57(1): 115–119. DOI: 10.1111/j.1532-5 415 2008.02 089.x

[46] Messier SP, Mihalko SL, Legault C et al. Effects of intensive diet and exercise on knee joint loads, inflammation, and clinical outcomes among overweight and obese adults with knee osteoarthritis: the IDEA randomized clinical trial. Journal of the American Medical Association 2013; 310(12): 1263–1273. DOI: 10.1001/jama.2 013 277 669

[47] Metsios GS, Moe RH, Kitas GD. Exercise and inflammation. Best practice & research. Clinical rheumatology 2020; 34(2): 101 504. DOI: 10.1016/j.berh.2 020 101 504

[48] Nijs J, D'Hondt E, Clarys P et al. Lifestyle and Chronic Pain across the Lifespan: An Inconvenient Truth? PM&R: the journal of injury, function, and rehabilitation 2020; 12(4): 410–419. DOI: 10.1002/pmrj.12 244

[49] Okifuji A, Hare BD. The association between chronic pain and obesity. J Pain Res 2015 Jul 14; 8: 399–408. DOI: 10.2147/JPR.S 55 598. PMID: 26 203 274; PMCID: PMC4 508 090

[50] O'Loughlin J, Lambert M, Karp I et al. Association between cigarette smoking and C-reactive protein in a representative, population-based sample of adolescents. Nicotine & tobacco research: official journal of the Society for Research on Nicotine and Tobacco 2008; 10(3): 525–532. DOI: 10.1080/146 222 00 801 901 997

[51] Pan A, Wang Y, Talaei M et al. Relation of active, passive, and quitting smoking with incident type 2 diabetes: a systematic review and meta-analysis. The Lancet Diabetes & Endocrinology 2015; 3(12): 958–967. DOI: 10.1016/S 2213-8 587(15) 00 316-2

[52] Pavlova M, Ference J, Hancock M et al. Disentangling the Sleep-Pain Relationship in Pediatric Chronic Pain: The Mediating Role of Internalizing Mental Health Symptoms. Pain research & management 2017: 1 586 921. DOI: 10.1155/2017/1 586 921

[53] Petre B, Torbey S, Griffith JW, et al. Smoking increases risk of pain chronification through shared corticostriatal circuitry. Human brain mapping 2015; 36(2): 683–694. DOI: 10.1002/hbm.22 656

[54] Qiu F, Liang Chun-Ling, Liu H et al. Impacts of cigarette smoking on immune responsiveness: Up and down or upside down? Oncotarget 2017; 8(1): 268–284. DOI: 10.18 632/oncotarget.13 613

[55] Robins MT, Heinricher MM, Ryabinin AE. From Pleasure to Pain, and Back Again: The Intricate Relationship Between Alcohol and Nociception. Alcohol and Alcoholism (Oxford, Oxfordshire) 2019; 54 (6): 625–638. DOI: 10.1093/alcalc/agz067

[56] Roizenblatt S, Souza AL, Palombini L et al. Musculoskeletal Pain as a Marker of Health Quality. Findings from the Epidemiological Sleep Study among the Adult Population of São Paulo City. PloS one 2015; 10(11), e0 142 726. DOI: 10.1371/journal.pone.0 142 726

[57] Rooij M de, Leeden M van der, Heymans MW et al. Course and predictors of pain and physical functioning in patients with hip osteoarthritis: Systematic review and meta-analysis. Journal of rehabilitation medicine 2016; 48(3): 245–252. DOI: 10.2340/16 501 977-2057

[58] Ross R, Blair SN, Arena R et al. Importance of Assessing Cardiorespiratory Fitness in Clinical Practice: A Case for Fitness as a Clinical Vital Sign: A Scientific Statement From the American Heart Association. Circulation 2016; 134(24): e653–e699. DOI: 10.1161/CIR.000 000 0000 000 461

[59] Russell G, Lightman S. The human stress response. Nature Reviews Endocrinology 2019 Sep; 15(9): 525–534. DOI: 10.1038/s41 574-019-0228-0. Epub 2019 Jun 27. PMID: 31 249 398

[60] Sandoval-Salazar C, Ramírez-Emiliano J, Trejo-Bahena A et al. A high-fat diet decreases GABA concentration in the frontal cortex and hippocampus of rats. Biological research 2016; 49: 15. DOI: 10.1186/s40 659-016-0075-6

[61] Seminowicz DA, Remeniuk B, Krimmel SR et al. Pain-related nucleus accumbens function: modulation by reward and sleep disruption. Pain 2019; 160(5): 1196–1207. DOI: 10.1097/j.pain.000 000 0000 001 498

[62] Simpson NS, Scott-Sutherland J, Gautam S. Chronic exposure to insufficient sleep alters processes of pain habituation and sensitization. Pain 2018, 159(1): 33–40. DOI: 10.1097/j.pain.000 000 0000 001 053

[63] Smuck M, Kao MC, Brar N, et al. Does physical activity influence the relationship between low back pain and obesity? Spine Journal 2014; Feb 1; 14(2): 209–216. doi: 10.1016/j.spinee.2013.11.010

[64] Spruill TM. Chronic psychosocial stress and hypertension. Current Hypertension Reports 2010 Feb; 12(1): 10–16. DOI: 10.1007/s11 906-009-0084-8. PMID: 20 425 153; PMCID: PMC3 694 268

[65] Stone AA, Broderick JE. Obesity and pain are associated in the United States. Obesity (Silver Spring) 2012 Jul; 20(7): 1491–1495. doi: 10.1038/oby.2 011 397

[66] Stubbs B, Vancampfort D, Thompson T et al. Pain and severe sleep disturbance in the general population: Primary data and meta-analysis from 240,820 people across 45 low- and middle-income countries. General hospital psychiatry 2018; 53: 52–58. DOI: 10.1016/j.genhosppsych.2018.05.006

[67] Suzuki K. Chronic Inflammation as an Immunological Abnormality and Effectiveness of Exercise. Biomolecules 2019; 9 (6). DOI: 10.3 390/biom9 060 223

[68] Thompson T, Oram C, Correll CU. Analgesic Effects of Alcohol: A Systematic Review and Meta-Analysis of Controlled Experimental Studies in Healthy Participants. The journal of pain 2017; 18(5): 499–510. DOI: 10.1016/j.jpain.2016.11.009

[69] Tick H. Nutrition and pain. Physical medicine and rehabilitation clinics of North America 2015; 26(2): 309–320. DOI: 10.1016/j.pmr.2014.12.006

[70] Wadsworth ME, Broderick AV, Loughlin-Presnal JE et al. Coactivation of SAM and HPA responses to acute stress: A review of the literature and test of differential associations with preadolescents' internalizing and externalizing. Developmental Psychobiology 2019; Nov; 61(7): 1079–1093. DOI: 10.1002/dev.21 866

[71] Wang HJ, Zakhari S, Jung MK. Alcohol, inflammation, and gut-liver-brain interactions in tissue damage and disease development. World journal of gastroenterology 2010; 16(11): 1304–1313. DOI: 10.3 748/wjg.v16.i11.1304

[72] Whibley D, AlKandari N, Kristensen K et al. Sleep and Pain: A Systematic Review of Studies of Mediation. The Clinical journal of pain 2019; 35(6): 544–558. DOI: 10.1097/AJP.000 000 0000 000 697

[73] Wong AY, Karppinen J, Samartzis D. Low back pain in older adults: risk factors, management options and future directions. Scoliosis and spinal disorders 2017; 12: 14. DOI: 10.1186/s13 013-017-0121-3

[74] Yang JJ, Yu D, Wen W et al. Tobacco Smoking and Mortality in Asia: A Pooled Meta-analysis. Journal of the American Medical Association 2019; 2(3), e191 474. DOI: 10.1001/jamanetworkopen.2 019 1474

[75] Yaribeygi H, Panahi Y, Sahraei H et al. The impact of stress on body function: A review. EXCLI Journal 2017 Jul 21; 16:1057–1072. DOI: 10.17 179/excli2017-480. PMID: 28 900 385; PMCID: PMC5 579 396

[76] Zale EL, Maisto SA, Ditre JW. Interrelations between pain and alcohol: An integrative review. Clinical psychology review 2015; 37: 57–71. DOI: 10.1016/j.cpr.2015.02.005

[77] Zambelis T, Karandreas N, Tzavellas E et al. Large and small fiber neuropathy in chronic alcohol-dependent subjects. Journal of the peripheral nervous system 2005; 10(4): 375–381. DOI: 10.1111/j.1085-9 489 2005.00 050.x

[78] Zhang Jun-Ming, An Jianxiong. Cytokines, inflammation, and pain. International anesthesiology clinics 2007; 45(2): 27–37. DOI: 10.1097/AIA.0b013e318 034 194e

5.2 Apps für das Patient*innenmanagement

Mandy Scheermesser

5.2.1 Einleitung

Die Digitalisierung schreitet auch im Gesundheitswesen weltweit voran. Während der COVID-19-Lockdowns haben viele Physiotherapeut*innen ihren Patient*innen Therapien mithilfe digitaler Technologien angeboten [4], [24]. Auch die Bevölkerung steht E-Health-Anwendungen aufgeschlossen gegenüber, wie die repräsentative Studie EPatient Survey aus dem Jahr 2022 zeigt [9]. Während der Pandemie nutzte fast jeder Dritte einen Online-Gesundheitskurs. Die Hälfte der Befragten kontrollierte Gesundheitsparameter wie Bewegung, Schlaf, Stress oder Schmerzen mit dem Handy, einer mobilen App oder einer Smartwatch. Rund 17 % nutzten regelmäßig Medikamenten-Apps und 16 % scannten ihr Rezept mit dem Handy ein, um es online zu bestellen. Der weltweite Umsatz mit Gesundheits-Apps im privaten Bereich ist enorm – lag das Marktvolumen für Gesundheits-Apps im Jahr 2017 noch bei rund 2,4 Milliarden US-Dollar, könnte es bis zum Jahr 2025 auf rund 11,2 Milliarden US-Dollar anwachsen [6]. Trendanalysen zeigen, dass sich diese Entwicklung fortsetzen wird.

Auch in der Physiotherapie sind die Einsatzgebiete von Apps vielfältig und ihr Potenzial ist enorm. Apps können mobile Ganganalysen und Assessments durchführen und das individuelle Sturzrisiko berechnen, z. B. LinderaApp [17]. Apps können auch zur Wissensvermittlung eingesetzt werden, indem sie Informationen zu bestimmten physiotherapeutischen Techniken, Übungen oder Selbsthilfestrategien zur Verfügung stellen. Die Menschen können auf eine umfangreiche Wissensbasis zugreifen, um das Verständnis für ihre Gesundheit und ihre Therapie zu verbessern (z. B. „Kaia“, eine multimodale Therapie zur Behandlung von unspezifischen Rückenschmerzen und der chronisch obstruktiven Lungenerkrankung, COPD [15]; „Mawendo“ zur Behandlung von Erkrankungen der Kniescheibe durch Eigentraining [18]). Beide Apps wurden in Deutschland dauerhaft in das DiGA-Verzeichnis aufgenommen und können demnach von Fachpersonen verordnet und über die Krankenversicherung abgerechnet werden [7]. Neben Apps, die auf eine spezifische medizinisch-therapeutische Fragestellung abzielen, gibt es auch eine Vielzahl von Apps zur Kommunikation, Dokumentation, Terminplanung oder mit Übungsprogrammen. Hier lassen sich zwei Gruppen unterscheiden: (1) Apps für die Kommunikation innerhalb von Institutionen und zwischen Fachpersonen. Dies sind z. B. Messenger-Dienste wie Siilo, Threema und der zukünftige TI-Messenger der Gematik [11]; (2) Apps für das Patient*innenmanagement, welche die Organisation, Verwaltung, Kommunikation mit und das Selbstmanagement von Patient*innen unterstützen. In dieser Gruppe gibt es einerseits Apps für Kliniken, z. B. „Nyra Health“ für die neurologische Rehabilitation [22], andererseits gibt es solche für Therapeut*innen in Privatpraxen, die auch in diesem Kapitel im Mittelpunkt stehen.

Trotz des Bedarfs seitens der Bevölkerung und der Betroffenen werden Apps in der Physiotherapie noch wenig eingesetzt. Ziel dieses Kapitels ist es, einen Überblick über die Funktionen von Apps für das Patient*innenmanagement im ambulanten Bereich zu geben, ihren Nutzen für die klinische Praxis darzustellen sowie auf Herausforderungen und Risiken hinzuweisen. Es soll als Orientierungshilfe dienen, um zu zeigen, welche Apps im Patient*innenmanagement eingesetzt werden können.

5.2.2 Drei Kategorien von Apps im Bereich der Gesundheitsversorgung

Grundsätzlich lassen sich mobile Apps in drei Kategorien unterteilen [1]: Gesundheits-Apps, Medizin-Apps und Medizinprodukte. Entsprechend der europäischen Medizinprodukteverordnung gelten mobile Apps dann als Medizinprodukte, wenn sie einen oder mehrere medizinische Zwecke verfolgen [10]. Sie unterliegen dann den strengen Regulativen des Heilmittelrechts und bedürfen einer Marktzulassungsprüfung durch entsprechende Behörden, z. B. in der Schweiz Swissmedic. Dazu gehören beispielsweise Apps zur Diagnosestellung (z. B. Analyse des Herzrhythmus), die ein Medizinprodukt bedienen (z. B. die Lautstärke eines Hörgerätes verändern) oder die zur spezifischen und individuellen Auswertung von Patient*innendaten genutzt werden und Therapievorschläge bieten (z. B. Verhütungskalender mit individueller Anzeige).

Gesundheits-Apps und Medizin-Apps sind sog. Lifestyle- oder Konsumprodukte. Das betrifft Apps, die für Lifestyle, Wellness, Fitness oder Gesundheit verwendet werden und unter das Konsumrecht fallen. Sie haben seitens der Hersteller keine Zweckbestimmung entsprechend dem Medizinproduktegesetz, sondern dienen der Gesundheit im Allgemeinen. Die meisten Apps lassen sich dieser Kategorie zuordnen [19]. Ob eine App ein Medizinprodukt ist oder nicht, müssen die herstellenden Firmen entscheiden, denn wenn eine App z. B. Trainingsprogramme für spezifische Personengruppen wie Adipositas-Kranke oder Ernährungstipps bei Diabetes anbieten möchte, besteht ein Bezug zur „Verhütung, Behandlung oder Linderung von Krankheiten“ und kann damit als Medizinprodukt gelten [3].

Zwar gibt es Apps zum Patient*innenmanagement, die als Medizinprodukt zertifiziert sind (▶ Tab. 5.3), doch lassen sich die meisten der ersten und zweiten Kategorie zuordnen, sind also Gesundheits- und Medizin-Apps, die als Konsum- und Lifestyle-Produkt gelten.

5.2.3 Apps zum Patient*innenmanagement in der Physiotherapie

Für das Patient*innenmanagement lässt sich eine Reihe von Beispiel-Apps finden, die den Physiotherapeut*innen in der ambulanten Praxis zur Verfügung stehen. Die ▶ Tab. 5.3 stellt hier einige Apps aus dem deutschsprachigen Raum beispielhaft vor.

Solchen Apps ist gemein, dass sie sowohl einen Zugang für Physiotherapeut*innen als auch einen für Patient*innen anbieten. So können Physiotherapeut*innen ein Profil erstellen, das die Patient*innen einsehen können und auf das sie im besten Fall auch Zugriff, etwa für Eintragungen, haben (z. B. Begleitsymptome, Tagebuchnotizen). Ziel der Apps ist aber nicht nur die Kommunikation und Organisation, sondern auch die Möglichkeit, Übungsprogramme anzubieten oder Videokonsultationen zu ermöglichen.

Die meisten Apps im ambulanten Bereich vereinen verschiedene Funktionen:

- **Terminplanung und -erinnerungen**: Die Apps können Patient*innen dabei unterstützen, Termine zu vereinbaren und zu verwalten. So können sie Erinnerungen für bevorstehende Termine erhalten, um sicherzustellen, dass physiotherapeutische Sitzungen nicht vergessen werden. Darüber hinaus können Kursangebote mit der Funktion des Kalenders angesehen, ausgewählt und angemeldet werden. Die Therapeut*innen können die angemeldeten Teilnehmenden einsehen und so die Kursauslastung überprüfen (z. B. PHYSIO App).
- **Kommunikation und Nachrichtenaustausch**: Die Apps ermöglichen eine einfache und effiziente Kommunikation zwischen Patient*innen und Therapeut*innen. Es können Fragen gestellt und in Therapietagebüchern selbstständig Symptome oder Fortschritte dokumentiert werden. Die Therapeut*innen können wiederum Anweisungen und Ratschläge geben oder Informationen übermitteln (z. B. Therap.io, INTELLI-Athletics).
- **Individuelle Übungs- und Bewegungsprogramme**: Die meisten Apps bieten personalisierte Übungs- und Bewegungsprogramme, die auf die Bedürfnisse und Ziele der Patient*innen zugeschnitten werden können. Sie enthalten Anleitungen, Videos, visuelle Anzeigen und Informationsmaterialien, die dabei helfen, Übungen korrekt auszuführen. Nach dem Training kann dann ein Feedback via App gegeben werden (z. B. INTELLI-Athletics, Physitrack).
- **Videosprechstunde und Teletherapie**: Einige Apps bieten die Möglichkeit der Videokonsultation an. Damit können Videogespräche geführt, Übungen im Stream begleitet und Fortschritte überwacht werden. Die Patient*innen können über den Chat und die Videoanrufe mit den Therapeut*innen ortsunabhängig in Kontakt bleiben. Physitrack bietet dafür eine integrierte Teletherapie-Lösung an (Kap. 5.3).
- **Verlaufskontrollen**: Mit den Apps kann der Fortschritt der Patient*innen verfolgt und Feedback gegeben werden. Außerdem können diese ihren eigenen Therapiefortschritt digital verfolgen. Sie können Daten wie Schmerzintensität, Bewegungsumfang oder körperliche Aktivität erfassen und speichern. Diese Informationen können dann mit den Therapeut*innen geteilt werden, um den Behandlungsplan anzupassen und die Fortschritte zu überwachen (z. B. Therap.io, PHYSIO App).

Die Management-Apps können im gesamten physiotherapeutischen Behandlungsverlauf eingesetzt werden. Die ▸ Abb. 5.6 zeigt auf, an welchen Stellen die Funktionen der Apps besonders sinnvoll eingesetzt werden können.

Es gibt eine ganze Reihe von Apps für das Patient*innenmanagement in der Physiotherapie. In der ▸ Tab. 5.3 sind einige beispielhafte deutschsprachige Apps aufgelistet. Da es im App-Bereich

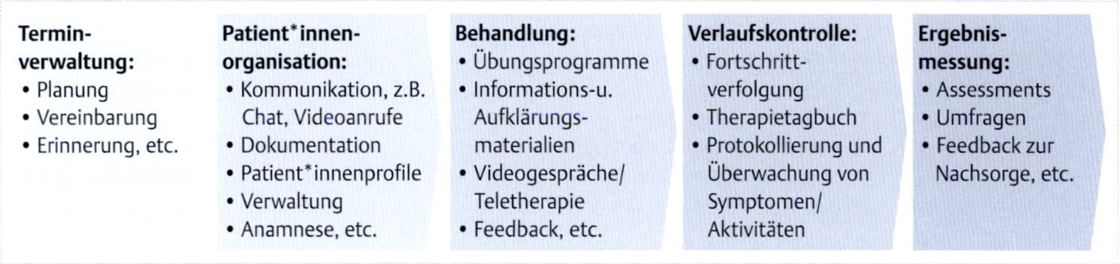

Abb. 5.6 Apps im Behandlungsverlauf.

Tab. 5.3 Beispiel-Apps zum Patient*innenmanagement in der Physiotherapie (Stand August 2023).

App-Name	Funktionen	Verfügbarkeit	Sonstiges
Physitrack https://de.physitrack.com/	• 15.000 Übungen über App, Web und Papier • rund 6.500 kommentierte Übungsvideos • Informationsmaterial für Patient*innen • Assessments • integrierte Teletherapie-Lösung	App Store, Google Play und auf Papier	1 Monat kostenfrei
PhysiApp https://www.physiapp.de/	• Begleit-App zu Physitrack (s. o.) • Erstellen klinischer Trainingsprogramme • Durchführen von Telehealth-Konsultationen • Fortschrittsverfolgung • Kommunikation zwischen Physiotherapeut*innen und Patient*innen • Terminverwaltung	siehe Physitrack	für Patient*innen kostenfrei
Physiotools https://www.physiotools.com/de/produkte/physiotools-trainer	• Übersicht über anstehende und erledigte Übungen • 10.000 Übungen aus den verschiedensten Fachgebieten • Erstellung individueller Übungsprogramme • Fortschrittsverfolgung • Kommunikation mit Patient*innen • Benachrichtigungen über aktualisierte Übungspläne • tägliche Erinnerungen • Teletherapieservice über Physitrack	App Store, Google Play	für Patient*innen kostenfrei
Therap.io https://www.therap.io/	• personalisiertes Training für Physio-, Ergotherapie und Logopädie	App Store, Google Play	zertifiziertes Medizinprodukt Klasse 1
INTELLI-Athletics https://intelli-athletics.com	• digitaler Anamnesebogen • Therapietagebuch für Patient*innen • Datenübersicht im Patient*innen-Profil • Trainingspläne mit Feedbackfunktion • über 2000 Übungen verfügbar	nicht bekannt	• pro Therapeut*in: 70–90 € • pro Praxis: 300–400 €
PHYSIO App https://apps.apple.com/de/app/die-physio-app/id1564751984	• digitale Betreuung und Terminverwaltung • Patient*innenprofile • Informationen • Fortschrittsverfolgung • Kalender	App Store, Google Play	• unverbindliche 14-tägige Testphase • 12 Monate: 69,90 € • 24 Monate: 59,90 €
HerodikospPlus https://www.herodikos.de/plus/	• bei Rücken- und Knieschmerzen • Anamnese • Bewegungsanalyse • individueller Trainingsplan • Video-Sprechstunde	Kann nur über die Partnerkrankenkassen bezogen werden.	zertifiziertes Medizinprodukt Klasse 1, bei ausgewählten Krankenkassen kostenfrei

fortwährend zu Neuentwicklungen kommt und zugleich andere Apps wieder verschwinden, kann diese Liste nicht vollständig sein.

5.2.4 Nutzen und Wirksamkeit in der klinischen Praxis

Aktuelle Studienergebnisse weisen auf das Potenzial mobiler Apps in der klinischen Praxis hin. Im Folgenden wird auf einige spezifische Studienresultate eingegangen. Viele dieser Studien wurden mit der App „Physitrack" durchgeführt, deren Wirksamkeit nachgewiesen ist.

Ein wesentlicher Vorteil des Einsatzes von Apps im Alltag der Physiotherapie ist die Verbesserung der Adhärenz – also des Maßes, in dem das Verhalten der Patient*innen den Therapieempfehlungen entspricht – sowie die Steigerung ihres Engagements. Viele Management-Apps enthalten Übungen und Trainingsprogramme, die von Videos begleitet werden, z. B. Physitrack/PhysiApp, Physiotools. So kommt eine randomisierte kontrollierte Studie mit 305 Menschen mit Erkrankungen des Bewegungsapparates zu dem Ergebnis, dass ein Trainingsprogramm mit einer App (Physitrack) die Einhaltung der Heimübungen verbessert und das Vertrauen der Betroffenen in ihre Fähigkeit, Sport zu treiben, erhöht. In der Studie wurden die Testpersonen zufällig einer Kontrollgruppe (Heimübungen nach den üblichen Methoden der Physiotherapeut*innen) oder einer Interventionsgruppe (Heimübungen mithilfe einer App) zugeteilt. Nach drei Wochen Training zeigte die Interventionsgruppe eine größere Begeisterung für die Aktivitäten als die Kontrollgruppe. Es gab jedoch keinen Unterschied in der Zufriedenheit [4], [5].

Dass App-Unterstützung sowohl die Adhärenz als auch die Verhaltensänderung erhöht, zeigt auch eine Übersichtsarbeit zum Beckenbodentraining. Ziel war es, die Wirksamkeit eines App-gestützten Beckenbodentrainings als neuartige Strategie zu untersuchen. Es wurden sechs Studien eingeschlossen, in denen Beckenbodenübungen auf Basis von mHealth-Apps zur Behandlung einer Stressinkontinenz oder einer stressbedingten Mischharninkontinenz bei Frauen durchgeführt wurden. Das Ergebnis war, dass in drei Studien die selbstberichtete Adhärenz in der mHealth-App-Gruppe im Vergleich zum Ausgangszeitpunkt anstieg. Nur in einer Studie nahm die Adhärenz in der mHealth-App-Gruppe nach sechs Monaten im Vergleich zu drei Monaten Nachbeobachtung leicht ab. Die Studie kommt zu dem Schluss, dass mHealth-Apps vielversprechend sind, da sowohl die Behandlungsergebnisse als auch die Adhärenz verbessert werden konnten [13].

Auch Menschen mit kardiovaskulären Ereignissen konnten von Rehabilitationsprogrammen profitieren, die mit mobilen Anwendungen durchgeführt wurden. Diese wirkten sich positiv auf die körperliche Leistungsfähigkeit, die körperliche Aktivität, die Adhärenz sowie die physische und psychische Lebensqualität aus [8]. Einschränkend muss angemerkt werden, dass mobile Apps in der Rehabilitation den Standardbehandlungen nicht immer überlegen sind, z. B. in Bezug auf Gleichgewicht und Schweregrad bei Menschen mit Parkinson [23].

Auch das Selbstmanagement kann durch die Unterstützung mobiler Anwendungen verbessert werden, wie ein Scoping Review bei Menschen mit Rückenschmerzen zeigte. In den sieben ausgewählten Studien wurden fünf verschiedene mHealth-Apps eingesetzt, von denen vier zu einer statistisch signifikanten Reduktion von Rückenschmerzen beitrugen. Drei Studien zeigten Verbesserungen der funktionellen Fähigkeiten der Teilnehmenden, die eine mHealth-App mit integrierten Selbstmanagement-Inhalten für Rückenschmerzen nutzten. Diese Arbeit kam zu dem Schluss, dass Menschen mit chronischen Rückenschmerzen von mHealth-Apps mit Selbstmanagement-Inhalten profitieren [25]. Eine weitere systematische Übersichtsarbeit untersuchte bei Menschen mit Erkrankungen des Bewegungsapparates die Effekte von individuellen Übungs- und Bewegungsprogrammen, die durch eine mobile App unterstützt werden, im Vergleich zu Übungs- und Bewegungsprogrammen, die auf andere Weise, z. B. in Papierform, vermittelt werden. Die Forschenden kamen zu dem Ergebnis, dass durch Apps vermittelte Übungs- und Bewegungsprogramme die Schmerzintensität verringerten und körperliche Funktionen verbesserten [27]. Dies zeigt, dass Apps Verhaltensänderungen erleichtern können.

Einige Anwendungen ermöglichen auch die Teletherapie durch Videokonsultationen, was vor allem während der Pandemie häufig genutzt wurde. In dieser Zeit haben Patient*innen und Physiotherapeut*innen diese für Einzelberatungen und Gruppentherapien angewendet und insgesamt positive Erfahrungen gemacht. Die Therapeut*innen bewerteten die Wirksamkeit der Videokonferenzen und ihre Zufriedenheit mit ihnen als mittel bis hoch. Die meisten beabsichtigten, auch nach der Pandemie weiter Einzelberatungen und Gruppentherapien per Videokonferenz anzubieten. Bei den Einzelberatungen und Gruppenschulungen äußerten sich die meisten Betroffenen mäßig bis sehr positiv über die Benutzerfreundlichkeit der Technologie, den Kommunikationskomfort, die Zufriedenheit mit dem Management, die Zufriedenheit mit der Privatsphäre/Sicherheit, die Sicherheit und die Effektivität. Im Vergleich zu 68 % bei den Gruppenkursen gaben 47 % der Patient*innen an, dass sie mit mäßiger oder hoher Wahrscheinlichkeit in Zukunft Videokonferenzen für Einzelberatungen nutzen würden. Als wichtigster Sicherheitsfaktor wurde das Sturzrisiko identifiziert. Insgesamt kommt die Studie zu dem Schluss, dass Videokonferenzen eine praktikable Möglichkeit für die zukünftige Physiotherapie darstellen [4].

5.2.5 Herausforderungen und Risiken von Apps für das Patient*innenmanagement

Neben verschiedenen Vorteilen sind mit Apps in der Physiotherapie auch Risiken verbunden. Im Vordergrund stehen dabei vor allem ethische und moralische Aspekte.

Datenschutz und Datensicherheit

Die wichtigsten Punkte beim Einsatz von Management-Apps sind der Datenschutz und die Datensicherheit. Bei der Nutzung von Apps zur Kommunikation werden sensible persönliche und medizinische Informationen ausgetauscht. Dabei besteht immer die Gefahr von Datenschutzverletzungen oder Sicherheitslücken, die zu einem unberechtigten Zugriff auf Personendaten führen können.

Auch Unachtsamkeit im Umgang mit Personendaten kann dazu führen, dass die Grenze zur Datenweitergabe durch den unbedachten Einsatz von Apps und solchen zur privaten Kommunikation überschritten wird. Deshalb ist es wichtig darauf zu achten, dass bei der professionellen Nutzung von Apps keine vertraulichen Personendaten in eine App eingegeben werden. Das Patient*innengeheimnis und die Schweigepflicht müssen gewahrt werden, was bei der Nutzung von Apps durchaus zu Schwierigkeiten führen kann, da bei vielen Apps persönliche Daten eingegeben werden müssen, damit die Apps in ihrer Funktionalität genutzt werden können. Hier ist es wichtig, dass die Kontaktdaten der Personen nicht im persönlichen Telefonbuch abgespeichert werden, denn dies kann unter bestimmten Voraussetzungen zur Verletzung des Patient*innengeheimnisses führen [12]. Entscheidend ist, dass alle Daten der Apps gemäß der EU-Datenschutzgrundverordnung (DSGVO) verarbeitet werden.

Verlust der körperlichen Berührungen

Berührungen sind ein Grundpfeiler der physiotherapeutischen Praxis – wenn nicht sogar das Wesen des physiotherapeutischen Berufs [21]. Sie sind wichtig für die Durchführung von Untersuchungen und Behandlungen. Der Verlust dieses grundlegenden Kommunikationsweges, z. B. durch Blickkontakt, Gesten, Sichtbarkeit von Handlungen sowie verbale und nonverbale Kontakte, kann eine Herausforderung darstellen. Eine rein virtuelle Kommunikation über eine App kann diese persönliche Interaktion nicht vollständig ersetzen [14]. Therapeut*innen empfinden den Verlust der Berührung und die Abhängigkeit von einer rein verbalen Kommunikation als potenziell problematisch und die Behandlungen als weniger effektiv [16]. Der fehlende Körperkontakt wird auch in Studien zur Teletherapie mit Apps bestätigt (Kap. 5.3). Dadurch können Bewegungen und Übungen nicht unterstützt werden, körperliche Untersuchungen sind nicht möglich und eine gründliche physiotherapeutische Beurteilung wird eingeschränkt [4].

Zugangsgerechtigkeit

Bestimmte Nutzendengruppen können aufgrund ihrer geringeren Technikaffinität oder ihrem geringeren Technik-Know-how benachteiligt sein. Mitunter haben ältere Menschen oder Personen mit begrenztem Zugang zu Mobilgeräten oder dem Internet Schwierigkeiten, eine App zu nutzen [14]. Auch die Kosten von Apps können die Nutzung einschränken. Dieses Problem könnte gelöst werden, wenn eine App gewählt wird, deren Verwendung für die Patient*innen kostenlos ist. Der Einsatz verschiedener Gesundheits-Apps von unterschiedlichen Anbietern kann ebenfalls zu einer Überforderung führen (technisch, Aufwand, Kosten, Transparenzgewinn, Datenschutzaspekte usw.) [14]. Daher ist es wichtig, dass die Anwendungsfreundlichkeit in Bezug auf die Benutzeroberfläche und den Programmfluss auf das Ziel-Klientel abgestimmt ist [12].

5.2.6 Bewertung von Qualität und Vertrauenswürdigkeit der Apps

Die Qualität und die Zuverlässigkeit der Apps spielen eine wichtige Rolle, wenn sie im beruflichen Kontext der Physiotherapie eingesetzt werden. Denn wie auch bei anderen Technologien liegt die Verantwortung bei der Fachperson.

Folgende Aspekte sollten bei der Beurteilung berücksichtigt werden [18]:

- Übereinstimmung zwischen Zweckbeschreibung und Funktionsumfang der Anwendung
- Benutzerfreundlichkeit und einfache Bedienbarkeit der App
- Vollständige und zuverlässige Erreichbarkeit der Ziele der Nutzer*innen
- Risikofreie Nutzung der App
- Korrektheit und Vertrauenswürdigkeit der bereitgestellten Informationen

Wenn die App im Kontext der telemedizinischen Versorgung eingesetzt wird, sollte sie die Prozesse unterstützen und nicht behindern.

Erfüllt eine App die Qualitätskriterien nicht, sollte sie auch nicht eingesetzt werden. Denn anders als bei der privaten Nutzung hat eine Gesundheitsfachperson die Möglichkeit, inhaltlich zu prüfen, ob die App ihren Zweck erfüllt oder nicht. Die Beurteilung der Qualität von Apps ist jedoch alles andere als einfach. Zwar gibt es Bewertungen und Beschreibungen in den App-Stores, diese liefern aber meist nur unzureichende oder sogar falsche Informationen über die Qualität der Apps [21]. Daher wurden systematische Ansätze entwickelt, um die Qualität und Vertrauenswürdigkeit von Apps zu ermitteln und die Nutzer*innen bei der Qualitätsprüfung von Apps zu unterstützen. Drei dieser Kriterienkataloge werden im Folgenden hier vorgestellt:

- Die **App-Synopsis** ist ein Fragebogen mit neun Bewertungskategorien: Medizinprodukt, Zweckbeschreibung, Funktionalität, Wissenschaftlichkeit, Einschränkungen und Grenzen, Risiken, Verlässlichkeit der Inhalte, Datenschutz und Impressum. Der Fragebogen enthält z. B. Fragen dazu, ob es sich um ein Medizinprodukt handelt, ob der Zweck der App verständlich, konkret und mit Beispielen beschrieben ist oder ob mögliche oder tatsächliche Risiken bei der Nutzung der App aufgezeigt werden [3].
- Die **Mobile App Rating Scale** (MARS) ist ein Bewertungsinstrument, das eine objektive und systematische Beurteilung der Qualität von Gesundheits-Apps ermöglicht. Mit der ins Deutsche übersetzten und validierten Version können folgende sechs Kategorien bewertet werden [21]:
    - Involvement: Spaß, Interesse, individuelle Anpassbarkeit, Interaktivität, Zielgruppenspezifität
    - Funktionalität: Funktionen der App, Usability, Navigation, logischer Aufbau und motorisch-gestische Handhabung der App
    - Ästhetik: grafische Gestaltung, visueller Reiz, Farbgestaltung und stilistische Einheit
    - Information: enthält Informationen von hoher Qualität
    - Psychotherapie: Dieser Abschnitt erfasst Qualitätskriterien von Apps im Hinblick auf Patient*innensicherheit, Sinnhaftigkeit der Darstellung als App sowie die Qualität der therapeutischen Angebote.
    - subjektive Qualität.
- Forschende der Zürcher Hochschule für Angewandte Wissenschaften (ZHAW) haben eine **Checkliste für Therapieberufe** entwickelt [26].

Diese basiert auf einem Kriterienkatalog zur Qualität von Gesundheitsapps der Koordinationsstelle eHealth Schweiz des Bundes und der Kantone [2]. Diese Kriterien sollen den Behandelnden und der Bevölkerung den Zugang zu relevanten Informationen über mHealth-Anwendungen ermöglichen. Der Kriterienkatalog umfasst die neun übergeordneten Kriterien: Transparenz, Nutzen, Risikoadäquanz, ethische Unbedenklichkeit, Rechtskonformität, inhaltliche Validität, technische Angemessenheit, Gebrauchstauglichkeit und Ressourceneffizienz.

5.2.7 Zusammengefasst

Mobile Apps sind aus unserem Alltag nicht mehr wegzudenken und werden auch in der Physiotherapie immer beliebter. Apps als digitale Begleiter können während des gesamten Behandlungsprozesses eingesetzt werden, indem sie das Terminmanagement, die Patient*innenorganisation, die Behandlung, die Verlaufskontrolle und die Erfolgsmessung unterstützen. Die Wirksamkeit von Apps mit Bewegungsprogrammen und Übungen ist gut belegt, da sie verschiedene klinische Aspekte wie Adhärenz, Selbstmanagement und körperliche Aktivität verbessern können. Dennoch ist es wichtig, die Grenzen und ethischen Herausforderungen einer App-Anwendung zu beachten und sicherzustellen, dass sie den individuellen Bedürfnissen und Anforderungen der Patient*innen gerecht wird. Mit den Betroffenen sollte vorab besprochen werden, ob sie bereit sind, eine App als Unterstützung der Therapie nutzen zu wollen und ob sie über einen Zugang zum Internet und zur App verfügen. Bei der Nutzung einer App ist es dann wichtig, auf Qualitätskriterien wie Datenschutz und Datensicherheit zu achten, um das Patient*innengeheimnis zu wahren.

Zusammenfassend lässt sich sagen, dass Apps in der Physiotherapie nicht die persönliche Betreuung und den direkten Kontakt zu einer qualifizierten Fachperson ersetzen sollen, sondern vielmehr als unterstützendes Werkzeug zu verstehen sind, durch das die Adhärenz verbessert, die Kommunikation und der Informationsaustausch erleichtert und das Selbstmanagement der Gesundheit der Menschen unterstützt werden kann.

Literatur

[1] Albrecht UV (Hrsg.) Chancen und Risiken von Gesundheits-Apps (CHARISMHA). Medizinische Hochschule Hannover; 2016. DOI: 10.24 355/DBBS.084-201 210 110 913-53

[2] Albrecht UV. Einheitlicher Kriterienkatalog zur Selbstdeklaration der Qualität von Gesundheits-Apps. Medizinische Hochschule Hannover Bibliothek; 2019. DOI: 10.26 068/MHHRPM/20 190 416-004

[3] Backer-Heuveldop A, Crookes J, Große Dütting D et al. Mobile Apps im Gesundheitswesen: Anforderungen aus dem Datenschutz; 2022. Im Internet: www.gesundheitsdatenschutz.org/download/datenschutz_med_apps.pdf

[4] Bennell KL, Lawford BJ, Metcalf B et al. Physiotherapists and patients report positive experiences overall with telehealth during the COVID-19 pandemic: a mixed-methods study. Journal of Physiotherapy 2021; 67: 201–209. DOI: 10.1016/j.jphys.2021.06.009

[5] Bennell KL, Marshall CJ, Dobson F et al. Does a Web-based Exercise Programming System Improve Home Exercise Adherence for People With Musculoskeletal Conditions? A Randomized Controlled Trial. Am J Phys Med Rehabil 2019; 98: 850–858. DOI: 10.1097/PHM.000 000 0000 001 204

[6] BIS Research S. Umsatz des globalen mobilen Gesundheit-App-Marktes im Jahr 2017 und 2025* (in Milliarden US-Dollar) 2018. Im Internet: https://de.statista.com/statistik/daten/studie/1 184 929/umfrage/umsatz-des-mobilen-gesundheit-apps-marktes-weltweit/

[7] Bundesinstitut für Arzneimittel und Medizinprodukte, (BfArM), 2023. DiGA-Verzeichnis: https://diga.bfarm.de/de

[8] Cruz-Cobo C, Bernal-Jiménez MÁ, Vázquez-García R et al. Effectiveness of mHealth Interventions in the Control of Lifestyle and Cardiovascular Risk Factors in Patients After a Coronary Event: Systematic Review and Meta-analysis. JMIR Mhealth Uhealth 2022; 10: e39 593. DOI: 10.2196/39 593

[9] EPatient Analytics, 2022. EPatient Survey Herbst 2022: Die Bevölkerung ist in Sachen E-Health weiter als die Politik: https://e-health-com.de/details-news/epatient-survey-herbst-2022-die-bevoelkerung-ist-in-sachen-e-health-weiter-als-die-politik/

[10] EU (Hrsg.), 2017. Verordnung (Eu) 2017/745 des Europäischen Parlaments und des Rates. Im Internet: https://eur-lex.europa.eu/legal-content/DE/TXT/HTML/?uri = CELEX:32 017R0745

[11] gematik GmbH. TI-Messenger: Sichere Ad-hoc-Kommunikation. Berlin; 2023. Im Internet: https://www.gematik.de/anwendungen/ti-messenger

[12] Hartz T, Jan U, Albrecht UV. Orientierung für professionelle Anwender von Gesundheits-Apps. Chancen und Risiken von Gesundheits-Apps (CHARISMHA); 2016. DOI: 10.24 355/DBBS.084-201 210 110 913-70

[13] Hou Y, Feng S, Tong B et al. Effect of pelvic floor muscle training using mobile health applications for stress urinary incontinence in women: a systematic review. BMC Women's Health 2022; 22: 400. DOI: 10.1186/s12 905-022-01 985-7

[14] Hussain M, Al-Haiqi A, Zaidan AA et al. The landscape of research on smartphone medical apps: Coherent taxonomy, motivations, open challenges and recommendations. Computer Methods and Programs in Biomedicine 2015; 122: 393–408. DOI: 10.1016/j.cmpb.2015.08.015

[15] Kaia health software GmbH. München: Kaia Health; 2023. Im Internet: www.kaiahealth.de

[16] Lawford BJ, Delany C, Bennell KL et al. „I Was Really Pleasantly Surprised“: Firsthand Experience and Shifts in Physical Therapist Perceptions of Telephone-delivered Exercise Therapy for Knee Osteoarthritis – A Qualitative Study. Arthritis Care Res 2019; 71: 545–557. DOI: 10.1002/acr.23 618
[17] LINDERA GmbH. Die Lindera Mobilitätsanalyse per App. Berlin; 2023. Im Internet: www.lindera.de
[18] Mawendo GmbH. Mawendo. Biberach an der Riß; 2023. Im Internet: www.mawendo.com
[19] Meidert U, Scheermesser M, Prieur Y et al. Quantified Self: Schnittstelle zwischen Lifestyle und Medizin. Zürich: vdf Hochschulverlag; 2018. DOI: 10.21 256/ZHAW-1941
[20] Messner EM, Terhorst Y, Barke A et al. The German Version of the Mobile App Rating Scale (MARS-G): Development and Validation Study. JMIR Mhealth Uhealth 2020; 8: e14 479. DOI: 10.2196/14 479
[21] Moffatt F, Kerry R. The desire for „hands-on“ therapy – a critical analysis of the phenomenon of touch. In: Gibson BE, Nicholls DA, Setchell J et al. (Hrsg.). Manipulating practices: A critical physiotherapy reader. Oslo. Cappelen Damm Akademisk/NOASP (Nordic Open Access Scholarly Publishing); 2018: 174–193. DOI: 10.23 865/noasp.29
[22] nyra health GmbH. Wien: nyra health; 2023. Im Internet: www.nyra.health
[23] Özden F. The effect of mobile application-based rehabilitation in patients with Parkinson's disease: A systematic review and meta-analysis. Clinical Neurology and Neurosurgery 2023; 225: 107 579. DOI: 10.1016/j.clineuro.2 022 107 579
[24] Rausch AK, Baur H, Reicherzer L et al. Physiotherapists' use and perceptions of digital remote physiotherapy during COVID-19 lockdown in Switzerland: an online cross-sectional survey. Arch Physiother 2021; 11: 18. DOI: 10.1186/s40 945-021-00 112-3
[25] Rintala A, Rantalainen R, Kaksonen A. mHealth Apps for Low Back Pain Self-Management: Scoping Review. JMIR Mhealth Uhealth 2022; 10: e39 682. DOI: 10.2196/39 682
[26] Scheermesser M, Graf E, Wir M. Ramsch und Preziosen: auf dem Weg zur Beurteilung der Qualität von Apps und Wearables für die Physiotherapie. Camelote et objets précieux – vers une évaluation de la qualité des applications et „wearables“ en physiothérapie; 2022. DOI: 10.21 256/ZHAW-27 801
[27] Thompson D, Rattu S, Tower J. Mobile app use to support therapeutic exercise for musculoskeletal pain conditions may help improve pain intensity and self-reported physical function: a systematic review. Journal of Physiotherapy 2023; 69: 23–34. DOI: 10.1016/j.jphys.2022.11.012

5.3 Teletherapie

Kai Semmelhaack

5.3.1 Einleitung

Eine telemedizinische synchrone Behandlung der Heilmittelerbringer*innen war vor Beginn der Corona-Pandemie in keiner Weise vorstellbar und erst unter den Kontaktbeschränkungen ist eine Videobehandlung im ersten Gesundheitsmarkt eingeführt worden. Seit Frühjahr 2020 dürfen Leistungserbringer*innen der verschiedenen Heilmittelbereiche, nach Einigung mit dem Spitzenverband der Krankenkassen (GKV-SV, gesetzliche Krankenversicherung – Spitzenverband) unter bestimmten Voraussetzungen, eine Videobehandlung erbringen [3]. Ausländische Studien konnten aufzeigen, dass eine Videobehandlung nicht unbedingt gegenüber einer unmittelbaren Behandlung unterlegen ist, sondern in manchen Situationen sogar der nachhaltigere Behandlungsansatz sein kann.

5.3.2 Studienergebnisse

Bereits 2011 wurde nachgewiesen, dass der Einsatz der Videotherapie bei Kniegelenksersatz der direkten persönlichen Behandlung nicht unterlegen ist [12], [13]. Die Zahl der Studienteilnehmenden lag im mittleren zweistelligen Bereich. Auch unter Kostengesichtspunkten kann die Videotherapie, insbesondere in Kombination mit Hausbesuchen, eine kostengünstigere Option darstellen. Dies konnte für eine Entfernung von > 30 km signifikant nachgewiesen werden [14]. Bei einer Studie zur Machbarkeit und Akzeptanz der Videotherapie in Deutschland gab es folgende Ergebnisse [6]: Die Patient*innen sind grundsätzlich mit der Behandlung per Video sehr zufrieden. Sie konnten den Anweisungen der Physiotherapeut*innen gut folgen und hatten keine Sicherheitsbedenken. Die Studie zeigte aber auch, dass die Therapeut*innen noch zu wenig Erfahrung haben und die Teilnahme an einer Schulung empfehlenswert ist. Martinez de la Cal et al. kamen zu dem Schluss, dass der Einsatz von Videotherapie eine effektive Methode darstellt, um einerseits den Zugang zur Therapie zu ermöglichen und andererseits die entstehenden Behandlungskosten zu reduzieren [10]. Dies setzt jedoch voraus, dass die Therapeut*innen ihre Patient*innen auf die Videotherapie vorbereiten, d. h. es muss ein aktiver Behandlungsansatz gewählt werden, um die Eigenverantwortung der Erkrankten zu fördern und zu fordern.

Eine Untersuchung in Australien erfasste die Meinungen von 207 Physiotherapeut*innen und 401 Patient*innen zur Videotherapie [1]. Der Fokus lag auf der Behandlung von Erkrankungen des Bewegungsapparates. Die Therapeut*innen führten sowohl Einzel- als auch Gruppenbehandlungen durch. Die Ergebnisse zeigen, dass die Videotherapie von einem Teil der Therapeut*innen und auch der Betroffenen (50 %) anerkannt und als gleichwertig angesehen wird. Die Therapeut*innen würden es begrüßen, wenn die Videotherapie bereits Bestandteil der Ausbildung bzw. des Studiums wäre. Eine weitere Studie zur Videotherapie kommt jedoch zu dem Ergebnis, dass die Therapeut*innen derzeit nicht über ausreichende Ressourcen und Kompetenzen verfügen, um eine Videotherapie durchzuführen, sodass auch in dieser Studie ein Bedarf an Ausbildung gesehen wird [9]. Andererseits sehen knapp 60 % der Therapeut*innen in der Videotherapie eine gleichwertige Behandlungsform. Trotz der positiven Ergebnisse warnen die Studien vor übereilten Schlussfolgerungen bzw. Verallgemeinerungen.

Bei einer Untersuchung zum Einsatz von Videotherapie nach operativen Eingriffen am Hüftgelenk bei Impingement wurde zum einen ihre Wirksamkeit und zum anderen die Kosteneffektivität unter die Lupe genommen [8]. In die Studie wurden 51 Personen eingeschlossen und 3 Gruppen zugeteilt. Die Interventionsgruppe erhielt eine 3-monatige Videotherapie, die zweite Gruppe eine sofortige Behandlung, die sich vor allem auf ein vorher abgestimmtes Selbstübungsprogramm konzentrierte, sodass persönliche Behandlungen minimiert wurden. Die Physiotherapeut*innen behandelten sowohl die erste als auch die zweite Gruppe. Die dritte Gruppe erhielt ebenfalls eine sofortige Behandlung unter ähnlichen Bedingungen wie die zweite Kontrollgruppe, jedoch von anderen Therapeut*innen als in den Gruppen 1 und 2. Alle Patient*innen waren vom gleichen Chirurgen operiert worden.

Alle Studienteilnehmer*innen hatten nach 2 Wochen und nach drei Monaten postoperativ mindestens 2 persönliche Kontakte mit therapeutischer, medizinischer und radiologischer Nachsorge gehabt [8].

Die individuelle Behandlung begann eine Woche nach der Operation. Die Interventionsgruppe erhielt ein angeleitetes Übungsprogramm von bis zu 22 min Dauer [8]. Die Studie zeigte, wie schon ähnliche Arbeiten zur Videotherapie nach Hüft- und Kniegelenkersatz, dass die Videotherapie hinsichtlich des Outcomes nicht unterlegen ist. Darüber hinaus erwiesen sich die Kosten einer Videobehandlung als deutlich niedriger im Vergleich zu den Kosten einer direkten ambulanten Behandlung [8]. Die Autor*innen räumten ein, dass die Zahl der Teilnehmenden klein war und grundsätzlich weitere Studien, auch über einen längeren Zeitraum, mit einer größeren Kohorte notwendig seien, um die Wirksamkeit der Videotherapie und ggf. eine Kostenreduktion für das Gesundheitssystem noch klarer zu belegen [8].

Cottrell und Russell (2020) beschrieben den rasanten Zuwachs bei den Videotherapien während der COVID-19-Pandemie aufgrund der Tatsache, dass es vor der Pandemie keinen zwingenden Grund gab, über die Einführung einer flächendeckenden Videotherapie nachzudenken bzw. Strukturen zu schaffen und Konzepte zu entwickeln [2]. Dies gelte insbesondere für die therapeutischen Berufe, trotz der Vorteile der Videotherapie [2]. Die Autor*innen verweisen auf Studien, die zeigen, dass die Videotherapie der direkten Behandlung nicht unterlegen ist und sogar die Mitwirkung der Betroffenen zunimmt. Es wurde jedoch auch auf die Heterogenität der Studie und auf weitere aussagekräftige Studien verwiesen, welche die Ergebnisse bestätigen müssten.

Größere Meinungsverschiedenheiten gab es bei der Diagnose und Beurteilung durch die Telemedizin. Hinsichtlich der Patient*innenzufriedenheit wurde die Videotherapie nicht als die schlechtere Behandlungsform angesehen [2].

Die stärkere Abwehrhaltung liege derzeit eher bei den Leistungserbringer*innen. Als Gründe werden genannt: Veränderungen in der klinischen Praxis, geringe technische Kompetenz, die Gefahr eines schlechteren therapeutischen Verhältnisses und die Sorge um eine ausreichende Sicherheit der Patient*innen während der Behandlung. Entscheidend für die Implementierung der Videobehandlung ist nach Ansicht der Autor*innen insbesondere die Akzeptanz der Therapeut*innen. Hier bedarf es nach Ansicht der Autor*innen spezifischer Schulungen, um die Akzeptanz der Videotherapie zu stärken und damit eine nachhaltige Einführung der Videotherapie zu gewährleisten [2].

Sie stellten weiter fest, dass der Einsatz der Videotherapie zur Überwindung geografischer Barrieren, insbesondere in ländlichen Regionen, befürwortet werde. Allerdings müssten auch andere Hürden wie der Arbeitsaufwand, der Zugang sowie die Kosten, vor allem für die Nutzenden, berücksichtigt werden [2]. So plädieren sie auch dafür, dass die Akteure im Gesundheitswesen, die Kostenträger und die Leistungserbringenden, insbesondere diejenigen, die Entscheidungen treffen, gemeinsam überlegen, wie die Videotherapie nachhaltig in das jeweilige Gesundheitssystem integriert werden kann. Dies betrifft insbesondere den Zugang zur Videotherapie und die Finanzierung [2].

Es müssen Überlegungen darüber angestellt werden, wann eine Videotherapie indiziert ist. Dazu gehören: Welche Faktoren gibt es auf Seiten der Patient*innen zu berücksichtigen? Wie und in welchem Umfang sollten Physiotherapeut*innen geschult werden? Welche Videotherapiesoftware könnte eingesetzt werden, um ggf. Insellösungen zu vermeiden? Welche Fähigkeiten sollte eine Software haben? Die Autor*innen stellen fest, dass die COVID-19-Pandemie zu einer deutlich stärkeren Nutzung der Videotherapie geführt hat und dass die Videotherapie insbesondere bei Erkrankungen des Bewegungsapparates eine sinnvolle und effektive Alternative darstellt. Nun gelte es, die Videotherapie nachhaltig in die Regelversorgung zu integrieren [2].

5.3.3 Ergebnisse

Integration der Videotherapie in die Versorgung

Auf der Grundlage der Vertragsverhandlungen haben sich die maßgeblichen Berufsverbände und der Spitzenverband der gesetzlichen Krankenkassen darauf geeinigt, dass die Vergütung für eine direkte oder eine Behandlung per Videotherapie einheitlich ist. Darüber hinaus erhalten die Leistungserbringenden einen finanziellen Ausgleich für die Anschaffung der Hardware und die Nutzung der Software, sodass zumindest in diesen Punkten die Durchführung der Videotherapie lukrativ bleibt. Lediglich die abrechenbare Menge pro Verordnung wurde von beiden Seiten einvernehmlich begrenzt. Die Physiotherapie ist auf Basis einer Verordnung mit 6 Einheiten 3-mal als Videotherapie möglich. Darüber hinaus muss die erste Behandlung gemäß Heilmittel-Richtlinie als unmittelbare Behandlung durchgeführt werden. Dies ist nicht zuletzt aufgrund der Studienergebnisse zumindest vorerst zu befürworten, um den Physiotherapeut*innen eine gründliche Anamnese und Befunderhebung zu ermöglichen. Erst danach kann entschieden werden, ob die Videotherapie eingesetzt werden kann. Darüber hinaus müssen kontinuierliche persönliche Kontrollen durchgeführt werden.

Die Videotherapie sollte immer dann eingesetzt werden, wenn Patient*innen ein Übungsprogramm in Form von Mobilisation, Kräftigung, Dehnung oder Entspannung absolvieren müssen, sofern keine anderen Kontraindikationen vorliegen. Die Behandlung per Video hätte den Vorteil, dass die Betroffenen von Anfang an aktiv in den Behandlungsprozess einbezogen werden, sodass sie eine eigene nachhaltige Bewältigungsstrategie entwickeln können und in diesem Zusammenhang keine Fixierung auf die Therapeut*in entsteht. Auch die Therapeut*innen können durch den Einsatz der Videobehandlung ihre eigenen körperlichen Ressourcen schonen und dosierter einsetzen.

Dieser Ansatz setzt allerdings voraus, dass die Videotherapie als gleichwertige Behandlungsform anerkannt wird. Um diese Akzeptanz zu erreichen, bedarf es weiterer Aufklärungsarbeit in Form von Vergleichsstudien und allgemein zum Einsatz der Videotherapie. Dazu gehört auch der Abbau von Hemmschwellen gegenüber der Technik, was insbesondere auf ältere Mitarbeitende in den Praxen zutrifft. Es sollte auch darüber nachgedacht werden, ob Betroffene, die über keine eigene Hardware verfügen, von der behandelnden Praxis Leihgeräte in Form von Tablets zur Verfügung gestellt bekommen. Aus Sicht aller Beteiligten sollte bei weiteren positiven Studienergebnissen darüber nachgedacht werden, die Beschränkung der Videotherapie pro Verordnung in diesem Sinne aufzuheben.

Tab. 5.4 Übersicht der Ausgaben der GKV von Januar bis September 2023.

Heilmittelbereich Jan – Sept. 2023	in Tsd. €	Behandlungseinheiten in Tsd.	%
	9 084 132	240.662	
Physiotherapie	6 407 485	197.852	82 %
Diagnosegruppe „Wirbelsäule"	1 900 976	72.611	37 %
Diagnosegruppe „Extremitäten"	1 422 540	51.989	26 %
Rest	3 083 968	73.252	37 %

Nachhaltigkeit und Eigenverantwortung

Stellt die Videotherapie ggf. bei bestimmten Indikationen eine nachhaltigere Versorgung dar, um die Eigenverantwortung der Patient*innen stärker zu fördern und damit vorhandene Ressourcen besser zu nutzen?

Generell lassen sich Krankheitsbilder benennen, bei denen eine Videotherapie durchaus zum Einsatz kommen kann bzw. sollte. Dazu gehören z. B. akute und chronische Erkrankungen des Bewegungsapparates. Bei diesen Krankheitsbildern sollte, soweit es der Belastungsgrad zulässt, ein aktivierendes Übungsprogramm gewählt werden. Der Einsatz von Videotherapie könnte dazu führen, dass die Betroffenen wieder mehr Eigenverantwortung übernehmen, sodass dauerhafte direkte Einzelbehandlungen obsolet werden. Behandlungsserien könnten durch den Einsatz von Videotherapie weniger Unterbrechungen durch Urlaub oder andere Terminüberschneidungen unterliegen, sodass eine Therapie u. U. effektiver und schneller abgeschlossen werden kann. Störfaktoren im Alltag könnten ebenfalls reduziert werden.

Notwendige Kompetenzen

Zu klären ist noch die Frage, ob die Physiotherapeut*innen in Deutschland bereits über ausreichende Kompetenzen verfügen, um die Videotherapie erfolgreich einzusetzen.

Im Zusammenhang mit der Pandemie und der damit verbundenen Möglichkeit, eine Videobehandlung anstelle einer direkten Behandlung durchzuführen, wurde nie untersucht, ob bereits eine ausreichende Kompetenz zu ihrer Durchführung gegeben ist. Aus den vorliegenden Studien geht hervor, dass die Therapeut*innen durchaus einen Schulungsbedarf hinsichtlich der Planung und der Durchführung einer Videotherapie haben.

Videotherapie als Antwort auf Bedarfssteigerung

Im Zeitraum von Januar bis September 2023 summierten sich die Ausgaben im Heilmittelbereich bisher auf 9,08 Milliarden Euro. Der Leistungsbereich Physiotherapie hat mit 6,41 Milliarden Euro den größten Anteil. Hinter diesen 6,41 Milliarden Euro stecken rund 241 Millionen Behandlungen [4]. Die folgende Abbildung verdeutlich u. a. auch, welchen Anteil auf die Diagnosegruppen „Wirbelsäule" und „Extremitäten" entfallen (▶ Tab. 5.4).

Der Einsatz einer Videobehandlungsgruppe könnte dazu führen, dass Praxen mittel- bis langfristig schneller freie Termine anbieten können und dem erhöhten Bedarf an Physiotherapie gerecht werden. Auch wenn es nicht primär darum geht, grundsätzlich schneller freie Behandlungskapazitäten anbieten zu können, geht es aus Sicht der Versichertengemeinschaft auch darum, die Ausgaben für Leistungen aus dem ersten Gesundheitsmarkt zu optimieren, ggf. zu senken und dies bei gleichbleibender Effektivität in der Versorgung. Es sollte auch darüber nachgedacht werden, den Reha-Sport bzw. das Funktionstraining als Videogruppe zu ermöglichen, sodass vor allem auch Praxen, die das Angebot bisher aufgrund räumlicher Einschränkungen nicht durchführen konnten, einen Zugang erhalten, um ggf. eine Versorgungslücke zu schließen bzw. Personen aus der kostenintensiveren Einzelbehandlung in die Gruppenbehandlung zu begleiten bzw. zu überführen.

5.3.4 Gesetzliche und vertragliche Regelung

Mit Beschluss vom 21.10.2021 hat der Gemeinsame Bundesausschuss folgende Änderungen der Richtlinie zur Teletherapie im Heilmittelbereich beschlossen: Die Richtlinie sieht vor, dass die Verordner*in die Videotherapie ausschließen kann. Der Ausschluss wird auf der Verordnung vermerkt. Dies können z. B. medizinische Gründe sein (§ 6 Nr. 4 Heilmittel-Richtlinie) [4]. Stellt sich im Verlauf der Therapie heraus, dass das Therapieziel auch mit einer Videotherapie erreicht werden kann, obwohl die Verordnungsgeber*in diese ausgeschlossen hat, kann die Therapeut*in in Absprache mit ihrer Patient*in und mit Zustimmung der Verordnungsgeber*in eine Videotherapie durchführen. Diese Änderung ist auf der Verordnung zu dokumentieren (§ 16 Nr. 8 Heilmittel-Richtlinie) [4].

Die telemedizinische Leistung darf ausschließlich als synchrone Behandlung und vorrangig im Sinne einer Videotherapie erbracht werden. Asynchrone Behandlungen in Form von Videoaufzeichnungen oder der Nutzung von digitalen Gesundheitsanwendungen sind ausgeschlossen (§ 16b Nr. 1 Heilmittel-Richtlinie) [4].

Wenn eine Ärzt*in eine telemedizinische Behandlung nicht von vornherein ausgeschlossen hat, entscheiden Patient*in und Ärzt*in gemeinsam, ob eine Therapie in Form einer telemedizinischen Behandlung erfolgen soll. Maßgeblich für die Therapie sind die Bundesrahmenvereinbarungen nach § 125 SGB V und § 125a SGB V. Physiotherapeut*innen sind verpflichtet, Patient*innen auf die Möglichkeit der unmittelbaren Behandlung hinzuweisen (§ 16b Nr. 2 Heilmittel-Richtlinie) [4].

Der Erstkontakt zwischen Physiotherapeut*in und Patient*in innerhalb eines Verordnungsfalles hat als Sofortbehandlung zu erfolgen. Regelmäßige Verlaufskontrollen werden ebenfalls unmittelbar durchgeführt (§ 16b Nr. 3 Heilmittel-Richtlinie) [4].

Stellt sich im Verlauf der telemedizinischen Behandlung heraus, dass die Therapieziele nicht erreicht werden können, technische Probleme bestehen oder die Patient*in oder die Therapeut*in eine unmittelbare Behandlung vorzieht, wird die Behandlung im unmittelbaren persönlichen Kontakt fortgesetzt (§ 16b Nr. 4 Heilmittel-Richtlinie) [4]. Die Sonderregelung des G-BA zur Durchführung der Videotherapie im Heilmittelbereich wurde bis einschließlich 31.03.2022 zugelassen. Ab dem 2. Quartal 2022 kann diese Leistung nur noch auf der Grundlage einer ergänzenden Vereinbarung zu den Rahmenverträgen nach § 125 SGB V erbracht werden. Im Bereich der Physiotherapie kann diese Leistung nach einer gemeinsamen Vereinbarung zwischen dem GKV-SV und den maßgeblichen Berufsverbänden nun auch über den 31.03.2022 hinaus erbracht werden [5].

Für die Physiotherapie wurde die im Folgenden beschriebene Vereinbarung getroffen. Auf Grundlage einer Verordnung von Krankengymnastik oder Physiotherapie bei schweren Atemwegserkrankungen wie Mukoviszidose kann die Hälfte der verordneten Menge per Videotherapie erbracht werden. Bei Verordnungen unter der Diagnosegruppe ZN mit KG-ZNS können maximal 3 Behandlungseinheiten pro Verordnung per Videobehandlung erbracht werden. Bei der manuellen Therapie darf maximal eine Behandlung pro Verordnung als Videotherapie erbracht werden [5]. Die erste Behandlung muss als direkte Therapie erfolgen. Patient*in und Therapeut*in müssen eine Vereinbarung über die Videotherapie treffen, die jederzeit einseitig widerrufbar ist. Die Leistungserbringer*innen müssen die Videotherapie in ihren zugelassenen Praxisräumen durchführen und die Therapie darf nur über einen zertifizierten Videodienstanbieter erfolgen [5]. Für die Videotherapie im Bereich der Physiotherapie wurden neue Heilmittelpositionsnummern vereinbart, die von den Leistungserbringer*innen im Rahmen der Abrechnung zu übermitteln sind. Die Vergütung der Leistung erfolgt analog der direkten Therapie. Die physiotherapeutischen Leistungserbringer*innen können bis 2024 jährlich eine sogenannte Hardwarepauschale in Höhe von knapp 1.000,00 € beantragen. Die Softwarepauschale in Höhe von 300,00 € pro Jahr kann bis 2025 beantragt werden [11].

5.3.5 Zusammengefasst

Der Einsatz einer Videotherapie bietet allen Beteiligten im Gesundheitswesen durchaus Chancen. Dies zeigen die bisher durchgeführten Studien. Darauf sollte aufgebaut werden. Bisher ist es dem Spitzenverband der Krankenkassen nicht gelungen, den Anteil der Videotherapie anhand der Abrechnungsdaten im Rahmen der Quartals- bzw. Jahresberichte auszuweisen [4]. Auf diese Weise ließe sich relativ schnell feststellen, ob der Einsatz der Videotherapie innerhalb eines Leistungsbereichs oder auch übergreifend zunimmt. Darüber hinaus ließe sich ermitteln, bei welchen Indikationen die Videotherapie verstärkt eingesetzt wird.

Literatur

[1] Bennell KL, Lawford BL, Metcalf B et al. Physiotherapists and Patients Report Positive Experiences Overall with Telehealth during the COVID-19 Pandemic: A Mixed-Methods Study. Journal of Physiotherapy 2021; 67 (3): 201–209. DOI: 10.1016/j.jphys.2021.06.009

[2] Cottrell MA, Russell TG. Telehealth for Musculoskeletal Physiotherapy. Musculoskeletal Science and Practice 2020; 48 (August): 102 193. DOI: 10.1016/j.msksp.2 020 102 193

[3] Deutsches Medizinrechenzentrum. „Videobehandlung für Heilmittel"; 2023. Im Internet: https://www.dmrz.de/wissen/ratgeber/videobehandlung-videotherapie?sword_list%5B0%5D=videotherapie&no_cache=

[4] GKV-Spitzenverband. „HIS-Berichte – GKV-Heilmittel". Im Internet: https://www.gkv-heilmit-tel.de/fuer_vertragsaerzte/his_berichte/his_berichte.jsp?area=13&criterion1=3 286 304&criterion2=Alle

[5] GKV-Spitzenverband. 2022. Physiotherapie und Ernährungstherapie weiter per Video möglich – GKV-Spitzenverband. 6. April 2022. Im Internet: https://www.gkv-spitzenver-band.de/gkv_spitzenverband/presse/pressemitteilungen_und_-statements/pressemitteilung_1 414 336.jsp

[6] Happe L, Lau S, Koschate J et al. Machbarkeit und Akzeptanz videobasierter Physiotherapie: Neues Versorgungsangebot für ältere Menschen während der COVID-19-Pandemie. Zeitschrift für Gerontologie und Geriatrie 2021a; 54 (4): 346–52. DOI: 10.1007/s00 391-021-01 899-3

[7] Heilmittel-Richtlinie – Gemeinsamer Bundesausschuss. Im Internet: https://www.g-ba.de/richtlinien/12/

[8] Horton BS, Marland JD, West HS et al. Transition to Telehealth Physical Therapy After Hip Arthroscopy for Femoroacetabular Impingement: A Pilot Study With Retrospective Matched-Cohort Analysis. Orthopaedic Journal of Sports Medicine 2021; 9 (4): 232 596 712 199746. DOI: 10.1177/232 596 7 121 997 469

[9] Malliaras P, Merolli M, Williams CM et al. It's Not Hands-on Therapy, so It's Very Limited: Telehealth Use and Views among Allied Health Clinicians during the Coronavirus Pandemic. Musculoskeletal Science and Practice 2021; 52 (April): 102 340. DOI: 10.1016/j.msksp.2 021 102 340

[10] Martínez de la Cal J, Fernández-Sánchez M, Matarán-Peñarrocha GA et al. Physical Therapists' Opinion of E-Health Treatment of Chronic Low Back Pain. International Journal of Environmental Research and Public Health 2021; 18 (4): 1889. DOI: 10.3 390/ijerph18 041 889

[11] Millar Y. Einigung bei Videotherapie für Physio- und Ernährungstherapie; 2022. Im Internet: https://www.up-aktuell.de/themensammlung/thema-abrechnung/2022/04/einigung-bei-videotherapie-fuer-physio-und-ernaehrungstherapie.html

[12] Russell TG, Buttrum P, Wootton R et al. Internet-based Outpatient Telerehabilitation for Patients Following Total Knee Arthroplasty: A Randomized Controlled Trial. The Journal of Bone and Joint Surgery 2011; 93 (2): 113–120. DOI: 10.2106/JBJS.I.01 375

[13] Tousignant M, Boissy P, Moffet H et al. A Randomized Controlled Trial of Home Telerehabilita-tion for Post-Knee Arthroplasty. Journal of Telemedicine and Telecare 2011b; 17 (4): 195–198. DOI: 10.1258/jtt.2 010 100 602

[14] Tousignant M, Moffet H, Nadeau S et al. Cost Analysis of In-Home Telerehabilitation for Post-Knee Arthroplasty. Journal of Medical Internet Research 2015; 17 (3): e83. DOI: 10.2196/jmir.3 844

5.4 Diversity und kulturelle Faktoren in der Physiotherapie

Christine Heinzmann Stettler, Anne Wälchli-Hinderling

5.4.1 Warum brauchen wir in der Physiotherapie eine Diversity-sensible Haltung?

„Vielfalt ist das einzig Wahre, das wir alle gemeinsam haben. Feiern Sie sie jeden Tag."

(Unbekannt)

Die Weltgesundheitsorganisation (WHO) hat 1986 in der Ottawa-Charta u. a. folgendes Ziel verabschiedet [22]: „Die Gesundheitsdienste müssen eine ... Haltung einnehmen, die feinfühlig und respektvoll die unterschiedlichen kulturellen Bedürfnisse anerkennt."

Was bedeutet das konkret für die physiotherapeutische Arbeit heute? Welche Aspekte müssen wir in heterogenen Gesellschaften berücksichtigen?

Die Vielfalt individueller und kollektiver Identitäten spiegelt sich einerseits in unseren Patient*innen, aber auch in der Zusammensetzung von physiotherapeutischen und interprofessionellen Teams wider. Diese Vielfalt wird durch folgende Faktoren verstärkt:

- internationale Mobilität (Menschen sind in Bewegung durch Migration, Flucht, Asyl, aber auch durch international tätige Unternehmen, Expatriates, Austauschprogramme, Fachkräftemangel usw.)
- Lebenserwartung: Der Anteil älterer Menschen, die Physiotherapie benötigen, steigt.
- pluralisierte Lebenswelten mit erhöhter Sichtbarkeit im Alltag und in sozialen Netzwerken: z. B. Menschen aus dem LGBTIQ-Spektrum, steigender Anteil von Frauen in der Arbeitswelt und in Führungspositionen, gesetzlich verankerte Inklusion von Menschen mit Behinderung in Bildung und Arbeitswelt

Diese Vielfalt macht unseren Beruf in hohem Maße abwechslungsreich, interessant und dynamisch; der Umgang damit kann in der Praxis manchmal anspruchsvoll und herausfordernd sein.

Um als Physiotherapeut*innen der Vielfalt (engl. diversity) in ihrer Komplexität gerecht zu werden, bedarf es eines patient*innenzentrierten Ansatzes, der die individuelle Lebenswelt des Gegenübers berücksichtigt und dessen Perspektive erfasst. Gruppenspezifische Rezepte und kulturelle „Do's and Don'ts" werden den individuellen Unterschieden zu wenig gerecht und zementieren Vorurteile und Differenzen.

Daher soll in diesem Kapitel durch Denkanstöße, Reflexionsfragen, Wissensvermittlung über bestehende Modelle und das Aufzeigen professioneller Handlungsoptionen ein nachhaltiger Sensibilisierungsprozess initiiert bzw. weiterentwickelt werden – ganz im Sinne des lebenslangen Lernens.

Der Nutzen eines wachsenden Diversitätsbewusstseins liegt für alle Beteiligten in einer gesteigerten Behandlungsqualität und einer nachhaltigen Adhärenz. Die Beziehung zwischen Patient*innen und Physiotherapeut*innen gewinnt an Tragkraft.

In heterogenen Teams kann ein Bewusstsein für Diversität zur Stärkung der Zusammenarbeit beitragen. Nicht zuletzt profitieren auch Organisationen wie Praxen und Kliniken von umgesetzten Diversity-Strategien: Entsprechend angepasste Richtlinien, Prozesse und Abläufe sorgen für eine höhere Zufriedenheit der Klient*innen und der Mitarbeitenden.

5.4.2 Begriffe, Modelle und Theorien

Der Begriff Diversität (engl. diversity) leitet sich aus dem Lateinischen „diversitas" (Verschiedenheit, Vielfalt, Unterschied) ab und ist ein sozialpsychologisches und gesellschaftspolitisches Konzept. Es beschreibt die Merkmale von Individuen und gesellschaftlichen Gruppen und nimmt sowohl deren Unterschiede wie auch Gemeinsamkeiten in den Fokus. In diesem Kapitel werden einige ausgewählte Modelle und Theorien beleuchtet, um damit die Basis für einen professionellen Perspektivenwechsel zu legen.

Diversity Wheel

Als Physiotherapeut*innen behandeln wir Menschen unterschiedlicher Ethnie, Herkunft, Religion und Weltanschauung, mit oder ohne Behinderung, unterschiedlicher sexueller Orientierungen, Geschlechtszugehörigkeiten und aus allen Altersgruppen. Deren Identitäten, aber auch unsere eigenen Identitäten sind Konstrukte, die sich einerseits aus individuellen Persönlichkeitsmerkmalen und andererseits aus sozial konstruierten Facetten ergeben. Gardenswartz und Rowe haben diese Komplexität mit der Unterscheidung von sechs Kerndimensionen erstmals 1998 in einem Kreis dargestellt. Heute wird das sog. „Diversity Wheel" meistens mit sieben Dimensionen abgebildet (▶ Abb. 5.7) [10].

Im Zentrum des Diversity Wheels stehen die Persönlichkeitsmerkmale, die alle Menschen in unterschiedlicher Ausprägung kennzeichnen. Darum herum gruppieren sich in einem inneren Ring sieben Kerndimensionen mit zentralen Identitätsmerkmalen. Diese sozial konstruierten Dimensionen sind willentlich kaum beeinflussbar, anfällig für Diskriminierung und daher in vielen Gesellschaften gesetzlich geschützt: Alter oder Generation, Geschlecht (engl. gender), sexuelle Orientierung, ethnische Zugehörigkeit, physische und psy-

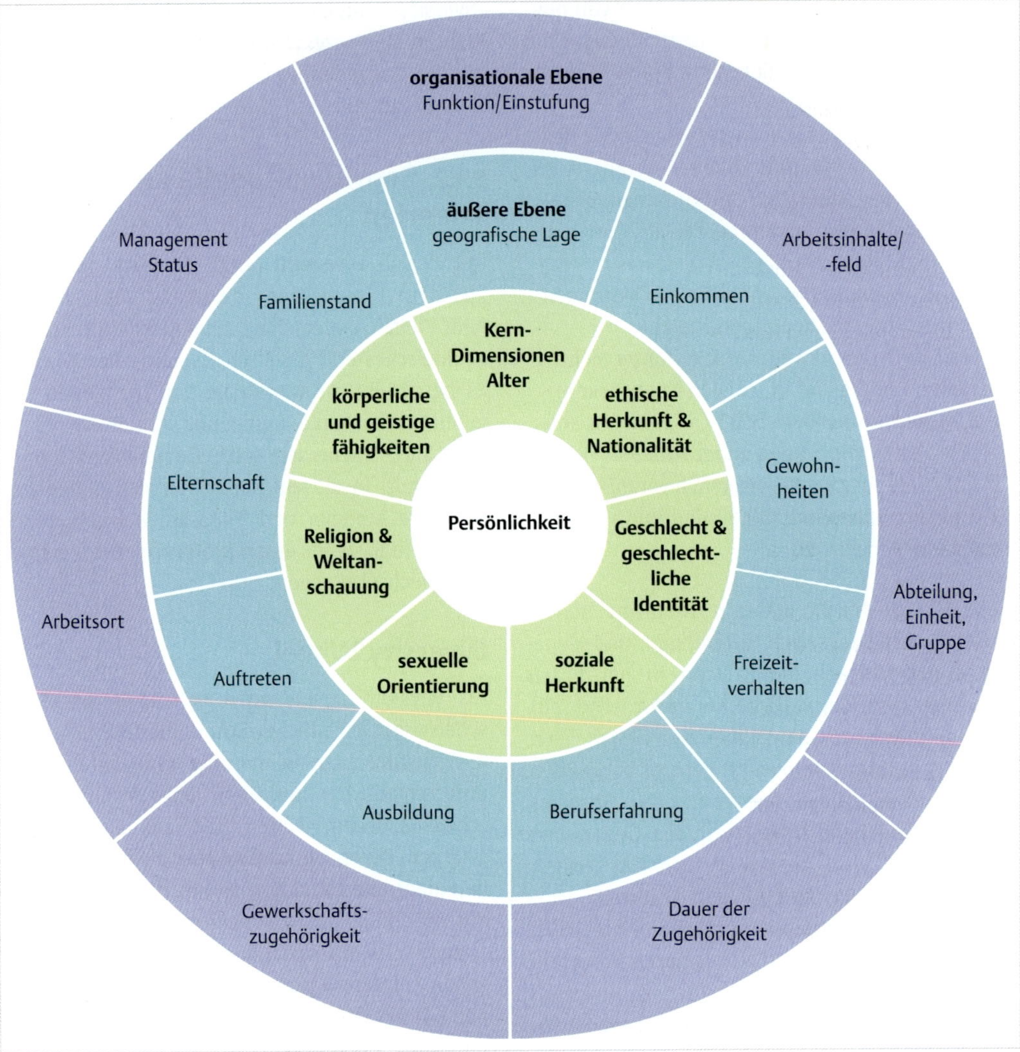

Abb. 5.7 Die Vielfaltsdimensionen oder Diversitätsmerkmale.

chische Potenziale bzw. Behinderung oder Beeinträchtigung, Religion und Weltanschauung. Welche Dimensionen Einfluss auf das aktuelle Geschehen haben, ist immer kontext- und situationsabhängig.

Es folgen äußere Kreise mit stärker veränderlichen, vor allem organisatorischen Dimensionen, auf die an dieser Stelle nicht näher eingegangen wird.

Die Bedeutung des Modells besteht darin, dass es eine komplexe Analyse der verschiedenen Identitätsdimensionen ermöglicht.

In der Physiotherapie sensibilisiert uns das Modell für die vielfältigen Lebenswelten unserer Klientel sowie unserer Mitarbeitenden oder kann Ausgangspunkt für eine identitätsbezogene Selbstanalyse sein. Kritisch anzumerken ist, dass die einzelnen Facetten in der Realität in sich heterogen und dynamisch sind. Die beschriebenen Dimensionen können daher nur eine Teilanalyse initiieren und reichen nie aus, um eine Identität vollständig zu erfassen.

Reflexionsfragen zum Diversity Wheel

- Welche Dimensionen prägen meine Identität in welcher Weise?
- Inwiefern hat sich die Prägung der Dimensionen in den letzten Jahrzehnten verändert? Was war der Auslöser dafür?
- Inwiefern sind es Selbstzuschreibungen, inwiefern Fremdzuschreibungen, die in den einzelnen Dimensionen wirksam werden?

Intersektionalität

Intersektionalität beleuchtet die Schnittstellen und Wechselwirkungen zwischen den Dimensionen [5].

In der Lebenswelt der Menschen sind die Dimensionen miteinander verwoben und bilden komplexe Schnittmengen (engl. intersections). Aus diesen Wechselwirkungen ergeben sich für die Betroffenen häufig mehrfache Diskriminierungserfahrungen. Eine Patientin, die z. B. mit einer körperlichen Behinderung lebt und gleichzeitig Asyl sucht, befindet sich in einer besonders vulnerablen Situation. Sie wird nicht „nur" als Ausländerin oder als Mensch mit Behinderung diskriminiert, sondern findet sich in dieser intersektionalen Konstellation in einer Ausgangslage wieder, in der sie im Vergleich zu einer einheimischen Frau mit Behinderung z. B. keinen Anspruch auf eine Invalidenrente hat.

Reflexionsfragen zur Intersektionalität

- Bei welchen meiner aktuellen Patient*innen erkenne ich intersektionale Wechselwirkungen?
- Welche Dimensionen sind betroffen?
- Inwiefern verändert sich seine oder ihre Lebenswelt durch diese Intersektionalität?
- Inwiefern zeigt sich eine erhöhte gesundheitliche Vulnerabilität?

Soziales Modell für Behinderung und affirmatives Modell

„Disability Studies" ist eine interdisziplinäre Bewegung, die Ende der 1980er Jahre in Großbritannien und den USA ihren Anfang nahm. In Forschung und Lehre erklärt sie mit dem sozialen Modell von Behinderung, dass körperliche und psychische Beeinträchtigungen keine individuellen, medizinischen Probleme sind. Vielmehr werden Menschen mit Beeinträchtigungen durch die Gesellschaft behindert, weil diese die Gestaltung des Lebensraumes nicht an den Bedürfnissen dieser Gruppe ausrichtet und damit ihre Teilhabe an alltäglichen Aktivitäten einschränkt. Nach diesem Verständnis ist Behinderung kein persönliches Schicksal, sondern ein gesellschaftliches und politisches Problem.

Das affirmative Modell von Swain und French beschreibt eine „nicht-tragische Sichtweise" von Behinderung und Beeinträchtigung [24]. Es betont die positiven Aspekte der sozialen Identität von Menschen mit Behinderungen, die auf den Vorteilen des Lebensstils und der Lebenserfahrung mit Behinderung beruhen. Die Annahme, dass Behinderung ein Problem für die betroffene Person darstellt, wird in diesem Modell infrage gestellt. Medizinische Interventionen werden kritisch diskutiert, und es wird die Forderung nach umfassender Information und Kontrolle über das, was mit dem eigenen Körper geschieht, betont.

Die in der physiotherapeutischen Rehabilitation formulierten Behandlungsziele zur Verbesserung körperlicher Einschränkungen und Defizite zielen häufig darauf ab, den Einfluss der Behinderung zu minimieren. Eine diversitätssensible Beziehung zwischen Physiotherapeut*innen und Menschen mit Behinderung kann hingegen die Grundlage für einen Austausch über das persönliche Erleben der Einschränkung und deren Bedeutung für die Identität bilden. Das Prinzip „Nichts über uns ohne uns" kommt hier besonders zum Tragen und die Expertise der Betroffenen wird einbezogen. In der Folge kann die Behandlung gemeinsam geplant und entsprechend ausgerichtet werden.

Geschlecht als Spektrum

Im englischen Sprachgebrauch gibt es zwei Begriffe für „Geschlecht“: „sex“ und „gender“. Damit wird das biologische Geschlecht (Geschlechtsmerkmale, Chromosomen, Hormone) von der Art und Weise unterschieden, wie eine Gesellschaft oder ein Individuum Geschlecht definiert und sozial konstruiert. „Gender“ beschreibt, wie Geschlecht gelebt und empfunden wird und welche Rollen damit verbunden sind. Mit beiden Begriffen ist das Bild eines Spektrums verbunden, in dem sich die jeweilige Ausprägung befindet [1].

Sowohl das biologische als auch das konstruierte Geschlecht beeinflussen Krankheit und Genesung. Wie z. B. Männer und Frauen mit Krankheit umgehen, wie sie Schmerzen ausdrücken, welches Risikoverhalten sie zeigen oder wie sie sich ernähren, ist u. a. soziokulturell erlernt [19]. Rollenspezifische (Mehrfach-)Belastungen, psychische Belastungen oder Stress in Beruf und Familie müssen in der physiotherapeutischen Anamnese erkannt und entsprechend in der Therapiegestaltung und Beratung berücksichtigt werden. In der physiotherapeutischen Arbeit mit Menschen aus dem LGBT-Spektrum ist es hilfreich zu wissen, dass diese Population im Vergleich zur übrigen Bevölkerung häufiger von depressiven Symptomen betroffen ist oder beispielsweise aus Angst vor Diskriminierung durch Health Professionals auf Gesundheitsleistungen verzichtet [20].

Der Gender Data Gap

Unterschiedliche Körpermaße, unterschiedliche Hormone, unterschiedliche Symptome, Risiken und Krankheitsprävalenzen: Wenn es um die Gesundheit geht, sind Frau und Mann verschieden. Und dennoch behandelt die Medizin z. T. bis heute Männer, Frauen und genderdiverse Personen mehrheitlich gleich, aber nicht gleich gut.

Dieses Phänomen hat mit dem „Gender Data Gap“ zu tun, eine Datenlücke, die häufig (aber nicht ausschliesslich) Frauen betrifft und jetzt geschlossen werden muss – z. B. mit Studien zu Dosis-Wirkung-Beziehung und Nebenwirkungen von Medikamenten bei Frauen. Auch in der Physiotherapie besteht Aufholbedarf an Studien, die den Einfluss von biologischem und psychosozialem Geschlecht auf verschiedene Outcomes untersuchen.

Müssen demzufolge Frauen, Männer und genderdiverse Personen verschieden behandelt werden, mit unterschiedlichen Interventionen und angepassten Dosierungen? Diese Frage wird die Berufsgruppe noch länger beschäftigen.

Zusammengefasst

In den heutigen Gesellschaften ist eine große Heterogenität zu beobachten, Behandlungsrezepte im Sinne von „one size fits all“ greifen zu kurz. Es gilt vielmehr, sich der vielfältigen Zugehörigkeiten und Perspektiven von Patient*innen bewusst zu sein und diese sorgfältig zu erfassen. Dazu ist es hilfreich, immer wieder selbstreflektiert innezuhalten. Die Kenntnis der verschiedenen Diversitätsdimensionen und wie diese sich im Zusammenhang mit Krankheit und Gesundheit manifestieren, ist ein weiterer Schlüssel zu einer individuumszentrierten Therapiegestaltung.

5.4.3 Kultur – Orientierungssysteme in Bewegung

Der Begriff Kultur wird in verschiedenen Zusammenhängen unterschiedlich verwendet. Im Gesundheitskontext ist darunter am ehesten ein Orientierungssystem für soziale Gruppen zu verstehen.

Ging man früher von einem starren, homogenen, territorial abgegrenzten und ethnisch fundierten Verständnis von Kultur aus, so unterscheiden sich heute die damit verbundenen Vorstellungen davon drastisch: Kultur ist dynamisch, prozesshaft und flexibel. Sie ergibt sich in der Gestaltung und Interaktion zwischen Personen und/oder Gruppen. Kultur hat sichtbare Anteile wie Sprache, Kleidung oder Begrüßungsrituale. Die unsichtbaren Anteile von Kultur wirken in der Tiefe. Sie prägen Normen und Werte und bilden Orientierungssysteme für unser Fühlen, Denken und Handeln.

Das Verhalten, die Werte und Normen eines Menschen lassen sich nicht einzig durch seine Herkunftskultur erklären. Oft werden wir ebenso von den Dimensionen Geschlecht, soziale Schicht, Alter oder auch Arbeitsumfeld geprägt.

Kulturelle Rahmenbedingungen spielen eine wichtige Rolle dabei, wie Menschen Gesundheit, Krankheit und Behinderung erleben. Besonders mit dem Symptom „Schmerzen" werden tief liegende kulturelle Bedürfnisse ausgedrückt [18].

Reflexionsfragen zu Kultur und Gesundheit

- Wie ist in meiner Kindheit mein Umfeld auf gesundheitliche Probleme eingegangen?
- Wie wurde ich in Bezug auf Schmerzen sozialisiert?
- Welche verschiedenen Äußerungsformen von Schmerz konnte ich in meinem bisherigen Berufsleben beobachten?
- Wie reagiere ich auf Menschen, die sich gesundheitliche Beschwerden nicht anmerken lassen bzw. sie laut und demonstrativ äußern?

Kulturdimensionen und Kulturstandards

Um kulturelle Aspekte beschreiben und vergleichen zu können, wird in der Literatur gern auf die sog. Kulturdimensionen oder Kulturstandards zurückgegriffen [11], [13]. Sie unterscheiden verschiedene Dimensionen des Zusammenlebens und nehmen Gemeinsamkeiten und Unterschiede zwischen Kulturen unter die Lupe. Sie werden in der Regel als Ausprägungen zwischen zwei Polen dargestellt. Als Beispiel folgen zwei Dimensionen, die im physiotherapeutischen Alltag möglicherweise erkennbar werden.

Zeiteinstellung

Hier wird zwischen Monochronismus und Polychronismus differenziert:

Monochrone Kulturen folgen einem linearen Zeitverständnis, der Zeitablauf ist klar eingeteilt. Angestrebte Handlungen werden entlang einer Achse untergebracht und eine nach der anderen durchgeführt. Ausdruck dieser Einstellung sind Pünktlichkeit, das Einhalten von Terminen und Planung.

Demgegenüber wird in polychronen Kulturen die Zeit als ein Kontinuum angesehen, mit parallel ausgeführten und sich überlagernden Handlungen. Ausdruck dieser Einstellung ist eine hohe Flexibilität und ein relatives Zeitverständnis, terminlichen Überschneidungen und Unterbrechungen wird tolerant begegnet.

Individualismus und Kollektivismus

In individuumszentrierten Gesellschaften ist der Mensch in ein unverbindliches Netz sozialer Beziehungen eingebunden. Verpflichtungen bestehen für sich selbst oder für nahe Angehörige. Man ist ein autonomes Selbst, geprägt von Entscheidungsfreiheiten. In der Erziehung werden Selbstständigkeit, Unabhängigkeit und Eigenverantwortlichkeit besonders gefördert.

Kollektivistische Gesellschaften zeigen eine enge Gruppenbildung und klare Trennungen zwischen Eigen- und Fremdgruppe. Entscheidungen, Verpflichtungen und Hilfe innerhalb der Gruppe haben hohe Bedeutung, die Literatur spricht auch von sozio- oder familienzentrierten Gruppen [13].

Kommunikationsstil

Die Dimension Kontextorientierung beschreibt, ob eine Person Informationen eher direkt oder indirekt übermittelt. Eine Low-Context-Orientierung stellt die Sache in den Vordergrund, Meinungen werden direkt und offen vertreten.

Eine High-Context-Orientierung kommuniziert Inhalte subtiler und versteckter, das Gehörte muss mitunter interpretiert werden und erfordert Hintergrundwissen zur kulturellen Herkunft des Gegenübers.

Des Weiteren lässt sich zwischen einem direkten (klare Aussagen, explizit, auf den Punkt gebracht, Konflikte ansprechend) und einem indirekten Kommunikationsstil (vage Aussagen, versteckte Hinweise, konfliktarm) unterscheiden [11].

Reflexionsfragen zu Kulturdimensionen

- Wo im Spektrum der einzelnen Kulturdimensionen befinde ich mich?
- Wie wurden meine Kulturdimensionen geprägt?
- Wie wirken sich die Kulturdimensionen in meinem beruflichen Alltag aus?
- Gibt es Beispiele aus meinem Berufsalltag, in denen eine der 3 Dimensionen infolge unterschiedlicher Ausprägung zu Konflikten führte?

Sprache, Verständigung und Verständnis

Ist Verständigung schwierig, kommt es rasch zu Missverständnissen und Fehleinschätzungen, und gelingende Kommunikation kann herausfordernd sein. Gleichzeitig sind Verständigung und Verständnis wesentlich für eine effektive Therapie. Kommunikation besteht sowohl aus verbalem, nonverbalem, sprachlichem wie auch inhaltlichem Verständnis. Im Gesundheitswesen erschweren Begriffe aus der biomedizinischen Fachsprache und das möglicherweise kulturell unterschiedliche Wahrnehmen und Erklären von Krankheitsmechanismen das Verstehen zusätzlich. Kreative Strategien sind gefragt – und werden nicht nur im Zusammenhang mit Kultur verwendet, sondern gehören z. B. in der Pädiatrie, Geriatrie, Psychiatrie oder in der Behandlung von gehörlosen Menschen zum physiotherapeutischen Alltag.

Folgende Techniken zur Überbrückung von Verständigungsproblemen in der Physiotherapie können angewandt werden:

- einfache Sprache, aktives Zuhören
- Zuhilfenahme von Speech-to-Text-Apps oder Übersetzungs-Apps
- Ergänzung mit Grafiken, Piktogrammen, Bildern, YouTube-Erklärungsfilmen usw.
- Verstärkung nonverbaler Kommunikation: Mimik, Gestik, Zeigen, Vormachen, sich ein paar Gebärden aus der Gebärdensprache aneignen
- Vorbereitendes Aufschreiben von Schlüsselbegriffen in der Fremdsprache
- ausweichen über eine gemeinsame Drittsprache
- Empfehlung zur Teilnahme an medizinisch ausgerichtetem Sprachkurs, wenn eine bestimmte Fremdsprache häufig vertreten ist
- Unterstützung von Mitarbeitenden der Praxis oder Klinik mit betreffender Fremdsprachenkenntis durch punktuelle Übersetzung von Schlüsselinformationen (vorab gut über Schweigepflicht informieren)
- Einatz von Familienmitgliedern: eignet sich nur bei einfachen Gesprächen, z. B. für eine Terminplanung
- Kreative Therapiegestaltung: Einsetzen von Maßnahmen, die auch ohne Sprache gut funktionieren
- Einplanung ausreichender Zeit für die Therapie
- (kulturelles) Dolmetschen (Kap. Dolmetscherdienste, digitale Übersetzungsinstrumente)

Migration und Gesundheit

Migration ist ein einschneidendes Ereignis, welches nicht nur die Biografie einer zugewanderten Person prägt, sondern auch die ihrer Nachkommen. Die Frage, ob Migration auch vermehrt krank macht, muss aus verschiedenen Perspektiven betrachtet werden und wird in der Literatur kontrovers diskutiert [25]. In der Schweiz wird die Gesundheit der zugewanderten Menschen erst seit kurzer Zeit statistisch untersucht, die Datenlage ist noch lückenhaft, vorliegende Resultate müssen differenziert interpretiert werden. Die Gruppe der Menschen mit Migrationserfahrung ist sehr heterogen. Bei Weitem nicht alle Menschen, die international mobil sind, sind z. B. traumatisiert oder haben eine schlechte sozioökonomische Ausgangslage. Nachfolgende Aussagen stützen sich auf den Schlussbericht der durch das Bundesamt für Gesundheit (BAG) in Auftrag gegebenen schweizerischen Gesundheitsbefragung 2017 [2].

Gesundheitszustand und gesundheitsrelevante Einstellungen

Personen mit Migrationshintergrund unterscheiden sich tendenziell von der Bevölkerung ohne Migrationshintergrund zum einen in ihrem Gesundheitszustand und zum anderen in ihren gesundheitsbezogenen Einstellungen und Verhaltensweisen:

- Die subjektive Gesundheitseinschätzung fällt häufiger als „nicht gut" aus, der Anteil von Personen mit somatischen und psychischen Gesundheitsproblemen ist höher.
- Menschen mit Migrationshintergrund sind häufiger körperlich inaktiv und von Übergewicht betroffen, gesundheitsförderliche Verhaltensweisen sind seltener zu beobachten.
- Hinsichtlich der psychischen Gesundheit weisen Menschen mit Migrationshintergrund häufiger eine hohe psychische Belastung mit mittleren bis schweren depressiven Symptomen auf.

Ressourcen

Einen positiven Einfluss auf den Gesundheitszustand haben stärkende Ressourcen wie das Ausmaß an sozialer und familiärer Unterstützung, Bildung, gesundheitsförderliche Einstellungen, Arbeit und eine gesicherte Existenz in Form eines ausreichenden Einkommens.

Zusammengefasst

Das Erleben von und der Umgang mit Gesundheit und Krankheit sind kulturell geprägt. Faktoren wie sozioökonomische Lage, Bildung, Arbeitsbedingungen, soziale Integration und Unterstützung, familiäre Situation, Aufenthaltsstatus oder traumatische Migrationserfahrungen beeinflussen die Gesundheit und den Umgang mit Krankheit maßgeblich und wirken je nach Ausprägung als Belastung oder als positive Ressource.

5.4.4 Unconscious Bias

Unconscious Biases (unbewusste Vorannahmen, Vorurteile) sind Wahrnehmungsverzerrungen oder implizite Assoziationen. Sie treten unbewusst (unconscious) auf und beeinflussen das Denken, Verhalten und Handeln von Menschen und damit auch ihre Entscheidungen.

Unconscious Bias bedeutet, dass unser Verstand, unser kognitives Denken, bei der Verarbeitung von Informationen Abkürzungen nehmen kann, sog. „cognitive shortcuts".

Für Physiotherapeut*innen ist das Thema wichtig, da solche unbewusste Vorannahmen Folgen für die Qualität der Behandlung und deren Outcome haben und somit zu einer ungewollten Bevorzugung oder Benachteiligung von Betroffenen führen können.

Dieses Kapitel gibt einen Überblick über die Entstehung solcher Vorurteile, die Hintergründe und die Auswirkungen auf den Umgang und die Behandlung von Menschen. Es umreißt zudem mögliche Strategien im Umgang mit impliziten Assoziationen, die in der Praxis angewendet werden können.

Die Entstehung eines Unconscious Bias

Wenn wir über den Unconscious Bias sprechen, müssen drei Begriffe unterschieden werden: Stereotyp, Vorurteil und Diskriminierung.

Stereotyp

Ein Stereotyp ist eine Zuschreibung von Eigenschaften, die einprägsam, bildhaft und vereinfachend sind:

- „Schweizer*innen sind pünktlich."
- „Frauen können nicht einparken."

Begegnen wir Menschen aus anderen Kulturen, aus einem anderen Alterssegment, mit einer Behinderung, mit einer anderen Weltanschauung usw. löst dies eine Reaktion aus. Es laufen unbewusste Assoziationen ab und wir versuchen, das Unbekannte einzuschätzen, einzuordnen oder uns zu orientieren. Wir neigen dazu, Bilder oder Muster mit Annahmen zu verknüpfen und zu bewerten, die wir aus früheren Erfahrungen, Erzählungen, Filmen, Werbung usw. haben. Diese Verknüpfungen werden auch als „verborgene" Verknüpfungen oder implizite Assoziationen bezeichnet.

Positiv konnotierte Mustererkennungen beziehen sich in erster Linie auf die Vertrautheit und Sicherheit, die man in Bezug auf eine Kategorie hat.

Es gibt einen nachgewiesenen Zusammenhang zwischen Vertrautheit und Gefallen: Dinge, die man kennt, mag man mehr als Dinge, die man nicht kennt. Mit anderen Worten: Fremdes und Unbekanntes kann eher Angst machen, weshalb

Unvertrautes (vor-)schnell kategorisiert, mit bestimmten Eigenschaften verknüpft und mit einem Etikett versehen wird.

Vorurteil

Ein Vorurteil entsteht, wenn wir ein Stereotyp (unbewusst) als wahr akzeptieren und damit auch Bewertungen, Emotionen oder Affekte verbunden sind:

- „Schweizer*innen sind pünktlich, deshalb sind sie unflexibel."
- „Frauen können nicht gut einparken, deshalb verursachen sie oft Parkschäden."

Ein Vorurteil ist also eine nicht objektive, sondern mit Gefühlen oder Affekten verknüpfte Meinung, die sich jemand ohne Überprüfung der Fakten über eine andere Person oder Gruppe gebildet hat. Die mitschwingende Wertung ist manchmal positiv, meist aber negativ (z. B. „übergewichtige Menschen sind faul").

Die Funktionen von Vorurteilen sind Orientierung, Eindeutigkeit statt Ambivalenz, Identitätssicherung und damit oft auch die Legitimation von Herrschaftsverhältnissen. Menschen, die zu starken Vorurteilen neigen, haben diese in der Regel gegenüber gleich mehreren Gruppen: ethnische und religiöse Minderheiten, Homosexuelle, Menschen mit Behinderungen usw.

Vorurteile werden von Kindheit an erlernt und sind unter anderem kulturell geprägt. Manchmal können diese Mustererkennungsprozesse auch „falsch" oder gegen unsere bewussten Überzeugungen und Werte verlaufen. In diesen Fällen kommt es zu kognitiven Verzerrungen oder zum „Unconscious Bias".

Vorurteile sind kontextabhängig und wandelbar. Sie werden allerdings nur sehr schwer „verlernt". Man kann jedoch bewusst mit ihnen umgehen und selbstreflexive, vorurteilsbewusste Verhaltensweisen entwickeln (Kap. Strategien im Umgang mit
Unconscious Bias im Praxisalltag).

Diskriminierung

Vorurteile führen zu Diskriminierungen, wenn bestimmte Gruppen oder Individuen abgewertet oder benachteiligt werden („Übergewichtige sind faul und können nicht trainieren"). Es ist erwiesen, dass Stereotype oder abwertende Vorurteile ungewollt unsere Einstellungen beeinflussen und in unser Handeln hineinwirken können.

Unconscious Bias – ein Relikt aus alten Zeiten?

Jeder Mensch hat „Unconscious Bias". Die aktuelle Forschung liefert dafür auch eine neurobiologische Rationale: Unser Gehirn funktioniert wie ein Musterdetektor, der automatische Wahrnehmungs- und Entscheidungsprozesse generiert, was für unsere Spezies überlebenswichtig ist. Die Mustererkennung ermöglicht es uns, schnell auf Gefahren zu reagieren, Adrenalin auszuschütten und zu fliehen. Ohne die Fähigkeit, in unsicheren Situationen schnell zu handeln, wäre die Menschheit vermutlich längst ausgestorben.

System 1 und 2

Daniel Kahnemann, Nobelpreisträger für Wirtschaft im Jahr 2002, unterscheidet in seinem Buch „Schnelles Denken, langsames Denken" zwei Denkarten (▶ Abb. 5.8) [15].

- Das schnelle, instinktive und emotionale System 1: Es ist der Autopilot, der uns durch die komplexe Umwelt führt. Es greift vor allem auf gespeicherte Erfahrungen zurück. Über 90 % unserer Wahrnehmungs- und Denkprozesse laufen unbewusst über System 1 ab. Beispiele sind: Am Steuer eines Lenkrades reagieren wir sofort, wenn ein Kind auf die Straße läuft, oder wir erkennen sehr schnell Unfreundlichkeit in einer Stimme heraus.

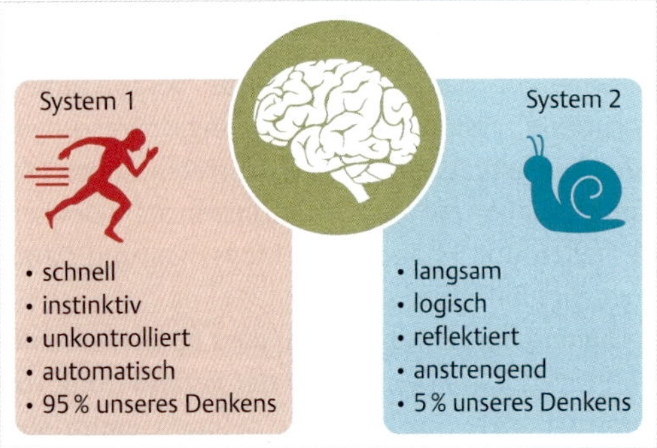

Abb. 5.8 System 1 und 2 des Denkens [15].

- Das langsamere, durchdenkende und logische System 2: Wir benutzen dieses Denken, wenn wir z. B. Kopfrechnen, uns auf ein Gespräch konzentrieren oder in einer Menschenmenge nach einer Person suchen. Dieses bewusste Denken ist anstrengend und deshalb nutzen wir auch lieber unser unbewusstes Denken [26].

Begünstigende Faktoren

Nach Benson (▶ Abb. 5.9) gibt es Umstände und Situationen, welche die Entstehung von kognitiven Verzerrungen begünstigen [3]:

- Zu viele Informationen: Wir werden täglich mit unzähligen Informationen konfrontiert. Unser Gehirn versucht, die jeweils wichtigsten Informationsteile herauszufiltern, um es einfach zu halten. Es lernt besonders effizient Inhalte, die eine Wiederholung darstellen, die besonders ungewöhnlich sind oder die als neue Inhalte an bereits Bekanntes anknüpfen.
- Inhalt ergibt zu wenig Sinn: Wir füllen die Lücken mit schon Bekanntem und vereinfachen.
- Zu wenig Zeit (zum Nachdenken): Wir entscheiden schnell und intuitiv. Das Naheliegende ist unsere favorisierte Lösung.
- Zu wenig Speicherkapazität (Gedächtnis): Es gibt zu viele Informationen, die wir uns nicht alle merken können. Wir formen deshalb Generalisierungen, denken in Mustern und ignorieren Details.

Die Auswirkungen des Unconscious Bias bei medizinischen Fachkräften

FitzGerald und Hurst haben in einem systematischen Review aufgezeigt, dass medizinische Fachkräfte die gleichen Ausprägungen beim Unconscious Bias erkennen lassen wie die übrige Bevölkerung [9]. Zudem hat diese Berufsgruppe in spezifischen, gesundheitsrelevanten Kategorien Vorannahmen, wie etwa bei

- Geschlecht,
- sozioökonomischem Status,
- Alter,
- Migration,
- psychischen Erkrankungen,
- Gewicht oder gegenüber
- Gruppen, wie AIDS-Kranken, Mitverursachern eines Unfalls, Drogenabhängigen.

Einfluss auf Behandlung

Die Diagnosestellung, die Behandlungspläne und auch die Behandlungsoutcomes werden mit hoher Wahrscheinlichkeit durch den Unconscious Bias beeinflusst, denn es besteht ein evidenzbasierter Zusammenhang zwischen einem starken Unconscious Bias und schlechter Behandlungsqualität. Dies kann sich auf z. B. folgenden Gebieten bemerkbar machen:

- falsche oder verzögerte Diagnosestellung
- begrenzte Therapiewahl (Wahl und Dosierung der Medikamente und Interventionen)
- ungenügende Therapieausführung, bei der Behandlungsqualität (Hospitationsdauer, Behandlungsdauer)

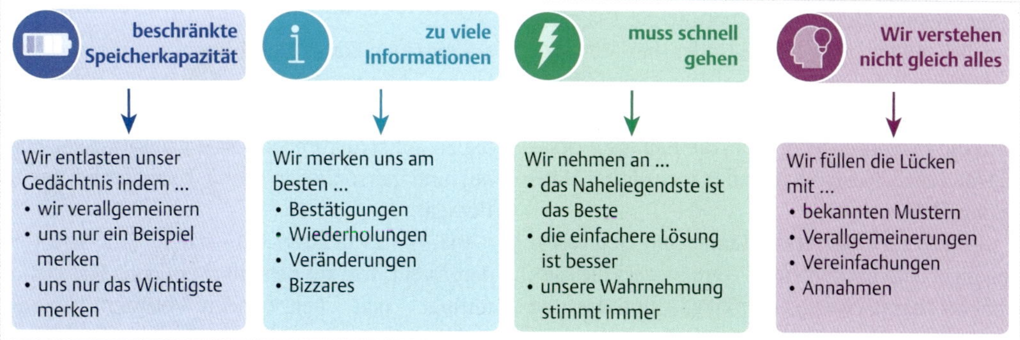

Abb. 5.9 Cognitive Cheat Sheet[3].

- ungenügende Kommunikation (Art der Fragestellung bei der Anamnese)
- nonverbale Kommunikation (z. B. unterschiedliche Frequenz von Augenkontakten, unterschiedliches Nähe-Distanz-Verhalten)

Beispiele aus der Forschung: Gender Bias

Vor etwa 30 Jahren begann die Medizin den sog. „Gender Bias" zu erforschen. In Untersuchungen konnte gezeigt werden, dass medizinische Fachpersonen Frauen und Männer mit gleichen Symptomen unterschiedlich behandelten. Bereits Neulinge in verschiedenen Gesundheitsberufen interpretierten identische Befunde bei dem einen Geschlecht anders als bei dem anderen und formulierten auch andere Behandlungsempfehlungen.

Eine schwedische Studie untersuchte, wie sich der Gender Bias bei jungen Medizinstudierenden auswirkt: Eine fast identische Fallgeschichte zu einer Person mit Nackenbeschwerden wurde Studierenden vorgelegt. Der Unterschied bestand darin, dass es sich bei dem einen Fall um eine Patientin und im zweiten Fall um einen Patienten handelte.

Bei der Formulierung der Diagnose und der Handlungsempfehlungen zeigten sich deutliche Unterschiede in Abhängigkeit vom Geschlecht: Der Mann wurde häufiger zum Röntgen geschickt und bekam Massagen verordnet. Bei der Frau wurde der anamnestische Fokus viel mehr auf die Familie und die psychosoziale Situation gelegt. Ihr wurden Schmerzmedikamente und Psychopharmaka empfohlen [12].

Ein weiterer Gender Bias betrifft die Diagnose und Behandlung von Depressionen bei Männern und Frauen. Trotz der Tatsache, dass statistisch gesehen doppelt so viele Männer Suizid begehen, wird die Diagnose Depression, die häufigste Ursache für Suizid, viel häufiger bei Frauen als bei Männern gestellt.

Dies hat zur Folge, dass Männer mit Depressionen nicht adäquat behandelt werden, dass die Auswahl an Therapien eingeschränkt ist und dass die Therapien nicht in der gewünschten Qualität durchgeführt werden [4].

Beispiel aus der Forschung: Unconscious Bias bei Behandlungsprognosen

Eine Studie, die die Einstellung und Überzeugungen von Physiotherapeut*innen zum Selbstmanagement als Teil der Versorgung von Personen mit lumbalen Rückenbeschwerden untersuchte, kam zum Schluss, dass

- Einstellungen und Überzeugungen der Therapeut*innen einen Einfluss darauf haben, ob und wie die Betroffenen ihr Selbstmanagement umsetzen, und
- (unbewusste oder bewusste) Vorurteile der Therapeut*innen einerseits die Prognose in Bezug auf den Behandlungserfolg von Personen mit lumbalen Rückenbeschwerden beeinflussen und andererseits die Qualität der Versorgung negativ beeinflussen können [21].

Reflexionsfragen zu Unconscious Bias

- Welche Unconscious Biases habe ich in Bezug auf ...? (für verschiedene Diversity-Wheel-Dimensionen überlegen)
- Woher kommen meine Wahrnehmungsverzerrungen?
- In welchen Situationen und inwiefern hat ein Unconscious Bias möglicherweise meine Arbeit als Physiotherapeut*in beeinflusst?

Strategien im Umgang mit Unconscious Bias im Praxisalltag

Unconscious Biases sind hartnäckig und stark gefestigt, aber die Mechanismen lassen sich durch bestimmte Strategien auf struktureller (Kap. Strategien auf struktureller und organisationaler Ebene) und persönlicher Ebene korrigierend beeinflussen.

Die Plattform ANTI-BIAS hat in fünf Schritten dargestellt, wie auf persönlicher Ebene Biases hinterfragt und überwunden werden können (▸ Tab. 5.5) [14].

Tab. 5.5 Fünf Schritte zur Bias-Reduktion.

Schritte	Maßnahme zur Bias-Reduktion
Schritt 1: akzeptieren	Alle Menschen haben Unconscious Biases. Die Akzeptanz ist der erste Schritt zur Verhaltensänderung. Sie ist die Voraussetzung für die Analyse und Anpassung einer Haltung.
Schritt 2: identifizieren	Es ist hilfreich, persönliche Biases zu identifizieren, die zu Entscheidungs- und Beurteilungsfehlern führen. Nützlich und wertvoll sind (wohlwollende) Rückmeldungen von nahestehenden Menschen und Kolleg*innen.
Schritt 3: analysieren	Wichtige Fragen für die Analyse sind: • Wie wird eine Situation wahrgenommen? • Was wird beobachtet, gesehen, gehört, gelesen? • Wie wird eine Situation interpretiert, wie bewertet? • Welche Emotionen werden ausgelöst? • Welche Urteile und Entscheide werden gefällt?
Schritt 4: Quellen bestimmen	Unconscious Biases sind kulturell geprägt. Erziehung, Sozialisierung, Umwelt und individuelle Erfahrungen und Erlebnisse haben einen großen Einfluss (Kap. Die Entstehung eines Unconscious Bias). Die Reflexion über eigene Werte, Normen und deren Auswirkungen auf die Interpretation und Bewertung einer Situation hilft dabei, Entscheidungs- und Behandlungsprozesse bewusst und objektiv zu gestalten.
Schritt 5: reduzieren	Unconscious Biases lassen sich durch weitere aktive Strategien reduzieren, um Rückfälle zu vermeiden und Erfahrungen zu sammeln. Hier sei auf drei Methoden besonders hingewiesen: Individuation: Mittels Individuation wird ein Individuum bewusst aus einer Gruppe „herausgelöst“. Sind alle Physiotherapeut*innen sportlich? Trifft diese Aussage auf alle Therapeut*innen, die wir kennen, zu? Bei der Individuation handelt es sich um einen kontrollierten Vorgang der Urteilsbildung. Es wird bewusst versucht, das System 1, unseren Autopiloten, auszuschalten (Kap. System 1 und 2). Perspektivenwechsel: Der Perspektivenwechsel ist nichts anderes als ein bewusstes Betrachten einer Situation oder eines Menschen aus der Perspektive des Gegenübers. Ein Rollentausch wird als Gedankenspiel vollzogen. Wir versetzen uns bewusst in die Situation des Menschen, dem wir gegenüberstehen und übernehmen konkret seine Perspektive, seine Beweggründe und seine Lebenswelt (Kap. Transkategoriales und transkulturelles Assessment). Wenn-dann-Plan: Der Wenn-dann-Plan ist ein motivationspsychologisches Mittel. Hierbei werden Situationen, welche für die Zielerreichung relevant sind, antizipiert (Wenn-Teil) und mit einer gewünschten Reaktion verbunden (Dann-Teil). Ein Beispiel: Wenn ich ungern eine Patientin behandle, die nicht aktiv an der Therapie teilnehmen will, nehme ich mir vor: Immer wenn ich merke, dass die Compliance nicht gut ist (Wenn-Teil), nehme ich bewusst einen Perspektivenwechsel vor (Dann-Teil).

Zusammengefasst

Unconscious Biases sind normal und treten bei allen Menschen auf. Fachkräfte der medizinischen Versorgung sind davon ebenso betroffen wie der Rest der Bevölkerung. Solche Verzerrungen beeinflussen das Denken, Verhalten und Handeln und mit großer Wahrscheinlichkeit auch das Diagnosestellen, Behandlungspläne und das physiotherapeutische Outcome. Ein ausgeprägter Unconscious Bias korreliert mit einer niedrigen Behandlungsqualität.

Ein professioneller Umgang mit Unconscious Biases im physiotherapeutischen Handeln bedeutet, die eigene Haltung und das Verhalten immer wieder neu zu analysieren, zu überdenken und anzupassen.

5.4.5 Diversität im physiotherapeutischen Alltag

Basierend auf den oben beschriebenen Theorieaspekten wird im Folgenden eine Palette an Handlungs- und Haltungsoptionen für die Vertiefung und Weiterentwicklung einer individuumszentrierten Therapiegestaltung aufgeführt. Selbstverständlich geschieht der Lernprozess nicht unmittelbar, sondern braucht jahrelange Auseinandersetzung und multiple Erfahrungen mit Vielfalt.

Entwicklung eines Diversitätsbewusstseins (engl. diversity awareness)

Eine Diversity-bewusste Haltung und die Fähigkeit, die Perspektive zu wechseln sind Grundvoraussetzungen, um den Sensibilisierungs- und Lernprozess überhaupt zu ermöglichen. Unterstützend wirken sich dabei folgende Voraussetzungen aus:

- Haltungen: Neugierde, Offenheit, Toleranz, Empathie, Flexibilität, Respekt gegenüber anderen Kulturen und Dimensionen, keine Wertungen, Verlassen der eigenen kulturellen Komfortzone, sich lösen von vorgefertigten Bildern und Erwartungshaltungen.
- sorgfältige Kommunikation: aktives Zuhören, einfache Sprache, Bewusstsein für den eigenen Kommunikationsstil.
- Selbstreflexionskompetenz: Eigenes Denken und Verhalten beobachten, Emotionen wahrnehmen, Situation analysieren, Maßnahmenpalette ableiten.
- Eigene Unconscious Biases kennen.
- Ambiguitätstoleranz: Die Fähigkeit, mehrdeutige Situationen, (kulturell bedingte) Unterschiede oder widersprüchliche Handlungen nicht wertend zu ertragen, auch wenn sie schwer verständlich sind.

Tools (Instrumente)

Auf die Formulierung von konkreten „Rezepten" und Vorgehensweisen wird bewusst verzichtet. Diese führen selten zum Ziel, denn sie werden den verschiedenen Lebenswelten nicht gerecht und bergen die Gefahr, Stereotype und Vorurteile zu zementieren. Es gibt jedoch Instrumente, die hilfreich sind und genutzt werden können.

Transkategoriales und transkulturelles Assessment

In den meisten Anamneseinstrumenten im Gesundheitsbereich fehlen migrations-, kultur- oder diversityspezifische Aspekte. Das von Domenig et al. entwickelte transkategoriale und transkulturelle Pflege-Assessment schließt diese Lücke [8].

Das Schweizerische Rote Kreuz (SRK) hat darauf basierend einen Katalog mit spezifischen Fragen zu kulturellen oder transkategorialen Gesichtspunkten formuliert [7], [23]. Diese können zur Ergänzung herkömmlicher Physiotherapie-Assessments genutzt werden und unterstützen eine detaillierte und diversitätssensible Übernahme der Perspektive der Betroffenen. Hier exemplarisch vier für die Physiotherapie besonders relevante Kategorien aus diesem Fragenkatalog:

Arbeit und Ausbildung

- Über welche Schul- oder Berufsausbildung verfügen Sie (im Herkunftsland und im Aufnahmeland)?
- Arbeiten Sie in der Schweiz? In welchem Beruf arbeiten Sie? In welchem Beruf haben Sie im Herkunftsland gearbeitet?
- Wie erleben Sie die Arbeit? Wie zufrieden sind Sie mit der Arbeit (Perspektiven, Anerkennung)?
- Wie erleben Sie Ihre ökonomische Situation? Wie sind Sie finanziell abgesichert?
- Erfahren Sie berufliche Einschränkungen durch die Erkrankung/Behinderung?

Schmerzverständnis und körperliche Einschränkung

- Welche Schmerzerfahrungen haben Sie bisher gemacht?
- Wie gehen Sie mit Schmerzen um? Was haben Sie bisher gegen die Schmerzen unternommen?
- Wie drücken Sie Ihre Schmerzen aus?
- Welche Sorgen oder Ängste sind mit den Schmerzen/mit der körperlichen Einschränkung verbunden?

- Wie wirken sich die Schmerzen/die Einschränkungen auf Ihr Leben, auf die Arbeit und auf die Familie aus?
- Welche Rolle spielt die Familie bei der Schmerzbewältigung? Wie reagiert sie auf die körperlichen Einschränkungen, die Sie haben?

Krankheitsverständnis und Einstellung zur Einschränkung

- Wie bezeichnen Sie selbst ihr Problem? Welchen Namen geben Sie ihrer Krankheit oder Ihrer Einschränkung?
- Was, denken Sie, ist die Ursache Ihres Problems?
- Warum begann es gerade zu dem Zeitpunkt?
- Was macht die Krankheit/die Einschränkung mit Ihnen? Wie funktioniert sie?
- Wie schwerwiegend ist sie? Wird sie einen langen oder kurzen Verlauf haben?
- Was befürchten Sie am meisten bei Ihrer Krankheit/Ihrer Einschränkung?
- Welche Hauptprobleme ergeben sich für Sie durch die Krankheit oder die Einschränkungen?
- Welche Art von Behandlung sollten Sie erhalten?
- Welches sind die wichtigsten Resultate, die Sie sich von der Behandlung erhoffen?

Kommunikation

- Was ist Ihre Muttersprache?
- Welche Fremdsprachen verstehen und sprechen Sie?
- Verstehen und sprechen Sie die ortsübliche Sprache?
- Können Sie in der lokalen Sprache lesen und schreiben?
- Brauchen Sie jemanden, der für Sie dolmetscht?
- Wünschen Sie sich Informationsmaterial in Ihrer Muttersprache?
- Müssen bestimmte Kommunikationsregeln beachtet werden?
- Wie offen kann über Krankheit oder körperliche Vorgänge gesprochen werden?
- Herrscht für Sie zwischen Menschen gleichen Geschlechts eine größere Offenheit bei bestimmten Themen als zwischen Menschen unterschiedlichen Geschlechts?
- Welche Bedeutung haben körperliche Berührungen bei der Behandlung?
- Bestehen Unterschiede, wenn Sie in der Therapie von einer Person gleichen Geschlechts oder des anderen Geschlechts berührt werden?

Dolmetscherdienste, digitale Übersetzungsinstrumente

Ist eine direkte Kommunikation aus sprachlichen Gründen nicht möglich, können professionelle Dolmetscherdienste in Anspruch genommen werden.

Bei der Planung und Zusammenarbeit mit Dolmetscherdiensten sind viele Dinge zu beachten: Finanzierungsfragen, Zeitbedarf, beteiligte Personen, Verwendung von Fachbegriffen usw. Es empfiehlt sich, im gedolmetschten Gespräch neben Informationen zum Gesundheitsproblem auch Erläuterungen zur Physiotherapie im Allgemeinen zu geben: Welche Erwartungen bestehen auf beiden Seiten, wie läuft die Therapie ab, was ist die Rolle der Physiotherapeut*innen, „Stopp“ signalisieren, wenn eine Intervention zu intensiv ist, usw.

Bei längeren Gesprächen ist es im sensiblen Bereich der Krankheit nicht empfehlenswert, wenn Angehörige übersetzen. Diese haben häufig eine Rolle, die sich bei schwierigen Inhalten oder emotionaler Beteiligung negativ auf eine Übersetzungstätigkeit auswirken könnte, oder die Betroffenen sprechen in Anwesenheit eines Familienmitglieds möglicherweise nicht frei.

Interkulturell Dolmetschende berücksichtigen den kulturellen Hintergrund der Teilnehmenden. Sie ermöglichen den gleichberechtigten Zugang zu Gesundheitsleistungen [6].

Nicht immer sind zeitliche und finanzielle Ressourcen für Dolmetscherdienste vorhanden. In diesen Fällen sind digitale Übersetzungstools und kommunikationsunterstützende Apps wertvolle und niederschwellig verfügbare Hilfsmittel. Dabei gilt es im Hinterkopf zu behalten, dass diese Tools nicht medizinisch validiert sind und Übersetzungsfehler aufweisen können [27].

Strategien auf struktureller und organisationaler Ebene

Unconscious Biases können auch auf struktureller und organisationaler Ebene angegangen werden. Wesentlich ist die Bereitschaft und das Engagement der Führung einer Gesundheitsinstitution. Führungskräfte in einem Spital oder in einer Praxis müssen mögliche Auswirkungen von Unconscious Bias auf die Behandlungsqualität und das Outcome kennen und daraus Maßnahmen ableiten.

Mögliche Beispiele dafür sind:

Behavioral Design

Behavioral Design ist eine Methode aus der Verhaltensökonomie und dient zur aktiven Gestaltung von Verhaltensweisen und Gewohnheiten. Mitarbeitende werden „sanft" dabei unterstützt (engl. nudging), ihre Unconscious Biases zu erkennen und Strategien zu entwickeln, um richtige Entscheidungen zu treffen.

Awareness Training (Bewusstseinsschulung)

Weiterbildungen mit Vorträgen, Workshops und Trainings im Umgang mit Unconscious Biases tragen zur Sensibilisierung und Schulung von Mitarbeitenden bei. Sie helfen, Verhalten zu ändern und stärken die Entscheidungskompetenzen.

Strukturierte Prozesse

Strukturierte Prozesse, differenzierte Assessment-Tools zur objektiven Datenerhebung und evidenzbasierte, physiotherapeutische Richtlinien können dazu beitragen, dass Diagnosestellungen, Behandlungspläne und die Wahl von Interventionen objektiv und evidenzbasiert erfolgen und die therapeutische Beziehung zu den Patient*innen und Klient*innen offen und möglichst unvoreingenommen gestaltet werden kann.

Feedback aus dem Team

Kolleg*innen sind eine wichtige Ressource. Institutionalisierte kollegiale Beratungen, wie z. B. Intervisionen oder das gemeinsame Behandeln von komplexen Situationen mit den Betroffenen, sind hilfreiche lösungsorientierte Methoden.

Diversitysensible Broschüren und Dokumente

Nachbehandlungsschemata und Gesundheitsinformationen in verschiedenen Sprachen, bebilderte Übungsvorlagen und die Verwendung von Piktogrammen ermöglichen auch sprachfremden Personen den Zugang zu wichtigen Informationen.

Barrierefreie Infrastruktur

Ermöglichung von behindertengerechtem Zugang zur Institution (bauliche Infrastruktur, digitale Barrierefreiheit beim Webauftritt).

Zusammengefasst

Menschen sind verschieden – diese banale Feststellung gewinnt schnell an Breite und Tiefe, wenn man beginnt, sich intensiver mit dem Thema Diversität auseinanderzusetzen. Wie bei einem Eisberg verbergen sich unter der Wasseroberfläche viel mehr kulturelle und individuelle Faktoren, welche die physiotherapeutische Arbeit beeinflussen, als auf den ersten Blick sichtbar sind.

Wir brauchen eine diversitätssensible Haltung in der Physiotherapie. Nur so können wir dem Grundsatz der Ottawa-Charta nach einer individualisierten und respektvollen Behandlung gerecht werden.

„Für eine Gesellschaft kann es sehr schwer sein, mit der Vielfalt zu leben, aber am gefährlichsten ist es, ohne sie zu sein."

William Sloane Coffin jr.

Literatur

[1] Ainsworth C. Sex redefined. Nature 2015; 518(7539): 288–291. DOI: 10.1038/518288a

[2] BAG, B. für G. Gesundheit der Migrationsbevölkerung; 2020. Im Internet: https://www.bag.admin.ch/bag/de/home/strategie-und-politik/nationale-gesundheitsstrategien/gesundheitliche-chancengleichheit/forschung-zu-gesundheitlicher-chancengleichheit/gesundheitsmonitoring-der-migrationsbevoelkerung.html

[3] Benson B. Cognitive Bias Cheat Sheet. Im Internet: https://medium.com/thinking-is-hard/4-conundrums-of-intelligence-2ab78d90740f

[4] Charta der Vielfalt – Für Diversity in der Arbeitswelt. Im Internet: https://www.charta-der-vielfalt.de

[5] Crenshaw K. Demarginalizing the Intersection of Race and Sex: A Black Feminist Critique of Antidiscrimination Doctrine, Feminist Theory and Antiracist Policies. University of Chicago Legal Forum, 1989; 1: 139–167.
[6] Dolmetscherdienste. Im Internet: https://www.inter-pret.ch/de/home-1.html
[7] Domenig D, Stauffer G. Transkulturelle Pflegeanamnese. In: Domenig D. (Hrsg.) Transkulturelle Kompetenz. Bern: Huber (Hogrefe); 2007
[8] Domenig D. Transkulturelle und transkategoriale Kompetenz: Lehrbuch zum Umgang mit Vielfalt, Verschiedenheit und Diversity für Pflege-, Sozial- und Gesundheitsberufe. Göttingen: Hogrefe AG; 2021.
[9] FitzGerald C, Hurst S. Implicit bias in healthcare professionals: A systematic review. BMC Medical Ethics, 2017; 18(1): 19. DOI: 10.1186/s12 910-017-0179-8
[10] Gardenswartz L, Rowe A. Managing Diversity: A Complete Desk Reference and Planning Guide. New York: McGraw-Hill Professional; 1998.
[11] Hall ET, Hall MR. Understanding cultural differences: Germans, French and Americans. Intercultural Press; 1992.
[12] Hamberg K, Risberg G, Johansson EE et al. Gender bias in physicians' management of neck pain: A study of the answers in a Swedish national examination. Journal of Women's Health & Gender-Based Medicine 2002; 11(7): 653–666. DOI: 10.1089/152 460 902 760 360 595
[13] Hofstede G, Hofstede GJ, Minkov M. Cultures and organizations: Software of the mind: intercultural cooperation and its importance for survival (3. Aufl.). New York: McGraw-Hill; 2010
[14] Info-Plattform zu Unconscious Bias. Anti-Bias; 2021. Im Internet: https://www.anti-bias.eu
[15] Kahneman D. Thinking, Fast and Slow (Reprint Edition). New York: Farrar, Straus and Giroux; 2013.
[16] Keogh E. Sex and gender differences in pain: Past, present, and future. Pain 2022; 163(S 1): S 108–S 116. DOI: 10.1097/j.pain.000 000 0000 002 738
[17] Kissow J, Jacobsen KJ, Gunnarsson TP et al. Effects of Follicular and Luteal Phase-based Menstrual Cycle Resistance Training on Muscle Strength and Mass. Sports Medicine 2022; 52(12): 2813–2819. DOI: 10.1007/s40 279-022-01 679-y
[18] Kizilhan JI. Kulturelle Deutungen des Schmerzes in familienorientierten Gesellschaften. Der Schmerz, 2016; 30(4): 346–350. DOI: 10.1007/s00 482-016-0127-4
[19] Kolip P. Geschlechtergerechte Gesundheitsförderung und Prävention. Bundesgesundheitsblatt – Gesundheitsforschung – Gesundheitsschutz 2008; 1(1): 28–35. DOI: 10.1007/s00 103-008-0416-x
[20] Krüger P, Pfister A, Eder M et al. Gesundheit von LGBT Personen in der Schweiz: Schlussbericht. Im Auftrag des Bundesamts für Gesundheit. Luzern: Hochschule Luzern; 2022. Im Internet: https://www.bag.admin.ch/bag/de/home/strategie-und-politik/nationale-gesundheitsstrategien/gesundheitliche-chancengleichheit/forschung-zu-gesundheitlicher-chancengleichheit/gesundheit-von-lgbt-personen.html
[21] Monk C, Sole G, Perry M. Physiotherapists' attitudes and beliefs about self-management as part of their management for low back pain. Musculoskeletal Science and Practice 2023; 64: 102 727. DOI: 10.1016/j.msksp.2 023 102 727
[22] Ottawa-Charta zur Gesundheitsförderung, 1986. Im Internet: https://www.dguv.de/medien/inhalt/praevention/themen_a_z/gesundheitsfoerderung/anlage_1.pdf
[23] Schweizerisches Rotes Kreuz. In: Transkulturelle Anamnese – Fragenkatalog. Im Internet: https://www.migesplus.ch/publikationen/transkulturelle-anamnese
[24] Swain J, French S. Towards an Affirmation Model of Disability. Disability & Society 2000; 15(4): 569–582. DOI: 10.1080/096 875 90 050 058 189
[25] Weiss R. Macht Migration krank? – Eine transdisziplinäre Analyse der Gesundheit von Migrantinnen und Migranten. Zürich: Seismo; 2003
[26] Wondrak M. Denkfehler! Wie Unconscious Bias entstehen. Anti-Bias; 2020. Im Internet: https://www.anti-bias.eu/wissen/entstehung-von-bias/denkfehler-wie-unconscious-bias-entstehen
[27] Zehnder P, Heberer J, Schwarz M et al. Analyse zum Umgang mit digitalen Übersetzungsprogrammen. Notfall Rettungsmed (2023); DOI: 10.1007/s10 049-023-01 253-7

5.5 Wissenschaftskommunikation in der Physiotherapie

Leon Cassian Hammer

5.5.1 Wissen kommunizieren: Herausforderung, Gefahr und Chance

Wissenschaft und Medizin bieten viele Vorteile und Facetten, aber wenig Mehrwert, wenn sie nicht richtig angewendet und kommuniziert werden. Gerade die Vermittlung wissenschaftlicher Inhalte ist Grundlage für ein kooperatives Miteinander in der Gesellschaft und unverzichtbar, um Patient*innen über ihren Gesundheitszustand aufzuklären sowie die individuelle Gesundheitskompetenz zu stärken.

In einer Zeit, in der Patient*innen zunehmend das Internet für die Suche nach gesundheits- und krankheitsspezifischen Informationen nutzen, zeigen sich jedoch auch Risiken und Hindernisse [9]: Die exponentiell wachsende Menge an verfügbaren Informationen, der schnelle Datenaustausch und die zunehmende Präsenz künstlicher Intelligenz haben wenig Mehrwert für eine Gesellschaft, die nicht entsprechend ausgebildet ist, über eine unzureichende Medienkompetenz verfügt und die Masse an Informationen nicht zu nutzen weiß.

Im Gegenteil: Es ist sogar denkbar, dass diese exzessive Informationsflut und die Unfähigkeit, sich in ihr zurechtzufinden, zu einem Gefühl der Überforderung führen und schädliche Einflüsse haben können. Auch in diesem Zusammenhang gewinnt die gezielte Nutzung der sozialen Medien als Informationsquelle und Plattform für den Wissensaustausch an Bedeutung. Sie bieten eine Plattform, um wissenschaftliche oder gesundheitsrelevante Inhalte einer breiten Öffentlichkeit zugänglich zu machen und mit dieser in einen Dialog zu treten. Allerdings lauert in diesem Zusammenhang auch die Gefahr, dass die Plattformen missbraucht werden, um z. B. pseudowissenschaftliche Inhalte zu vermarkten oder das Vertrauen und die Verunsicherung von Patient*innen auszunutzen. In dieser unübersichtlichen Landschaft kann es für Laien schwierig sein, seriöse von unseriösen Quellen zu unterscheiden. Zudem können irrelevante oder falsche Informationen schnell in den Vordergrund rücken, Ängste auslösen oder bestehende verstärken. Dementsprechend sollten mögliche negative Auswirkungen auf die Gesamtbevölkerung sowie insbesondere für vulnerable, vorbelastete Subgruppen wie Patient*innen besonders berücksichtigt werden [28], [32].

Eine bewusste, verständliche und kompetente Wissenschaftskommunikation gewinnt daher in allen Medien und Kommunikationskanälen zunehmend an Relevanz. Der Fokus auf Verständlichkeit wird umso wichtiger, wenn man bedenkt, dass das Verständnis und die Sorge um die eigene Gesundheit entscheidend sind, um die Aussagen von Ärzt*innen oder Therapeut*innen richtig zu verstehen und ggf. umzusetzen [23], [53]. Hervorzuheben ist auch, dass Kommunikationsbarrieren im klinischen Kontext unbemerkt bleiben können, wenn Wissenslücken zwischen Personal und Patient*innen übersehen werden. Ein Grund für diesen Prozess kann der Irrglaube sein, dass die Terminologie und Erklärungen für alle Patient*innen verständlich sind [23].

Insgesamt liegt es in der Verantwortung derjenigen, die soziale Medien nutzen, insbesondere der entsprechenden Fachkräfte und Wissenschaftskommunikator*innen, sicherzustellen, dass Informationen korrekt vermittelt und verstanden werden. Gleichzeitig sollten irreführende oder falsche Gesundheitsinformationen klar als solche identifiziert und gekennzeichnet werden, um Gesundheitsrisiken zu minimieren. Ein weiterer Ansatz besteht darin, die Möglichkeiten der wechselseitigen Kommunikation zu nutzen, um mit verunsicherten Laien in einen Dialog zu treten, Unklarheiten zu beseitigen und ihnen zu empfehlen, seriöse Informationskanäle zu nutzen oder den Dialog außerhalb des Internets mit vertrauenswürdigen Fachleuten zu suchen, um bestehende Unsicherheiten zu klären.

Auch die Gesundheitsberufe sollten in Erwägung ziehen, ihre Patient*innen präventiv zu informieren und für die Nutzung qualitativ hochwertiger Informationskanäle zu sensibilisieren – wobei eine qualitativ hochwertige Selbstdarstellung eines Kanals nicht gleichbedeutend mit qualitativ hochwertiger Information ist [31].

Die ▶ Abb. 5.10 zeigt mögliche Auswirkungen einer beispielhaften, unreflektierten gesundheitsbezogenen Wissenschaftskommunikation in sozialen Medien. Selbst die Vermittlung korrekter Informationen kann ohne den richtigen Kontext und ohne wechselseitige Kommunikation schädliche Auswirkungen haben. Umso wichtiger ist es, mit dem Publikum in einen Austausch zu treten und sich bewusst zu sein, dass nicht alle Leser*innen über das nötige Hintergrundwissen verfügen müssen, um die Informationen richtig einordnen zu können. Umso fataler können die möglichen Auswirkungen von falschen oder manipulativen Informationen sein, um beispielsweise Produkte oder Dienstleistungen zu vermarkten.

Parallel zu den individuellen Verständnisproblemen sind auch auf gesellschaftlicher Ebene Barrieren in der Wissenschaftskommunikation zu beobachten. Auch hier spielt die Art und Weise, wie Wissenschaft kommuniziert wird, eine entscheidende Rolle. Solche Prozesse wurden zuletzt im Zusammenhang mit der Sars-CoV-2-Pandemie und der Impfskepsis deutlich. Hier zeigte sich, dass ein mangelndes Verständnis wissenschaftlicher Prozesse sowie semantische Unklarheiten das Misstrauen gegenüber der Wissenschaft verstärken können [14].

Nicht nur in Extremsituationen wie einer Pandemie führen solche Fehlinformationen zu Skepsis und Ignoranz: Nicht evidenzbasierte Therapieansätze und Überzeugungen sind in Gesellschaft und Politik fest verankert. Statistisch ist in den letzten Jahren ein konstanter Absatz von pflanzlichen und homöopathischen Arzneimitteln zu beobachten [1], [2], [3]. Auch wenn in den öffent-

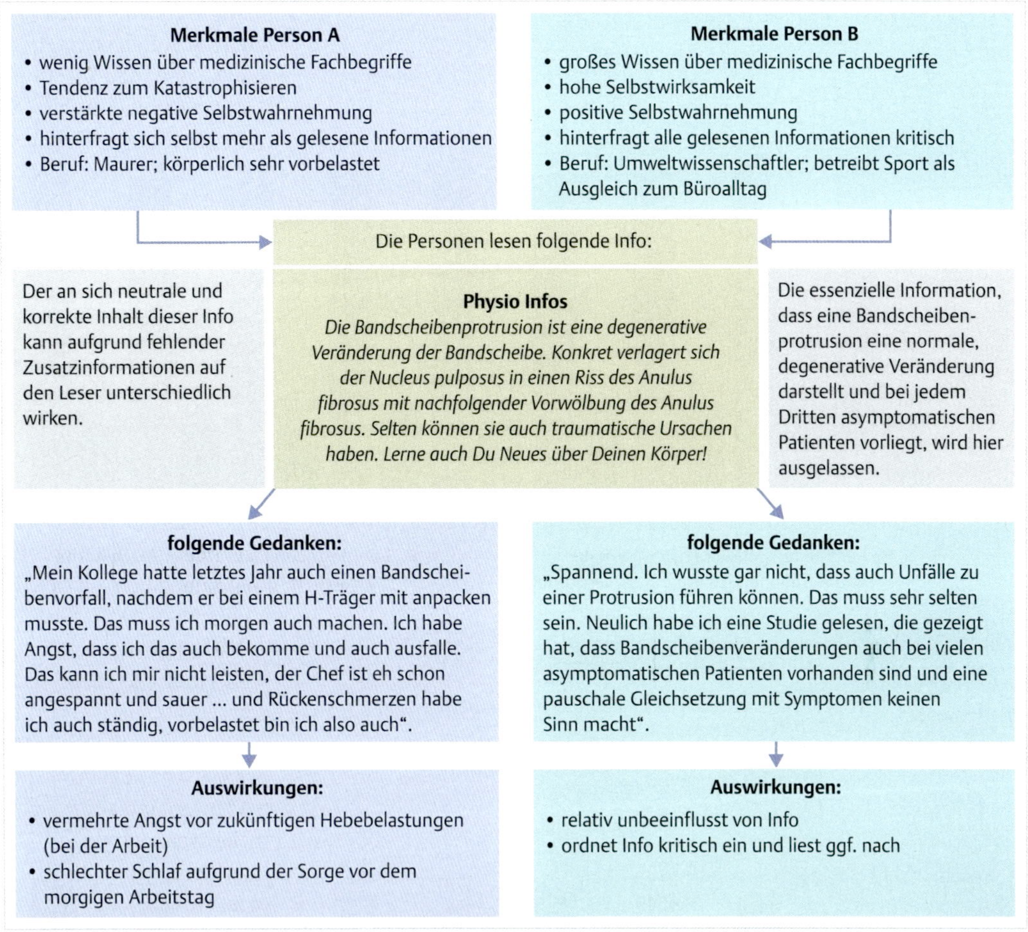

Abb. 5.10 Auswirkungen unbedachter Kommunikation auf Social Media.

lichen Medien klar kommuniziert wird, dass homöopathische Mittel nicht über den Placeboeffekt hinaus wirksam sind, scheint dies ihrer Nutzung nicht entgegenzustehen ▸ Abb. 5.11, ▸ Abb. 5.12, ▸ Abb. 5.13 [27], [33].

Insgesamt zeigt sich ein starker Glaube an die Wirksamkeit anderer alternativmedizinischer Behandlungsmethoden: 20 % der Befragten gaben an, dass sie solche Behandlungsmethoden bei Krankheiten wie Krebs oder Knochenbrüchen für sehr wirksam im Vergleich zur Schulmedizin halten. Bei Stress oder Migräne wurden sogar Werte von 78 bzw. 64 % erreicht [48]. Es zeichnet sich also die Tendenz ab, dass nicht evidenzbasierte Verfahren weiterhin eine konstant hohe Akzeptanz bzw. Anwendung in der Bevölkerung finden. Daraus resultiert eine Nachfrage, die im Umkehrschluss von Ärzt*innen oder Therapeut*innen bedient wird.

Dafür spricht auch die steigende Zahl der sozialversicherungspflichtig beschäftigten Heilpraktiker*innen und Homöopath*innen, die zwischen 2012 und 2021 um 86,2 % gestiegen ist [6]. Dieser komplexe Prozess kann als Indiz dafür gewertet werden, dass es der Wissenschaft bisher nicht gelungen ist, die Nachfrage nach unwissenschaftlichen Heilmethoden und damit die Versorgung durch Berufstätige zu reduzieren.

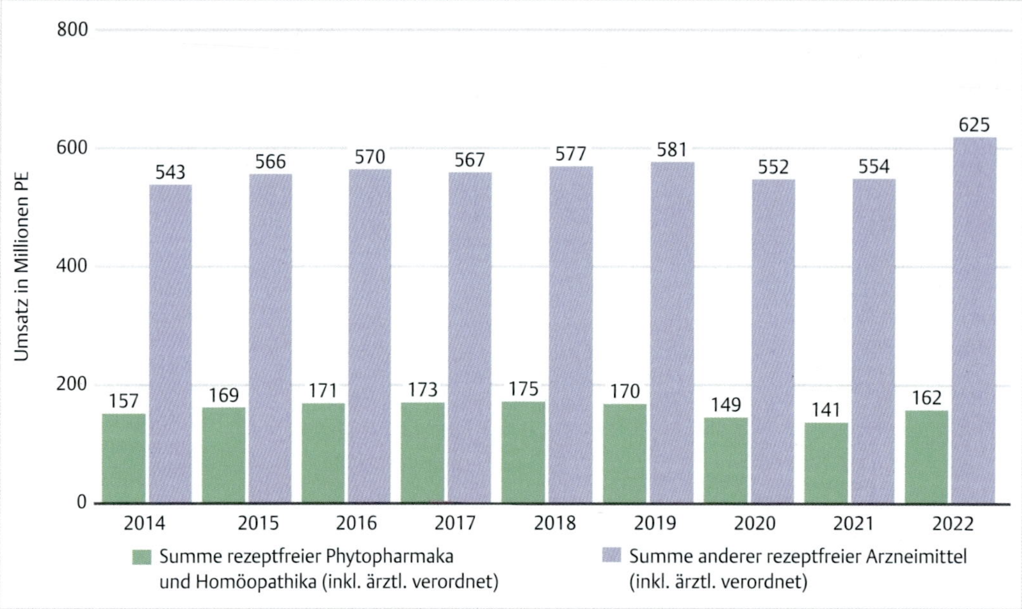

Abb. 5.11 Apothekenabsatz von rezeptfreien Phytopharmaka und Homöopathika im Vergleich zu sonstigen rezeptfreien Arzneimitteln in den Jahren 2014 bis 2022 [2].

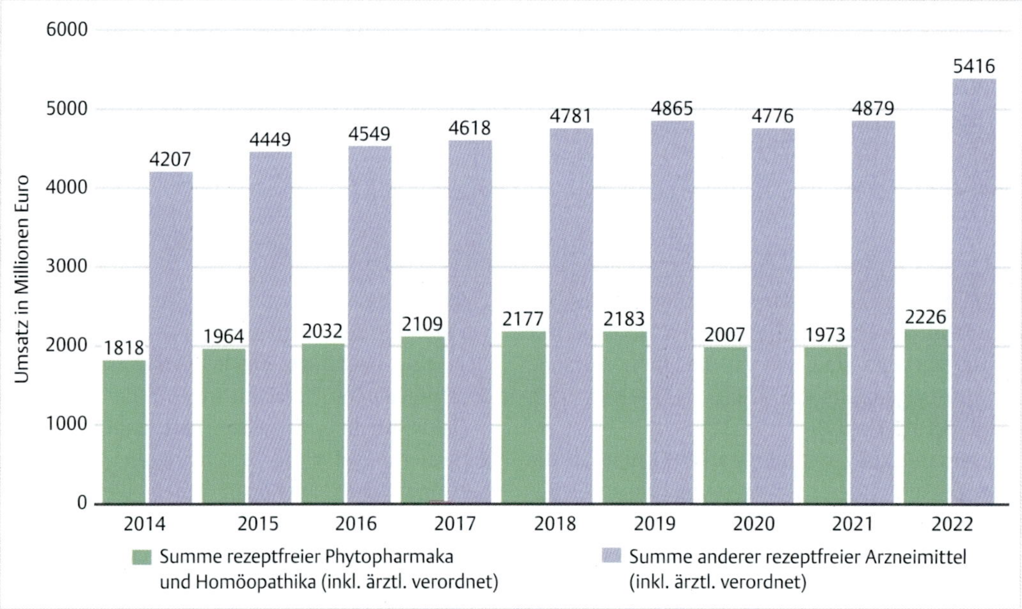

Abb. 5.12 Apothekenumsatz von rezeptfreien Phytopharmaka und Homöopathika im Vergleich zu sonstigen rezeptfreien Arzneimitteln in den Jahren 2014 bis 2022 [3].

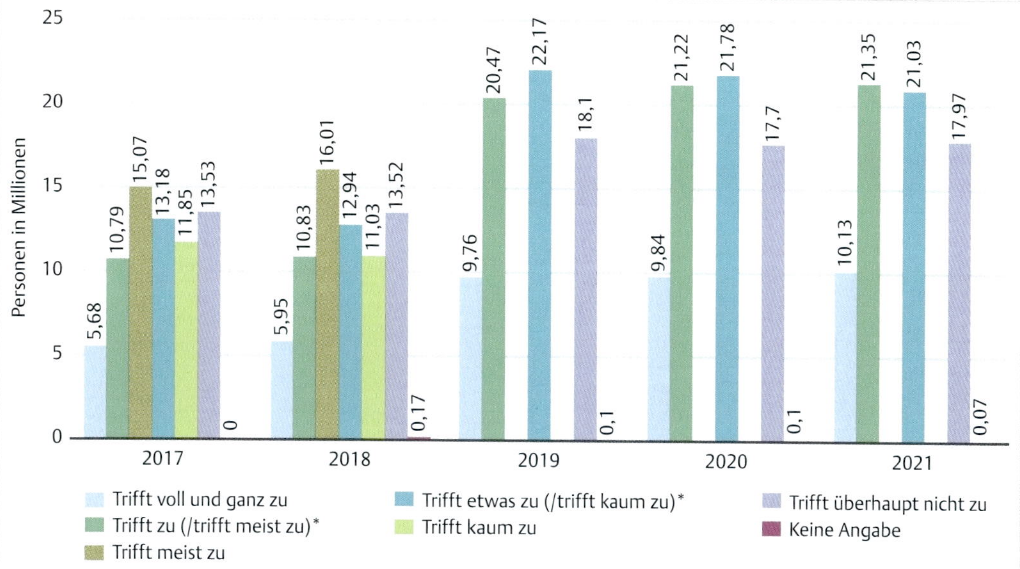

Abb. 5.13 Bevölkerung in Deutschland nach Einstellung zur Aussage „Ich bevorzuge nach Möglichkeit Medikamente, die natürliche (pflanzliche, homöopathische) Bestandteile haben" von 2017 bis 2021 [1]* Änderungen in der Abfrage, daher sind die Werte der Jahre 2019 und 2020 mit denen der Vorjahre nur bedingt vergleichbar.

Um zukunftsorientiert handeln zu können, müssen die Gesundheitsberufe lernen, Informationen richtig zu vermitteln. Statt schwer interpretierbare Datensätze oder eine Vielzahl von Fachbegriffen zu verwenden, sollte darauf geachtet werden, an das Bildungsniveau der Patient*innen anzuknüpfen, Verständlichkeit in den Vordergrund zu stellen und wesentliche Informationen in einfacher Sprache zu vermitteln [43]. Auf diese Weise ist es möglich, sowohl aus Sicht der Patient*innen als auch aus ökonomischer Perspektive möglichst effizient zu agieren.

Erfolgreiche Wissenschaftskommunikation kann dazu beitragen, Wissen und Innovation verständlich und zugänglich zu machen. Gelingt sie jedoch nicht, besteht die Gefahr, dass Fehlinformationen verbreitet, Skepsis und Misstrauen geschürt und der gesellschaftliche Fortschritt gebremst werden. Im Fall des Gesundheitswesens ist zudem denkbar, dass eine suboptimale Behandlung die Folge ist und die Kosten im Gesundheitswesen entsprechend steigen. Um wissenschaftliche Inhalte adäquat an unterschiedliche Adressat*innen vermitteln zu können, ist es unabdingbar, sich über das Konzept selbst, die Barrieren, die Chancen und die bestmögliche Umsetzung im Klaren zu sein.

5.5.2 Wissenschaftskommunikation

„Wissenschaftskommunikation" bezeichnet den Einsatz geeigneter Kompetenzen, Medien, Aktivitäten und Dialoge mit dem Ziel, Reaktionen auf vermittelte wissenschaftliche Inhalte hervorzurufen [8]. Im Kontext der Patient*innenkommunikation zielt Wissenschaftskommunikation darauf ab, gesundheitswissenschaftliche Inhalte in geeigneter Form zu vermitteln, um eine gewünschte Reaktion, wie z.B. eine Verhaltensänderung, zu erreichen.

Der Prozess kann auf verschiedenen Plattformen stattfinden und unterschiedliche Zielgruppen einbeziehen und ansprechen. Zu den Plattformen gehören beispielsweise das Internet, soziale Medien, Printmedien und Fernsehsendungen [53]. Zielgruppen interagieren miteinander und unterliegen

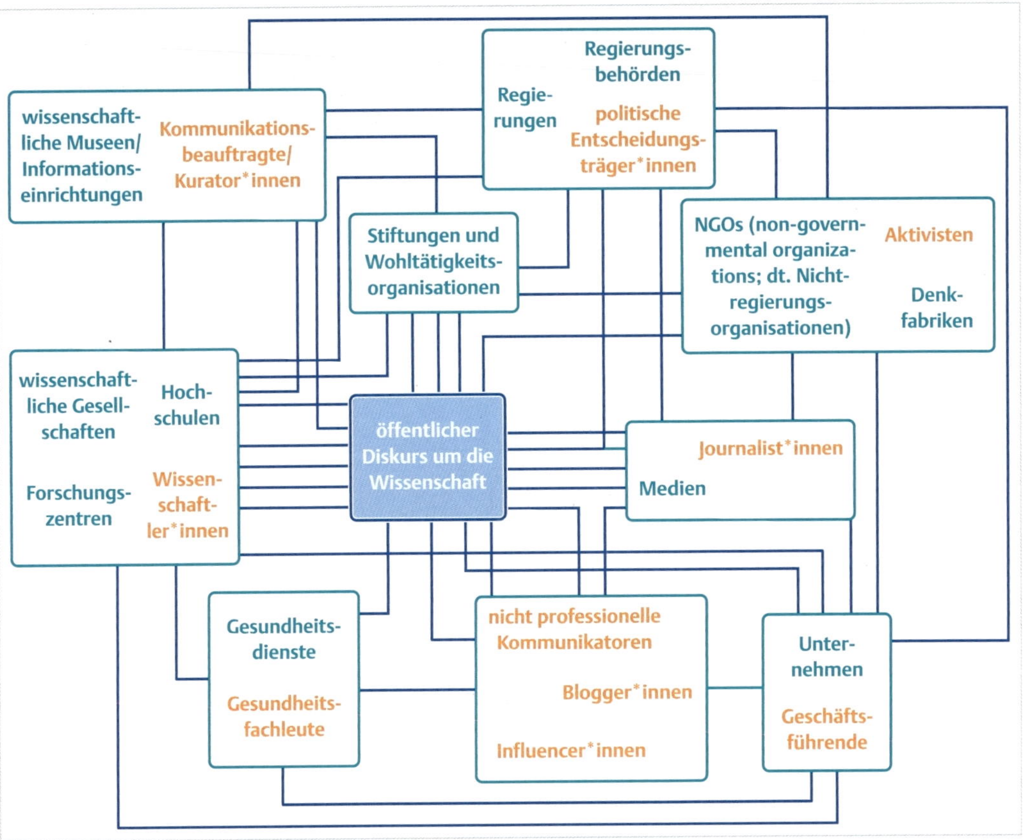

Abb. 5.14 Das komplexe Netzwerk der Akteure in der Wissenschaftskommunikation (türkis = Organisationen; orange = individuelle Akteure) [40].

möglichen Überschneidungen, sodass eine isolierte Betrachtung einzelner Gruppen nicht realistisch oder zielführend ist. Allerdings ist sie hilfreich, um einen Überblick über die Akteure zu erhalten. Zu diesen können Personen aus der Wissenschaft selbst, aus dem Journalismus, aus der Politik und auch der breiten Öffentlichkeit mit unterschiedlichen Hintergründen und aus der Praxis gehören, die in direktem Austausch mit der wissenschaftlichen Gemeinschaft stehen und eine Gesellschaft mit ihren individuellen sozialen Interaktionen, Normen und Praktiken bilden [8].

Zusammenfassend stellt sich Wissenschaftskommunikation, wie in ▶ Abb. 5.14 dargestellt, als ein komplexes Zusammenspiel verschiedener Akteure dar, die durch gezielte Interaktionen wissenschaftliche Inhalte der Zielgruppe verständlich vermitteln wollen – im Fall der Physiotherapie also den Patient*innen. Dabei müssen nicht nur die verschiedenen Zielgruppen und deren mögliche Überschneidungen berücksichtigt werden, sondern auch die unterschiedliche Vorbildung der Rezipient*innen.

Die ▶ Tab. 5.6 liefert Beispiele für das Zusammenspiel der Agierenden in der Wissenschaftskommunikation im Kontext der Physiotherapie.

Grundlage für den Informationsaustausch bei der Kommunikation ist, dass die Botschaft für das Gegenüber verständlich und nachvollziehbar übermittelt wird [42]. Wichtig ist hierbei, dass Kommunikation als interaktiver Prozess betrachtet wird, der ein gegenseitiges Verständnis der beteiligten Parteien erfordert. Um wirklich auf sein Gegenüber eingehen zu können, muss der Kommuni-

Tab. 5.6 Rezipienten der Wissenschaftskommunikation in der Physiotherapie.

Gruppen der Wissenschaftskommunikation	Exemplarischer Übertrag in Physiotherapie
„Wissenschaftler*innen"	vollakademisierte Physiotherapeut*innen und Bewegungswissenschaftler*innen mit forschender Beschäftigung (z. B. wissenschaftliche Mitarbeiter*innen oder Professor*innen an den entsprechenden Lehrstühlen)
„Medien" und „Journalist*innen"	(Wissenschafts-)Journalist*innen, Wissenschaftskommunikator*innen, Online-Bildungsplattformen
„Blogger*innen", „Influencer*innen" und „nicht professionelle Kommunikatoren"	Inhaltsersteller*innen in sozialen Medien; hier ist besonders zu beachten, dass die Qualität stark mit dem Anspruch und der Intention der Nutzenden variiert. Zeitgleich können Qualitätskontrolle, Expertise und Transparenz stark beeinträchtigt oder verschleiert sein.
„Hochschulen" und „Forschungszentren"	Hochschulen, Fachschulen oder Forschungszentren
„Regierungen", „Regierungsbehörden", „Nichtregierungsorganisationen" und „politische Entscheidungsträger*innen"	politische Institutionen, Berufsverbände, Sportverbände, Krankenkassen (z. B. gemeinsamer Bundesausschuss, Deutscher Verband für Physiotherapie, Deutscher Olympischer Sportbund oder Allgemeine Ortskrankenkasse)
„Öffentlicher Diskurs über Wissenschaft"	Austausch mit sämtlichen Akteur*innen, insbesondere mit der fachfremden Öffentlichkeit (z. B. Patient*innen)
„Gesundheitsfachleute" und „Gesundheitsdienste"	Physiotherapeut*innen; sie können wissenschaftliche Erkenntnisse in ihren Praxisalltag integrieren (z. B. Physiotherapie mit evidenzbasierten Arbeitsweisen und ggf. akademischem Hintergrund)

kator nicht nur dem Vermitteln von Inhalten, sondern auch den Zuhörenden Raum geben [50].

Auch in der Physiotherapie stellt jede Kommunikation – egal ob im direkten Kontakt oder über soziale Netzwerke – ein komplexes soziales Konstrukt dar, das unvorhersehbaren Einflüssen unterliegen kann. Die sich daraus entwickelnden Aus- und Wechselwirkungen können unerwarteter Natur sein, was insbesondere im Umgang mit Patient*innen von Bedeutung ist. Physiotherapeut*innen sollten sowohl als Kommunikator*innen, als auch als Zuhörende agieren, um den Rezipienten den nötigen Freiraum zu geben und Fragen klären zu können. Es liegt dabei in der Verantwortung der Therapeut*innen, den Patient*innen mit einer angemessenen Kommunikation zu begegnen, die von Klarheit, Empathie, Präzision und Verantwortlichkeit geprägt sein sollte [38].

5.5.3 Hindernisse in der Kommunikation

Wie eingangs erwähnt, zeigen die Beispiele der Sars-CoV-2-Pandemie und der anhaltenden Nachfrage nach homöopathischen Mitteln, dass die Kommunikation wissenschaftlicher Inhalte nicht immer wie geplant verläuft [10], [11], [41]. Auch die bestehenden Barrieren in der Kommunikation über den Zusammenhang zwischen Impfungen und Autismus zeigen, wie schwierig Wissenschaftskommunikation verlaufen kann [15]. Die Gründe hierfür können in einem Mangel an wissenschaftlicher Grundbildung (engl. „scientific literacy") und Gesundheitsbildung sowie in den Rahmenbedingungen liegen [10]. Darüber hinaus können die Dynamik und Komplexität des Settings, in dem z. B. Forschende, Therapeut*innen und Patient*innen agieren, die Kommunikation zusätzlich erschweren. Um Wissenschaft adäquat zu kommunizieren, ist es daher wichtig, sich der Komplexität bewusst zu werden und Barrieren zu identifizieren.

Impfen und Autismus – ein wissenschaftlicher Kampf gegen Windmühlen

Obwohl die Forschung in den letzten Jahren wichtige Erkenntnisse über die neurologische Entwicklungsstörung des Autismus gewinnen konnte, sind Ätiologie und Pathophysiologie nicht eindeutig geklärt. Diese Ungewissheit wird seit Jahren, zum Teil bewusst und politisch motiviert, zur Verbreitung von Mythen oder Verschwörungstheorien über die Ursachen der Störung missbraucht – manchmal auch von Elterngruppen, Politiker*innen oder Pseudowissenschaftler*innen. Häufig werden Impfungen oder Quecksilber als Ursachen genannt und vermeintliche globale Verschwörungen konstruiert.

Besonders problematisch ist, dass die zunehmende Impfskepsis tatsächlich massive Folgen hat, da (gezwungene) Impfverweigerer durch vermeidbare Krankheiten wie Kinderlähmung oder Masern gefährdet werden können. Die Missverständnisse beruhen meist auf einem mangelnden Verständnis von Kausalität und Korrelation, wie im Fall einer Studie von Wakefield et al. aus dem Jahr 1998: Das Forscherteam stellte fest, dass bis dahin unauffällige Kinder kurz nach einer Masernimpfung autistische Verhaltenszüge zu zeigen begannen – dass dies aber schlicht der Zeitpunkt des ersten Auftretens solcher Symptome ist und eine vorangegangene Impfung keinen kausalen Zusammenhang beweist, wurde nicht weiter thematisiert. Ebenfalls brachte Wakefield fälschlicherweise die Masernimpfungen mit der chronischen Crohn-Krankheit des Darms in Verbindung und postulierte auch hier Kausalitäten.

Der Artikel wurde 2010 zurückgezogen, nachdem schweres Fehlverhalten in der Forschung, Interessenkonflikte und Unwahrheiten aufgedeckt worden waren. Unter anderem plante Wakefield, mit der nach seiner Frau benannten Firma Carmel Healthcare Ltd. die Erkennung der Crohn-Krankheit, die Behandlung von Autismus und einen Ersatzimpfstoff zu vermarkten, und dies durch seine Pseudowissenschaft zu unterstützen. Bis zum Widerruf hatte der Artikel jedoch eine enorme mediale und politische Wirkung und ist bis heute ein Paradebeispiel für einen langwierigen Kampf in der Wissenschaftskommunikation [12], [13], [15].

Die Natur der Wissenschaft selbst, aber auch die Sprache, die Herangehensweise und die inhärenten Merkmale der Wissenschaft können in diesem Zusammenhang dazu beitragen, den Informationsaustausch zu erschweren und auf die Zuhörenden befremdlich wirken [52].

Bildungsgrad, Verständnis und Simplifizierung

Eine erste Hürde für die Wissenschaftskommunikation im Rahmen eines verständlichen und nachvollziehbaren Informationsaustausches ergibt sich aus den unterschiedlichen Fachkenntnissen und Bildungsstandards in der wissenschaftlichen Grundbildung. Eine Möglichkeit, diese Hürde zu überwinden, besteht darin, wissenschaftliche Inhalte so weit zu vereinfachen, dass sie auch für Laien verständlich sind. Dieser Ansatz wird jedoch durch das individuelle Verständnis und die Gefahr der Übersimplifizierung äußerst komplex [46].

Bereits das Auslassen kleiner Informationen, wie in ▸ Abb. 5.10, kann unvorhersehbare Folgen haben. Umso wichtiger ist es, den begrenzten Raum einer Kommunikation, sei es die Größe einer Darstellung in sozialen Medien oder die Zeit in einem Gespräch, effizient zu nutzen. Eine weitere Möglichkeit besteht darin, das Verständnis für wissenschaftliche Inhalte auf gesamtgesellschaftlicher Ebene zu fördern, was jedoch großflächige Ansätze erfordert. Daher sollte jede Kommunikation auf Verständlichkeit ausgerichtet sein. Wissenschaftskommunikator*innen sollten ihren Zuhörenden gegebenenfalls die notwendigen Werkzeuge zur Verfügung stellen, um die Informationen richtig zu interpretieren und die wissenschaftliche Grundbildung sowie die individuelle Gesundheitskompetenz zu fördern.

Unsicherheiten in der Wissenschaft

Die inhärenten Unsicherheiten der Wissenschaft und damit auch der Wissenschaftskommunikation können zu Skepsis und Misstrauen in der Bevölkerung führen. Dieser Prozess wird durch Wettbewerb und Endlosigkeit des wissenschaftlichen Fortschritts weiter verstärkt. Unsicherheiten können technischer Natur sein, aber auch aus Lücken oder Widersprüchen im aktuellen Forschungsstand resultieren. Auch die ständige Möglichkeit, dass Ergebnisse widerlegt werden, kann zur Verunsicherung der Rezipient*innen von Wissenschaftskommunikation beitragen [25].

Ob die Kommunikation von Unsicherheiten im wissenschaftlichen Prozess der Glaubwürdigkeit der Wissenschaft selbst förderlich oder abträglich ist, konnte in der bisherigen Forschung noch nicht eindeutig geklärt werden. Es zeigt sich jedoch, dass eine entsprechende Kommunikation zu einem Gefühl der Informationsüberflutung führen kann [29], [30]. In jedem Fall sollten – nicht zuletzt aus ethischer Sicht – Transparenz und Ehrlichkeit im Mittelpunkt der Kommunikation stehen, wobei im Einzelfall abzuwägen ist, ob Patient*innen zur Katastrophisierung neigen und die Kommunikation entsprechend angepasst werden sollte.

Zeitspanne – von der Wissenschaft in die Praxis

Auch die Zeitspanne zwischen theoretischen Erkenntnissen und ihrer praktischen Umsetzung kann die Öffentlichkeit verunsichern. Die Impfstoffentwicklung im Zusammenhang mit der SARS-CoV-2-Pandemie hat in dieser Hinsicht eine rasante Entwicklung gezeigt. Zwar wurde von Seiten der EU und der Regierung erklärt, dass massive Forschungsförderung, Überlappung und Priorisierung von Prozessen bei der Impfstoffzulassung sowie beschleunigtes Zulassungsverfahren (rolling review) zu dieser Entwicklung geführt hätten [7] [19]. Dennoch entstand für die Bevölkerung ein Informationsdefizit sowie eine wahrgenommene Diskrepanz zur Regelversorgung, die ein Gefühl der Hektik erzeugen konnte – Wahrnehmungen, die durch die mediale Berichterstattung noch verstärkt wurden [14], [21], [26]. Im Gegensatz zu diesen schnellen Umsetzungen stehen die Erkenntnisse von Morris, Wooding und Grant, die in ihrem Review feststellten, dass medizinische Erkenntnisse aus der Gesundheitsforschung bis zu 17 Jahre benötigen, um eine praktische Anwendung zu finden [36]. Um solchen Informationsdefiziten und den Auswirkungen zeitlicher Schwankungen entgegenzuwirken, sollten Wissenschaftskommunikator*innen darauf achten, dass nicht nur Ergebnisse, sondern auch Prozesse und Verfahren aufbereitet und nach außen kommuniziert werden.

Der Einfluss wissenschaftlicher Prinzipien

Menschliches Denken neigt häufig dazu, eigene Überzeugungen zu bestätigen und Wissenslücken zu übersehen. Derartige Prozesse wurden definiert und sind inzwischen als „Confirmation Bias“ oder „Dunning-Kruger-Effekt“ bekannt [16], [17]. Nicht zuletzt aufgrund dieser Schwächen alltäglicher Denkmuster folgt die Wissenschaft Prinzipien wie dem Streben nach Falsifikation.

Dunning-Kruger-Effekt

Jeder kennt sie: Menschen, die sich für Expert*innen halten, obwohl sie in Wirklichkeit inkompetent sind.

Berufsanfänger*innen, die glauben, alles besser zu wissen, obwohl ihnen die Erfahrung fehlt. Autofahrer*innen, die glauben, alle anderen fahren schlechter als sie selbst, oder Sportfans, die meinen, sie wüssten alles besser als Profitrainer*innen. Diese kognitive Verzerrung wird Dunning-Kruger-Effekt genannt. Der Effekt beschreibt die Tendenz von Personen mit geringen Fähigkeiten, ihre eigenen Fähigkeiten zu überschätzen und die Fähigkeiten von Personen mit höheren Fähigkeiten nicht anzuerkennen [17].

Confirmation Bias

Der „Confirmation Bias" wird im Deutschen auch als Bestätigungstendenz bezeichnet. Darunter versteht man die Tendenz von Menschen, nur solche Informationen zu suchen und zu verarbeiten, die geeignet sind, die eigenen Hypothesen zu bestätigen [16].

Dementsprechend ist für eine angemessene Kommunikation und Interpretation wissenschaftlicher Inhalte auch die Fähigkeit zur Abstraktion von großer Bedeutung. Abstraktion hilft dabei, Inhalte und Verhaltensweisen zu kategorisieren und zu verallgemeinern, Konzepte hinsichtlich ihrer Abbildung der Realität zu bewerten und Informationen zu schematisieren. Es kann wichtig sein, komplexe Inhalte – vor allem für Laien – zu abstrahieren und ggf. zu vereinfachen [25], [44]. Die Zuhörenden müssen sich dieses Vorgangs jedoch bewusst sein oder darüber informiert werden und selbst ein Grundverständnis für die Abstraktion und ihre Konsequenz mitbringen. Andernfalls besteht das Risiko einer unbeabsichtigten und übermäßigen Vereinfachung, die zu Informationsverzerrung und Selbstüberschätzung führen kann [17], [46].

Bei der Interpretation von Hypothesen kann es für die Zuhörenden auch schwierig sein, zwischen empirischer Überprüfung und anekdotischer Evidenz zu unterscheiden. Anekdotische Evidenz ist zu Recht nicht in der üblichen Evidenzpyramide enthalten: Erfahrungen dieser Art unterliegen zu vielen unbekannten Variablen und Verzerrungen [18], [37]. Für Laien, die nicht über Hintergrundinformationen zu möglichen Verzerrungen verfügen, kann es besonders schwierig sein zu verstehen, warum ihre eigenen Erfahrungen keinen statistisch signifikanten Mehrwert haben müssen. Dies kann dazu führen, dass sie sich nicht wahrgenommen oder übergangen fühlen. Um diesen Gefühlen entgegenzuwirken, sollten Therapeut*innen ihre Rolle als Wissenschaftskommunikator*innen wahrnehmen und die Patient*innen über die Hintergründe aufklären.

Anekdotische Erfahrungen können also eine Barriere für die flächendeckende Umsetzung evidenzbasierter Inhalte darstellen und sollten daher in der Wissenschaftskommunikation berücksichtigt werden [35]. Man sollte jedoch beachten, dass individuelle Erfahrungen wichtige Indikatoren und Leitplanken für den Behandlungsverlauf darstellen. Zudem muss berücksichtigt werden, dass der Glaube an eine Intervention einen nicht zu vernachlässigenden Einfluss auf deren Ergebnis haben kann. Anekdotische Evidenz kann daher einen signifikanten Einfluss haben, ohne statistisch signifikant zu sein [18].

Vertrauen als Basis

Eine zusätzliche Schwierigkeit bei der Kommunikation wissenschaftlicher Inhalte kann die notwendige Vertrauensbasis sein, die von den Kommunizierenden aufgebaut und vermittelt werden muss [53]. Vertrauen dient dabei den Rezipient*innen dazu, die Komplexität einer Situation zu reduzieren, indem sie sich auf der Basis von sozialem Vertrauen für Expert*innen entscheiden und deren Meinung als „richtig" anerkennen. Dieser Prozess ist mit einer hohen Verantwortung der Expert*innen gegenüber den Zuhörenden verbunden und sollte entsprechend gewürdigt werden [47]. Die öffentliche Wissenschaftswahrnehmung schafft dabei den Kontext, in dem Wissenschaft verstanden und akzeptiert wird. Zur Stärkung des Vertrauens bedarf es daher einer sorgfältigen Darstellung qualitativ hochwertiger wissenschaftlicher Inhalte [24]. Ebenso ist es essenziell, neben der Glaubwürdigkeit von Wissenschaft im Allgemeinen auch die Glaubwürdigkeit von Wissenschaftskommunikation als Stimme der Wissenschaft und Schnittstelle zur Gesellschaft zu stärken [53]. Dabei ist es der Wissenschaft in den letzten Jahren gelungen, zunehmend an Vertrauen zu gewinnen. Während im Jahr 2018 34 % der Weltbevölkerung Vertrauen in die Wissenschaft hatten, werden es Ende 2020 bereits 43 % sein. Im Umkehrschluss bedeutet dies jedoch, dass 57 % der Befragten zu diesem Zeitpunkt eine kritische Meinung und Vertrauensdefizite gegenüber der Wissenschaft haben und das Vertrauen somit keineswegs als selbstverständlich angesehen werden kann [54]. Bei der Betrachtung dieses Vertrauensgewinns muss zwischen den Informationsquellen differenziert werden. Wissenschaftler*innen selbst sowie Publikationen in wissenschaftlichen Fachzeitschriften genießen ein höheres Vertrauen als die Kommunikation wissenschaftlicher Inhalte durch Dritte wie Regierungen, Organisationen oder PR-Agenturen [53]. Soziale Netzwerke sind in diesem Zusammenhang von besonderer Bedeutung. Einerseits erfreuen sie sich wachsender Beliebtheit, andererseits sind sie besonders anfällig für unzureichende Qualitätskontrollen und mangelnde Vertrauenswürdigkeit. Es muss daher kritisch hinterfragt werden, ob die moderne Wissenschaftskommunikation von solchen Plattformen profitiert oder diese ihr eher schaden.

Mit dem rasanten Wachstum sozialer Netzwerke, dem auch für die Zukunft ein weiteres Wachstum vorhergesagt wird, steigt auch die Nutzung durch Wissenschaftler*innen und damit verändert sich die Art der Wissenschaftskommunikation. Dies hat in der Vergangenheit zu einer Beschleunigung der Wissenschaftskommunikation, einer Erhöhung der Reichweite und einer starken Beeinflussung der öffentlichen Wahrnehmung geführt, da Wissenschaftler*innen zunehmend in einen direkten Austausch treten konnten und Transparenz über wissenschaftliche Prozesse geschaffen wurde. Jedoch zeigten sich auch Schattenseiten [5], [24], [49].

Soziale Netzwerke finanzieren sich zu einem großen Teil durch Werbung. Gleichzeitig leben und wachsen sie von der Nutzung durch möglichst viele Abonnent*innen bzw. Lesende [53]. Die Reichweite der Inhalteproduzent*innen ist jedoch nicht zwangsläufig auf qualitativ hochwertige oder sachlich korrekte Informationen zurückzuführen. Im Gegenteil, eine übermäßige Vereinfachung von Informationen ist in diesem Zusammenhang oft von Vorteil und fördert die Entstehung von Resonanzräumen. Während es in diesem Kontext für fachnahe Wissenschaftler*innen noch möglich ist, die Vertrauenswürdigkeit selbst zu überprüfen, kann dies für Laien eine Herausforderung darstellen, sodass die Differenzierung von Informationen und Meinungen erschwert wird [5], [35], [53].

Zu beachten ist auch, dass Nutzer*innen sozialer Medien häufig dem Phänomen des „Social Proof" ausgesetzt sein können [45]. Damit wird die Übernahme von Handlungen anderer als Ausdruck des richtigen Verhaltens in einer bestimmten Situation bezeichnet. So wird in unsicheren Situationen bei der Meinungsbildung der Expertise anderer mehr Gewicht beigemessen als der eigenen. In der Landschaft der sozialen Netzwerke ist es jedoch aufgrund der Vielzahl der Beteiligten, der leichten Manipulierbarkeit der Selbstdarstellung sowie der Intransparenz oft schwierig, Expert*innen zu identifizieren [4], [24]. In der Praxis kann dies in sozialen Medien dazu führen, dass den Nutzer*innen mit den meisten Abonnent*innen ein höheres Maß an Seriosität und Aufmerksamkeit zugeschrieben wird, was zu einer weiteren Steigerung der Markenbekanntheit und des Wachstums führt. Dabei sollte man beachten, dass dieser Prozess nicht unbedingt mit der Qualität der Inhalte oder Produkte korreliert und zu ungerechtfertigtem Vertrauen in wissenschaftlich anmutende Inhalte führen kann. Auch die direkte Beeinflussung von themenspezifischen Meinungen kann ein Effekt von „Social Proof" sein: Durch das gezielte Anzeigen oder Entfernen von Likes, Kommentaren und anderen Meinungsindikatoren kann die Wahrnehmung gezielt beeinflusst oder manipuliert werden, was insbesondere in Kombination mit digitalen Resonanzräumen eine Gefahr für die Wissenschaftskommunikation darstellen kann [4], [5], [45].

Die hier beschriebene Möglichkeit der Verzerrung von Informationen muss vor allem beim Thema Kommunikation medizinischer Inhalte kritisch hinterfragt werden. So können Patient*innen unter dem Deckmantel fragwürdiger Expertise leicht verzerrte Informationen oder Produkte präsentiert bekommen. Die Folgen können eine Zunahme von Trugschlüssen, Nocebo-Gedanken sowie Markenabhängigkeiten in einem dominanten Resonanzraum sein, welche eine weitere Behandlung erschweren.

5.5.4 Brücken bauen in der Wissenschaftskommunikation

Auch wenn die mangelnde Integration von wissenschaftlichen Erkenntnissen in die Praxis oder den Alltag bei den Zuhörenden den Eindruck des Desinteresses an den Erkenntnissen hervorrufen kann, ist dies auch ein möglicher Hinweis auf ein Versagen der Wissenschaftskommunikator*innen [52]. Statt die Schuld nur auf Seiten des Publikums zu suchen, sollten folgende Fragen gestellt werden: Wie hätten die Informationen besser vermittelt werden können und welche Hindernisse haben die Kommunikation erschwert?

In diesem Sinne sollten sich ambitionierte Wissenschaftskommunikator*innen darüber im Klaren sein, auf welche Art und Weise sie die Kommunikation am besten fördern können. Basierend auf Erkenntnissen aus dem RETHINK-Projekt lassen sich 6 Tugenden reflektierter Wissenschaftskommunikator*innen identifizieren [41]:

1. Hierarchien zwischen wissenschaftlichen Expert*innen und der Bevölkerung werden abgebaut.
2. Die eigenen Weltansichten und Annahmen werden kritisch reflektiert.
3. Es wird Offenheit gegenüber einer Vielzahl an Perspektiven in der Wissenschaft gezeigt.
4. Es wird zugehört, eine gemeinsame Basis gefunden und sich auf persönliche Aspekte sowie die Beziehungsebene der Wissenschaftskommunikation konzentriert.
5. Die eigenen Limitationen des Wissens werden berücksichtigt und es wird sich Unsicherheiten gestellt.
6. Die Möglichkeit, mit seiner Zuhörerschaft zu interagieren, wird in Betracht gezogen.

Ein weiterer wesentlicher, wenn auch schwieriger Aspekt ist es, die Zielgruppe zu kennen und die Kommunikation an diese anzupassen. Dahingehend ist eine Vereinfachung und weitestgehende Reduktion von schwierigen mathematischen oder statistischen Inhalten ein denkbarer Ansatz [50]. Aus Sicht der wissenschaftlichen Grundbildung erscheint dieser Ansatz plausibel, da vor allem die Statistik als schwieriges Fach wahrgenommen wird und die Motivation zur Weiterbildung entsprechend gering ist [22]. Es wäre denkbar, dass eine geeignete grafische oder literarische Aufbereitung von Daten einen höheren Mehrwert für die Lesenden haben kann als eine Auflistung schwer interpretierbarer Zahlensätze. Um die Verständlichkeit wissenschaftlicher Inhalte zu gewährleisten, betonen die Autor*innen darüber hinaus die Relevanz einer niedrigschwelligen Sprache bei der Vermittlung wissenschaftlicher Inhalte [50]. Diese Überlegungen decken sich auch mit anderen Ergebnissen aus der Literatur, in denen beschrieben wird, dass eine Zunahme an „irrelevanten", wenn auch interessanten Details den Lernprozess behindert und auch hier die angemessene Vereinfachung und Verständlichkeit im Vordergrund stehen sollte [34].

Das Forschungsteam um Burns betont die Relevanz des Verständnisses für die Offenheit gegenüber wissenschaftlicher Kommunikation in ihrer „vowel analogy" (Vokal-Analogie), die aus dem Akronym „AEIOU" besteht:

- **A**wareness
- **E**njoyment
- **I**nterest
- **O**pinion
- **U**nderstanding

Mit „awareness" ist in diesem Zusammenhang gemeint, dass die Wissenschaftskommunikator*innen dafür Sorge tragen müssen, dass die Rezipient*innen überhaupt mit wissenschaftlichen Inhalten in Berührung kommen. Darüber hinaus ist es denkbar, dass sie dadurch zu einer intensiveren Beschäftigung mit Wissenschaft oder zur Suche nach anderen Quellen der Wissenschaftskommunikation angeregt werden. Damit wird die Grundlage für Offenheit gegenüber Wissenschaft geschaffen und Horizonte sowie Meinungen werden erweitert.

Selbsterklärend und doch von zentraler Bedeutung ist hier „enjoyment", also Spaß. Eine positive Wahrnehmung von Wissenschaft kann zu einer tieferen Begegnung mit wissenschaftlichen Inhalten führen und helfen, diese zu verstehen und zu begreifen. Ähnlich verhält es sich mit dem zu weckenden Interesse (engl. „interest"), denn ohne Inspiration zur weiteren Auseinandersetzung mit wissenschaftlichen Inhalten wird keine tiefere Begegnung erfolgen.

„Opinion" bezieht sich im Rahmen des Akronyms auf die Einstellung oder Meinung zu den zu kommunizierenden Inhalten. Wissenschaftskommunikation ist dann besonders wirksam, wenn sie die Rezipiet*in zur Reflexion ihres kognitiven Status Quo und zum Hinterfragen ihrer Einstellung zu den zu vermittelnden Inhalten anregt. Besonders wirksam scheint die Kommunikation dann zu sein, wenn es bereits eine Dissonanz in den bisherigen Überzeugungen gibt oder wenn die neuen Inhalte einen Mehrwert bieten, der Vertrauen schafft. Den zentralen Aspekt des Akronyms fasst schließlich „understandig" zusammen, das Verstehen selbst.

Die Autor*innen erklären, dass das Verstehen wissenschaftlicher Inhalte, Prozesse und soziokultureller Faktoren die Grundlage für einen nachhaltigen Fortschritt ist. Verständlichkeit ist eine Voraussetzung höherer wissenschaftliche Bildung und sollte in der Anwendung und Zielsetzung der Wissenschaftskommunikation einen Schwerpunkt bilden [8].

Wissenschaftliche Prozesse können auf die öffentliche Wahrnehmung befremdlich wirken. Nicht zuletzt, weil grundlegende, wissenschaftliche Vorgehensweisen, wie die Falsifikation, typischen Verhaltensmustern, wie die eigene Meinung zu bestätigen, entgegenstehen. Für die Kommunikation mit einem fachfremden Publikum empfiehlt es sich daher, das klassische wissenschaftliche Format zu verlassen und stattdessen die Bedürfnisse und Präferenzen des Publikums in den Mittelpunkt zu stellen. Dabei sollten auch mögliche Wissenslücken berücksichtigt und eine transparente Balance zwischen Vereinfachung und Präzision gefunden werden. Gleichzeitig sollte die Möglichkeit in Betracht gezogen werden, Ergebnisse an den Anfang einer Präsentation zu stellen, um Interesse und Einprägsamkeit zu fördern – hier kann der bewusste Einsatz von Fallbeispielen und anekdotischer Evidenz ein mächtiges Werkzeug sein, um persönliche Betroffenheit und Aufmerksamkeit für das Thema zu wecken. Insgesamt sollte die gesamte Darstellung zu jeder Zeit nicht den eigenen Kontext in den Vordergrund stellen, sondern den der Zuhörenden und deren Bildungsstand berücksichtigen [20].

Insbesondere bei der Wissenschaftskommunikation im klinischen Kontext sollte das Patient*innenwohl im Vordergrund stehen. Die Erstellung von evidenzbasierten Entscheidungshilfen kann hier hilfreich sein, um Daten für Laien verständlich aufzubereiten und sie in ihrer Entscheidungsfindung zu unterstützen. Zudem ist es wichtig, Patient*innen die Fähigkeit zu vermitteln, verlässliche (medizinische) Quellen zu identifizieren und zu bewerten. Auf diese Weise kann das medizinische Personal einen ganzheitlicheren Ansatz verfolgen, der Überforderung entgegenwirkt und auf eine nachhaltige Förderung der individuellen Gesundheitskompetenz ausgerichtet ist [32].

Abschließend sei darauf hingewiesen, dass Wissenschaftskommunikation ein Marathonlauf ist und kein Sprint. Dies gilt sowohl für die Öffentlichkeitsarbeit als auch für den direkten Patient*innenkontakt. Um Frustrationen zu vermeiden, sollte man sich von Anfang an darauf einstellen, dass es sich um einen langfristigen Prozess handelt und dass die eigene Leidenschaft möglicherweise nicht erwidert wird. Veränderungen brauchen Zeit und nachhaltige Kommunikation erfordert Geduld sowie Ausdauer [20].

Tipp – „Dos and Don’ts“ in der der Wissenschaftskommunikation

„Dos“

- **Verständlichkeit sicherstellen:** Berücksichtige das Vorwissen und den Bildungsstand deiner Zuhörenden.
- **Interaktive Wissenschaftskommunikation:** Ermögliche Deinen Zuhörenden zu interagieren und reagiere, wenn es Fragen oder Missverständnisse gibt. So erleichterst Du das Verständnis und förderst eine flache Hierarchie.
- **Kontext ist König:** Bette die Informationen, die Du vermittelst, in den richtigen Zusammenhang ein.
- **Information kann Spaß machen:** Die Lektüre von Fachartikeln ist selbst für Fachleute anstrengend. Wenn Du Laien ansprechen willst, versuche, wissenschaftliche Kommunikation interessant und unterhaltsam zu gestalten.
- **Überlege, was wichtig ist:** Bevor Du mit der Kommunikation beginnst, überlege, welche Wirkung die Informationen haben können: Können die Informationen Schaden anrichten? Was ist der Mehrwert? Behindert die Art der Präsentation den Wissenstransfer?
- **Inspiriere zur weiteren Diskussion:** Durch die Bereitstellung und (kritische) Darstellung weiterer Quellen erleichterst Du den Weg zu einer vertieften Auseinandersetzung mit wissenschaftlichen Inhalten.
- **Einfach, aber nicht zu einfach:** Für eine erfolgreiche Wissenschaftskommunikation müssen Informationen einfach, aber nicht zu einfach dargestellt werden. Vermeide Übersimplifizierungen und bleibe in Deiner Kommunikation über diese transparent.
- **Gegen den eigenen Bias:** Achte darauf, nicht deine eigenen Überzeugungen zu bevorzugen oder kritische Stimmen auszublenden – stelle Dich der Unsicherheit. Sei offen für eine Vielzahl von Perspektiven und berücksichtige die eigenen Grenzen des Wissens.

„Don’ts“

- **Kommunizieren ohne zuzuhören:** Gib Deinem Publikum die Möglichkeit zu reagieren. Nur so kannst Du sicher sein, dass der Inhalt Deiner Botschaft die gewünschte Wirkung erzielt.
- **Nutzung unnötiger Fachsprache:** Du musst niemandem beweisen, erst recht nicht Deinen Patient*innen, dass Du jeden Fachbegriff kennst. Viel wichtiger für die Wissensvermittlung an die Patient*innen ist, dass sie die verwendeten Begriffe und die beabsichtigte Botschaft verstehen.
- **Selbstdarstellung als Ziel:** Auch wenn soziale Medien dazu einladen und dies oft auch fördern, ist es wichtig, dass es in der gesundheitsbezogenen Wissenschaftskommunikation nicht um Dich, Deine Plattform oder Dein Unternehmen geht, sondern um Menschen. Sobald Du mit Patient*innen in Austausch trittst, hast Du eine Verantwortung für sie und ihre Gesundheit.
- **Glauben, alles zu wissen:** Der Dunning-Kruger-Effekt ist real. Auch wenn Du das Gefühl hast, eine Expert*in zu sein, kann es leicht passieren, dass Du Deine eigenen Grenzen übersiehst und andere Meinungen ausblendest.
- **Kommunizieren ohne zu denken:** Reflektiere und analysiere die Situation. Fühle Dich in dein Gegenüber ein. Denke nach, bevor du sprichst oder schreibst.

Literatur

[1] Arbeitsgemeinschaft Verbrauchs- und Medienanalyse Bevölkerung in Deutschland nach Einstellung zur Aussage „Ich bevorzuge nach Möglichkeit Medikamente die natürliche (pflanzliche homöopathische) Bestandteile haben" von 2017 bis 2021; 2021. Im Internet: https://de.statista.com/statistik/daten/studie/291 061/umfrage/umfrage-in-deutschland-zur-bevorzugung-homoeopathischer-medikamente/#:~:text=Im %20 Jahr%202 021 %20gab%20eshaben%22 %20voll%20und% 20ganz%20zustimmten

[2] BAH Apothekenabsatz von rezeptfreien Phytopharmaka und Homöopathika im Vergleich zu sonstigen rezeptfreien Arzneimitteln in den Jahren 2014 bis 2022; 2023. Im Internet: https://de.statista.com/statistik/daten/studie/525 998/umfrage/apothekenabsatz-von-rezeptfreien-phytopharmaka-und-homoeopathika

[3] BAH Apothekenumsatz mit rezeptfreien Phytopharmaka und Homöopathika im Vergleich zu sonstigen rezeptfreien Arzneimitteln in den Jahren 2014 bis 2022; 2023. Im Internet: https://de.statista.com/statistik/daten/studie/526 032/umfrage/apothekenumsatz-mit-rezeptfreien-phytopharmaka-und-homoeopathika

[4] Boyd K. Trusting scientific experts in an online world. Synthese 2022; 200: 1–21

[5] Brossard D. New media landscapes and the science information consumer. Proc Natl Acad Sci U A 2021; 110 (3): 14 096–14 101

[6] Bundesagentur für Arbeit Anzahl der sozialversicherungspflichtig Beschäftigten im Bereich Heilkunde und Homöopathie in Deutschland in den Jahren von 2012 bis 2021; 2022. Im Internet: https://de.statista.com/statistik/daten/studie/520 514/umfrage/anzahl-beschaeftigter-heilkundler-und-homoeopathen-in-deutschland

[7] Bundesregierung. 750 Millionen Euro für Impfstoff; 2020. Im Internet: https://www.bundesregierung.de/breg-de/themen/coronavirus/750-millionen-fuer-impfstoff-1 752 072

[8] Burns TW, O'Connor DJ, Stocklmayer SM. Science Communication: A Contemporary Definition. Public Underst Sci 2003; 12: 183–202

[9] Chu JT et al. How, When and Why People Seek Health Information Online: Qualitative Study in Hong Kong Interact. J Med Res 2017; 6: e24

[10] Cukaci C, Freissmuth M, Mann C et al. Against all odds – the persistent popularity of homeopathy. Wien Klin Wochenschr 2020; 132: 232–242

[11] Dan V, Dixon GN. Fighting the Infodemic on Two Fronts: Reducing False Beliefs Without Increasing Polarization. Sci Commun 2021; 43: 674–682

[12] Davidson M. Vaccination as a cause of autism—myths and controversies, Dialogues in Clinical Neuroscience 2017; 19 (4): 403–407. DOI: 10.31 887/DCNS.2017.19.4/mdavidson. Im Internet: https://doi.org/10.31 887/DCNS.2017.19.4/mdavidson

[13] Deer B. How the vaccine crisis was meant to make money. BMJ 2011; 342: c525. DOI: 10.1136/bmj.c5 258

[14] Denford S et al. Exploration of attitudes regarding uptake of COVID-19 vaccines among vaccine hesitant adults in the UK: a qualitative analysis. BMC Infect Dis 2022; 22: 407

[15] Dixon GN, McKeever BW, Holton AE et al. The Power of a Picture: Overcoming Scientific Misinformation by Communicating Weight-of-Evidence Information with Visual Exemplars. J Commun 2015; 65: 639–659

[16] Dorsch – Lexikon der Psychologie Bestätigungstendenz; 2022. Im Internet https://dorsch.hogrefe.com/stichwort/bestaetigungstendenz

[17] Dunning D. The Dunning-Kruger Effect: On Being Ignorant of One's Own Ignorance. In: Olson JM, Zanna MP (Hrsg.). Advances in Experimental Social Psychology 2011; 44: 247–296

[18] Enkin MW, Jadad AR. Using anecdotal information in evidence-based health care: heresy or necessity? Ann Oncol 1998; 9: 963–966

[19] European Medicines Agency. COVID-19 vaccines: development evaluation approval and monitoring; 2020. Im Internet: https://www.emaeuropa.eu/en/human-regulatory/overview/public-health-threats/coronavirus-disease-covid-19/treatments-vaccines/vaccines-covid-19/covid-19-vaccines-development-evaluation-approval-monitoring

[20] Feussner JR. Communicating and advocating for science and medicine: rules of engagement. J Clin Epidemiol 2010; 63: 714–718

[21] Fieselmann J, Annac K, Erdsiek F et al. What are the reasons for refusing a COVID-19 vaccine? A qualitative analysis of social media in Germany. BMC Public Health 2022; 22: 846

[22] Fitzmaurice O, Leavy A, Hannigan A. Why is statistics perceived as difficult and can practice during training change perceptions? Insights from a prospective mathematics teacher. Teach Math Appl 2014; 33: 230–248

[23] Graham S, Brookey J. Do Patients Understand? Perm J 2008; 12: 67–69

[24] Grand A, Wilkinson C, Bultitude K et al. Open Science: A New „Trust Technology"? Sci Commun 2021; 34: 679–689

[25] Gustafson A, Rice RE. A review of the effects of uncertainty in public science communication. Public Underst Sci 2020; 29: 614–633

[26] Hofmann S. Kommentar: Auch bei Corona darf die Pharma-Forschung nicht überstürzt werden; 2020. Im Internet: https://www.handelsblatt.com/meinung/kommentare/kommentar-auch-bei-corona-darf-die-pharma-forschung-nicht-ueberstuerzt-werden/25 804 010html

[27] Homöopathie wirkt*. NEO MAGAZIN ROYALE mit Jan Böhmermann – ZDFneo. Im Internet: YouTube 2019

[28] Izdebski Z, Mazur J, Kozakiewicz A et al. Patient Perceptions of Treatment and Diagnostic Process During the COVID-19 Pandemic. Within the Context of Limitations that Impeded Communication with Healthcare Professionals. Med Sci Monit 2023; 29

[29] Jensen JD et al. Communicating Uncertain Science to the Public: How Amount and Source of Uncertainty Impact Fatalism Backlash and Overload. Risk Anal 2017; 37: 40–51

[30] Jensen JD. Scientific Uncertainty in News Coverage of Cancer Research: Effects of Hedging on Scientists' and Journalists' Credibility. Hum Commun Res 2008; 34: 347–369

[31] Jia X, Pang Y, Liu LS. Online Health Information Seeking Behavior: A Systematic Review Healthcare 2021; 9: 1740

[32] Klerings I, Weinhandl AS, Thaler KJ. Information overload in healthcare: too much of a good thing? Z Für Evidenz Fortbild Qual Im Gesundheitswesen 2015; 109: 285–290

[33] MaiThink X. Homöopathie wirkt doch; 2022. Im Internet: https://www.zdf.de/show/mai-think-x-die-show/maithink-x-folge-13-100html

[34] Mayer RE. The promise of multimedia learning: using the same instructional design methods across different media. Learn Instr 2003; 13: 125–139

[35] Michal AL, Zhong Y, Shah P. When and why do people act on flawed science? Effects of anecdotes and prior beliefs on evi-

dence-based decision-making. Cogn Res Princ Implic 2021; 6: 28
[36] Morris ZS, Wooding S, Grant J. The answer is 17 years what is the question: understanding time lags in translational research. J R Soc Med 2011; 104: 510–520
[37] Murad MH, Asi N, Alsawas M et al. New evidence pyramid. Evid Based Med 2016; 21: 125–127
[38] O'Keeffe M et al. What Influences Patient-Therapist Interactions in Musculoskeletal Physical Therapy? Qualitative Systematic Review and Meta-Synthesis. Phys Ther 2016; 96: 609–622
[39] Popper K. Logik der Forschung: Zur Erkenntnistheorie der Modernen Naturwissenschaft. Heidelberg: Springer; 1935
[40] Rethink Project. Scicomm Framework; 2020. Im Internet: https://www.rethinkscicomm.eu/scicommframework
[41] Roedema T, Barendse S, Kupper F. Six virtues for the reflective science communication practitioner; 2022. Im Internet: https://www.rethinkscicomm.eu/six-virtues-for-the-reflective-science-communication-practitioner
[42] Röhner J, Schütz A. Psychologie der Kommunikation. Heidelberg: Springer; 2020. DOI: 101 007/978-3-662-61 338-2
[43] Sagan C, Druyan A. The Demon-Haunted World: Science as a Candle in the Dark. Random House Publishing Group; 1996
[44] Saitta L, Zucker JD. Abstraction in Artificial Intelligence and Complex Systems. Heidelberg: Springer; 2013
[45] Sanak-Kosmowska K. Evaluating Social Media Marketing. Routledge; 2022. DOI: 104 324/978 100 312 8 052
[46] Scharrer L, Rupieper Y, Stadtler M et al. When science becomes too easy: Science popularization inclines laypeople to underrate their dependence on experts. Public Underst Sci 2017; 26: 1003–1018
[47] Siegrist M, Cvetkovich G. Perception of hazards: the role of social trust and knowledge. Risk Anal 2000; 20: 713–719
[48] Statista. Glaube an die Wirksamkeit alternativer Heilmethoden im Vergleich zur Schulmedizin bei ausgewählten Erkrankungen in Deutschland im Jahr 2016; 2016. Im Internet: https://de.statista.com/statistik/daten/studie/631 102/umfrage/umfrage-zum-glauben-an-die-wirksamkeit-alternativer-heilmethoden-in-deutschland
[49] Statista. Number of social media users worldwide from 2017 to 2027; 2022. Im Internet: https://www.statista.com/statistics/278 414/number-of-worldwide-social-network-users
[50] Stocklmayer SM, Gore MM, Bryant CR. Science Communication in Theory and Practice. Heidelberg: Springer; 2001
[51] Tavris C, Aronson E. Mistakes Were Made (but Not by Me): Why We Justify Foolish Beliefs Bad Decisions and Hurtful Acts. Mariner Books Houghton Mifflin Harcourt; 2020
[52] The National Academies of Sciences E and Medicine Communicating Science Effectively: A Research Agenda. The National Academies Press; 2017. DOI: 1 017 226/23 674
[53] Weingart P, Guenther L. Science communication and the issue of trust. J Sci Commun 2016; 15: C01
[54] Wellcome Global Monitor 2020: Covid-19; 2021. Im Internet: https://wellcome.org/reports/wellcome-global-monitor-covid-19/2020

Sachverzeichnis

A

B

C

D

K

L

M

N

O

P

Q

R

S